Dermatologia allergologica nel bambino e nell'adolescente

Massimo Gola

Dermatologia allergologica nel bambino e nell'adolescente

Presentazione a cura di
Emiliano Panconesi
Paolo D. Pigatto
Carlo Gelmetti

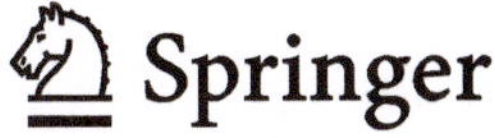
Springer

Massimo Gola
Dermatologia Allergologica e Professionale
UOC Dermatologia I
Dipartimento di Area Critica Medico-Chirurgica
Azienda Sanitaria e Università degli Studi di Firenze

Si ringrazia la Casa Editrice Editeam per aver concesso l'autorizzazione al parziale riutilizzo dei capitoli pubblicati nel volume "La dermatite da contatto in età pediatrica" (M. Gola, 2007).

ISBN 978-88-470-2506-6 ISBN 978-88-470-2507-3 (eBook)

DOI 10.1007/978-88-470-2507-3

9 8 7 6 5 4 3 2 1 2012 2013 2014

Layout copertina: Ikona S.r.l., Milano

Impaginazione: C & G di Cerri e Galassi, Cremona
Stampa: Printer Trento S.r.l., Trento

Springer-Verlag Italia S.r.l., Via Decembrio 28, I-20137 Milano
Springer fa parte di Springer Science+Business Media (www.springer.com)

Presentazione

Nel pensiero del mondo la dimostrazione scientifica, anche quella biologico-clinica, arriva tardi, anche se le intuizioni e i sospetti sono stati precoci, e a volte precocissimi, e non sempre da parte degli addetti ai lavori. Se di microrganismi patogeni si tratta, cioè di "*animalcula* [animalini] viventi che si trovano negli animali viventi" (già previsti da Varro nel I secolo a.C.), ne ha scritto Francesco Redi (in una sua pubblicazione, a Firenze, del 1688), ma senza dimostrarli, malgrado che Galileo con il suo "occhialino" e Antonj van Leeuwenhoek con il vero proto-microscopio ne avessero predisposto il modo. Ancora, ne hanno descritto il contagio i letterati Giovanni Boccaccio, in bella prosa italiana (*Decamerone*, 1348, nell'introduzione sulla peste a Firenze) e Girolamo Fracastoro, anche medico, in esametri latini (*De contagione et contagionis morbis, Syphilis sive morbus gallicus*, 1530). Ma occorrerà un funzionario della prefettura di Lodi, Agostino Bassi, non medico, per dimostrare per la prima volta un fungo patogeno del baco da seta, dando inizio a tutte le ricerche microbiologiche scientifiche del mondo (siamo nell'anno 1834!). Una storia che inizia e un mondo medico che comincia ad aprirsi e a chiarirsi.

Un altro mondo scientifico-medico (e la sua storia, racchiusa nell'aggettivo "allergologica" del titolo di questo libro) l'ho visto nascere nella metà circa del secolo scorso nelle stesse strutture cliniche dove opera il nostro Massimo Gola.

Dall'Australia John N. Burry in una sua lettera del 1995 al direttore di *Contact Dermatitis* si chiede: "quando celebreremo il centenario del *patch test* e quando verrà scritta la sua storia, verrà chiesto ai dermato-allergologi, tenendo conto dell'enorme importanza del problema clinico e sociale, della positività di un test epicutaneo (e naturalmente intradermico)?" Burry racconta lo svilupparsi significativo di una patologia tipica australiana, la *bush dermatitis*, causata da erbacce *compositae* introdotte durante l'invasione e l'occupazione di quelle terre da parte degli europei. Danni allergo-immunologici che, come per gli agenti chimici causa di dermatiti da contatto professionale (patologia da lavoro in generale, intuita già da Bernardino Ramazzini fin dalla fine del '600 a Carpi, e quindi a Modena e Padova), hanno un fondamento giuridico medico-legale e, storicamente, si pongono fra giustizia e ingiustizia, anche sanitaria ("la storia e tutta la società finora è la storia di lotte di classe", dice marxisticamente Hobsbawm, citato da Burry). Diventa doveroso, dopo Ramazzini e tantissimi altri dopo di lui, chiedere al paziente, al termine delle classiche domande ippocratiche: "Che lavoro fai?".

Se l'inizio della storia scientifica delle *noxae* patogene viventi comincia tardi, a metà dell'800 (e con un fungo), quella delle *noxae* patogene non viventi comincerà a essere chiarita addirittura un centinaio di anni dopo. Si tratta di sostanze estranee al corpo umano e dotate di capacità di mutare la reattività corporea (allergica?) avendo la cute a protagonista. Questa diversa *noxa* non vivente trova la sua azione patogena non già per contagio, ma per sua natura e per contatto con azione ambientale, comportamentale, lavorativa, professionale. E il medico, spesso il dermatologo, rimanendo in un certo senso epidemiologo di fronte a queste cause spesso chimiche e misteriose, ha difficoltà di spiegazioni biologiche e, quindi, perfino di responsabilità giuridiche.

Queste ricerche risalgono al tempo della mia giovinezza medica presso le strutture dermatologiche cliniche e di ricerca dello storico (1288) ospedale fiorentino di Santa Maria Nuova. Vedevamo soprattutto muratori e manovali che avevano la pelle (delle mani in particolare) coperta di eczema da contatto lavorativo con il cemento e con la calce, e su questo problema, nel mondo come da noi, ma in particolare a Milano, a Roma, a Torino e a Firenze e altrove, era cominciata la ricerca. Si dimostrerà che il cromo esavalente, presente in quantità minime nel cemento e proveniente dalle macine metalliche dei cementifici, era capace di penetrare nell'epidermide e arrivare al derma. Qui, fu dimostrato, raggiunge i linfociti circolanti, e legandosi stabilmente con una proteina si trasforma in cromo trivalente, da aptene incompleto si trasforma in antigene completo. A causa del lavoro col cemento a cui è condannato il povero muratore è mutato, con la sensibilizzazione patologica, in un "muratore bicromato di potassio-positivo": il *patch test* ne testimonia il danno e lo rende indennizzabile socialmente per la condizione patologica acquisita dal lavoro. La legale collaborazione medicina-giurisdizione avveniva già allora, malgrado la Repubblica Italiana fondata sul lavoro fosse recente, come pure la nascita degli istituti di *welfare* (INAIL).

A seguito della citata denuncia di Burry per la *bush dermatitis,* la natura del problema assume evidenza ovunque, anche negli Stati Uniti, dove - come racconta senza scrupoli M. Gochfeld nella sua *History of Occupational Medicine* – l'egoismo industriale può associarsi alla complicità medica. Un famoso esempio riguardante l'avvelenamento da piombo è quello che riguarda R. Kehoe (1893-1992), principe dei ricercatori (dal 1925 al 1965), che dirigeva i Laboratori Kettering dell'Università di Cincinnati ed era al contempo direttore medico della Ethyl Corporation che produceva il piombo tetraetile (rischio ambientale per i famosi livelli di 80 μg per decalitro di benzina!). Per quasi mezzo secolo con la sua autorità Kehoe riuscì a tenere tutti a bada, sia nell'American Public Health Association sia nella società dell'American Occupational Medicine. Gochfeld paragona questo conflitto di interessi al sogno alchemico di mutare il piombo in oro!

Se tutta la storia della medicina è storia di cause e di meccanismi patogeni, ciò comporta che la loro precisazione è frequentemente storia di responsabilità e, come si è visto da alcuni esempi, di giustizia e ingiustizia.

La dermatologia clinica, in particolare per l'evidenza con cui l'organo cute dimostra le sue reazioni e la sua patologia, pone spesso il quesito della responsabilità. Basti pensare ai test allergologici che con il loro sviluppo chiariscono appunto cause, meccanismi, e per l'appunto responsabilità.

Tanto tempo è passato (più di mezzo secolo) da quando, entrando nel mondo dermatologico fiorentino nell'immediato dopoguerra (la II Guerra Mondiale che aveva attraversato anche l'Italia), tre argomenti ci sembravano da studiare e risolvere: il rapporto mente-corpo/cute (la futura *psicosomatica* che esigeva la *liaison* psicologico/psichiatrica), la mutata reattività (con l'eczema costituzionale, che già gli americani cominciavano a chiamare *atopic dermatitis*, neologismo imperfetto ma fortunato) e l'eczema da contatto, *contact dermatitis*, che esigeva studi allergo-immunologici e competenze cliniche pediatriche e di medicina del lavoro.

Risale proprio al dopoguerra del secolo scorso la formazione dei gruppi di ricerca di cui è espressione finale il libro che presentiamo. Il progresso scientifico, anche in medicina, cammina con velocità variabile per l'azione costante e appassionata di osservatori clinici, ricercatori e sperimentatori che documentano il loro lavoro, ne discutono procedure e risultati precisandone i termini in pubblicazioni e congressi.

Nel 1999 i dermatologi italiani del Gruppo Italiano Ricerca sulle Dermatiti da Contatto e Ambientali (GIRDCA), constatando da esperti l'allargamento di interessi e prospettive, hanno fondato la Società Italiana di Dermatologia Allergologica, Professionale e Ambientale (SIDAPA). Al dermatologo fiorentino, il nostro Massimo Gola, *last but surely not least*, che fa parte di una lunga serie di studiosi di quei temi, fu affidata nel 2008 l'organizzazione a Firenze del Congresso Nazionale SIDAPA.

Rivedendo attentamente quanto si è andato sviluppando anche in ambito congressuale con informazioni e discussioni, Gola ha poi ripreso l'argomento attualissimo della patologia del bambino offrendoci questo suo "Dermatologia allergologica nel bambino e nell'adolescente", usufruendo della preziosa collaborazione di esperti.

Il libro che Massimo Gola ci offre (basta scorrerne l'indice) riempie una lacuna e chiarisce patogenesi e diagnostica nelle "dermatiti" (l'eczema in particolare, come opportunamente si chiamano) allergiche e naturalmente, per confronto, extra-allergiche o irritative. È il risultato delle ricerche scientifiche che in tante parti del mondo, ma anche in Italia e in particolare a Firenze (inizialmente nella storica struttura ospedaliera e di insegnamento di Santa Maria Nuova, fondata da Monna Tessa e dai Portinari nel 1288, ma anche a Milano, a Roma e in altri centri analoghi) non è mai cessata e di questa staffetta multipla a vantaggio del malato, Massimo si mostra il testimone, prova di un lavoro proficuamente continuato.

Firenze, aprile 2012 Emiliano Panconesi

Presentazione

Lo scopo di questo libro è di portare all'attenzione del medico generalista, del pediatra e del dermatologo i molteplici aspetti clinici della dermatologia allergologica in età pediatrica e illustrare correttamente le più recenti metodiche di inquadramento diagnostico e la terapia conseguente.

La dermatologia allergologica presenta due aspetti che richiedono una cospicua attenzione: la diagnosi di allergia, come condizione di base indipendente dalle manifestazioni sintomatologiche cutanee, e la ricerca dell'allergene responsabile della sensibilizzazione e dello scatenamento della sintomatologia. Questa ricerca presenta alcune chiare difficoltà: l'eterogeneità dei materiali in causa e la loro larga diffusione, l'introduzione nel nostro habitat di sempre nuovi composti chimici potenzialmente allergizzanti e il polimorfismo delle sintomatologie che interessano la cute, le numerose opzioni terapeutiche, gli aspetti ambientali, i riflessi sociali delle patologie infantili, la complessità delle basi patogenetiche che sottendono i vari quadri clinici. L'età pediatrica aggiunge ulteriori difficoltà per il peculiare comportamento immunologico del bambino. In ultima analisi il compito del clinico diventa ancora più complesso.

Questa complessità d'insieme giustifica l'interesse di altre discipline per il piccolo paziente affetto da patologie cutanee a patogenesi allergica, ma è convinzione mia e della SIDAPA, Società che attualmente presiedo, che solo una visione competente del paziente operata dallo specialista dermatologo in collaborazione con il pediatra possa contribuire a una migliore gestione delle allergie cutanee e a una efficace opera di prevenzione in questa periodo delicatissimo della vita umana.

È pertanto stato importante pensare e realizzare un volume dal titolo "Dermatologia allergologica nel bambino e nell'adolescente". I vari autori sono stati chiamati a scrivere capitoli che rappresentano un concentrato delle loro competenze in vari campi della dermatologia allergologica pediatrica.

Vorrei infine ricordare il coordinatore del libro, dott. Massimo Gola – che pubblicamente ringrazio per lo sforzo realizzato e l'insostituibile ruolo catalizzatore – che ha permesso a tutti gli autori di esprimere il proprio pensiero in assoluta autonomia nella elaborazione dei testi. Questo atto di rispetto non ha però causato inutili ripetizioni nel testo, tanto che il libro si legge rapidamente e piacevolmente.

Auguro a tutti una serena lettura.

Milano, aprile 2012

Paolo Daniele Pigatto
Presidente SIDAPA
(Società Italiana di Dermatologia
Allergologica, Professionale e Ambientale)
Dipartimento di Tecnologia della Salute
Clinica Dermatologica, Ospedale Galeazzi
Università degli Studi di Milano

Presentazione

All'incirca 30 anni fa, eravamo all'inizio degli anni '80, ci fu la vera esplosione della Dermatologia Pediatrica perché fu proprio in quel periodo che nacquero i primi giornali scientifici dedicati a questa branca superspecialistica: infatti, quasi contemporaneamente, vennero alla luce sia la rivista americana *Pediatric Dermatology* di Larry Solomon e Nancy Esterly, sia l'*European Journal of Pediatric Dermatology* di Ernesto Bonifazi.

Bisogna dire che la Dermatologia Pediatrica era nata prima, subito dopo la seconda guerra mondiale, grazie all'impegno e alla curiosità di un pugno di studiosi sparsi per il mondo (cito i primi che mi vengono alla memoria): negli Stati Uniti, oltre ai già citati Solomon ed Esterly, Sidney Hurwitz, Bill Weston e Samuel Weimberg; Marc Larrègue e Jean Maleville in Francia; Ramon Ruiz-Maldonando in Messico; Kazuya Yamamoto in Giappone e, *last but not least*, i nostri Ferdinando Gianotti a Milano e Attilio Voglino a Roma.

Si può aggiungere che i primi Congressi e le prime Società scientifiche dedicati a questa specialità precedettero di circa un decennio la comparsa dei giornali dedicati; ma rimane il fatto che furono gli anni '80 del secolo scorso che videro l'ingresso ufficiale della Dermatologia Pediatrica nelle grandi banche dati a disposizione degli scienziati.

Orbene, in quegli anni mi capitò di leggere un articolo scritto da un illustre pediatra allergologo che cominciava così: "La dermatite atopica, espressione cutanea dell'allergia alimentare, ...", dando per scontato che fosse ovvio e pacifico che la dermatite atopica fosse di competenza internistica dato che la pelle – si capiva – non c'entrava niente! Il sottoscritto, come altri dermatologi, era allora molto perplesso sul fatto che la dermatite atopica fosse il risultato puro e semplice di un'allergia alimentare, cosa che veniva addirittura negata da altri dermatologi.

Ma ciò che mi aveva colpito era la granitica certezza del collega, che rifletteva in fondo la persistenza dell'idea ippocratica per la quale, in sostanza, non esistono malattie cutanee, ma solo malattie internistiche, che talora "proiettano" le loro ombre e i loro fantasmi sulla cute come se tutte le malattie cutanee fossero solo degli esantemi.

Questa visione un po' datata (5° secolo a.C.!) doveva generare i suoi effetti! Per secoli, tutte le malattie della pelle sono state trattate dai "medici" con diete e salassi, e solo le malattie della pelle di evidente origine esogena come le ferite venivano lasciate ai "barbieri" (gli antenati degli odierni chirurghi), i quali, infatti, non erano ammessi al collegio dei medici dai quali venivano platealmente disprezzati. Basti dire che sino agli inizi dell'800 i poveri ammalati di *tinea capitis* venivano curati da praticoni anche nelle città di maggiore cultura medica e dermatologica come la Milano di Sacco o la Parigi di Alibert!

Ma non bastava! Vi era, qua e là, qualche altro residuo ippocratico per il quale, essendo le malattie della pelle solo il riflesso di uno squilibrio degli umori, guai a trattarle per via esterna! Se la pelle "spurga" (e cosa "spurga" meglio di un eczema), bisogna lasciarla fare perché altrimenti la "vera" malattia farà ancora più danni. E quindi via con le diete ai poveri bambini… e, se non bastava (e purtroppo non bastava quasi mai) dieta anche alla mamma, che non si sa mai!

Ma, come si dice, il tempo è galantuomo, e oggi noi dermatologi possiamo sorridere, soprattutto quando, sulle riviste contemporanee di medicina interna, di immunologia, di allergologia, di pediatria ecc. leggiamo che la dermatite atopica è una malattia *primitiva della pelle* che può, talvolta ma nemmeno tanto spesso, avere ripercussioni sulla funzionalità di altri organi come il sistema respiratorio e quello digestivo. E possiamo anche sospirare di soddisfazione quando sulle medesime riviste leggiamo che, nella dermatite atopica, la dieta non aiuta mai o quasi mai e anzi, spesso e volentieri, è anche dannosa[1].

Ma sappiamo bene che *in medio stat virtus*, e quindi non posso non auspicare che la collaborazione tra dermatologi e pediatri e tra dermatologi e allergologi continui proseguendo il cammino cominciato negli anni '80. Che le cellule della pelle (ectodermiche) siano parenti di quelle dell'intestino (endodermiche) non c'è dubbio, e che il SALT (*skin associated lymphoid tissue*) possa collaborare col GALT (*gut associated lymphoid tisse*) non ci deve quindi sorprendere. Del resto, il recente filone di ricerca sull'uso immunomodulante dei probiotici e dei prebiotici nell'epoca prenatale e neonatale ne è un ottimo esempio.

Questo libro rappresenta un invito a continuare una strada comune tra i dermatologi, i pediatri e gli allergologi che, non dubitiamo, sarà ancora lunga.

Milano, aprile 2012

Carlo Gelmetti
Presidente SIDerP
(Società Italiana di Dermatologia Pediatrica)
Scienze Dermatologiche – Università degli Studi di Milano
Fondazione IRCCS Ca' Granda
"Ospedale Maggiore Policlinico" di Milano

[1] A questo riguardo, l'opinione prevalente attuale è che la dermatite atopica sia primitivamente un difetto di barriera cutanea, associato o meno a un'alterata reattività immunologica, e che l'allergia ai cibi, quando esiste, sia soprattutto di tipo orticarioide e non eczematoso.

Prefazione

Questo volume rappresenta il risultato dello sforzo compiuto assieme a colleghi ed amici dermatologi che condividono con me molti anni di ricerca e di esperienza pratica nella *dermatologia allergologica*, interessante ed emergente settore delle scienze dermatologiche in cui le conoscenze vanno rapidamente cambiando e un crescente numero di persone manifesta problemi di questa natura, adulti e bambini.

Il volume riprende, ampliato ed aggiornato, il contenuto di una pubblicazione che ho curato nel 2007 edita da Editeam ed intitolata *"La dermatite da contatto in età pediatrica"*, nata proprio dalla crescente osservazione nella pratica ambulatoriale quotidiana di quadri di dermatite da contatto in giovani pazienti, talora molto giovani.

Altri capitoli, che affrontano gli aspetti generali, allergologici, di diagnosi e terapia della dermatite atopica, dell'orticaria, delle fotodermatosi, delle reazioni ad alimenti ed a farmaci, completano il volume. Sono tutte condizioni cliniche che si possono manifestare già nei primi mesi di vita, con caratteristiche cliniche spesso assai diverse dall'età adulta, impegnando il Pediatra nella ricerca di una precoce e corretta diagnosi eziologica. Così ho pensato di offrire a tutti quei medici che sono interessati alla patologia del bambino, e a coloro che intendono approfondire e migliorare le conoscenze nella dermatologia allergologica, uno strumento per restare al passo con il costante progresso eziopatogenetico, clinico e farmacologico in questo settore della dermatologia.

Sono inseriti nel volume anche capitoli realizzati da esperti in chimica, farmacologia e medicina non convenzionale, proprio nella convinzione che ogni medico debba conoscere, se pur sommariamente, i molteplici aspetti di questa branca della dermatologia, così da trasmettere informazioni esatte ai genitori prima di effettuare scelte terapeutiche o decisionali che si potrebbero rivelare incongrue e inadeguate: un bambino con una malattia cutanea allergica non è infatti soltanto un problema medico, ma diventa soprattutto un problema familiare e sociale con pesanti risvolti psicologici.

Dedico questo volume alle mie figlie Camilla ed Elena, ad Elisa e a tutti i bambini del mondo con la speranza di offrire utili suggerimenti per migliorare la gestione e la qualità di vita del bambino.

Firenze, aprile 2012 — Massimo Gola

Ringraziamenti

Arrivato alla fine di questo lavoro, i ringraziamenti oltre che dovuti diventano un piacere personale. Voglio innanzitutto ringraziare tutti i colleghi per la stima che mi hanno dimostrato, per l'incondizionata disponibilità alla collaborazione e l'entusiasmo con cui hanno accettato di condividere con me questa avventura letteraria. La loro amicizia è stata di grande supporto e fondamentale per la realizzazione del volume. Un saluto e un ringraziamento a Debora Cannone che mi ha indicato il cammino con i suoi preziosi consigli. Ringrazio la Casa Editrice Springer e in modo particolare saluto e ringrazio Donatella Rizza che mi ha ascoltato e che ha creduto nel progetto. Grazie anche a Juliette Ruth Kleemann e Corinna Parravicini che con professionalità e paziente disponibilità hanno seguito tutte le fasi di realizzazione del volume.

Un ringraziamento a parte è per Francesca che, mentre io sono continuamente impegnato a riempire le pagine della mia storia scientifica, continua a riempire con pazienza giorno dopo giorno le colorate pagine della nostra storia.

Indice

Elenco degli Autori

Giorgia Altomonte Laboratorio di Immunologia e Allergologia, Istituto Dermopatico dell'Immacolata – IRCCS, Roma

Gianni Angelini Scienze Biomediche e Oncologia Umana, Sezione di Dermatologia, Università degli Studi "Aldo Moro" di Bari

Cosimo Emanuele Antonaci Dipartimento Scienze Biomediche e Oncologia Umana, Sezione di Dermatologia, Università degli Studi di Bari, Policlinico di Bari

Fabio Arcangeli Ospedale "M.Bufalini", Azienda USL di Cesena

Meena Arunachalam Dermatologia Allergologica e Professionale, Dipartimento di Area Critica Medico-Chirurgica, Azienda Sanitaria e Università degli Studi di Firenze

Anna Balato Sezione di Dermatologia Clinica, Allergologica e Venereologica, Dipartimento di Patologia Sistematica, Università degli Studi Federico II di Napoli

Nicola Balato Sezione di Dermatologia Clinica, Allergologica e Venereologica, Dipartimento di Patologia Sistematica, Università degli Studi Federico II di Napoli

Claudia Bancone UO di Dermatologia, Ospedali Riuniti di Bergamo

Maria Luisa Battini Dermatologo Pediatra, Libero Professionista, Firenze

Andrea Bassi Dermatologia Allergologica e Professionale, Dipartimento di Area Critica Medico-Chirurgica, Azienda Sanitaria e Università degli Studi di Firenze

Marco Bertagnon SS di Pediatria Territoriale, Asl 4 Chiavarese, Recco

Samantha Berti Servizio di Dermatologia Pediatrica, UOS Dipartimentale, Dermatologia, Azienda USL 11, Empoli

Leonardo Bianchi Sezione di Dermatologia Clinica, Allergologica e Venereologica, Dipartimento di Specialità Medico-Chirurgiche e Sanità Pubblica, Università degli Studi di Perugia

Domenico Bonamonte Unità di Dermatologia e Venereologia, Dipartimento di Scienze Biomediche e Oncologia Umana, Università degli Studi "Aldo Moro" di Bari

Alessandro Borghi Dipartimento di Medicina Clinica e Sperimentale, Sezione di Dermatologia, Università degli Studi di Ferrara

Alessio Cappuccini Dipartimento del Farmaco dell'Azienda Sanitaria di Firenze, Farmacia Interna Ospedale Santa Maria Nuova di Firenze

Nicoletta Cassano Unità di Dermatologia e Venereologia, Dipartimento di Scienze Biomediche e Oncologia Umana, Università degli Studi "Aldo Moro" di Bari

Anna Conserva Dipartimento Scienze Biomediche e Oncologia Umana, Sezione di Dermatologia, Università degli Studi di Bari, Policlinico di Bari

Monica Corazza Dipartimento di Medicina Clinica e Sperimentale, Sezione di Dermatologia, Università degli Studi di Ferrara

Giordana Coronella Servizio di Dermatologia Pediatrica, AOU Meyer, Firenze

Antonio Cristaudo UOSD Dermatologia Infiammatoria e Allergologica, IFO- Istituto Dermatologico San Gallicano, Roma

Angelo Massimiliano D'Erme Dermatologia Allergologica e Professionale, Dipartimento di Area Critica Medico-Chirurgica, Azienda Sanitaria e Università degli Studi di Firenze

Ornella De Pità Laboratorio di Immunologia e Allergologia, Istituto Dermopatico dell'Immacolata – IRCCS, Roma

Luisa Di Costanzo Sezione di Dermatologia Clinica, Allergologica e Venereologica, Dipartimento di Patologia Sistematica, Università degli Studi Federico II di Napoli

Carlo Di Stanislao UOS di Allergologia, Dipartimento di Medicina, ASL 01 Avezzano-Sulmona-L'Aquila

Gabriele Ermini F.I.R.M.A. S.p.A., Firenze

Stefano Ermini Specialista in Allergologia e Immunologia Clinica, Firenze

Gabriella Fabbrocini Sezione di Dermatologia Clinica, Allergologica e Venereologica, Dipartimento di Patologia Sistematica, Università degli Studi Federico II di Napoli

Caterina Foti Dipartimento Scienze Biomediche e Oncologia Umana, Sezione di Dermatologia, Università degli Studi di Bari, Policlinico di Bari

Lucretia A. Frasin UO Dermatologia, Azienda Ospedaliera Provincia Lecco

Giuseppe Gaddoni UO di Dermatologia, Azienda USL di Ravenna, Ospedale per gli Infermi, Faenza (RA)

Anthony Gaspari UOC Dermatology, University of Maryland, Baltimore, USA

Patrizia Ghidini Divisione di Dermatologia e Venereologia, Spedali Civili di Brescia

Giampiero Girolomoni Sezione di Dermatologia e Venereologia, Dipartimento di Medicina,Università degli Studi di Verona

Massimo Gola Dermatologia Allergologica e Professionale, Dipartimento di Area Critica Medico-Chirurgica, Azienda Sanitaria e Università degli Studi di Firenze

Luigi Laino Servizio Termografia, IFO- Istituto Dermatologico San Gallicano-IRCCS, Roma

Paolo Leghissa Medicina del Lavoro, Ospedali Riuniti di Bergamo

Serena Lembo Sezione di Dermatologia Clinica, Allergologica e Venereologica, Dipartimento di Patologia Sistematica, Università degli Studi Federico II di Napoli

Paolo Lisi Sezione di Dermatologia Clinica, Allergologica e Venereologica, Dipartimento di Specialità Medico-Chirurgiche e Sanità Pubblica, Università degli Studi di Perugia

Giulia Mariotti Sezione di Dermatologia, Dipartimento di Area Critica Medico-Chirurgica, Università degli Studi di Firenze

Alberto Martelli UOC Pediatria, Ospedale di Bollate e Garbagnate, Milano

Nicola Milanesi Dermatologia Allergologica e Professionale, Dipartimento di Area Critica Medico-Chirurgica, Azienda Sanitaria e Università degli Studi di Firenze

Giuseppe Monfrecola Sezione di Dermatologia Clinica, Allergologica e Venereologica, Dipartimento di Patologia Sistematica, Università degli Studi Federico II di Napoli

Giuseppe Napoli SS di Pediatria Territoriale, Asl 4 Chiavarese, Lavagna

Alessandra Narcisi UOC Dermatologia, Facoltà di Medicina e Psicologia, Azienda Ospedaliera Sant'Andrea, Università degli Studi La Sapienza, Roma

Massimiliano Nino Sezione di Dermatologia Clinica, Allergologica e Venereologica, Dipartimento di Patologia Sistematica, Università degli Studi Federico II di Napoli

Anastasia Papagrigoraki Sezione di Dermatologia e Venereologia, Dipartimento di Medicina,Università degli Studi di Verona

Mauro Paradisi Divisione di Dermatologia Pediatrica, Istituto Dermopatico dell'Immacolata – IRCCS, Roma

Giorgio Pasolini Divisione di Dermatologia e Venereologia, Spedali Civili di Brescia

Cataldo Patruno Sezione di Dermatologia Clinica, Allergologica e Venereologica, Dipartimento di Patologia Sistematica, Università degli Studi Federico II di Napoli

Severino Persechino UOC Dermatologia, Facoltà di Medicina e Psicologia, Azienda Ospedaliera Sant'Andrea, Università degli Studi La Sapienza, Roma

Mirco Pierleoni UO di Dermatologia, Ospedale "Infermi", Azienda USL di Rimini

Paolo D. Pigatto Dipartimento di Tecnologia della Salute, Clinica Dermatologica, Ospedale Galeazzi, Università degli Studi di Milano

Alessia Provini IX Divisione Dermatologia (Villa Paola), Istituto Dermopatico dell'Immacolata - IRCCS, Roma

Paolo Romita Dipartimento Scienze Biomediche e Oncologia Umana, Sezione di Dermatologia, Università degli Studi di Bari, Policlinico di Bari

Luca Ricci Dermatologia Allergologica e Professionale, Dipartimento di Area Critica Medico-Chirurgica, Azienda Sanitaria e Università degli Studi di Firenze

Pietro Santoianni Sezione di Dermatologia Clinica, Allergologica e Venereologica, Dipartimento di Patologia Sistematica, Università degli Studi Federico II di Napoli

Donatella Schena Sezione di Dermatologia e Venereologia, Dipartimento di Medicina,Università degli Studi di Verona

Luca Stingeni Sezione di Dermatologia Clinica, Allergologica e Venereologica, Dipartimento di Specialità Medico-Chirurgiche e Sanità Pubblica, Università degli Studi di Perugia

Antonella Tammaro UOC Dermatologia, Facoltà di Medicina e Psicologia, Azienda Ospedaliera Sant'Andrea, Università degli Studi La Sapienza, Roma

Rossano Valsecchi UO di Dermatologia, Ospedali Riuniti di Bergamo

Gino Antonio Vena Unità di Dermatologia e Venereologia, Dipartimento di Scienze Biomediche e Oncologia Umana, Università degli Studi "Aldo Moro" di Bari

Parte generale

Immunologia della cute nell'atopico

1

Carlo Di Stanislao

"Dove si nasconde la profondità? Naturalmente in superficie"
F. Nietzsche

La flogosi allergica è una reazione a catena attivata da linfociti di tipo *helper* 2 (Th2), legata a fatti costituzionali o acquisiti e regolata da fattori umorali (citochine, neuropeptidi e molecole di adesione) solo in parte conosciuti e compresi (Fig. 1.1) [1-2].

La patogenesi della dermatite atopica (DA) è piuttosto complessa. La suscettibilità genetica, l'iperreattività cutanea nei confronti di stimoli ambientali, la disfunzione della barriera cutanea, la risposta sistemica di tipo Th2, la risposta bifasica delle cellule T (di tipo Th2 in fase acuta e Th1 in fase cronica), la risposta infiammatoria cutanea guidata da chemochine, la presenza di cellule effettrici chiave (cellule T, FceRI+/IgE+ DCs, cheratinociti) rappresentano le componenti di un puzzle che porta allo sviluppo della dermatite atopica. Studiando il sistema immunitario dei pazienti asmatici, nel 1980, si comprese che lo stato atopico era contrassegnato da alterazioni del MALT[1] (SALT, BALT, GALT, NALT, VALT)[2] e del sistema immunitario più in generale. Il sospetto che lo stato atopico, e più specificamente la DA, fossero legati a comuni squilibri immunologici era sorto già negli anni '70 dall'osservazione che deficit genetici dei linfociti T si associavano a rush cutanei eczematosi e che nella sindrome di Wischott-Aldrich (deficit di linfociti T e IgM, piastrinopenia ed eczema atopico), dopo trapianto, si aveva scomparsa di forme eczematose. Già nel 1936 il dermatologo francese Jacquet aveva notato che molti dei bambini con eczema atopico presentavano, in età adulta, prurito persistente, congiuntivite e rinite tipo febbre da fieno. Successivamente lo stato di flogosi cutanea e rinobroncocongiuntivale fu ascritta agli elevati livelli di IgE circolanti. Elevati livelli di IgE si ritrovano nel 70-85% degli atopici con eczema e, tuttavia, il loro valore

C. Di Stanislao (✉)
UOS di Allergologia, Dipartimento di Medicina
ASL 01 Avezzano-Sulmona, L'Aquila
e-mail: dermoaq@libero.it

[1] Il termine MALT è l'acronimo inglese di *mucose-associated lymphoid tissue* (tessuto linfoide associato alla mucosa). Il MALT è un tessuto linfoide diffuso a livello di mucose quali il tratto gastrointestinale (BALT), quello urogenitale, la tiroide, i polmoni, gli occhi e la pelle (SALT). Queste formazioni non sono organizzate a formare organi del sistema linfatico, ma piuttosto noduli linfatici (o anche cellule isolate). Il ruolo del MALT è di assicurare una risposta immunitaria completa sia umorale (mediante linfociti B-anticorpi) che cellulare (mediante linfociti T) in seguito a stimoli antigenici locali. Questo tessuto infatti contiene diverse popolazioni di cellule del sistema immunitario adattativo quali i linfociti T e B e cellule presentanti gli antigeni (APC, *antigen presenting cells*) nonché componenti dell'immunità innata quali i macrofagi. Nell'ambito dell'apparato gastrointestinale si possono trovare particolari cellule (dette cellule M) che sembrano internalizzare gli antigeni provenienti dalla digestione degli alimenti per portarli in contatto con le cellule immunitarie.

[2] I componenti del tessuto MALT si possono suddividere in cinque gruppi:
- GALT (*gut-associated lymphoid tissue*) tessuto linfoide associato all'intestino, tra cui vi sono le placche di Peyer;
- BALT (*bronchial-associated lymphoid tissue*) tessuto linfoide associato all'area bronchiale;
- NALT (*nose-associated lymphoid tissue*) tessuto linfoide associato al naso;
- SALT (*skin-associated lymphoid tissue*) tessuto linfoide associato alla pelle;
- VALT (*vascular-associated lymphoid tissue*) tessuto linfoide associato ai vasi sanguigni, che rappresenta una nuova componente del MALT, ma di cui ancora non si conosce il ruolo nella risposta immunitaria.

M. Gola, *Dermatologia allergologica nel bambino e nell'adolescente*,

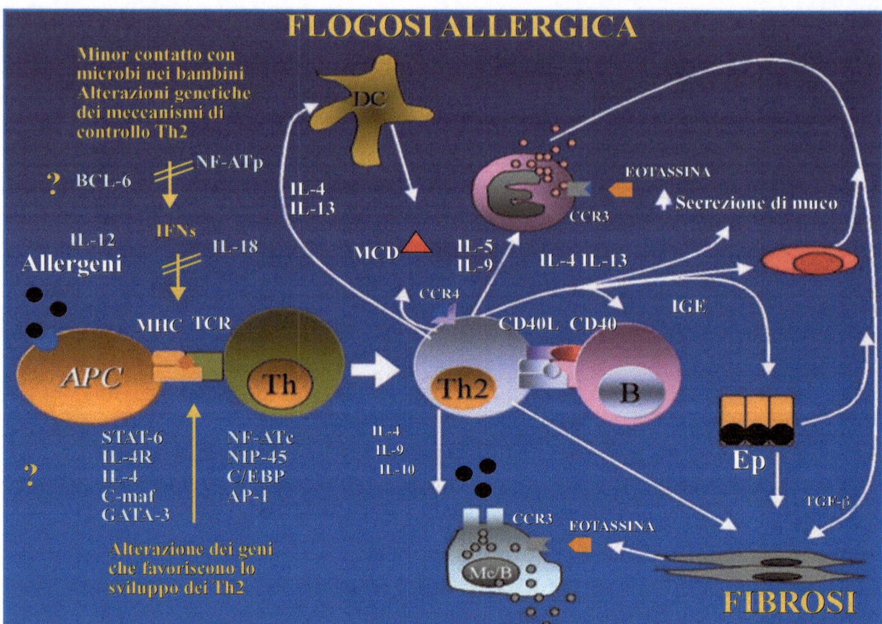

Fig. 1.1 Schema generale della flogosi allergica

assoluto non si correla con la gravità della malattia e molti (circa il 20% del totale) presentano eczema grave e livelli di IgE del tutto normali (forme intrinseche).

Gli studi più recenti evidenziano IgE specifiche contro *Staphyloccocus aureus* e *Pytirosporon*, ma soprattutto nei confronti dei determinanti antigenici maggiori (Der p1; Der p2) degli acari della polvere in un buon numero, ma non in tutti, di bambini con eczema costituzionale. Alla fine degli anni '90 del secolo trascorso si affermava che i dati più salienti in corso di DA erano i seguenti [1-5]:

- incremento del livello di IgE totali;
- IgE specifiche verso multipli pneumo- e trofoallergeni e allergeni microbiologici;
- incremento del rilascio spontaneo di istamina dai basofili;
- decremento del numero e/o della funzione dei linfociti CD8 *suppressor*/citotossici;
- incremento dell'espressione sulle cellule mononucleate di CD23 (recettore per il Fc delle IgE);
- attivazione macrofagica cronica con iperincrezione di GM-CSF, PGE_2 e IL-10;
- espansione dell'attivazione di IL-4 e IL-5 con iperincrezione di IgE e attivazione degli eosinofili;
- decremento del numero delle Th1 secernenti gamma interferone.

Pertanto, i segni più considerevoli della DA, sierologici e cutanei, sono stati riassunti da Luger nel modo seguente:

- incremento di IgE circolanti e di recettori per IgE in mastociti e basofili;
- incremento del numero e dell'attività degli eosinofili;
- perdita dell'integrità cutanea;
- incremento cutaneo di cellule dendritiche e mononucleate con recettori per IgE.

Gli studi di immunoistochimica condotti negli anni '80 del secolo scorso hanno evidenziato che l'infiltrato infiammatorio della DA è contrassegnato da ricchezza in cellule dendritiche e linfociti CD4+, orientando l'attenzione dei ricercatori verso lo studio della regolazione immunitaria fra Th1 e Th2 e trascurando il comportamento, pure ampiamente modificato, dei CD8+ *suppressor* e degli altri protagonosti della flogosi allergica, forse ancora più importanti dei linfociti nelle forme croniche di malattia. Invece, come sottolineato da ricerche di una decina di anni fa, la riduzione dei *T-suppressor* CD8+ favorisce l'espansione di cloni linfocitari specifici per le IgE e la comparsa di autoanticorpi IgG anti-IgE, probabilmente centrali per forme croniche di eczema e per forme di orticaria cronica in soggetti atopici. I bassi livelli di CD8 citotossici e *natural killer* (NK), inoltre, spiegano la facilità, negli atopici, di contrarre forme virali delle alte vie respiratorie, vie urinarie e orecchio medio, oltre al noto e gravissimo eczema erpetico che può risultare, in molti casi, mortale.

In base al comportamento dei CD8 May afferma che possiamo distinguere gli atopici in due sottocategorie: con ipersensibilità sintomatica o asintomatica, con *up-regulation* CD8 nei primi e CD8 pressoché normali nei secondi, che mostrano solo note di iperreattività cutanea senza vere e proprie forme di eczema. In definitiva, anche i pazienti asintomatici hanno *skin-prick* test e test orali alimentari più spesso positivi rispetto alla popolazione generale, ma la normalità del rapporto CD4-CD8 non eliciterebbe la malattia. L'incremento di IgE totali si deve a una disregolazione interleuchinica che induce, dopo stimoli antigenici vari, un aumento di IL-4. In verità la disregolazione appare oggi più complessa e riguarda:

- IL-4 con iperproduzione di IgE;
- IL-5 con attivazione di eosinofili e stimolazione, sulle plasmacellule, della iperproduzione di IgE;
- IL-10 e IL-13 con incremento di attività eosinofila e cloni di linfociti Th2 e aumento delle molecole di adesione.

Come si vede, un panorama complesso e anche non del tutto chiarito, in cui il ruolo dei linfociti T è centrale ma non esclusivo. Infatti l'infiltrato linfocitario nelle forme croniche è modesto e con disposizione prevalentemente perivascolare. Lo studio delle popolazioni cellulari nella DA spontanea e nelle lesioni indotte con applicazione epicutanea di allergeni (*atopy-patch-test*), ha consentito di dimostrare che i linfociti CD4+ di tipo Th2, produttori di IL-4 e IL-13, sono molto presenti nelle fasi acute di malattia, mentre nelle cronicizzazioni compaiono CD8+ e Th1 (produttori di IFNγ e IL-2). Sembra poi che anche i Th1 e i CD8 siano responsabili di danni cutanei amplificanti (perdita della funzione barriera), dal momento che amplificano l'apoptosi dei cheratinociti con un meccanismo IFN-dipendente. Come nella dermatite atopica da contatto (DAC) tale meccanismo si lega alla rimozione della E-caderina di membrana e successiva apoptosi cellulare. Pertanto si stabilirebbe, con meccanismo non-Th2, un circolo vizioso fra perdita di integrità cutanea (ruolo dei lipidi complessi e soprattutto delle ceramidi), penetrazione di allergeni, risposta allergica e aggravamento della funzione barriera tegumentaria[3] (Fig. 1.2).

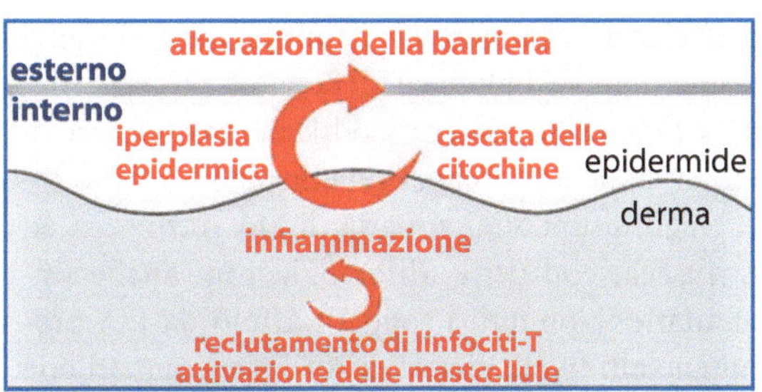

Fig. 1.2 Eventi di innesco e cronicizzazione della DA

Si è anche potuto dimostrare che i meccanismi che favoriscono l'infiltrato Th1 nelle forme croniche sono legati alla produzione, da parte delle cellule dendritiche e degli eosinofili, di IL-12. Questa condizione, poi, consente ai linfociti Th1 (forse CD8+) di esprimere il cosiddetto *lymphocyte-associated antigen* (CLA) e altri recettori (come il CCR4) che, interagendo con le selettine P ed E degli endoteli, amplificano e cronicizzano l'infiammazione. Analoghe interazioni fra molecole di adesione e linfociti Th1 sarebbero responsabili del prurito e dell'allokinasi di atopici intrinseci segni di eczema. Leung et al., a partire dall'inizio di questo secolo, hanno tentato di fare chiarezza in questo complesso meccanismo di regolazione immunitaria e di segnalare le differenze tra fasi acute e croniche e tra comportamenti di soggetti con elevati (estrinseci) o bassi (intrensici) livelli di IgE. In primo luogo gli studi genetici hanno permesso

[3] Alla base della dermatite atopica vi è un difetto della barriera cutanea. Si è dimostrato, infatti, che nei soggetti affetti da dermatite atopica vi è un aumento della perdita d'acqua transepidermica (TEWL) con conseguente diminuzione dell'idratazione dello strato corneo rispetto ai soggetti sani.Tali soggetti infatti presentano caratteristicamente secchezza cutanea, presente già nei giorni successivi alla nascita e che si mantiene nel tempo.Tale difetto sembra essere dovuto a un deficit di attività della sfingomielinasi acida (A-SMasi) e neutra (N-SMasi) che, assieme all'aumentata attività della sfingomielina-deacilasi, porta a un carente contenuto di ceramidi (C3 e C1), lipidi contenuti nello strato corneo che possiedono funzioni strutturali e di regolazione della proliferazione e della differenziazione dell'epidermide.

di affermare che esistono geni responsabili della trasmissione dell'atopia in generale e altri specifici della DA, ciascuno con codifiche particolari di tipo umorale e cellulare (Tabella 1.1).

Negli ultimi anni si parla di DA intrinseca ed estrinseca, con nette differenziazioni anche immunitarie. Non tutti i soggetti affetti da DA presentano alti livelli sierici di IgE. Nei soggetti con elevati livelli sierici di IgE (che sono il 60-70% del totale degli affetti) la DA viene anche definita "estrinseca", per differenziarla dalla forma cosiddetta "intrinseca" del restante 20-30% dei pazienti in cui non è presente la sensibilizzazione mediata dalle IgE. Nella forma "estrinseca" si osserva il rilascio di numerosi mediatori da parte dei mastociti in seguito all'esposizione a specifici allergeni che contribuisce al prurito e all'eritema. Le IgE sieriche si legano al recettore ad alta affinità espresso dalle cellule di Langerhans, ma anche al recettore a bassa affinità espresso dai macrofagi in risposta all'IL-4 e al GM-CSF, contribuendo così all'infiammazione cutanea e all'attivazione dei linfociti T. Il GM-CSF è in grado di attivare le cellule di Langerhans, aumentarne la sopravvivenza e consente, unitamente alla IL-4, la differenziazione dei monociti del sangue periferico verso le cellule dendritiche capaci di presentare l'antigene, contribuendo in modo importante ai meccanismi patogenetici della malattia.

Tabella 1.1 Geni correlati con la dermatite atopica (DA)

Regione cromosomica	Gene/i candidati	Fenotipo/i
3q21	CD80, CD86	DA
5q31-q33	IL-3, IL-4, IL-5, IL-9, IL-12p40	
	IL-13, GM-CSF, IRF-1, GCR	DA, IgE totali
	SPINK5 (LEKTI)	DA, DA e asma
6p21.3	HLA-D (MHC-II)1	DA di grado severo
11q13	FcεRI β-chain	DA, atopia (IgE totali/specifiche)
12q13-24	STAT-6	DA, asma, rinite, IgE totali
13q12-14	IgE-dep. HRF, HMGP-12	DA
14q11.2	Mast cell chymase	DA
16p12	IL-4 receptor	DA severa, DA estrinseca, sindrome iper-IgE
16q12-q13	CARD15	DA, rinite, psoriasi, malattia di Crohn
17p12-17q11	RANTES promoter TGFβ-1 low-producer	DA
19q13.3	SCCE	DA (intrinseca)

La forma "intrinseca", così chiamata per l'analogia con l'asma bronchiale non allergica, si associa a una produzione minore di IL-4 e IL-13 e si sospetta una patogenesi non immunitaria, maggiormente legata alla iperreattività cutanea.

Sotto il profilo immunologico si devono poi distinguere le lesioni acute da quelle croniche. Nelle *lesioni acute* caratterizzate da eritema, edema e vescicolazione, si possono osservare all'esame istologico edema intercellulare (spongiosi) e la presenza di un infiltrato di rari linfociti nell'epidermide, mentre nel derma a livello perivascolare si osservano una marcata infiltrazione di linfociti T CD4+ della memoria (CD45 RO+) e HLA-DR+ antigene-specifiche, che secernono le citochine tipiche dei Th2 come IL-3, IL-4, IL-5, IL-10, IL-13 e GM-CSF, capaci di indurre la produzione di IgE da parte dei linfociti B [3-5]. Essi possono essere attivati direttamente da superantigeni batterici oppure in seguito alla presentazione dell'allergene da parte delle cellule di Langerhans che esprimono il recettore ad alta affinità per le IgE. Sempre nel derma si osservano, inoltre, alcuni monociti, rari eosinofili, basofili e neutrofili; mentre non si rileva alcuna modificazione nel numero delle mastcellule. Nelle *lesioni croniche*, che all'osservazione clinica si presentano tipicamente lichenificate, all'esame istologico prevalgono acantosi, ipercheratosi ortocheratosica e un aumentato numero di cellule di Langerhans dell'epidermide, mentre nel derma si osserva la presenza di monociti/macrofagi ed eosinofili. Le mastcellule sono aumentate di numero, ma non si presentano in fase di degranulazione. L'infiltrato linfocitario dermico è caratterizzato principalmente da linfociti di tipo Th1 che secernono le citochine tipiche, quali IFNγ e IL-2 (Fig. 1.3).

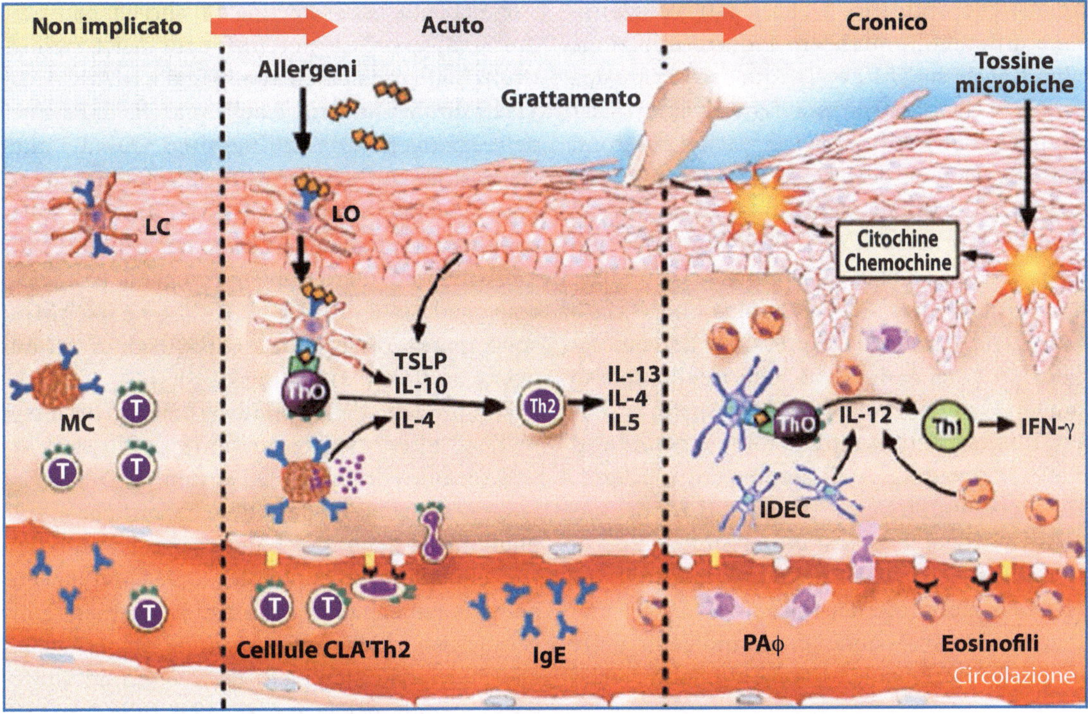

Fig. 1.3 Patogenesi ed evoluzione della DA (Da: Leung et al., 1995, con autorizzazione)

L'evoluzione dei differenti sottotipi di linfociti, dapprima di tipo Th2 e in una fase successiva Th1, è probabilmente legata alla produzione locale di IL-12 a opera di macrofagi e cellule dendritiche. Sui linfociti Th1 è presente il recettore per l'IL-12, che non è espresso su Th2. L'espressione del recettore è indotta dall'IL-12, ma è inibita dall'IL-4. L'IL-4 inibisce la secrezione di IFNγ e riduce la differenziazione delle cellule Th1, mentre promuove la differenziazione delle cellule Th2. Nello stimolare la differenziazione dei linfociti Th0 verso un pattern di tipo Th1 o Th2 intervengono anche altri fattori, tra cui segnali di costimolazione e fattori farmacologici. Va qui segnalato che, secondo alcuni autori (Romagnani, 2000), esisterebbero dei linfociti di tipo regolatorio (T regolatori o Tr o linfociti CD25+)[4] di tipo sia congenito

[4] La natura e il ruolo fisiologico delle cellule ad azione regolatoria è ancora oggetto di studio; attualmente si ritiene probabile che una parte delle cellule regolatorie non rappresenti una sottoclasse ben definita di linfociti, ma che tali cellule altro non siano se non linfociti T *helper* che producono citochine in grado di inibire certe risposte immunitarie. In condizioni fisiologiche i *linfociti T regolatori* sono necessari a orchestrare la risposta immunitaria coordinando diversi tipi di cellule, ognuna con dei compiti ben precisi. Fanno parte di queste cellule i cosiddetti linfociti T *helper* (conosciuti anche come linfociti CD4+), in grado per esempio di attivare i linfociti B per la produzione degli anticorpi, oppure altre cellule del sistema immunitario come i macrofagi, capaci di fagocitare sostanze estranee. Altri linfociti T, come i linfociti T citotossici (conosciuti anche come linfociti CD8+), sono in grado di diventare cellule *killer* che attaccano e distruggono le cellule infettate. Vediamo nello schema riassuntivo qui riportato come, in seguito a uno stimolo antigenico, il linfocita "a riposo" sia in grado di differenziarsi in linfocita T *helper*, dotato di capacità regolatorie, e linfocita T citotossico, cellula *killer* in grado di distruggere cellule riconosciute come estranee.

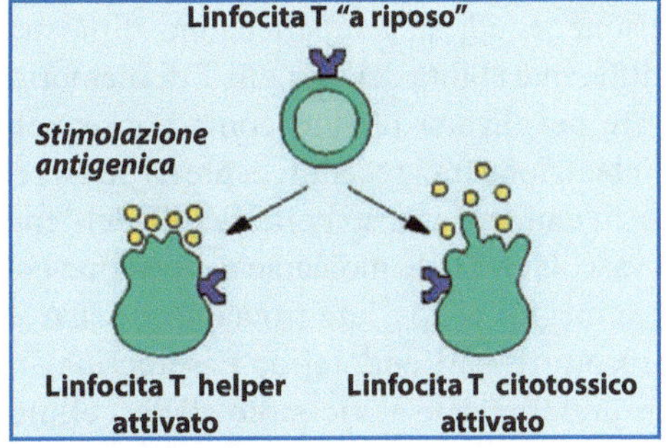

(timici) che acquisito, i quali, attraveso citochine differenti, potrebbero indurre inibizione della risposta sia Th1 che Th2. In particolare una modulazione negativa si avrebbe verso i Th1 per mezzo del TNFβ e con l'IL-10 nei confronti di quella Th2. In definitiva, negli atopici con allergia IgE-mediata, sarebbe la scarsa attività dei CD25 il *primum movens* di infiltrati ricchi di CD4+ nelle fasi inziali e CD8+ in quelle tardive. Il ruolo dei fattori di costimolazione è stato evidenziato studiando l'espressione della molecola B 7.2 nei linfociti B, che risulta spesso aumentata nei soggetti con DA rispetto a soggetti sani o affetti da altre patologie cutanee. Il livello sierico di IgE nell'atopico correla significativamente con l'espressione di B 7.2 nei linfociti B, suggerendo così un possibile ruolo di tali linfociti nella sintesi delle IgE, inoltre IL-13 e IL-14 sintetizzate dai linfociti Th2 possono aumentare l'espressione di tale molecola nelle cellule B determinando l'aumento della sintesi di IgE.

Per quanto riguarda i fattori farmacologici, le cellule mononucleate dei pazienti con DA presentano un'aumentata attività della fosfodiesterasi per il cAMP, che contribuisce ad aumentare la sintesi di IgE da parte dei linfociti B e quella dell'IL-4 nelle cellule Th2. Le cellule residenti producono anche altre citochine, come TNFα e IL-1, che si legano a recettori sull'endotelio vascolare attivando le vie di trasmissione del segnale tra cui quella del NF-kB e inducendo l'espressione di molecole di adesione. Tali eventi danno inizio al processo di attivazione e adesione all'endotelio e al passaggio delle cellule infiammatorie. Una volta che le cellule infiammatorie hanno infiltrato il tessuto seguono il gradiente chemiotattico creato dalle citochine e dalle chemochine prodotte nel sito di infezione o di lesione. Studi su animali hanno dimostrato una differente abilità dei linfociti T di memoria di migrare nei diversi tessuti, come conseguenza dell'interazione tra i recettori espressi su tali cellule e gli antigeni esposti dalle cellule dell'endotelio vascolare. Tra le molecole di adesione coinvolte e meglio conosciute troviamo il CLA e il suo recettore sull'endotelio, E-selectina, che rende preferenziale il ricircolo delle cellule T verso la cute, la L-selectina e il suo ligando, addressina, espressa nei linfonodi periferici, e l'α4β7 integrina con il suo ligando, MAdCAM-1, che dirige i linfociti T nelle placche di Peyer e nella lamina propria dell'intestino. Quindi l'alta espressione di CLA permette ai linfociti di interagire con la E-selectina ELAM-1 espressa sulle cellule endoteliali delle venule postcapillari e di avere un particolare tropismo cutaneo. Le molecole di adesione[5] ELAM-1, ICAM-1 e VCAM-1 sono iperespresse dalle cellule endoteliali ad opera di alcune citochine quali IL-4, IL-1β e TNFα prodotte dalle cellule di Langerhans, esse rendono ulteriormente possibile l'afflusso a livello cutaneo di linfociti ed eosinofili. Di grande importanza sono poi le cellule dendritiche e, soprattutto, le cellule di Langerhans. La cute del soggetto affetto da dermatite atopica presenta un numero aumentato di cellule di Langerhans e di cellule dendritiche infiammatorie epidermiche, che esprimono alti livelli di recettori ad alta e bassa affinità per le IgE (FceRI) sulla loro superficie sotto lo stimolo di IL-4 e IL-13 [5]. Le caratteristiche peculiari di tali cellule favoriscono la presentazione efficace dell'antigene, penetrato attraverso la barriera cutanea e legato alle IgE specifiche ai linfociti T linfonodali. Le cellule di Langerhans presentano l'antigene ai linfociti Th2,

[5] L'interazione cellulare inoltre, gioca un ruolo fondamentale nella risposta immunitaria e nello sviluppo di molte malattie. Le cellule che esprimono recettori specifici sono dotate anche di adesività specifica: esperimenti condotti inizialmente su invertebrati, e successivamente anche su embrioni di vertebrati, dimostrarono che in seguito a un trattamento di tipo enzimatico, le cellule del tessuto in esame disperse in soluzione potevano riaggregarsi e ricostituire gli stessi legami che erano stati interrotti. Generalmente le molecole di adesione sono glicoproteine di membrana, costituite da un gruppo glucidico extracellulare e da una zona transmembrana. In definitiva le *molecole di adesione*, o CAM, sono il vero e proprio punto di contatto tra il restante materiale protoplasmatico e il metaplasma. Vengono distinte in base a differenze chimiche, strutturali e funzionali: le molecole meglio studiate sono le CAM, alcune delle quali appartengono alla superfamiglia delle immunoglobuline, che si esprimono nel tessuto nervoso (N-CAM e Ng-CAM); altri tipi di CAM appartengono alla famiglia delle caderine, come la L-CAM, che si esprime nel tessuto epatico e che è in grado di provocare l'adesione solo in presenza di Ca^{++}.
Vedi: http://it.wikipedia.org/wiki/Molecole_di_adesione.

mentre le cellule dendritiche lo presentano ai linfociti Th1. Si innesca in tal modo la reazione immunologica caratteristica della malattia che viene anche definita immunoreazione Th2 linfocitaria IgE-indotta. Studiando la cinetica dell'infiltrato cellulare con l'*atopy patch test* si è potuto osservare che gli eosinofili compaiono nella cute dopo i linfociti, i quali attraverso l'IL-5 ne inducono l'attivazione, la differenziazione e ne aumentano la sopravvivenza. Gli eosinofili secernono nel sito di lesione molecole citotossiche ECP, MBP, EPO, che sono in grado di indurre il danno tessutale sia per le loro proprietà citotossiche sia per la capacità di indurre la degranulazione dei mastociti e dei basofili. Gli eosinofili dei soggetti con dermatite atopica presentano inoltre alcune differenze rispetto a quelli dei soggetti sani: appaiono infatti ipodensi, hanno una sopravvivenza maggiore, rilasciano livelli più elevati di leucotriene C4 e presentano una maggiore chemiotassi in risposta al RANTES[6]. Va qui anche ricordato il ruolo chiave giocato dai cheratinociti in risposta a stimoli flogistici e immunitari. Tali cellule in condizioni basali e in misura maggiore dopo stimolazione secernono citochine pro-infiammatorie come IL-1, TNFα, GM-CSF, che inducono un'iperespressione di molecole di adesione sulle cellule endoteliali, facilitando il reclutamento di cellule infiammatorie nella sede del danno. Inoltre, i linfociti T attirati nel sito di infiammazione sono in grado di indurre l'apoptosi dei cheratinociti contribuendo al processo spongiotico osservato nelle lesioni acute. Solo nelle forme croniche e neurodermiche si nota un incremento del numero di mastociti dermici, mentre in tutti i casi è stata documentata una più facile degranulazione degli stessi oltre a un'iperespressione di membrana del FceRI che si lega alle catene β delle reagine (IgE). Gli eosinofili sono presenti negli infiltrati a carattere cronico. L'eosinofilia è una caratteristica comunemente riscontrabile nei soggetti con DA sia nella forma cosiddetta "estrinseca" che nella forma "intrinseca" e sembra, con la presenza infiltrativa di Th1 e mastociti, condizionare prurito e iperreattività cutanea. L'iperreattività cutanea agli stimoli pruriginosi tipica dei soggetti con DA è una condizione frequente e non del tutto chiarita. Infatti, si è osservato che nelle zone affette il prurito compare più rapidamente e persiste più a lungo dopo lo stimolo (per esempio, istamina o enzimi proteolitici) e addirittura nel soggetto con DA può essere percepita la sensazione di prurito dopo stimoli anche molto lievi come il semplice tatto. Questi soggetti tipicamente riferiscono intolleranza alla lana e ai tessuti sintetici, aumento del prurito in caso di ridotta o eccessiva umidità ambientale, in conseguenza di aumentata sudorazione o di eccessivo lavaggio della cute o ancora in seguito all'uso di normali saponi o detergenti. È stato inoltre dimostrato che l'iniezione intradermica di istamina e sostanza P evoca una diversa risposta cutanea nel soggetto con DA rispetto al soggetto normale e che il contenuto di istamina e neuropeptidi è alterato. Tuttavia l'iperreattività cutanea agli stimoli pruriginosi sembra essere dovuta alla liberazione di citochine pro-infiammatorie. Questo dato si deduce in modo indiretto osservando l'azione benefica degli antistaminici in questi soggetti, specialmente quelli di seconda generazione e quindi non sedativi che presentano un'azione anti-citochinica e anti-infiammatoria. Va aggiunto che spesso in tali soggetti si instaura un circolo vizioso di grattamento e lichenificazione e l'abitudine al grattamento può diventare anche un riflesso automatico che si innesca anche senza particolari stimoli. Un ruolo centrale in questo caso sembra essere giocato dai vari neuropeptidi (NP) e non solo dalla già ricordata sostanza P (Tabella 1.2) [6-16].

Negli ultimi anni è stata riservata una particolarissima attenzione in campo dermatologico al cosiddetto sistema neuropeptidergico (NANC, acronimo di *no adrenergic and no colinergic system*), ritenuto di interesse centrale in molte dermopatie flogistiche, principalmente su base immunitaria. Composti da catene polipeptidiche di diversa lunghezza possono essere rilasciati sia dal tessuto nervoso che paranervoso di vari organi come intestino, cuore, pancreas e cute. La corrente bioelettrica che si genera attraverso le influenze dei NP fa sì che essi

---

[6] Proteina di 8 kDa, classificata fra le citochine chemiotattiche, capace di attivare i linfoci T (soprattutto *natural killer*), basofili ed eosinofili. Vedi: http://en.wikipedia.org/wiki/RANTES.

Tabella 1.2 Elenco dei neuropeptidi (NP) nei mammiferi

NP ipotalamici	LTH-RF TSH-RF ACTH-RF GH-RF Somatostatina Vasopressina Ossicotina
NP ipofisari	LTH TSG GH Prolattina ACTH MSH
NP oppioidi	Endorfine (α-β-γ) Enkefaline (Met e Leu) Dinorfine (α e β dinorfine, dinorfina B, α e β neuro-endorfine)
NP gastrointestinali	SP VIP NPY Peptide istidina-isolueucina-amide Colecistochinina Bombesina Galanina Glucagone Insulina
Altri NP	Neurotensina Angiotensina II Ranatensina Fattore natriuretico atriale CGRP Inibitore del carrier delle benzo-diazepine

esplichino azioni di tipo francamente ormonale[7]. I diversi stressor modificano i livelli dei neuropeptidi tegumentari (NP) giustificando gli aspetti peculiari delle varie dermopatie a sfondo immunutario, psicosomatico o con coinvolgimento psico-neuro-immuno-endocrino. Ad esempio, in corso di atopia, l'incremento di VIP e sostanza P induce un rapido aumento di ELAM-1 a livello dell'endotelio venulo-capillare determinando l'infiltrazione eosinofila e una marcata degranulazione mastocitaria. Anche l'α-MSH gioca un ruolo importante nella DA. Sebbene tale polipeptide favorisca il rilascio di mediatori dai mastociti, sembra dotato di azione antinfiammatoria a causa di una inibizione nella sintesi di citochine del pattern Th2 (IL-4, IL-5, IL-10) e, pertanto, svolgerebbe un ruolo modulante e protettivo su flogosi e reattività cutanea. Ancora, studi condotti mediante *immunoblotting* hanno documentato un incremento di β-endorfina su placche di DA, nei pazienti con orticaria cronica. Dopo inoculazione intradermica di β-endorfina si nota un incremento di *histamine-realising-factor* dai mastociti, mentre nei pazienti atopici è possibile documentare un'elevazione di tale oppioide sia a livello cutaneo (in corso di flogosi) che nel liquido di lavaggio bronchiale dopo *challenge-test* specifico.

Infine due parole sulle sovrainfezioni da batteri e miceti e sulla relazione con il sistema immunitario del paziente atopico. Si osserva di frequente nei soggetti con DA una sovracolonizzazione da parte di *Staphylococcus aureus* [17], la cui presenza è secondaria all'infiammazione e correla con la severità della malattia. La quantità maggiore di *S. aureus* presente sulla cute del soggetto con DA è anche la conseguenza della ridotta quantità di peptidi antimicrobici (B-defensine, LL37 ecc.) prodotti dai cheratinociti. Tali peptidi antimicrobici hanno caratteristiche chimiche che li rendono capaci di interagire specificamente con le membrane dei batteri provocando dei fori che causano la morte cellulare; presentano pertanto un'attività di tipo battericida, ma non solo, sono anche attivi sui funghi e sui virus. La ridotta produzione dei peptidi antimicrobici tipica della DA è dovuta all'effetto inibitorio che hanno alcune citochine quali l'IL-4 e l'IL-13 sulla loro produzione da parte dei cheratinociti. Pertanto si può concludere che l'infiammazione con infiltrato linfocitario di tipo Th2, tipico della DA, comporta una ridotta produzione di peptidi antimicrobici e conseguentemente una sovracolonizzazione da parte di *S. aureus*, il quale a sua volta rilascia specifiche tossine che, agendo come superantigeni, portano a un peggioramento della dermatite. Nelle condizioni croniche sono anche possibili cross reattività, determinate da azione citotossica dei linfociti T, fra enzimi *scavenger* (superossidodesmutasi e catalasi) e analoghi enzimi di lieviti contaminanti come *Pytirosporon ovalis* e *Mycrosporon symphodiolis*. Queste reattività crociate e lo sviluppo di autoanticorpi IgE contro i cheratinociti sarebbero responsabili anche di forme

[7] Agendo sulla pompa $Na^{+}CL^{-}$.

intrinseche a carattere autoimmune [18] che, comunque, sono piuttosto rare [19-20]. Negli ultimi due-tre anni si sono moltiplicate le ricerche sulla integrità cutanea legata alle scleroproteine del citoscheletro epidermico e sulla relazione fra ciò e la flogosi allergica [21]. Com'è noto, le lamelle cornee contengono al loro interno una famiglia di scleroproteine chiamate cheratine, che conferiscono rigidità strutturale allo strato corneo. L'involucro delle lamelle cornee è formato da varie proteine con questa funzione, come loricrina[8], involucrina[9] e filaggrina. Tutte queste proteine hanno numerosi legami per l'acqua che legano o rilasciano a seconda delle condizioni esterne. Un giusto rapporto tra proteine e acqua contribuisce all'elasticità del sistema lamellare dello strato corneo. Un eccesso d'acqua o un difetto provocano danni strutturali alle proteine e quindi all'integrità dello strato corneo. Esso, com'è noto, è costituito per il 70% da proteine, per il 15% da lipidi, ma anche da acqua (15%). Infatti, questo strato esterno di specializzazione specifica epidermica è solo apparentemente una struttura arida. In realtà il suo contenuto in acqua è piuttosto elevato; in condizioni normali è compreso tra il 20 e il 35%. L'acqua, insieme alle proteine e ai lipidi, conferisce allo strato corneo le sue indispensabili caratteristiche di morbidezza, flessibilità ed elasticità; esse sono necessarie in quanto il corneo deve adattarsi ai movimenti dei muscoli e delle articolazioni. Quando lo stato di idratazione dello strato corneo scende al di sotto del 20%, la superficie cutanea diventa secca e ruvida; la sua elasticità si riduce in maniera evidente e si osserva un processo di desquamazione e fessurazione. L'acqua contenuta nel corneo è in parte associata alle proteine dei cheratinociti, in parte ai lipidi interlamellari, in parte si trova libera, in forma di vapore. Dell'acqua associata allo strato corneo, il 5% è legato molto saldamente mediante legami covalenti; questo deposito idrico non può essere rimosso nemmeno con trattamenti chimico-fisico drastici. La componente idrica legata con legami idrogeno, invece, è molto variabile e sensibile ai cambiamenti dell'umidità relativa e all'azione delle condizioni ambientali. Lo stato di idratazione dello strato corneo è indispensabile, sia per permettere l'attività degli enzimi deputati alla trasformazione dei lipidi sia per il mantenimento del film idrolipidico. Ci devono quindi essere delle sostanze igroscopiche riunite nel complesso definito NMF (*natural moisturizing factor*), composto da aminoacidi e loro derivati, molecole caratterizzate da basso peso molecolare e molti gruppi polari, in grado di trattenere l'acqua. Queste sostanze si pensa derivino dalla filaggrina, una proteina che viene sintetizzata durante il processo di cheratinizzazione. Una volta che la filaggrina ha terminato il suo compito (formazione della struttura terziaria della cheratina) viene attaccata da proteinasi formando così gli NMF [22]. La filaggrina, codificata dal gene FLG che fa parte dell'EDC, costituisce il principale componente dei

[8] Proteina dello strato granuloso fortemente basica, altamente insolubile e ricca di glicina, serina e cisteina, il cui gene è situato su 1q21 del sito per l'EDC. I residui di glicina sono separati da residui aromatici o da residui a lunga catena alifatica; tali residui possono associarsi attraverso interazioni idrofobiche, generando così la formazione di *omega loop*. È la proteina quantitativamente maggiore e rappresenta il 70% delle scleroproteine (EDC). Nell'epidermide umana la loricrina neosintetizzata si accumula nei granuli di cheratoialina insieme alla profilaggrina. Si pensa che la fosforilazione possa essere un evento cruciale nella regolazione dell'accumulo della loricrina neosintetizzata in questi granuli. Probabilmente la loricrina e le SPR (vedi nota 4) si depositano su un'impalcatura preesistente di proteine che costituiscono l'involucro corneo immaturo. Tali proteine sono l'elafina, la cistatina A, l'involucrina, varie proteine desmosomiali e proteine leganti il calcio. Oltre ai peptidi loricrina-SPR-loricrina, sono stati identificati anche peptidi del tipo loricrina-cheratine e loricrina-filaggrina.

[9] L'involucrina è una proteina che normalmente partecipa all'assemblaggio dell'involucro corneo, anche se può essere espressa in altri tipi cellulari di origine non epiteliale. I residui aminoacidici più abbondanti nella proteina umana sono glicina e aspartato. Analogamente ad altre proteine precursori dell'involucro corneo, l'involucrina è costituita da sequenze aminoacidiche ripetute, che hanno subìto arrangiamenti notevoli durante l'evoluzione. La struttura secondaria dell'involucrina è costituita principalmente da α-elica. L'involucrina è una delle prime proteine utilizzate dalle TG (TG1) durante l'assemblaggio dell'involucro corneo, creando un'impalcatura alla quale poi si uniscono altre proteine per formare l'involucro corneo maturo. L'involucrina si trova in prossimità della membrana plasmatica cellulare. Poiché la membrana basale viene eliminata durante il differenziamento epidermico, l'involucrina potrebbe essere la proteina alla quale i lipidi che si trovano nello spazio extracellulare, soprattutto le ceramidi, si legano covalentemente per formare la superficie esterna lipidica dell'involucro corneo.

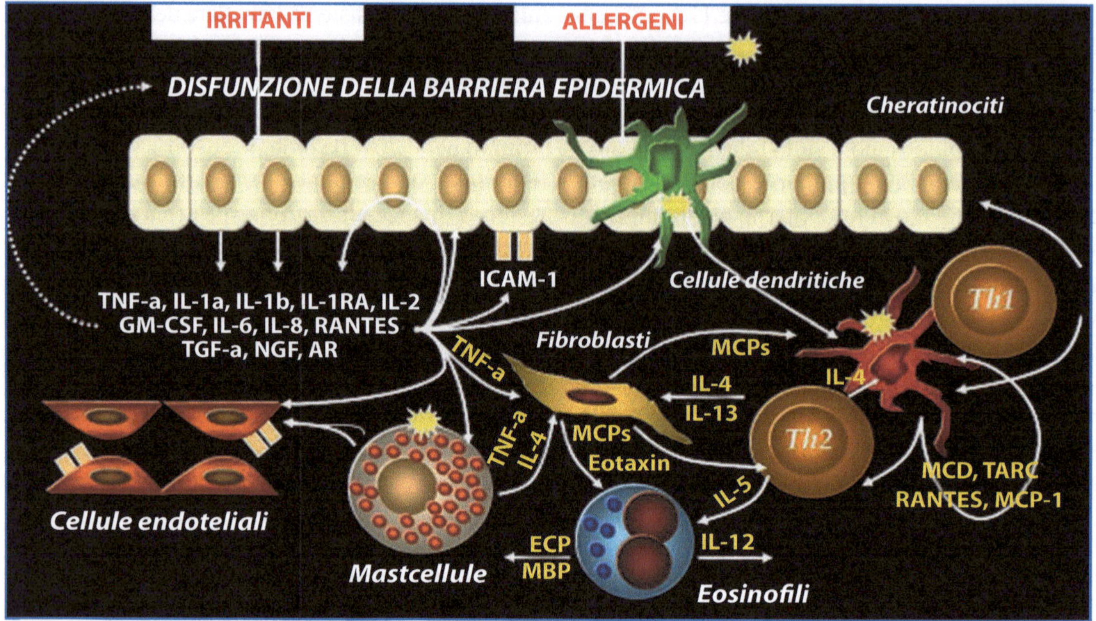

Fig. 1.4 Filaggrina, secchezza e perdita di integrità cutanea

granuli di cheratoialina dell'epidermide umana ed è essenziale per la formazione e l'idratazione dello strato corneo. Il suo precursore, la pro-filaggrina, è una proteina di 400 kDa che viene defosforilizzata da una serie di proteasi e processata in 10-12 monomeri (37 kDa) funzionali di filaggrina. Insieme i monomeri danno inizio al compattamento cellulare richiesto nella biogenesi di formazione delle squame. La riduzione del numero di copie o la perdita dell'espressione della filaggrina è stata associata a un aumento della secchezza cutanea (xerosi cutanea) e a una formazione ridotta dello strato corneo (ittiosi). Inoltre la perdita parziale o totale dell'espressione genica della filaggrina causa grosse perturbazioni della barriera cutanea e un'aumentata suscettibilità all'entrata di allergeni nella cute (Fig. 1.4).

Negli ultimi anni due mutazioni polimorfe – 2282del4 e R501X localizzate all'interno del 3 esone del gene FLG – sono state correlate all'ittiosi volgare (IV) (OMIM#146700) e alla DA in quanto comportano la formazione di una 35 proteina tronca e sono presenti nel DNA di circa il 9% degli individui di origine europea. Questo dato preliminare è stato esteso a molte popolazioni europee (inglesi, scozzesi, irlandesi, danesi, tedeschi, svedesi) e americane e le mutazioni sono state trovate associate con differenti frequenze rendendo la filaggrina il principale gene candidato alla suscettibilità alla DA. Si osserva che carenza di lipidi (ceramidi) intercorneocitari e filaggrina causa perdita dell'impermabilità cutanea e più facili fenomeni irritativi e allergici che aggravano la dermatite. Inoltre, la sola xerosi, legata a perdita di aqua per alterazione lipidica e proteica è, com'è noto, di per sé causa di flogosi. Infatti i cheratinociti incrementano la produzione di una serie di enzimi coinvolti nelle sintesi lipidiche e di fattori di crescita autocrini che stimolano la proliferazione cellulare, quali anfiregulina (AR), *nerve growth factor* (NGF), *transforming growth factor* α (TGFα) e *granulocyte/macrophage colony-stimulating factor* (GM-CSF). In parallelo, tuttavia, le cellule epidermiche sintetizzano e rilasciano maggiori quantità di citochine e chemochine, incluse interleuchina 1α (IL-1α), IL-1β, IL-6, *tumor necrosis factor* α (TNFα), IL-8 e RANTES. IL-1 e TNFα sono in grado di stimolare le sintesi lipidiche ma, insieme a GM-CSF e IL-8, sono pure potenti induttori della flogosi [23].

Letture consigliate

AAVV (2006) Dermatite atopica. Corso multimediale interattivo, CD-ROM. Edizioni Astellas Pharma, Milano

Arkwright PD, Chase JM, Babbage S et al (2001) Atopic dermatitis is associated with a low-producer transforming growth factor beta (1) cytokine genotype. J Allergy Clin Immunol 108:281-284

de Guzman Strong C, Conlan S, Deming CB et al (2010) A milieu of regulatory elements in the epidermal differentiation complex syntenic block: implications for atopic dermatitis and psoriasis. Hum Mol Genet 19:1453-1460

De Panfilis C (1994) Cellule di Langerhans. Monografia a cura del Gior. It. di Der. Sifilograf. Torino, Minerva Medica CE7

Flohr C, Johansson SGO, Walghren CF, Willaims HC (2004) How "atopic" in atopic dermatitis. Allergy Clin Immunol 114:150-158

Giannetti A, Scarabello A (2001) Eczema atopico o dermatite atopica. In: Serri E (a cura di) Trattato di dermatologia, 2a edn. Piccin, Padova, III vol, pp 1-20

Girolomoni G, Gisondi P, Pastore S (2007) Dermatite atopica: etiopatogenesi. In: C. Gelmetti C (a cura di) La Scuola dell'atopia. Springer, Milano

Hamid Q, Buguniewicz M, Leung DYM (1994) Differentation in situ cytokine gene expression in acute vs chronic atopic dermatitis. J Clin Invest 94:870-876

Hill LW, Sulzberger MB (1993) Yearbook of dermatology and syphilology. Year Book, Chicago, pp 1-70

Hvid M, Vestergaard C, Kemp K (2010) IL-25 in atopic dermatitis: A possible link between inflammation and skin barrier dysfunction? J Invest Dermatol 23:405-410

Kay AB (ed) Allergy and allergic diseases. Blackwell, Oxford, pp 113-115

Leung DYM (1995) Atopic dermatitis: The skin as a window into the pathogenesis of chronic allergic diseases. J Allergy Clin Immunol 96:302-318

Lotti T, Bianchi B, Teofoli P (1998) Dermatological psychoneuroendocrine immunology. Neederlands Tijdschrift Voor Dermatologie & Venereologie 8:350-352

Lotti T, Hautmann G, Panconesi E (1995) Neuropeptides and skin. J Amer Acad Dermatol 23:482-496

Luger TA, Scholzen T, Grabble S (1997) The role of a-melanocyte-stimulating hormone in cutaneous biology. J Invest Dermatol 2:87-93

Luger TA, Bhardwaj RS, Grabble S, Schwartz T (1996) Regulation of immune-response by epiderma cytochine and neurohormone. J Dermatol Sci 13:5-10

Morganti P (2000) New cytokines as potential drugs. J Appl Comestol 3:141-143

Rodriguez P et al (2011) Meta analysis of filaggrin polymorphisms in eczema and asthma: robust risk factors in atopic disease. JAC 125:1012-1015

Romagnani S (2000) The role of lymphocytes in allergic disease. J Allergy Clin Immunol 105:399-408

Rossiter H, van Rejisen F, Mudde G (1994) Skin disease-related T cells bind to endothelium selectins. Eur J Immunol 24:205-210

Santamaria LF, Torres R, Gimenez-Arnau AM et al (1999) Rolipram inhibits staphylococcal enterotoxin B-mediated induction of the human skin-homing receptor on T linphocytes. J Invest Dermatol 113:82-86

Valenta R, Seiberler S, Natter S et al (2000) Autoallergy: a pathogenetic factor in atopic dermatitis? J Allergy Clin Immunol 105:432-437

Willams HC (2005) Atopic dermatitis. N Engl Med J 352:2314-2334

Williams HC, Wüthrich B (2000) The natural history of atopic dermatitis. In: Williams HC (ed) Atopic dermatitis: the epidemiology, causes, and prevention of atopic eczema. Cambridge University Press, Cambridge, pp 41-59

Struttura e funzione della cute nel neonato e nel bambino

2

Giulia Mariotti

2.1 Introduzione

La cute è l'organo più esteso del nostro corpo e svolge numerose e delicate funzioni. Innanzitutto fornisce una protezione contro gli agenti esterni come gli insulti meccanici, chimici, termici, gli agenti infettivi, l'acqua e le soluzioni acquose, le radiazioni elettromagnetiche. Inoltre fornisce un valido supporto meccanico (soprattutto il derma) compatto ed elastico per il suo contenuto in fibre connettivali, mentre il sottocutaneo ammortizza i traumi e la pressione esercitata dal peso del corpo stesso, regola l'incontrollata dispersione d'acqua dalla superficie corporea verso l'esterno grazie alla sua impermeabilità, contribuisce alla termoregolazione e all'immunosorveglianza. In particolare l'epidermide contribuisce a tali funzioni attraverso l'espressione da parte delle cellule che la compongono di varie molecole e proteine. I cheratinociti, ad esempio, sintetizzano e secernono mediatori dell'infiammazione come prostaglandine, eicosanoidi, leucotrieni, istamina e numerose citochine che regolano le risposte immunitarie cutanee. In maniera analoga i cheratinociti esprimono molecole che assorbono la radiazione ultravioletta come la melanina, l'acido trans-urocanico, i metaboliti delle vitamine C e D, le *heat shock proteins* che giocano un ruolo importante nella difesa dagli stress termici e dalle radiazioni. Infine, la difesa verso i patogeni inizia proprio a questo livello grazie alla produzione dei lipidi di superficie (che contribuiscono anche a regolare la perdita di acqua ed elettroliti), alle proteine leganti il ferro, ai peptici antimicrobici (Lee et al., 2006; Segre, 2006).

2.2 Cenni di embriologia

Dal punto di vista embriologico sappiamo che l'epidermide origina dall'ectoderma, mentre derma e ipoderma originano dal mesoderma. Fin dalla 3ª settimana di gravidanza l'embrione risulta ricoperto da un unico strato di cellule cubiche che poggiano direttamente su un sottile strato dermico, ma già intorno alla 6ª settimana la cute consta di due strati: uno profondo, costituito da cellule che sono i precursori dell'epidermide definitiva, e uno superficiale, noto come "periderma". Il periderma origina da cellule simili ai cheratinociti dello strato basale, ma si differenzia dall'epidermide adulta per morfologia cellulare, tipo di cheratine, architettura molecolare delle *tight junction* e per la presenza di microvilli sulla superficie apicale che aggettano nel liquido amniotico. Le cellule che lo costituiscono sono destinate a sfaldarsi alla fine del secondo trimestre entrando a far parte della *vernix caseosa* che ricopre il neonato. Il periderma ha una scarsissima capacità di barriera e si ritiene che le sue funzioni principali siano quelle di regolare l'osmosi, di partecipare al metabolismo dei carboidrati, di secernere il liquido amniotico insieme a lipidi e mucine. Man mano che passano le settimane, gli strati di cui è composta l'epidermide

G. Mariotti (✉)
Sezione di Dermatologia
Dipartimento di Area Critica Medico-Chirurgica
Università degli Studi di Firenze
e-mail: giuliamariotti@yahoo.it

M. Gola, *Dermatologia allergologica nel bambino e nell'adolescente*,

aumentano e intorno all'11ª-15ª settimana inizia la cheratinizzazione, prima solo a livello follicolare e poi, verso la 22ª-24ª settimana, in tutta l'epidermide per completarsi verso la 34ª settimana. Tra la 34ª-40ª settimana la giunzione dermoepidermica cessa di essere piatta e si forma l'ondulazione tipica della *rete ridges*. La cheratinizzazione dell'epidermide è il passaggio fondamentale affinché la cute acquisisca la funzione di barriera che peraltro non è necessaria al feto fino alla fine del secondo trimestre. Nel prematuro, invece, manca la *rete ridges*: tuttavia, nell'arco di 2-4 settimane, forse per effetto del passaggio dall'ambiente fluido intrauterino a quello gassoso esterno, la cute acquisisce le caratteristiche di quella dei feti a termine. Il derma durante il primo mese di vita intrauterina è formato perlopiù da cellule mesenchimali fusiformi immerse nella cosiddetta sostanza fondamentale amorfa, destinate a diventare intorno al terzo mese fibroblasti; le fibre elastiche si rendono evidenti a partire dal sesto mese. È importante ricordare che lo sviluppo intrauterino della cute non è sincrono nelle diverse regioni cutanee: è infatti più precoce a livello delle palpebre, delle labbra e del mento, mentre è più tardivo nel tronco e negli arti (Cartlidge, 2000).

Con il passare degli anni sono state individuate molte altre sostanze responsabili di specifici casi di avvelenamento percutaneo: una forma di mielinopatia spongiforme da antisettici, ipertiroidismo e gotta da iodio, necrolisi epidermica tossica da alcol. Esistono inoltre altri due fattori che condizionano il maggior assorbimento della cute del bambino: il primo è rappresentato da un'importante differenza nel rapporto tra superficie cutanea e peso nel bambino rispetto all'adulto, il secondo dalla presenza di una sottile peluria che ricopre la cute del bambino e che amplia ancor di più la superficie assorbente. Nel bambino infatti il rapporto superficie/peso è tre volte maggiore che nell'adulto e diminuisce con l'accrescimento staturo-ponderale: di conseguenza l'assorbimento risulta esaltato nel neonato rispetto al bambino più grande e ancor più rispetto all'adulto. Infine si ritiene che i melanociti dei bambini siano più suscettibili al danno UV-indotto sul DNA: oggi sappiamo infatti che la fotoesposizione prima dei 10 anni, anche se in modo discontinuo, e le "scottature" in età infantile aumentano notevolmente il rischio di sviluppare in età adulta un tumore maligno della cute, come il melanoma (Mancini, 2004).

2.3 Differenze tra cute del neonato e dell'adulto

Sebbene la cute del neonato sia pienamente efficiente fin dal momento del parto, in realtà esistono delle piccole ma sostanziali differenze con la cute dell'adulto. Innanzitutto la cute del neonato e del bambino presenta uno spessore minore, sia perché composta da un numero inferiore di strati cellulari, sia per un ridotto spessore dello strato corneo. Solo con lo stimolo ormonale della pubertà la cute acquisisce il trofismo e lo spessore tipico dell'età adulta.

Questa maggior sottigliezza determina un maggior assorbimento percutaneo di topici e quindi un maggior rischio di avvelenamento: risale addirittura al 1886 la descrizione del primo caso di avvelenamento per assorbimento di anilina, all'epoca usata come colorante dei pannolini.

2.4 Immunopatogenesi e sensibilizzazione nel periodo neonatale

La funzione immunologica è sicuramente una tra le più importanti svolte dalla cute: a tale livello possono iniziare risposte infiammatorie e immunitarie verso sostanze potenzialmente nocive che vengano a contatto con essa. Attualmente è infatti riconosciuta l'esistenza di un sistema immunitario cutaneo (SIS, *skin immune system*) costituito da varie popolazioni cellulari in grado di interagire tra loro e "concertare" un'efficace risposta immunitaria. Le principali cellule che costituiscono il sistema immunitario cutaneo sono i cheratinociti, le cellule dendritiche, le cellule endoteliali, i linfociti e i mastociti (Averbeck et al., 2006).

I *cheratinociti*, che dal punto di vista numerico sono la popolazione cellulare più importante, partecipano alla risposta immune in quanto capaci di esprimere alla loro superficie molecole di I e II classe, alle quali si legano gli antigeni, nonché molecole di adesione che consentono l'interazione con i linfociti. Sono infine in grado di secernere numerose citochine immunoregolatrici (IL-1, IL-6, IL-7, TNFα, TGF, GM-CSF ecc.).

Le *cellule dendritiche* (CD) sono un *pool* cellulare che comprende varie popolazioni con diversa origine, fenotipo e funzione. In linea generale si distingue tra *cellule dendritiche mieloidi* e *cellule dendritiche plasmacitoidi*. Le prime, che comprendono le cellule di Langerhans, le CD dermiche e le CD interstiziali, risiedono in uno stato di immaturità funzionale nei tessuti periferici dove catturano e processano gli antigeni: in seguito vanno incontro a maturazione e migrazione negli organi linfoidi secondari dove presentano gli antigeni processati ed esposti alla loro superficie in associazione a molecole di II classe ai linfociti T. Le cellule dendritiche mieloidi rappresentano quindi le sentinelle del sistema immunitario. Le seconde invece, che si trovano nel sangue e negli organi linfoidi, hanno come carattere distintivo quello di produrre grandi quantità di interferone α e β in risposta a stimoli virali; inoltre anche queste cellule possono differenziarsi in CD mature quando sono stimolate dai virus. Si può pertanto affermare che le cellule dendritiche plasmacitoidi rappresentano la chiave effettrice dell'immunità innata (Bancherau et al., 2000).

I *linfociti* presenti nella cute sono esclusivamente linfociti T e sono localizzati prevalentemente nel derma, in particolare in corrispondenza delle venule post-capillari e alla periferia degli annessi cutanei. I linfociti T sono responsabili della risposta immune specifica cellulo-mediata: in seguito all'interazione con l'antigene presentato dalle cellule presentanti l'antigene (APC, *antigen presenting cells*) i linfociti vanno incontro ad attivazione ed espansione clonale con differenziazione in linfociti T memoria e linfociti T effettori. In base all'espressione di CD8 o CD4 si riconoscono due sottopopolazioni differenti di linfociti T: i linfociti T CD3+/CD4+, detti anche "*helper*" (Th) perché aiutano le altre cellule immunocompetenti a svolgere le loro funzioni, e i linfociti T CD3+/CD8+ che a loro volta possono avere attività "*suppressor*" o citotossica. Negli ultimi anni è stato dimostrato che i linfociti Th possono essere differenziati sulla base delle citochine da loro secrete: si riconoscono pertanto linfociti Th1, caratterizzati dalla produzione di IL-2, IFNγ e TNFβ, e linfociti Th2 che producono invece IL-4, IL-5, IL-13 e IL-10. I linfociti Th1 intervengono attivamente nelle risposte immunologiche di tipo ritardato (eczema da contatto), nell'immunità organo-specifica, nel rigetto dei trapianti e nella difesa nei confronti delle infezioni da batteri intracellulari. I linfociti Th2 sono invece coinvolti nella cooperazione con i linfociti B per la produzione di anticorpi solubili (soprattutto IgE) contro gli allergeni, nella difesa contro i microrganismi extracellulari e i loro prodotti.

Le *cellule endoteliali* che rivestono la superficie interna dei vasi dermici partecipano all'attività immunologica della cute in vari modi: attraverso la sintesi di componenti della matrice extracellulare, di fattori della coagulazione, di sostanze ad attività vasodilatante, di fattori di crescita, di citochine, chemochine e molecole adesive, ma soprattutto esse sono in grado di costituire una barriera selettiva in grado di regolare il traffico cellulare attraverso l'espressione sulla loro superficie di molecole di adesione per vari tipi cellulari.

I *mastociti* si localizzano alla periferia delle venule, dei vasi linfatici e delle terminazioni nervose amieliniche del derma superficiale. Essi sono la cellula effettrice delle reazioni IgE-mediate in quanto sono provviste sulla loro superficie di recettori ad alta affinità per queste immunoglobuline e inoltre sono capaci di liberare mediatori, enzimi protesici, proteine, fattori di crescita e citochine (Fabbri, 2002).

2.5 Modalità effettrici della lesione cutanea

Una volta chiarito il ruolo delle singole popolazioni cellulari che fanno parte del SIS, appare estremamente utile cercare di chiarire, a grandi linee, i meccanismi attraverso cui una disregolazione di quella complessa e delicata orchestra rappresentata dal sistema immunitario può tradursi in malattia.

Ancora oggi la classificazione delle immunoreazioni (o reazioni di ipersensibilità) patogene utilizzata è quella proposta da Gell e Coombs nel 1963, anche se alcune nuove acquisizioni hanno leggermente modificato questo inquadramento troppo rigido per essere applicato nella pratica clinica a causa delle frequenti sovrapposizioni tra risposte umorali e cellulo-mediate. Si distinguono pertanto immunoreazioni di I, II, III e IV tipo, o anche più semplicemente di ipersensibilità di tipo allergico (IgE- o non IgE-mediata) o di tipo non allergico (Tabella 2.1).

Le *reazioni di ipersensibilità di tipo I* si realizzano quando particolari tipi di antigeni, detti allergeni, si legano alle IgE già presenti alla superficie di mastociti e basofili. Questo tipo di reazioni è alla base di un gruppo di affezioni che, oltre alle mucose (rinite allergica e asma bronchiale), possono riguardare anche la cute, come alcune forme di orticaria.

L'*orticaria* infatti è una malattia che riscontra alla sua base molteplici meccanismi patogenetici sia su base immunologica che non. Schematicamente si può dire che in seguito a una prima esposizione a un allergene (fase della sensibilizzazione) gli anticorpi della classe IgE si legano ai recettori ad alta affinità presenti sulla superficie di mastociti e basofili. Il numero di tali recettori è molto alto (circa 100 000), dipende dalla quantità di IgE circolanti e in condizioni normali una parte dei recettori, il 10% circa del totale, è legata alle IgE stesse. Ricordiamo che gli allergeni in grado di innescare una reazione di tipo I sono proteine idrosolubili a basso peso molecolare, che entrano nel nostro organismo attraverso la mucosa del tratto respiratorio o digestivo. Alla successiva esposizione l'allergene si lega ad almeno una coppia di IgE contigue, mettendo in moto una serie di modificazioni conformazionali del mastocita (avvicinamento dei recettori). Tali alterazioni consistono in un rigonfiamento dei granuli, in una loro successiva aggregazione e infine in una fusione con la membrana citoplasmatica con liberazione all'esterno del contenuto. I mediatori riversati all'esterno sono di tipo preformato (principalmente istamina, ma anche proteoglicani, proteasi neutre, isolasi acide ecc.), neoformato (prostaglandine, leucotrieni e PAF) e varie citochine (IL-4, Il-5, IL-6, IL-8, TNFα). In particolare l'istamina, considerata il mediatore più importante, esplica la sua azione attraverso l'interazione con mediatori specifici (H1, H2 e H3): il legame ai recettori H1 causa contrazione della muscolatura liscia bronchiale e intestinale, aumento della permeabilità vascolare, vasodilatazione periferica, vasocostrizione polmonare, prurito, mentre i recettori H2 stimolano la secrezione gastrica, la secrezione mucosa delle vie respiratorie, aumentano la frequenza cardiaca, dilatano il circolo polmonare e hanno attività inibitoria su linfociti e altre cellule infiammatorie. Nel loro complesso tali mediatori determinano in un primo momento vasodilatazione, aumento della permeabilità capillare e contrazione della muscolatura liscia (fase immediata) cui segue (fase ritardata) la chemiotassi di varie cellule infiammatorie (granulociti neutrofili, basofili e linfociti) effettrici finali del danno cutaneo.

Le *reazioni di ipersensibilità di tipo II* coinvolgono anticorpi sierici circolanti appartenenti alla classe IgG e alla classe IgM. In realtà il danno cellulare non è legato all'azione diretta dell'anticorpo, ma alla sua capacità di attivare il complemento

Tabella 2.1 Classificazione delle risposte immuni secondo Coombs e Gell (modificata da Rajan TV, 2003)

Ipersensibilità anticorpo-mediata			Ipersensibilità cellulo-mediata
Tipo I	Tipo II	Tipo III	Tipo IV
Ipersensibilità immediata IgE-mediata	Risposte immuni umorali citotossiche	Risposte immuni mediate da immunocomplessi	Ipersensibilità ritardata cellulo-mediata
Orticaria, rinite allergica, asma bronchiale	Citopenia farmaco-indotta	Vasculiti da immunocomplessi, alveolite allergica esogena	Dermatite allergica da contatto, esantemi farmaco-indotti

cui seguono un danno della membrana cellulare (per modificazione della sua struttura) e lisi cellulare (meccanismo diretto) o la fagocitosi della cellula rivestita da anticorpi da parte dei macrofagi (meccanismo indiretto o della fagocitosi-opsonizzazione).

Infine esiste un terzo meccanismo che riguarda solo gli anticorpi IgG, noto come citotossicità cellulo-mediata anticorpo-dipendente: in questo caso l'anticorpo si lega alla cellula bersaglio tramite il frammento Fab e le cellule effettrici (granulociti neutrofili, eosinofili, monociti, macrofagi e soprattutto le cellule *natural killer*) riconoscono il frammento Fc causando la morte della cellula senza fagocitarla. Il classico esempio di una reazione di tipo II è l'allergia da farmaci: l'accumulo di alcune sostanze o dei loro metaboliti nelle membrane cellulari con conseguente formazione di anticorpi della classe delle IgG può condurre alla distruzione della cellula stessa con anemia, trombocitopenia e granulocitopenia.

Le *reazioni di ipersensibilità di tipo III* sono reazioni da immunocomplessi (IC). Gli immunocomplessi sono complessi antigene-anticorpo che si formano in circolo o localmente in un tessuto e che normalmente sono eliminati dalle cellule fagocitarie. In alcune circostanze (deficit della fagocitosi, eccesso di anticorpo) gli IC permangono troppo a lungo in circolo e finiscono per depositarsi nei tessuti dove causano danno attraverso l'attivazione del complemento con produzione di fattori che determinano degranulazione mastocitaria, richiamo di granulociti neutrofili e mastociti/macrofagi. Gli organi più frequentemente interessati sono quelli con grande apporto ematico come reni e polmoni.

Le *reazioni di ipersensibilità ritardata di tipo IV* o reazioni cellulo-mediate sono definite anche reazioni da ipersensibilità ritardata a causa del lungo tempo necessario perché si realizzino. Le cellule coinvolte sono i linfociti T CD4+, i linfociti T CD8+ citotossici e le cellule presentanti l'antigene di cui abbiamo già parlato (Fisher, 1986).

La *dermatite allergica da contatto* è il prototipo delle reazioni di ipersensibilità di tipo IV. Varie sostanze chimiche, definite apteni, sono in grado di determinare in soggetti predisposti e dopo una fase di tempo più o meno lunga in cui il soggetto va incontro a un processo di sensibilizzazione, un danno cutaneo mediato dall'attività di linfociti T effettori. Questo meccanismo è piuttosto complesso e consta, almeno da un punto di vista concettuale, di due fasi distinte: la fase della sensibilizzazione e quella effettrice (Mariotti et al., 2006).

2.5.1 Fase della sensibilizzazione

La fase della sensibilizzazione è la fase di elicitazione della risposta immune e si sviluppa attraverso una serie di passaggi successivi, l'uno strettamente correlato e dipendente dall'altro che possiamo così schematizzare:

1. *penetrazione dell'aptene*: un aptene è una sostanza chimica lipofila di semplice struttura e basso peso molecolare (per esempio, metalli come nickel e cobalto) che penetra nella cute, almeno nella maggior parte dei casi, per via transcorneocitaria. Appare pertanto ovvio che una qualunque condizione che determini un'alterazione del corneo (come ad esempio una preesistente dermatite irritante da contatto) favorisca di conseguenza anche la penetrazione dell'aptene;
2. *biochemiotrasformazione*: una volta penetrato nella cute l'aptene primario è trasformato a opera dei sistemi enzimatici epidermici in un aptene secondario in grado di legarsi a una proteina. Nella trasformazione dell'aptene possono intervenire anche stimoli ambientali come la radiazione ultravioletta e l'ossigeno atmosferico. Inoltre durante la biochemiotrasformazione può accadere che apteni primari diversi, ma chimicamente correlati tra loro, possano essere trasformati nello stesso aptene secondario, perciò la sensibilizzazione si estende anche ad esso (meccanismo che spiega il fenomeno della sensibilità crociata);
3. *coniugazione*: all'interno dell'epidermide l'aptene secondario deve legarsi con una proteina *carrier* al fine di poter essere catturato dalle cellule presentanti l'antigene. La proteina *carrier* potrebbe essere una proteina solubile della matrice extracellulare o una proteina derivante dalle membrane plasmatiche delle cellule epidermiche;

4. *cattura e presentazione dell'antigene*: l'antigene completo a questo punto viene riconosciuto dalle cellule presentanti l'antigene (APC) rappresentate principalmente dalle cellule di Langerhans, ma anche dalle cellule dendritiche dermiche, e tramite un processo di pinocitosi viene internalizzato. In realtà le APC sono in grado di internalizzare l'antigene anche attraverso processi di endocitosi recettore-mediata (per esempio, attraverso i recettori per il mannosio come il DEC-205 o i recettori Fc preposti all'internalizzazione degli immunocomplessi o di particelle opsonizzate), macropinocitosi e fagocitosi. Una volta all'interno della cellula l'antigene viene trasferito negli endosomi e degradato (processazione dell'antigene) grazie all'azione di enzimi proteolitici; successivamente viene legato a una molecola MHC di II classe ed espresso alla superficie cellulare. Durante tale processo la cellula di Langerhans subisce una maturazione funzionale che si accompagna all'espressione sulla sua superficie di molecole co-stimolatorie e di molecole di adesione linfonodale (come il CCR7) nonché alla *down-rugulation* di molecole come le E-caderine che riducono la capacità di adesione ai cheratinociti circostanti: ciò consente la migrazione attraverso i vasi linfatici afferenti nei linfonodi drenanti locoregionali. È proprio nelle aree paracorticali del linfonodo che avviene l'incontro con il linfocita T che esprime il recettore specifico per quel complesso antigenico: tale legame, dapprima mediato dalle molecole di adesione espresse sui due tipi cellulari (per esempio, LFA-1 con ICAM-1), è un legame debole e reversibile, ma il successivo contatto TCR/molecola di II classe-antigene lo rende stabile e dà l'avvio a quella serie di eventi noti come "attivazione del linfocita T". Nell'attivazione linfocitaria un ruolo fondamentale è esercitato nuovamente dalle APC: tali cellule, infatti, non solo contribuiscono alla produzione di citochine solubili come l'IL-1, l'IL-6 e il TNFα che agiscono come fattori di crescita per il linfocita, ma esprimono alla loro superficie molecole come il CD80 e il CD86 il cui legame con il CD28 del linfocita funziona da segnale di traduzione. I segnali mediati dal CD28 contribuiscono all'espansione linfocitaria e alla differenziazione in cellule effettrici e in cellule della memoria principalmente attraverso la produzione di grandi quantità di IL-2, che rappresenta il principale fattore di progressione della crescita dei linfociti;
5. *proliferazione ed espansione clonale*: sotto effetto dell'IL-12 il clone linfocitario selezionato va incontro a proliferazione ed espansione con generazione di una popolazione di linfociti T "memoria" e di una popolazione di linfociti T "effettori". Le cellule T "memoria" ricircolano continuamente nell'organismo garantendo così una protezione duratura nel tempo, mentre le seconde rappresentano il braccio "attivo" dell'immunità cellulo-mediata. Entrambe queste popolazioni lasciano il linfonodo attraverso il seno terminale per raggiungere, attraverso i linfatici collettori efferenti, il dotto toracico, quindi il sangue venoso per poi localizzasi prevalentemente a livello cutaneo (meccanismo noto come "*homing* linfocitario") (Fyhrquist-Vanni et al., 2007).

2.5.2 Fase effettrice

La fase effettrice ha inizio quando il soggetto sensibilizzato viene nuovamente in contatto con lo stesso aptene: ciò dà il via a una serie di eventi sovrapponibili a quelli appena descritti, ma di intensità e rapidità molto maggiori. Nella fase effettrice intervengono linfociti CD4+ polarizzati Th1 che producono elevati livelli di IFNγ in grado di: aumentare l'espressione di molecole di II classe sulle cellule di Langerhans e indurne l'espressione *de novo* sui cheratinociti, stimolare la proliferazione e la maturazione dei linfociti T, favorire l'espressione di molecole di adesione su cheratinociti e cellule endoteliali, attivare il cheratinocita con produzione di citochine ad attività pro-infiammatoria e chemiotattica per i linfociti e i monociti, determinare l'attivazione macrofagica con liberazione di mediatori dell'infiammazione (PAF, prostaglandine, leucotrieni, trombina ecc.) e di varie citochine. Si ritiene che anche i linfociti Th2 abbiano un ruolo, ma legato soprattutto alla limitazione della risposta attraverso la produzione di IL-4 e IL-10 (Cavani et al., 2001).

Letture consigliate

Averbeck M, Gebhardt C, Emmrich F et al (2007) Immunologic principles of allergic disease. J Dtsch Dermatol Ges 5:1015-1028

Bancherau J, Briare F, Caux C et al (2000) Immunobiology of dendritic cells. Annu Rev Immunol 18:767-811

Cartlidge P (2000) The epidermal barrier. Semin Neonatol 5:273-280

Cavani A, Albanesi C, Traidl C et al (2001) Effector and regulatory cells in allergic contact dermatitis. Trends Immunol 22:118-120

Fabbri P (2002) Immunodermatologia. ISED, Brescia

Fisher AA (1986) The mechanism of allergic contact hypersensitivity. In: Fisher AA (ed) Contact dermatitis. Lea & Febiger, New York

Fyhrquist-Vanni N, Alenius H, Lauerma A (2007) Contact Dermatitis. Dermatol Clin 25:613-623

Lee SH, Jeong SK, Ahn Sk (2006) An update of the defensive barrier function of the skin. Yonsei Med J 47:293-306

Mancini AJ (2004) Skin. Pediatrics 113:1114-1119

Mariotti G, Delfino C, Gola M (2006) La dermatite da contatto in età pediatrica. Edit-Symposia – Pediatria e neonatologia 3:426-439

Rajan TV (2003) The Gell-Coombs classification of hypersensitivity reactions: a re-interpretation. Trends Immunol 24:376-379

Segre JA (2006) Epidermal barrier formation and recovery in skin disorders. J Clin Invest 116:1150-1158

La chimica degli apteni

3

Gabriele Ermini, Stefano Ermini

3.1 Introduzione

Talvolta il rapporto tra il Medico e la Chimica non è dei più rosei, e ciò forse deriva dal fatto che tale materia spesso è stata insegnata nel corso degli anni dell'Università senza collegamenti con la realtà in cui vive il futuro Medico: la Chimica si muove su materiale "non vivente" e il Medico è portato a pensare che non serva alla sua futura missione.

In questo breve capitolo cercheremo di riconciliare due branche così importanti della scienza con la speranza, utilizzando talvolta anche una terminologia elementare e qualche metafora, di chiarire alcuni concetti e, perché no, innamorarsi un po' della chimica.

La *chimica* è la scienza che si occupa delle proprietà della materia e delle sue trasformazioni, dei composti, delle molecole e di come esse si combinano per produrre i vari stati che formano l'uomo e tutto ciò che lo circonda. La conoscenza della struttura elettronica degli atomi è alla base della *chimica convenzionale*. La formazione e la rottura dei legami tra gli atomi e le molecole sono responsabili della trasformazione della materia.

La chimica si occupa quindi essenzialmente dello studio della natura, delle interazioni e della trasformazione dei legami tra gli atomi e i nuclei degli stessi.

Il termine *aptene* deriva dal verbo greco απτω che significa "unire" "legare a sé" "attaccarsi". In un libro di "Terminologia Medica" di Luigi Ferrio del 1950 compare la seguente definizione di Landsteiner:

> "*apteni*: radicali chimici che uniti alle proteine dell'organismo conferirebbero loro la qualità di proteine eterogenee rendendole atte a funzionare da antigeni."

Il termine aptene viene utilizzato anche da Ehrlich (Ipotesi delle "catene laterali", 1900).

L'aptene è una molecola a basso peso molecolare (inferiore a 10 000 Da) che di per sé non induce una risposta anticorpale, cioè non è immunogena, ma che, legato (coniugato) a un *carrier* proteico fornito generalmente dalle proteine epidermiche o dalle mucose, è in grado di stimolare la formazione di anticorpi specifici o di linfociti T e di reagire con essi. La definizione di aptene non dipende dalle dimensioni di una molecola, ma dalla sua mancanza di immunogenicità.

L'*antigene* è una molecola (di solito una proteina, ma può essere di qualsiasi natura chimica come polisaccaridi o acidi nucleici) che può legarsi in modo specifico a una immunoglobulina o a un recettore delle cellule T interagendo con essa mediante una parte dell'antigene stesso detto *epitopo* o determinante antigenico. Un antigene può contenere anche diversi epitopi che vengono legati (riconosciuti) da anticorpi differenti.

La disposizione nello spazio, detta anche ingombro sterico, dei vari epitopi di una macromolecola può influenzare in modi diversi il legame degli anticorpi (destro o levo, para, meta od orto, cis oppure trans ecc.).

G. Ermini (✉)
F.I.R.M.A. S.p.A. Firenze
e-mail: germini@firma-fi.it

S. Ermini
Specialista in Allergologia e Immunologia Clinica

M. Gola, *Dermatologia allergologica nel bambino e nell'adolescente*,

Gli anticorpi possono riconoscere come antigeni praticamente ogni tipo di molecola biologica.

Solo le macromolecole sono in grado di stimolare i linfociti B ad attivare una risposta immunitaria umorale. Le molecole che innescano una risposta immunitaria sono definiti immunogeni.

Gli apteni sono, come abbiamo detto, molecole di piccole dimensioni che si possono legare agli anticorpi, ma non sono di per sé in grado di attivare le cellule B (cioè non sono immunogeni); solo se questi apteni si legano a macromolecole, definite *carrier*, si possono generare anticorpi per queste piccole molecole. Questi *apteni* penetrano nel tessuto epidermico o mucoso, vengono a contatto con proteine umane alle quali si legano per formare un complesso aptene-proteina che viene "processato" dalle cellule presentanti l'antigene e "presentato" ai linfociti T i quali selezionano dei cloni cellulari che innescano la reazione infiammatoria ogni volta che minime quantità di aptene arrivano a contatto con l'organismo (elicitazione).

3.2 Reazioni cellulo-mediate

Le reazioni di IV tipo o reazioni cellulo-mediate sono definite anche reazioni da ipersensibilità ritardata a causa del lungo tempo necessario perché si realizzino. Le cellule coinvolte sono i linfociti T CD4+ e CD8+ e le cellule presentanti l'antigene APC (*antigen presenting cell*): la dermatite allergica da contatto è il prototipo delle reazioni di ipersensibilità di IV tipo.

Varie sostanze chimiche (apteni) sono in grado di determinare, in soggetti predisposti e dopo una fase di tempo più o meno lunga in cui il soggetto va incontro a un processo di sensibilizzazione, un danno cutaneo mediato dall'attività di linfociti T effettori. Questo processo consta di due fasi distinte, la fase della sensibilizzazione e quella effettrice.

3.2.1 Fase di sensibilizzazione

È la fase di elicitazione della risposta immune e si sviluppa attraverso una serie di passaggi successivi:

1. *penetrazione dell'aptene*: l'aptene penetra nella cute per via transcorneocitaria;
2. *biochemio-trasformazione*: una volta penetrato nella cute l'aptene primario è trasformato, a opera dei sistemi enzimatici epidermici, in un aptene secondario in grado di legarsi a una proteina. Nella trasformazione dell'aptene possono intervenire anche stimoli ambientali come la radiazione ultravioletta e l'ossigeno atmosferico. Inoltre durante la biochemio-trasformazione può accadere che apteni primari diversi, ma chimicamente correlati tra loro, possano essere trasformati nello stesso aptene secondario, perciò la sensibilizzazione si estende anche a esso (sensibilità crociata);
3. *coniugazione*: all'interno dell'epidermide l'aptene secondario deve legarsi con una proteina *carrier* al fine di essere catturato dalle APC. La proteina *carrier* può essere una proteina solubile della matrice extracellulare o una proteina derivante dalle membrane plasmatiche delle cellule epidermiche.
   Inizia a questo punto una storia di "simpatia" tra l'aptene e la proteina e noi interrompiamo momentaneamente l'evoluzione di questo processo prima della "cattura e presentazione dell'antigene" (che sarà ripresa alla fine del capitolo) *per capire cosa è realmente un'affinità recettoriale.*

3.3 Legame chimico

Spesso in medicina si parla di *recettori* e di *affinità recettoriale* portando l'esempio della chiave e della sua serratura falsando, se ci è consentito, la visione vera della realtà: l'unione di una molecola con il suo recettore non è un incastro fisico di una molecola in un'altra, bensì un vero e proprio legame influenzato magari dalla forma delle molecole che si legano (ingombro sterico) ma pur sempre un vero e proprio *legame chimico*.

Un legame è un vincolo che collega due o più cose.

Si ha un legame chimico quando una forza di natura elettrostatica tiene uniti più atomi in una molecola o in un cristallo o tiene unite più molecole.

Abbiamo detto che un aptene si lega a un carrier proteico e le proteine sono copolimeri composti di residui di 20 aminoacidi naturali

Le unità fondamentali costitutive delle proteine sono 20 α–aminoacidi che hanno quasi tutte (tranne la glicina) il carbonio in posizione α (cioè il carbonio più vicino al gruppo $-NH_2$), asimmetrico, tanto che le proteine sintetizzate sul ribosoma sono tutte (e quindi per tale motivo viene generalmente omesso) della forma isomerica L (levogira). Un carbonio viene detto *asimmetrico* quando è legato a 4 sostituenti diversi: un esempio semplice di un aminoacido con un carbonio α asimmetrico è un C legato a $-NH_2$, –H , –R, –COOH (Fig. 3.1).

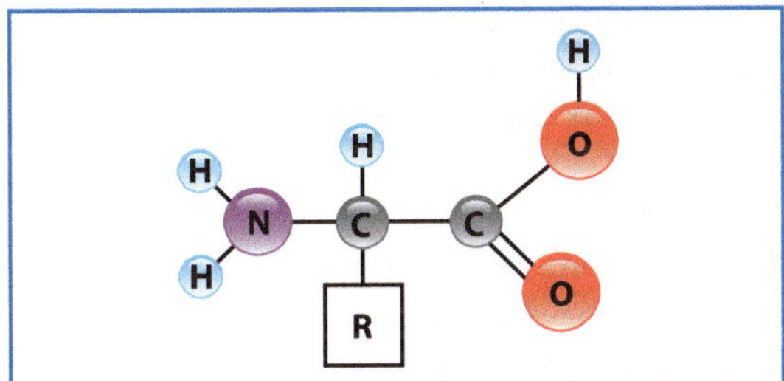

Fig. 3.1 Carbonio α asimmetrico

In questi casi si parla di forme destrogire (D) o levogire (L) in quanto la disposizione spaziale tetraedrica (Fig. 3.2) fa sì che per andare da "a" a "b" a "c" a "d" nella figura di sinistra si deve "girare" in *senso antiorario*, mentre per fare lo stesso tragitto nella sua forma speculare (figura di destra) occorre "girare" in *senso orario* (cioè le due immagini speculari non sono sovrapponibili, come i due palmi delle mani):

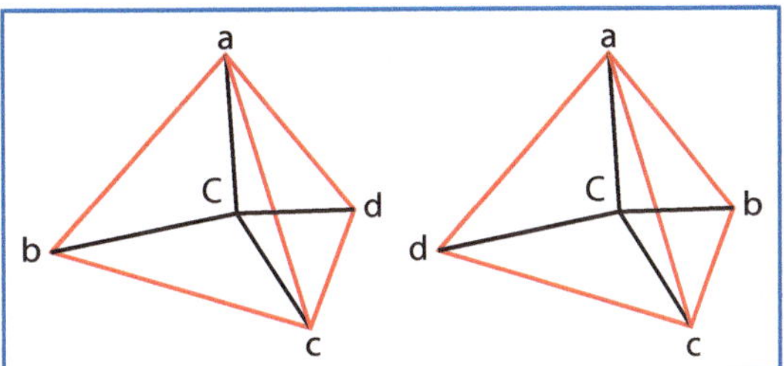

Fig. 3.2 Forma destrogira e forma levogira

In alcuni peptidi sono stati comunque riscontrati anche aminoacidi "D" e due aminoacidi (treonina e isoleucina) hanno un ulteriore carbonio asimmetrico.

Gli aminoacidi sono in forma ionica ($-NH_3^+$-CHR-COO^-) e quindi sono dipolari.

Quattro aminoacidi hanno anche cariche elettriche aggiuntive sulla catena laterale, e in particolare aspartato e glutamato hanno un'ulteriore carica addizionale negativa, mentre arginina e lisina l'hanno positiva.

Molte proteine contengono altri gruppi oltre i 20 aminoacidi, per esempio carboidrati.

È interessante capire come una molecola si "attacca" a un'altra, quale è la forza che le unisce e cosa poi accade dopo che due molecole si sono unite insieme. Occorre quindi esaminare più da vicino cosa sono i *legami chimici*.

Spiegare l'azione di una *forza elettrostatica che tiene legato tutto ciò che accade sotto i nostri sensi* non è poi così semplice, e ci sia pertanto consentito e perdonato di utilizzare un linguaggio di metafore.

Se paragoniamo gli elettroni al denaro e il legame a una società di capitale potremo comprendere come due soci si possono unire mettendo in compartecipazione del denaro. I legami, come le società, si possono suddividere in *legami forti* e *legami deboli*.

3.3.1 Legami forti

Legame covalente puro: legame che si instaura tra due atomi (soci) che mettono in compartecipazione la *stessa quantità* di elettroni (denaro). Il legame non è polarizzato in quanto gli elettroni "passano lo stesso tempo vicino all'uno e all'altro atomo".

Se uno dei due atomi (soci) mette più elettroni (denaro) dell'altro avremo, in chimica, un *legame covalente polare*. Si differenzia dal precedente in quanto gli elettroni "passeranno più tempo" vicino all'atomo che ne ha messi *di più*.

Se *uno solo* dei due atomi (soci) mette gli elettroni (denaro) si ha un *legame covalente dativo*. Questo tipo di legame generalmente viene rappresentato con una freccia dal donatore all'accettore.

Se una persona (atomo) si impossessa totalmente del denaro (elettrone) di un'altra persona che, sistematicamente, la rifornisce, non si ha una società, ma il legame che si crea è quello tra un usurpatore e un usurpato, e questo in chimica e in fisica è il legame elettrostatico più forte e cioè il *legame ionico*. In altre parole un atomo (quello più elettronegativo) "ruba" un elettrone all'altro in modo da diventare uno ione con carica negativa (anione), e il secondo avrà un difetto di carica negativa e quindi un eccesso di carica positiva (catione).

Se il denaro (elettroni) *circola liberamente* tra più soci avremo un "legame delocalizzato", cosa che avviene nelle molecole "aromatiche" e nei metalli; in questo ultimo caso prende il nome di *legame metallico* ed è responsabile della elevata conducibilità termica ed elettrica del metalli stessi.

3.3.2 Legami deboli

Quando in una molecola gli elettroni si trovano preferenzialmente vicino a una parte di essa (elettronegativa) si formano dipoli, cioè la molecola avrà una parte più negativa e una più positiva, e tra le molecole si formano *legami intermolecolari dipolo-dipolo* oppure *dipolo-ione* oppure, quando un dipolo interferisce con un'altra molecola inducendo la formazione di un dipolo, *dipolo-dipolo indotto*.

Ci sono poi *legami intramolecolari*, cioè all'interno della stessa molecola. Quando, ad esempio, un atomo di idrogeno è legato a un atomo di ossigeno (o di azoto o di fluoro ecc.) si polarizza positivamente (cioè il suo elettrone passa più tempo vicino all'altro atomo che, contemporaneamente, si negativizza per analoga ragione) e quindi ha tendenza a unirsi a un gruppo negativizzato dando origine al cosiddetto *legame a ponte di idrogeno* che, benché molto debole, è responsabile della conformazione spaziale delle proteine e degli acidi nucleici.

Tutte le forze deboli di cui sopra vengono indicate genericamente come *interazioni di Van der Waals,* dal nome del fisico olandese che le studiò per primo. Sono forze molto deboli a corto raggio e fanno sentire i loro effetti solo se le particelle sono vicinissime tra loro. Volendo costruire una scala di forze di legame potremmo scrivere:

Tipo di legame	**Forza relativa**
Legame ionico	1.000
Forza di Van der Waals	1-10

Un esempio tipico, utile per spiegare questo tipo di legame, è osservare ciò che accade quando un sale come il cloruro di sodio (NaCl) si scioglie in acqua. L'acqua è un solvente polare (da cosa dipende lo vedremo più avanti) che riesce a "rompere" il legame ionico che c'è tra Na^+ e Cl^-, e ciascun ione si contornerà di un numero più o meno grande di molecole d'acqua mediante legami ione-dipolo del tipo di Van der Waals, legami che sono sempre presenti nella materia quando le molecole sono a stretto contatto e che sono responsabili anche dei legami tra aptene e proteina. La polarità dell'acqua deriva dal fatto che la molecola non è lineare H–O–H ma angolare; se infatti la molecola fosse lineare (se i legami tra ossigeno e i due idrogeni fossero sulla stessa linea) la molecola non avrebbe nessuna carica... e i sali ionici non si scioglierebbero in essa.

3.4 Orbitali

Per spiegare la polarità dell'acqua corre l'obbligo di ricordare che gli elettroni si possono trovare intorno ai nuclei non in tutto lo spazio possibile, ma solo in posizioni ben definite (come gli spettatori sulle gradinate di uno stadio, o come le famiglie nei piani di un condominio). Man mano che aumenta il numero degli elettroni, per bilanciare il numero dei protoni, gli elettroni stessi potranno occupare i "gradini" (orbitali) partendo da quelli più vicini al "campo di gioco" (al nucleo) o, se vogliamo, gli "appartamenti di un condominio iniziando dal piano terra (il meno energetico)", passando a quelli a energia man mano crescente e in numero massimo ben definito.

Per esempio, prima si occuperà il "gradino" più basso (orbitale 1"s" sferico) che potrà contenere al massimo due elettroni (l'idrogeno ne avrà 1 mentre l'elio ne avrà 2), poi si inizieranno a riempire gli altri "gradini" (i 3 orbitali 1"p") che avranno un'altra forma (in altre parole sarà

Gruppo	1	2	3	4	5	6	7	8	9	10	11	12	13	14	15	16	17	18
	IA	IIA	IIIA	IVB	VB	VIB	VIIB	VIIIB			IB	IIB	IIIA	IVA	VA	VIA	VIIA	VIIIA
Periodo																		
1	1 H												Non metalli					2 He
2	3 Li	4 Be											5 B	6 C	7 N	8 O	9 F	10 Ne
3	11 Na	12 Mg	Metalli di transizione										13 Al	14 Si	15 P	16 S	17 Cl	18 Ar
4	19 K	20 Ca	21 Sc	22 Ti	23 V	24 Cr	25 Mn	26 Fe	27 Co	28 Ni	29 Cu	30 Zn	31 Ga	32 Ge	33 As	34 Se	35 Br	36 Kr
5	37 Rb	38 Sr	39 Y	40 Zr	41 Nb	42 Mo	43 Tc	44 Ru	45 Rh	46 Pd	47 Ag	48 Cd	49 In	50 Sn	51 Sb	52 Te	53 I	54 Xe
6	55 Cs	56 Ba	71 Lu	72 Hf	73 Ta	74 W	75 Re	76 Os	77 Ir	78 Pt	79 Au	80 Hg	81 Tl	82 Pb	83 Bi	84 Po	85 At	86 Rn
7	87 Fr	88 Ra	103 Lr	104 Rf	105 Db	106 Sg	107 Bh	108 Hs	109 Mt									

Fig. 3.3 Tavola periodica degli elementi

diversa la nuvola elettronica, sarà diversa la regione di probabilità di trovare questi elettroni).

Prima si riempiranno i "gradini" 1s (con 2 elettroni), poi 1p (che ricordiamo essere nel numero di 3) con 6 elettroni (e lo stato energetico "1" è così completo di 8 elettroni), poi si riempiranno i "gradini=orbitali" 2s e poi 2p e così via, allontanandosi sempre più dal nucleo.

La situazione più stabile (gas nobili) si ha quando i "gradini" sono occupati al massimo consentito (regola dell'ottetto), e se per esempio per bilanciare la carica positiva di un nucleo occorre un elettrone in più, che si posizionerà su un "gradino" a energia maggiore, sarà abbastanza facile "strappare" questo elettrone a un altro atomo provocando la formazione di uno ione positivo (esempio Na^+), come analogamente un atomo che ha solo 7 elettroni nel suo ultimo "gradino" riempito avrà forte tendenza a "prenderne" uno per soddisfare la regola dell'"energia ottimale" (regola dell'ottetto) (esempio Cl^-).

Gli elementi che si trovano a sinistra della tavola periodica (Fig. 3.3) hanno tendenza a cedere elettroni e formare ioni positivi "cationi" (sodio, calcio, litio, potassio ecc.), mentre quelli a destra hanno tendenza a prenderli e formare ioni negativi "anioni" (cloro, fluoro, iodio ecc.).

La probabilità di trovare gli elettroni intorno al nucleo è ben definita da formule matematiche complesse che possono essere rese graficamente mediante spazi più o meno scuri (nuvola elettronica).

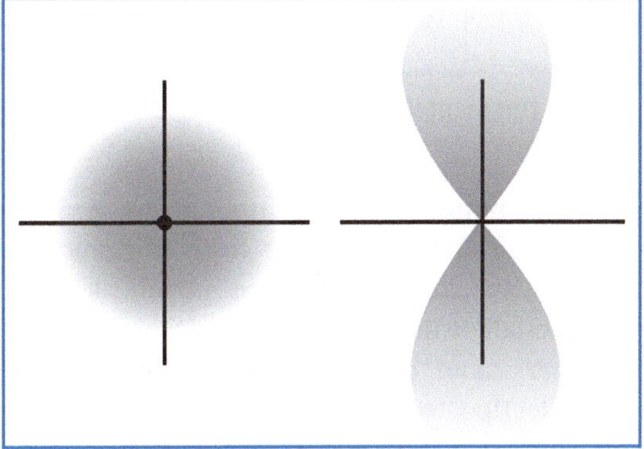

Fig. 3.4 Probabilità di trovare gli elettroni in un orbitale "S" e in uno dei tre "p"

Come un'equazione di primo grado altro non è se non la descrizione matematica di una retta e un'equazione di secondo grado la descrizione di una curva, la probabilità di trovare gli elettroni è espressa da una equazione matematica che assume una forma spaziale e si chiama "orbitale".

La Figura 3.4 mostra la forma di un orbitale "s" (sferico) e di uno dei tre orbitali "p" (p_x è sull'asse x, p_y è sull'asse y e p_z è sull'asse z che è perpendicolare al piano del foglio). Al centro degli assi si trova il nucleo.

Occorre anzitutto tenere presente che gli elettroni hanno tendenza a occupare il massimo numero possibile di orbitali aventi medesima energia.

L'ossigeno ha 16 protoni e 16 elettroni che "riempiono" gli orbitali 1s con due elettroni (ciò si indicherà con $1s^2$) e poi $2s^2$ $2p^6$ $3s^2$ $3p^4$. La

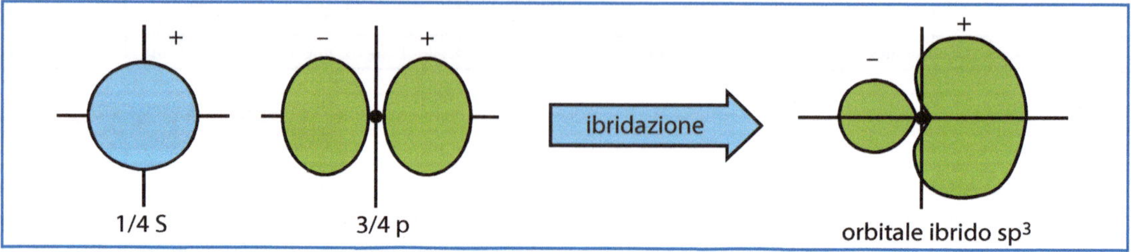

Fig. 3.5 Formazione di uno dei tre orbitali ibridi "sp^3"

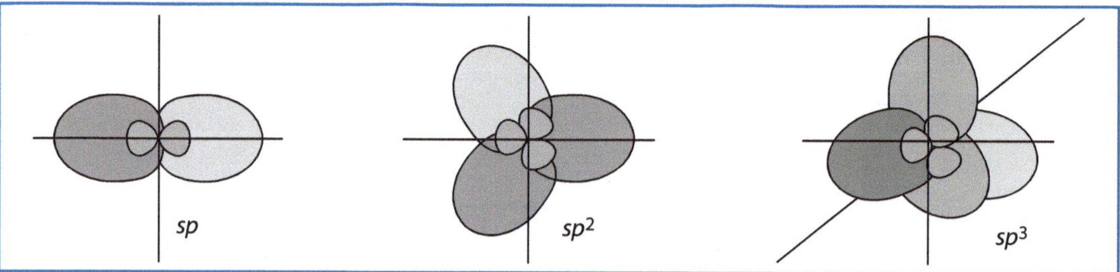

Fig. 3.6 Tipi di orbitali molecolari "sp" lineare, "sp^2" planare e "sp^3" spaziale

somma dei numeri rossi è infatti uguale a 16. I sei elettroni più esterni ($3s^2$ $3p^4$) si organizzano, al fine di ottimizzare l'energia, e anziché legarsi come orbitali distinti di tipo "s" e "p" si preparano al legame con un "orbitale ibrido" (orbitale molecolare) del tipo "sp^3". Quindi la probabilità di trovarli intorno al nucleo è espressa da un'altra equazione matematica che si può rendere graficamente come riportato in Figura 3.5, consistente in pratica in un nuovo orbitale composto da 6 lobi formati, a due a due, da un lobo più grande e uno più piccolo.

I sei elettroni più esterni dell'ossigeno sono così dislocati: quattro elettroni in 2 lobi (uno nel lobo grande e uno nel lobo piccolo) e due elettroni (uno per lobo) negli altri due "orbitali": dal momento che in ogni lobo possono trovarsi al massimo due elettroni, i lobi (ovvero la parte di spazio) contenenti un solo elettrone si avvicinano ciascuno (e si uniscono) alla parte di spazio intorno all'atomo di idrogeno che ha un solo elettrone facendo sì che in quella parte di spazio (in quel nuovo lobo, ossia nuovo orbitale) ci siano due elettroni.

In tal modo si sono messi in comune elettroni spaiati formando un legame co-valente (come una specie di società per azioni dove due soci mettono insieme i loro capitali e se i capitali sono uguali avremo un "legame covalente puro" oppure "omeopolare"). Esiste una distanza precisa (per esempio 0,75 Amstrong per l'idrogeno) fra i nuclei dei due atomi, alla quale l'attrazione per "unire i due elettroni" e la repulsione che ne deriva si bilanciano perfettamente: questa distanza è detta "lunghezza di legame" e a questa distanza gli elettroni si muovono attorno ai propri nuclei in una regione di spazio comune detta "orbitale molecolare" (Fig. 3.6).

Il carbonio ha 6 protoni e 6 elettroni con una configurazione elettronica $1s^2$ $2s^2$ $2p^2$ e cioè, adottando una grafica a caselline potremmo simbolizzarlo così:

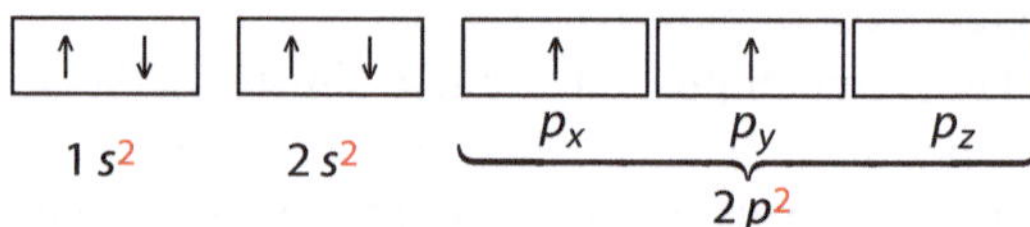

Per ottimizzare il legame e stabilizzarsi a un livello energetico più basso gli elettroni più esterni, quelli del livello 2, si ridistribuiscono in un orbitale "ibrido" sp^3:

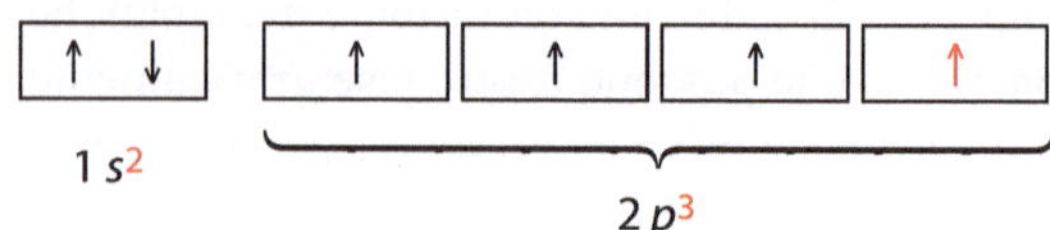

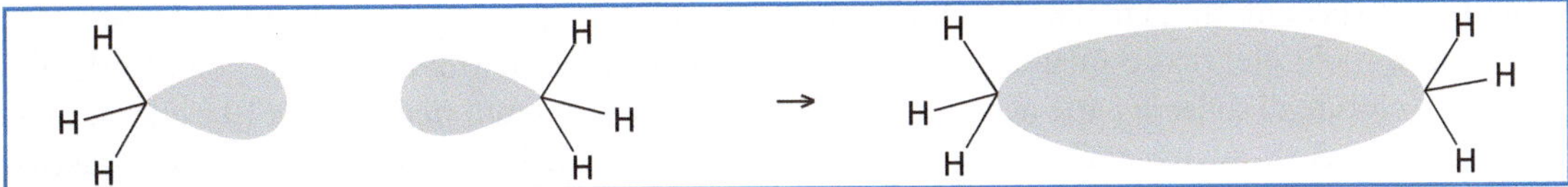

Fig. 3.7 Etano

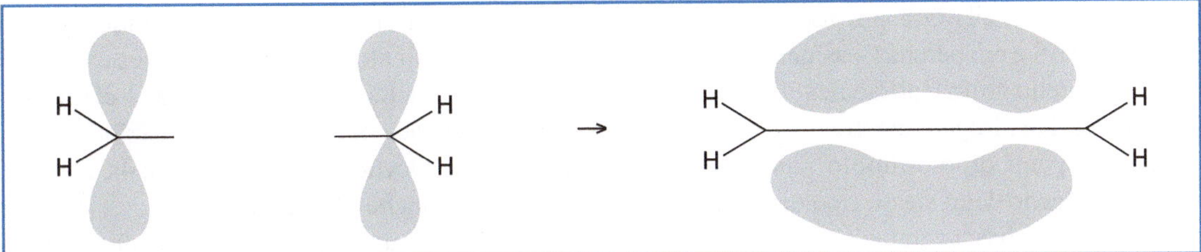

Fig. 3.8 Etilene

e tre di questi quattro orbitali con un elettrone spaiato si legano a tre atomi di idrogeno che hanno ciascuno un solo elettrone formando · CH_3 e rimane quindi un quarto orbitale (corrispondente alla freccia rossa nello schema) che ha un solo e^- e si metterà in compartecipazione con un altro · CH_3 formando, tramite un legame che si chiama "σ" (sigma) ottenuto dalla sovrapposizione lineare di orbitali sp^3, l'etano con formula;

$$CH_3 - CH_3$$

Con un'altra grafica vediamo la struttura dell'etano dove · CH_3 ha un orbitale molecolare sp^3 con un elettrone nell'orbitale p_x che si mette in compartecipazione con l'altro elettrone di un altro · CH_3 formando l'etano (Fig. 3.7).

In altri casi, a seconda dell'ambiente (per esempio: temperatura, pressione, minore quantità di alcuni reagenti) il carbonio si ibridizza in un orbitale molecolare sp^2 (come avviene nell'etilene $H_2C{=}CH_2$):

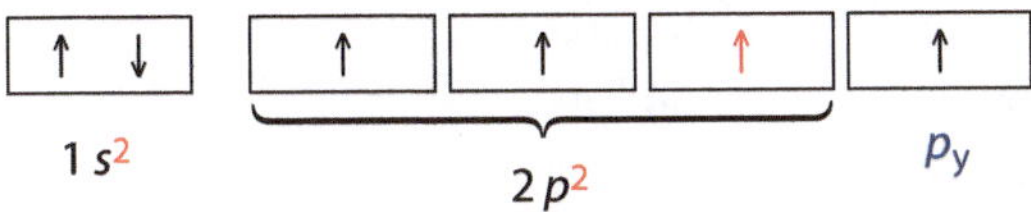

e, avendo in tutto, nello strato più esterno, quattro elettroni di cui due sono utilizzati per legarsi a 2 H, e gli altri due sono uno nell'orbitale molecolare sp^2 (elettrone indicato con la freccetta rossa) che si legherà con un legame σ (sigma) a un altro : CH_2, e l'altro nell'orbitale p_y che non ha preso parte alla formazione dell'orbitale molecolare sp^2 si legherà all'altro elettrone spaiato (che si trova sull'altro gruppo : CH_2) mediante un altro tipo di legame, più debole, π (pi greco) (Fig. 3.8):

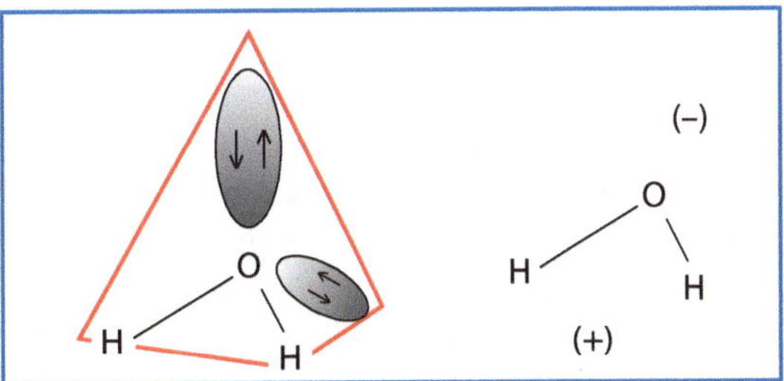

Fig. 3.9 Molecola spaziale e planare dell'H_2O

Tornando a questo punto alla molecola dell'acqua, che avevamo lasciato prima del paragrafo "orbitali", ora ci è chiaro perché la molecola non è lineare (il legame è spaziale del tipo sp^3) e i due legami idrogeno-ossigeno (H–O) formano tra loro un angolo di 104° e 30′ e non di 109° e 28′ perché l'orbitale molecolare sp^3 ha l'atomo di ossigeno con 6 e^-, di cui due sono legati ai due atomi di H (con legami σ) e gli altri quattro sono, a coppia, negli altri due orbitali che, comprensibilmente, si respingeranno, allargandosi e costringendo gli altri due orbitali di legame con l'idrogeno ad avvicinarsi un po' (Fig. 3.9).

Due lobi quindi hanno due elettroni non legati e quindi è logico attendersi da quella parte della molecola dell'acqua dove si trova l'atomo di ossigeno un maggiore addensamento di carica negativa, mentre dalla parte degli atomi di idrogeno prevalgono le cariche positive dei protoni.

Tutto questo per dire che la molecola dell'acqua è come un di-polo elettrico e quando in essa si scioglierà il cloruro di sodio la parte negativa della molecola di acqua si "avvicinerà" allo ione Na^+ e la parte positiva si "avvicinerà" agli ioni Cl^-.

Il fatto che l'acqua (H_2O) è liquida mentre H_2S è un gas è dovuto al fatto che il legame dipolo-dipolo $H_2O^{(-)}$ ... $^{(+)}H_2O$ è più forte del legame $H_2S^{(-)}$ ... $^{(+)}H_2S$ e ciò perché l'ossigeno è più elettronegativo dello zolfo e attrae maggiormente gli elettroni dei due idrogeni legati.

Questi legami dipolo-dipolo sono legami a ponte di idrogeno dello stesso tipo di quelli intramolecolari tra le basi azotate del DNA.

Il legame tra aptene e proteina carrier può essere di tipo covalente oltre che naturalmente di tipo ionico, di Van der Waals e a ponte di idrogeno.

Il riconoscimento dell'antigene (aptene + carrier) da parte dell'anticorpo o del linfocita T sensibilizzato avviene mediante vari tipi di interazioni covalenti e non covalenti, di tipo reversibile, quali forze elettrostatiche (legami ionici), forze di Van der Waals e legami a idrogeno.

3.5 Apteni

Prendiamo in esame tre tipologie di apteni: i metalli di transizione, le molecole aromatiche e alcuni farmaci.

3.5.1 Metalli di transizione

La immunogenicità dei metalli detti di "transizione" è da collegarsi alla loro posizione nella tavola periodica. Ci riferiamo a: titanio e zirconio (classe IV B), vanadio (classe V B), cromo e molibdeno (classe VI B), ferro, cobalto e nichel (classe VII B), rame, argento e oro (classe I B), zinco e cadmio (classe II B);

Dopo i riempimenti degli orbitali "s" del 4° livello, prima di riempire gli orbitali 4p si iniziano a riempire i 5 orbitali "d". Questi sono gli elementi intermedi, i metalli di transizione, tra i quali troviamo molti "apteni".

Prendiamo per esempio il rame che ha una configurazione elettronica esterna con i 5 orbitali "d" che sono già tutti riempiti con 10 elettroni e ha un elettrone nell'orbitale 4s sopra a un "guscio completo".

Nel metallo gli elettroni 3d non possono essere considerati semplicemente elettroni non leganti di livelli interni che non risentono praticamente della presenza di atomi vicini (come per esempio nel sodio che ha tendenza a "perdere" l'elettrone esterno). Nel caso dei metalli di transizione il legame non sarà dovuto solo all'elettrone 4s, ma dovrà includere anche gli elettroni 3d.

Nei metalli di transizione le cose si complicano anche perché talvolta si riempie l'orbitale 4s mentre non sono ancora riempiti gli orbitali 3d e i "gradini", come succede nei sentieri di montagna, si mescolano (si ibridizzano) passando da orbitali atomici a orbitali molecolari (nell'ambito dello stesso atomo).

Per comodità riportiamo di seguito le configurazioni elettroniche dei *metalli più frequentemente responsabili di dermatiti da contatto* tenendo presente che (Ar) significa che hanno la configurazione elettronica del gas raro Argon, e (Kr) che hanno la configurazione elettronica del gas raro Kripton e in più gli elettroni indicati:

Titanio	(Ar) $3d^2$ $4s^2$
	*(sarebbe completo se fosse $3d^{10}$ $4s^2$)**
Zirconio	(Kr) $4d^2$ $5s^2$
Vanadio	(Ar) $3d^3$ $4s^2$
Cromo	(Ar) $3d^5$ $4s^1$
Molibdeno	(Kr) $4d^5$ $5s^1$
Manganese	(Ar) $3d^5$ $4s^2$
Ferro	(Ar) $3d^6$ $4s^2$
Cobalto	(Ar) $3d^7$ $4s^2$
Nichel	(Ar) $3d^8$ $4s^2$
Rame	(Ar) $3d^{10}$ $4s^1$
Argento	(Kr) $4d^{10}$ $5s^1$
Zinco	(Ar) $3d^{10}$ $4s^2$

* Il Titanio per esempio tende a perdere 4 e^- ma per rimuoverli occorrerà molta energia e quindi formerà legami covalenti oppure 2 e^- formando legami ionici. Analogamente il vanadio potrà perdere 5 e^- formando legami covalenti e il cromo ne potrà perdere 6.

Questi metalli hanno "valenze" multiple: possono cedere uno o due elettroni formando ioni

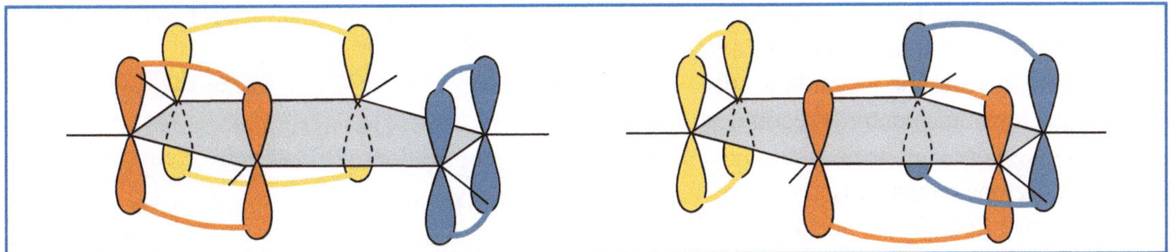

Fig. 3.10 Configurazione spaziale dei legami delocalizzati del benzene

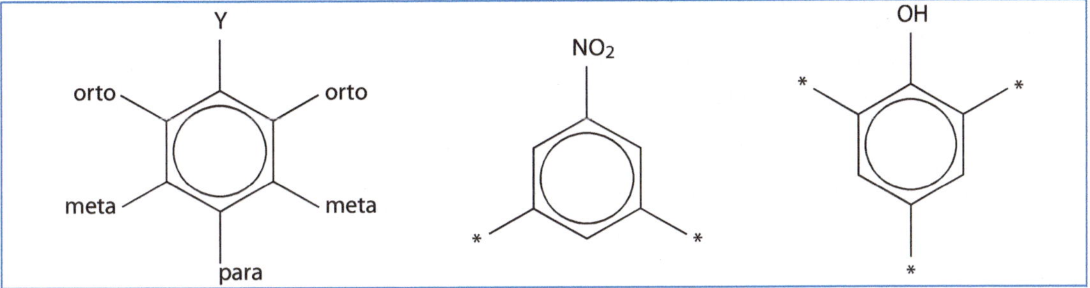

Fig. 3.11 Posizioni orto, meta e para rispetto a Y. Attivazione in meta da parte di $-NO_2$ e in orto e para da parte di $-OH$

positivi, ma possono cedere anche fino a 7 e^- formando legami covalenti, interagendo, mediante gli orbitali molecolari metallici, con atomi vicini e, essendo "piccolissimi", possono diventare apteni immunogeni legandosi a proteine carrier mediante legami di tipo covalente dativo tanto più che questi metalli non sono costituenti percentualmente significativi dell'organismo umano e quindi i soggetti a forte tendenza "allergica" li riconoscono come "estranei" generando anticorpi.

3.5.2 Molecole aromatiche

Le molecole aromatiche hanno nella formula almeno un anello benzenico.

La struttura del benzene è un *ibrido di risonanza* tra due *formule limite*:

Non esistono doppi legami tra due atomi di carbonio vicini, ma ogni atomo di carbonio condivide con gli altri il proprio elettrone spaiato in un orbitale *delocalizzato* esteso a tutti e sei gli atomi.

In altre parole, parlando di orbitali, la struttura del benzene può essere descritta nel modo seguente: ogni atomo di carbonio ha ibridazione planare sp^2 e con i suoi tre orbitali ibridi si lega a due atomi di carbonio e a un atomo di idrogeno formando un legame "σ" e impegnando così tre dei suoi quattro elettroni spaiati. Il quarto elettrone spaiato si trova nell'orbitale *p* non coinvolto nell'ibridazione, che è orientato perpendicolarmente al piano della molecola; la fusione dei sei orbitali *p* produce un *anello aromatico* che lega tutti gli atomi coinvolti (Fig. 3.10).

Questo tipo di delocalizzazione viene detto *aromaticità*.

Per poter meglio rappresentare la natura delocalizzata del legame, spesso l'anello benzenico viene rappresentato da un esagono (ogni vertice è un atomo di carbonio, gli idrogeni sono omessi) con all'interno un cerchio.

Quando nell'anello benzenico viene introdotto un gruppo funzionale, questo induce una serie di effetti sui rimanenti 5 idrogeni, tali da modificarne la reattività nei confronti di successivi legami con altre molecole o gruppi funzionali. Le due posizioni più vicine al gruppo funzionale si chiamano "orto" e si indicano con "o-", quella opposta si chiama "para" e si indica con "p-", mentre le altre due posizioni sono "meta" e si indicano con "m-" (Fig. 3.11).

In particolar modo i gruppi si dividono in *attivanti* e *disattivanti*: i primi rendono l'anello benzenico più reattivo a una seconda sostituzione e quindi a un legame, mentre i secondi richiederanno una maggiore energia necessaria per una seconda sostituzione o legame (e quindi meno reattivi). Gli attivanti indirizzano "l'entrata" di un nuovo gruppo in posizione orto o para, mentre i disattivanti sono meta-orientanti.

I *gruppi attivanti* (per esempio –OH) sono tali perché essendo elettron-donatori, attraverso la risonanza possono condividere parte dei loro elettroni con l'anello aromatico, rendendolo più facilmente attaccabile. L'attivazione orienta le sostituzioni successive ed eventuali legami nelle posizioni orto e para. Gli attivanti rendono il derivato *più reattivo* del benzene: hanno questo effetto i gruppi capaci di "rifornire" di elettroni l'anello *(elettrondonatori).*

I *gruppi disattivanti* (per esempio il gruppo $-NO_2$) sono tali perché elettron-attrattori: attraverso l'effetto induttivo sottraggono all'anello parte della sua densità elettronica, rendendolo meno reattivo nei confronti della specie elettrofila. La disattivazione orienta le sostituzioni successive in posizione *meta.*

I *disattivanti* rendono il composto *meno reattivo* del benzene: hanno questo effetto i gruppi che impoveriscono di elettroni l'anello (*elettronattrattori*). Fanno eccezione gli alogeni, che sono disattivanti per effetto induttivo, ma orto-para orientanti per risonanza.

3.5.2.1 Effetto dei gruppi sostituenti

I gruppi già legati all'anello benzenico ne influenzano quindi la reattività e dirigono l'orientamento di una successiva sostituzione o di un successivo legame. In altre parole, quando un elettrofilo (gruppo carente di elettroni e quindi li attrae) attacca l'anello aromatico, *è il gruppo già legato che assume il controllo cinetico della reazione e stabilisce il punto d'attacco del nuovo sostituente.*

Per quanto riguarda quindi l'orientamento di un secondo sostituente, i gruppi si possono distinguere in *orto-para orientanti* e *meta orientanti.* Ricordiamo che (Tabella 3.1):

Tabella 3.1 Effetto di alcuni gruppi sostiutenti sulla reattività del benzene

Attivanti	Disattivanti
(*orto-para orientanti*)	(*meta orientanti*)
Forti	
amminico ($-NH_2$, –NHR, $-NR_2$)	nitro ($-NO_2$)
ossidrilico (–OH)	nitrile ($-C\equiv N$) solfonico ($-SO_3H$)
Deboli	
metile ($-CH_3$)	acido (–COOH) e estere (COOR)
altri gruppi alchilici (–R) fenile (C_6H_5–)	aldeidico (–CHO) e chetonico (–COR)
alcolico (–OR)	(*orto-para orientanti*) alogeni

– i gruppi attivanti sono tutti orto-para orientanti;
– i gruppi disattivanti sono tutti metaorientanti, ad eccezione degli alogeni che sono orto-para orientanti.

Per stabilire se un gruppo sia attivante o disattivante, occorre considerare *due* diversi effetti che esso può produrre sull'anello: l'*effetto induttivo* e l'*effetto mesomero* (o di risonanza).

Il primo dipende dalla *differenza di elettronegatività* fra il carbonio e l'elemento o il gruppo a esso legato, che può così funzionare da elettrondonatore (ad esempio un gruppo alchilico) o da elettron-attrattore (ad esempio un elemento più elettronegativo del carbonio). Il secondo dipende dalla capacità del sostituente di rifornire l'anello aromatico di elettroni o di sottrarre elettroni da esso *per effetto della risonanza.*

Ad esempio, per l'*anilina* si possono scrivere cinque formule di risonanza (Fig. 3.12), che mettono in evidenza come le posizioni *orto* e *para* risultino arricchite di elettroni e siano quindi più reattive nei confronti di una sostituzione elettrofila e quindi di un legame con un gruppo elettronico.

Il *dinitrofenolo*, per esempio, si lega a una proteina carrier e questa macromolecola che si è formata, unita mediante legami di tipo covalente tra il gruppo fenolico $-OH^{(+)}$ (positivato dalla presenza di due gruppi $-NO_2$) e un gruppo $^{(-)}OOC$- del carrier, stimola una risposta immunitaria di

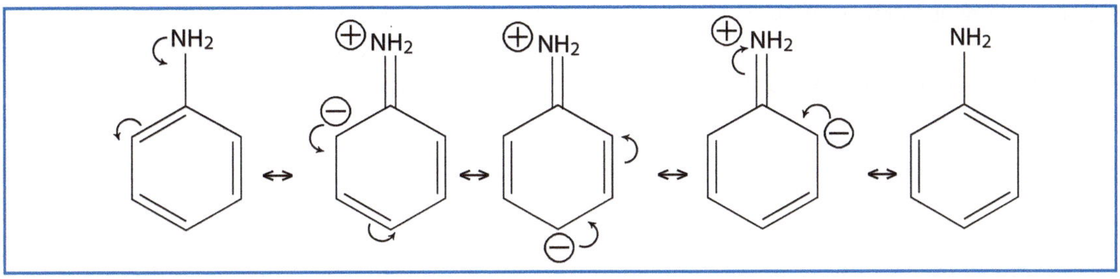

Fig. 3.12 Strutture risonanti dell'anilina: le posizioni orto e para sono arricchite di elettroni

tipo T verso l'epitopo neo formato. Allo stesso modo si formano legami (aptene+carrier)-linfocita T con apteni che hanno legami di tipo diazonio in ammine aromatiche (basti pensare ai vari coloranti) quando si legano a gruppi contenenti lisina, tirosina o istidina.

Legami più o meno forti si formano quando l'aptene ha gruppi funzionali acidi o basici in posizione -orto, -meta e soprattutto -para per la maggior delocalizzazione degli elettroni con la conseguente formazione di dipoli più o meno carichi che si legheranno con le proteine carrier.

Fenolo L'ossidrile fenolico esercita effetto elettron-donatore sull'anello e, per l'effetto mesomerico, le posizioni più "ricche" di elettroni sono le posizioni orto e para.

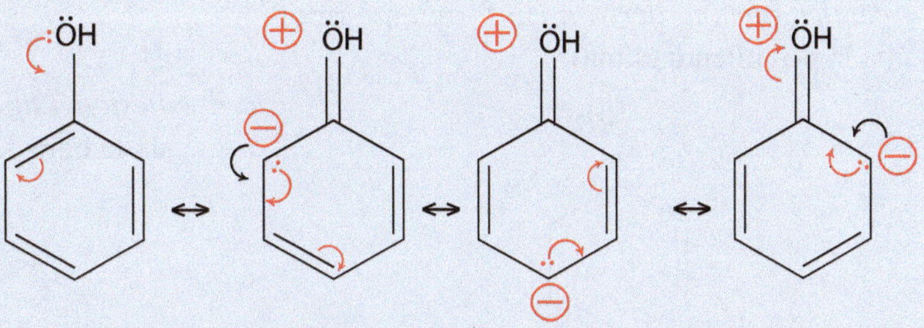

Amminobenzene Il doppietto elettronico dell'azoto del gruppo aminico è delocalizzato nell'anello.
La densità elettronica è maggiore nelle posizioni 2, 4 e 6 (orto e para) dell'anello che nelle posizioni 3 e 5 (meta).

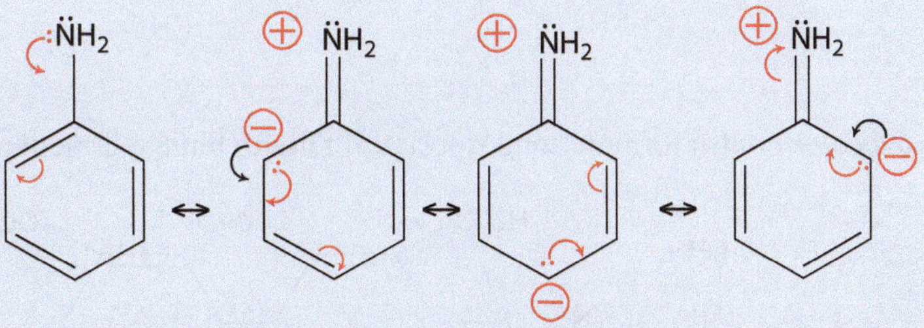

Nitrobenzene L'effetto elettron-attrattore e l'effetto mesomerico impoveriscono di elettroni soprattutto le posizioni orto e para e orientano in meta la sostituzione.

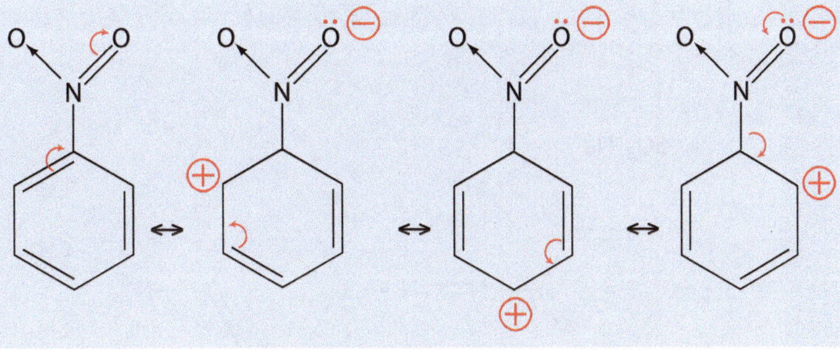

Sono esempi di sostanze "para" (indicate con il prefisso p-):

- *p-ossi benzoati* (in formula è riportato il metil p-ossibenzoato) 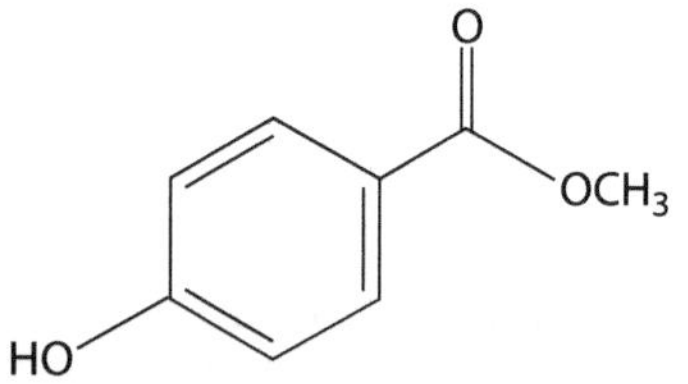
- *p-amino benzoati* (in formula è riportato l'acido p-amino benzoico) 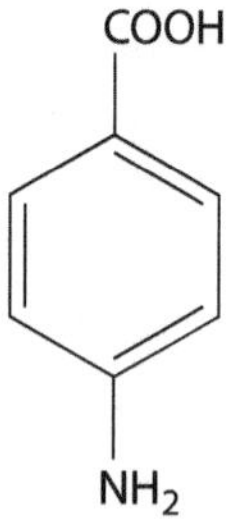
- *p-fenilendiamina derivati* (in formula è riportata la p-fenilendiamina) 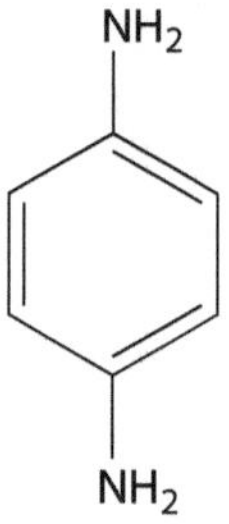
- *derivati sulfonammidici e sulfaniluree* (in formula sono riportate la sulfametazina e la disulfanilamide) 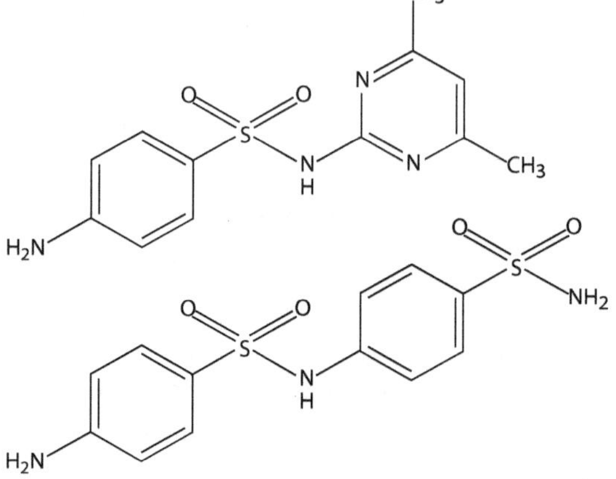
- *diaminodifenilmetano derivati* (in formula è riportato il diamino difenil metano) 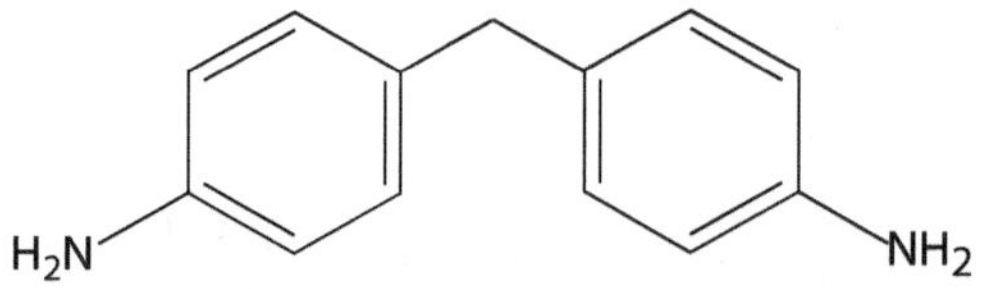
- *anestetici tipo benzocaina* (in formula è riportata la benzocaina) 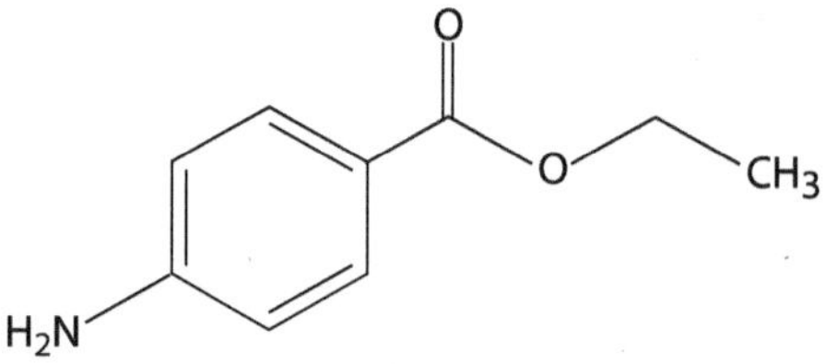
- *azocoloranti* (in formula sono riportati il Diretto blu 8 e il metil arancio)

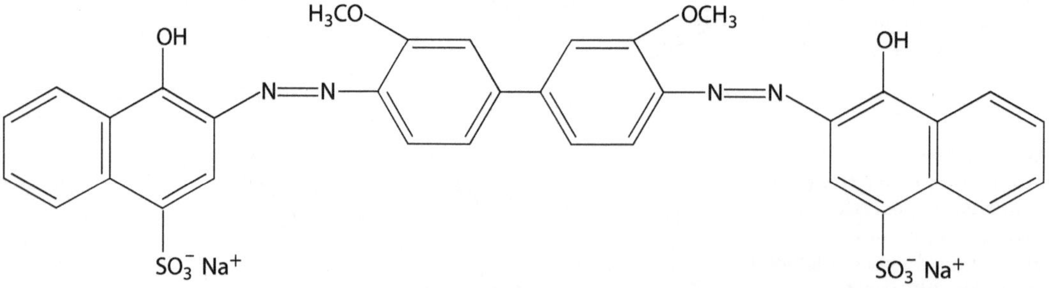

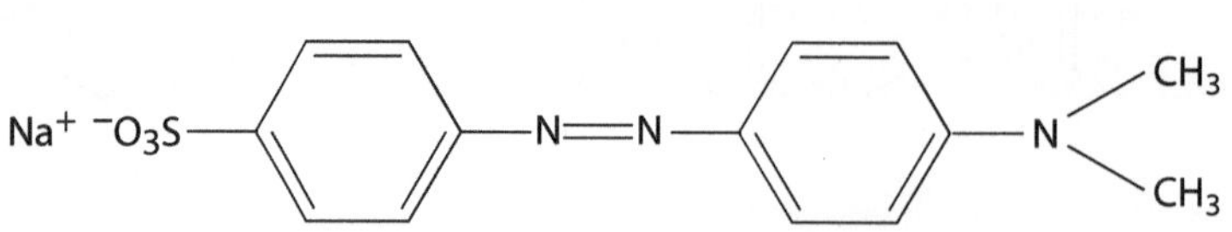

Anche la disposizione spaziale delle molecole (stereoisomeria) può influenzare il legame in quanto l'ingombro sterico (spaziale) di gruppi funzionali può indebolire o aumentare la forza di legame con il carrier a seconda se la forma è destrogira (D) o levogira (L).

3.6 Farmaci

Talvolta sono i farmaci stessi a funzionare da aptene legandosi, con legami del tipo di quelli descritti, a proteine, ma talvolta sono i prodotti di degradazione di molecole maggiori che possono diventare apteni e legarsi a proteine carrier: è questo per esempio il caso di farmaci che degradandosi danno origine a risposta immunitaria con formazione di anticorpi e attivazione di una risposta T-mediata.

È ben studiata a tale proposito la degradazione della penicillina che genera *frammenti dell'anello penicillanico* i quali si uniscono con legami di tipo covalente con proteine o polisaccaridi presenti nei tessuti a creare antigeni *in vivo* (Fig. 3.13).

Le *penicilline* hanno un anello β-lattamico di 4 atomi (nella Figura 3.13 indicato con B) unito a un anello tiazolidinico di 5 atomi (in figura indicato con A); quando l'anello a 4 atomi si rompe e si aggancia con legame covalente a un *carrier* proteico costituito da gruppi di lisina si forma il gruppo "penicilloile" considerato il maggior determinante antigenico della penicillina. Le β-lattamine si comportano infatti da "substrati suicidi" in quanto reagiscono irreversibilmente con gli enzimi bersaglio all'altezza dei siti attivi, rendendoli inattivi, e contemporaneamente perdono l'integrità della propria struttura β-lattamica.

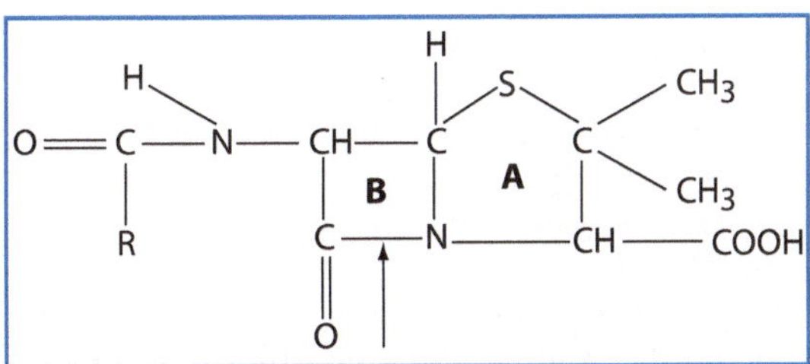

Fig. 3.13 Acido 6-amino penicillanico, dove B è l'anello β-lattamico, A è l'anello tiazolidinico e R una catena laterale

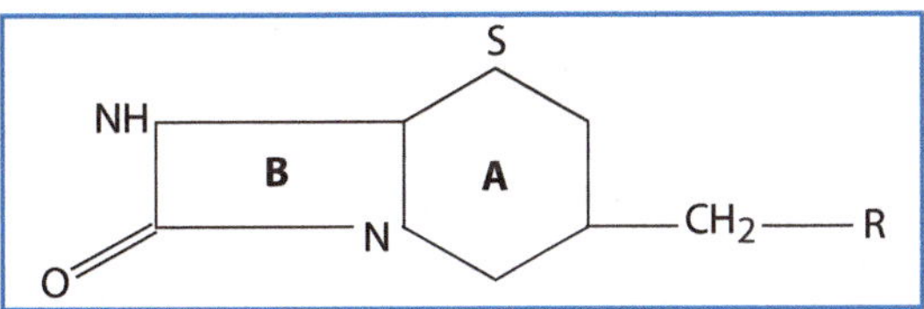

Fig. 3.15 Acido 6-amino penicillanico, dove B è l'anello β-lattamico, A è l'anello tiazolidinico e R una catena laterale

La transpeptidasi viene acilata dalla penicillina sull'ossidrile del residuo dell'aminoacido serina, con conseguente formazione di penicilloil-enzima inattivo e relativa scissione del legame –CO–N– dell'anello β-lattamico (Fig. 3.14):

Le *cefalosporine* hanno anch'esse un gruppo β-lattamico di 4 atomi ma legato a un anello diidrotiazinico a 6 atomi (Fig. 3.15):

Analogamente si forma, per rottura dell'anello a 4 atomi un gruppo "cefalosporoile" e questo spiega l'allergia crociata delle penicilline (naturali e semisintetiche) con le cefalosporine.

Anche il gruppo tiazolidinico e/o le catene laterali potrebbero essere responsabili di legami con le proteine e quindi aumentare i determinanti antigenici. I sulfamidici hanno, analogamente, un gruppo antigenico sulfametossazoile.

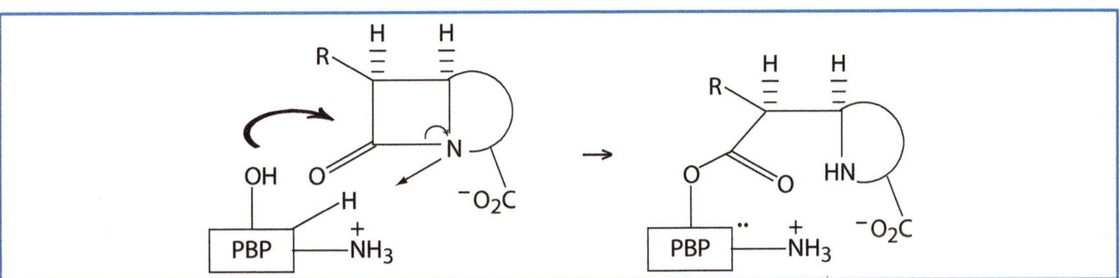

Fig. 3.14 Transpeptidasi (*Protein Binding Penicilin*) che si lega alla penicillina con formazione del penicra dell'anello β-lattamico

3.7 Conclusioni

Riprendiamo ora la storia della "fase di sensibilizzazione", che avevamo abbandonato dopo il terzo passaggio riguardante la "coniugazione" (vedi paragrafo 3.2), *e proseguiamo dalla chimica all'immunologia esaminando i passaggi successivi.*

3.7.1 Fase di elicitazione

4. *cattura e presentazione dell'antigene*: l'antigene completo a questo punto viene riconosciuto dalle cellule presentanti l'antigene. Una volta all'interno della cellula l'antigene viene processato e successivamente legato a una molecola MHC di II classe ed espresso alla superficie cellulare. In seguito a tale processo la cellula APC migra attraverso i vasi linfatici afferenti nei linfononodi drenanti locoregionali. È proprio nelle aree paracorticali del linfonodo che avviene l'incontro con il linfocita T che esprime il recettore specifico per quel complesso antigenico, dando il via a quella serie di eventi noti come attivazione della cellula T. Una volta attivato, il linfocita, sotto effetto dell'interleuchina 2, va incontro a proliferazione per espansione, con generazione di una popolazione di linfociti T memoria e di una popolazione di linfociti T effettori, braccio attivo dell'immunità cellulo-mediata. Entrambe queste popolazioni lasciano il linfonodo per raggiungere attraverso i linfatici collettori efferenti, il dotto toracico, quindi il sangue venoso, per poi localizzarsi prevalentemente a livello cutaneo.

3.7.2 Fase effettrice

5. la fase effettrice ha inizio quando un soggetto sensibilizzato viene nuovamente in contatto con lo stesso aptene: ciò dà il via a una serie di eventi sovrapponibili a quelli appena descritti ma di intensità e rapidità molto maggiore attivando la flogosi tissutale, responsabile della manifestazione clinica.

Letture consigliate

Coulson CA (1964) La valenza. Zanichelli, Bologna, pp 344-357

Ermini G, Sertoli A (2010) Apteni per patch test notizie chimiche, allergologiche e tecnomerceologiche (edizione fuori commercio). FIRMA SpA, Firenze

Frosch PJ, Mennè T, Lepoittevin JP (2006) Contact dermatitis, 4th edn. Springer Berlin Heidelberg New York, pp 45-65

Grieco T et al (2005) Le dermatiti da contatto: nuove acquisizioni patogenetiche. Derm Clin XXV:175-180

Mangoni D, D'Avanzo F (2000) Reazioni allergiche a farmaci: aggiornamento clinico, deontologico e medico-legale. Argomenti di medicina sociale, pp 81-103

Sykes P (1979) Guida ai meccanismi delle reazioni organiche. Martello Editore, Milano, pp 14-28

4 Topici dermatologici (e sistemi di veicolazione intradermica)

Massimiliano Nino, Pietro Santoianni

4.1 La somministrazione cutanea di farmaci e altri principi attivi

Allo scopo di ottenere un effetto sulla funzionalità di epidermide, derma e annessi, possono essere trasportati, in condizioni diverse della pelle, farmaci e altre sostanze attive, evitando una possibile influenza su altre strutture dell'organismo.

4.1.1 La barriera cutanea

La pelle costituisce un'importante barriera all'ingresso di sostanze estranee nel corpo (Ayala et al., 2007; Berardesca e Rona, 2001). L'epidermide nel suo insieme può essere considerata come una membrana semipermeabile estremamente selettiva, al di sopra di un sistema immunitario molto attivo (SALT o tessuto linfoide associato alla cute) pronto a reagire a numerosi specifici stimoli. In alcune condizioni patologiche questa barriera è alterata, influenzando diversamente la penetrazione.

La barriera è peraltro anche una potenziale via utilizzabile per il trasporto di principi attivi, funzionali o a scopo terapeutico, per la cute stessa o per l'organismo (Celleno et al., 1998).

La funzione di protezione tra l'interno e l'esterno dell'organismo è svolta innanzitutto dallo strato corneo, che peraltro è il maggiore fattore limitante del processo di diffusione e penetrazione di sostanze utili.

Quando integro lo strato corneo influenza la penetrazione e il trasporto di molecole. La penetrazione di principi attivi nella cute comprende diversi processi. Le sostanze possono attraversare il corneo per via intercellulare e/o transcellulare, ma è possibile la penetrazione anche attraverso le unità pilosebacee e le ghiandole eccrine.

4.1.2 Lo strato corneo

Lo strato corneo presenta una struttura unica, con organizzazione eterogenea a mattoni e cemento, determinante nella funzione di barriera. I corneociti (i "mattoni", circa l'85% della massa del corneo) e i lipidi intercellulari (il "cemento", circa il 15%) sono disposti in circa 15-20 strati. Si compone all'incirca di: proteine (70%), lipidi (15%) e acqua (solo 15%). Il corneocita è privo di lipidi, ma ricco di proteine. I lipidi sono contenuti all'interno degli spazi extracellulari, organizzati in lamelle a doppio strato circondanti i corneociti.

La bassissima permeabilità del corneo a sostanze idrosolubili è legata a questa matrice extracellulare lipidica. Essa limita la penetrazione cutanea di sostanze idrofile per il suo percorso convoluto e tortuoso e per l'estrema idrofobicità dei tre diversi lipidi: ceramidi, colesterolo, acidi grassi liberi, in rapporto molare 1:1:1 (rapporto in peso: ceramidi 50%, colesterolo 35-40%, acidi grassi saturi 10-15%). Questo rapporto molare è critico: la diminuzione della concentrazione di

M. Nino (✉)
Sezione di Dermatologia Clinica, Allergologica e Venereologica
Dipartimento di Patologia Sistematica
Università degli Studi Federico II di Napoli
e-mail: massimilianonino@yahoo.it

uno di questi tipi di lipidi, alterando il rapporto molare funzionale alla normalità della barriera, ne compromette l'integrità.

4.1.3 Le vie di trasporto

Il trasporto attraverso lo strato corneo avviene per via intercellulare piuttosto che transcellulare. La maggior parte dei soluti viene trasportata attraverso vie lipidiche: attraverso le lamelle e i lipidi intercellulari penetrano lipidi e composti polari (Elias et al., 2003). Nel trasporto attraverso il corneo hanno luogo ripetuti fenomeni di partizione delle molecole della sostanza tra i compartimenti lipofilo e idrofilo della cute.

4.1.4 Trasporto attraverso strutture follicolari e ghiandolari

Una via importante è quella della diffusione attraverso i follicoli piliferi, le unità pilosebacee e le ghiandole eccrine. Gli orifizi delle unità pilosebacee costituiscono circa il 10% della superficie in aree a elevata densità come il viso e il cuoio capelluto (dove le unità vanno da 500 a 1000 per cm^2) e solo lo 0,1% dell'area di superficie dove la densità per centimetro quadrato è bassa. Pertanto è stato possibile indirizzare selettivamente l'azione di alcuni farmaci ai follicoli e alle ghiandole sebacee. Il contributo delle unità pilosebacee tra le vie di penetrazione di farmaci deve essere rapportato tuttavia al tipo, alla grandezza e ad altre caratteristiche della sostanza che costituisce il soluto.

4.2 Fattori che influenzano penetrazione e biodisponibilità intradermica

4.2.1 La sostanza attiva

Il trasporto attraverso lo strato corneo è fondamentalmente un processo di diffusione passiva molecolare. Pertanto le proprietà fisico-chimiche e strutturali – come dimensione e carica – della sostanza attiva sono determinanti ai fini della capacità di diffondere e penetrare attraverso le vie sopraccitate.

Determinanti importanti affinché un soluto attraversi una membrana sono la sua solubilità e diffusibilità.

La *solubilità* relativa di un soluto tra due fasi (soluto e cute) – ossia l'equilibrio tra la solubilità della sostanza nel corneo relativamente a quella nel veicolo – determina il suo coefficiente di partizione. Questo indica, cioè, la capacità della sostanza di separarsi dal veicolo e trasferirsi verso lo strato esterno del corneo, ovvero di essere assorbito dalle cellule del corneo e dagli epidermociti vitali.

La *diffusibilità* è la risultante capacità di un soluto di diffondere nel corneo e attraversare la barriera ed è influenzata da vari fattori, compresa la tortuosità del percorso intercellulare.

La velocità di assorbimento (flusso) nell'epidermide è regolata da fattori riguardanti il corneo e la sostanza attiva che deve superare la barriera, dipende dal livello di concentrazione raggiunto dal soluto nel corneo e nell'epidermide vitale, ed è proporzionale alla differenza di concentrazione della sostanza rispetto alla barriera.

Lo strato corneo e la matrice extracellulare realizzano anche una situazione di cosiddetto *reservoir* per alcune sostanze che rimangono relativamente bloccate nello strato corneo, da cui vengono lentamente cedute. Concentrazioni elevate del tipo *reservoir* si hanno per alcuni tessuti in presenza di vasocostrittore.

4.3 La funzione dei veicoli e degli eccipienti

Le preparazioni di uso topico (dal greco *topos* = locale) hanno il loro bersaglio ed effetto nell'area di applicazione o in sua corrispondenza. Possono favorire l'assorbimento di sostanze ad azione farmacologica locale (per la cute o annessi, o tessuti più profondi) grazie a un'esperta combinazione di specifiche proprietà del soluto con appropriate forme di veicoli (gel, creme, unguenti ecc.) (Fig. 4.1).

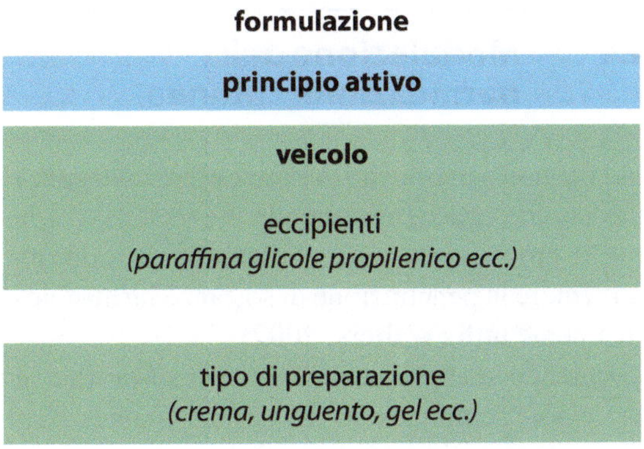

formulazione

principio attivo
veicolo eccipienti *(paraffina glicole propilenico ecc.)*
tipo di preparazione *(crema, unguento, gel ecc.)*

Fig. 4.1 Principali elementi di una formulazione

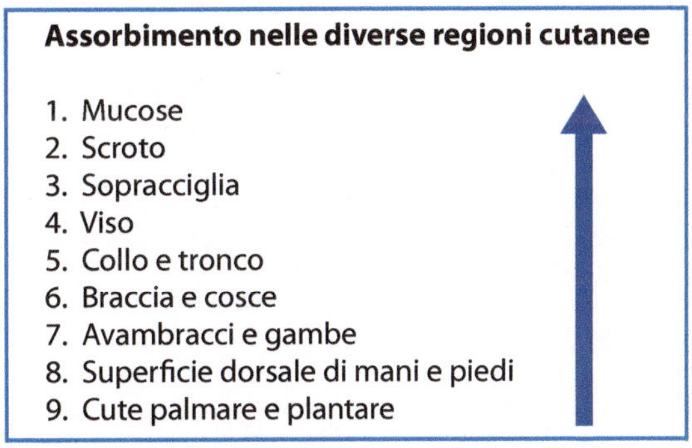

Assorbimento nelle diverse regioni cutanee

1. Mucose
2. Scroto
3. Sopracciglia
4. Viso
5. Collo e tronco
6. Braccia e cosce
7. Avambracci e gambe
8. Superficie dorsale di mani e piedi
9. Cute palmare e plantare

Fig. 4.2 Differenze di assorbimento delle diverse sedi cutanee

Un *veicolo* è definito dal tipo di preparazione (crema, unguento, gel ecc.) e dagli *eccipienti* (acqua, paraffina, glicole propilenico ecc.); i termini "veicolo" ed "eccipiente" hanno riferimenti diversi (Leigheb, 1998).

Gli eccipienti e la loro interazione con i principi attivi sono determinanti; a loro volta i caratteri della sostanza sono in relazione al tipo di veicolo (soluzione acquosa o idroalcolica, emulsione O/A oppure A/O o costituita da altri elementi) (Leigheb, 2003).

L'entità dell'assorbimento del farmaco di solito è nell'ordine dell'1-5% della dose applicata; il che determina, per le interazioni soprariportate tra i diversi veicoli, differenze nell'entità dell'assorbimento e della biodisponibilità assoluta (Santoianni, 2005).

La formulazione può influenzare vari parametri che controllano l'assorbimento percutaneo.

4.3.1 Effetto di veicolo ed eccipienti

Veicolo ed eccipienti influenzano profondamente velocità e intensità di assorbimento e pertanto biodisponibilità ed efficacia.

È di importanza critica, oltre alla solubilità della sostanza nel veicolo, il coefficiente di partizione veicolo/strato corneo (determinante l'entità del trasferimento della sostanza dal veicolo nel corneo). In particolare, gli eccipienti del veicolo modulano gli effetti di partizione e diffusione. Pertanto il trasporto del principio attivo è legato alla formulazione eccipienti/veicolo.

Una preparazione grassa, occludendo, può realizzare un incremento della penetrazione del farmaco, ma veicoli grassi e unguenti non sono sempre più potenti delle creme; e creme, gel e soluzioni possono essere formulati in modo da ottenere potenza uguale a quella degli unguenti. Per esempio, per i corticosteroidi topici la stessa attività può risultare per differenti classi di potenza con formulazioni in veicoli differenti. Il tipo di preparazione è certamente importante (una preparazione grassa, occludendo, può realizzare un incremento della penetrazione del farmaco). L'occlusione tuttavia non incrementa necessariamente l'assorbimento percutaneo di tutte le sostanze, ma particolarmente quella di composti idrofili, o incrementa in alcune condizioni la formazione nel corneo dell'effetto *reservoir* (Menon e Elias, 1997).

Veicolo ed eccipienti influenzano significativamente la *penetrazione transfollicolare,* e probabilmente la migliore penetrazione è esercitata da alcuni veicoli lipofili o alcolici.

Non vi sono elementi sperimentali che confermino la validità della frizione sull'assorbimento percutaneo.

Altri fattori che influenzano l'assorbimento delle preparazioni topiche sono le *condizioni inerenti la cute* e le *modalità di applicazione.* Importante è l'influenza sull'assorbimento legata alle diverse regioni cutanee e ai diversi siti anatomici (Fig. 4.2). Le variazioni della struttura lamellare e/o della sua composizione lipidica prima citate sono alla base strutturale e biochimica delle variazioni di permeabilità correlate alla sede corporea (insieme allo spessore del

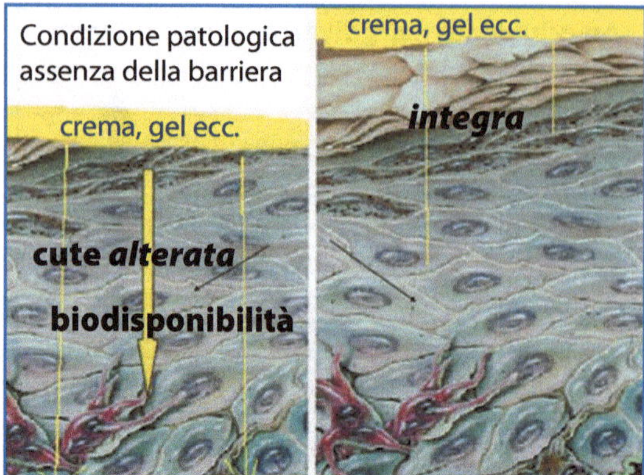

Fig. 4.3 Modello di differenza di assorbimento tra cute alterata e cute integra

corneo), che differisce per addensamento dei filamenti di cheratina nei corneociti, per il loro contenuto in filaggrina, nonché per il numero di corneodesmosomi (Surber e Davis, 2002).

L'influenza dell'età sull'assorbimento percutaneo rimane in parte non chiaro. Va comunque tenuto presente che nel prematuro e nel neonato la permeabilità cutanea è maggiore. Vi è anche notevole differenza interindividuale nella capacità di assorbimento percutaneo, in particolare per quel che riguarda le interazioni farmaco-veicolo-cute, essendo la funzione di barriera alterata in certe condizioni patologiche (Fig. 4.3). Ne sono esempi le alterazioni delle proprietà di barriera lipidica intercellulare – per deficit di acidi grassi essenziali, accumulo di colesterolo solfato, abnorme deposizione lipidica intercellulare – che portano a "cute secca" (con abnorme desquamazione e iperproliferazione reattiva), o le alterazioni in alcune malattie genetiche legate a geni che codificano per i filamenti della cheratina (per esempio m. di Thost-Unna) o per le proteine strutturali dell'involucro corneo, o per enzimi (per esempio glutaminasi I nella ittiosi lamellare). Non è facile tuttavia stabilirne l'influenza.

Lo stato di idratazione della cute incrementa la penetrazione. L'idratazione altera profondamente le proprietà di barriera dello strato corneo: si hanno infatti rigonfiamento dei corneociti ed espansione delle lamelle lipidiche intercellulari, con la maggior parte dell'acqua associata alla cheratina intracellulare.

4.4 Modulazione della permeazione cutanea

Nel trasporto di principi attivi interferiscono, oltre allo strato corneo, epidermide e derma. Tuttavia questo processo può essere influenzato in modo da aumentare la penetrazione di sostanze farmacologicamente utili (Walters, 2002).

Quando si applica sulla cute una sostanza con un veicolo semplice può essere insufficiente il risultato terapeutico ottenuto per la scarsa concentrazione che si realizza nell'area di applicazione. Questo avviene, oltre che per le proprietà di barriera dello strato corneo, per le proprietà fisicochimiche del farmaco (Scarpignato, 2001). La biodisponibilità topica della maggior parte delle formulazioni commercializzate è bassa (nell'ambito dell'1-5% della dose applicata).

Da alcuni anni si sono sviluppate ricerche su nuovi *enhancers* chimici (Fig. 4.4), sistemi vescicolari e sistemi supersaturi (Mitragotri, 2000).

4.4.1 Valutazione delle attività dei veicoli

Per valutare la velocità di rilascio e l'assorbimento di farmaci vi sono modelli largamente in uso nello sviluppo di formulazioni dermatologiche topiche, costituiti da membrane sintetiche artificiali o da cute *in vitro* animale o umana (che tuttavia presenta notevole variabilità nel potere di barriera).

I *metodi in vivo* comprendono modelli cinetici e dinamici. I modelli cinetici si basano su:
- rimozione selettiva dello strato corneo;
- tecniche di dissezione della cute;
- metodi di valutazione dell'assorbimento percutaneo indiretti (in sangue, secrezioni ecc.).

I modelli dinamici comprendono:
- determinazione delle variazioni di colore della cute con strumenti diversi (Minolta, X-rite ecc.) con i quali vengono determinati anche il grado di eritema provocato o la variazione di colore dopo fotostimolo UVB;
- determinazione del flusso ematico cutaneo (monitoraggio con procedure ottiche laser Doppler);

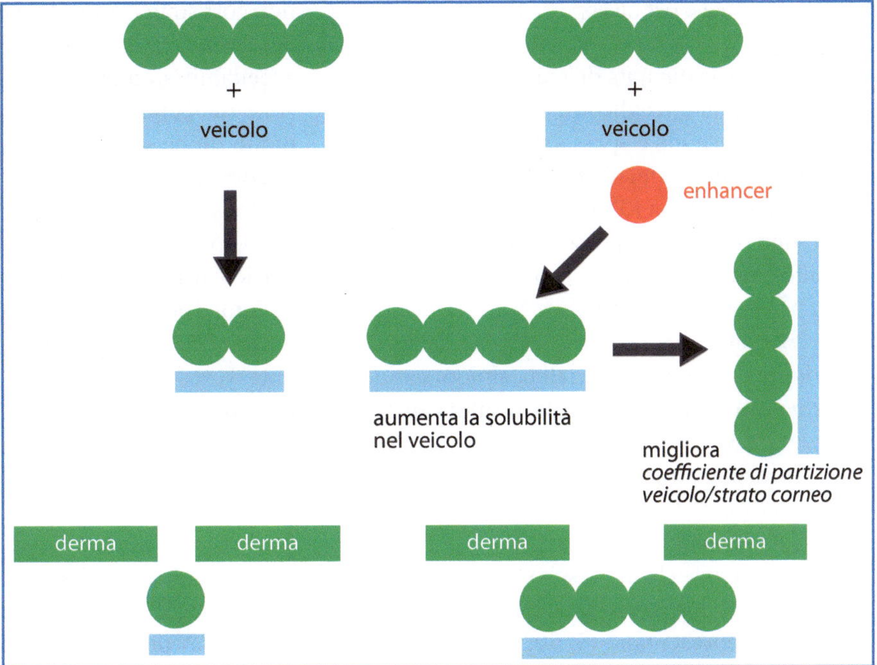

Fig. 4.4 Modello comparativo tra biodisponibilità dermica di un topico senza e con l'ausilio di un *enhancer* nella preparazione

- valutazione dell'infiltrato neutrofilo UVA-indotto (per esempio per stabilire l'attività infiammatoria di corticosteroidi);
- modelli su animali da laboratorio.

4.5 Principali formulazioni

I topici dermatologici sono preparazioni costituite da una base semplice o composta in cui sono disciolti o dispersi uno o più principi attivi (Santoianni et al., 2002).

Le *basi* utilizzate per i topici dermatologici possono essere in forma *monofasica* o più frequentemente *bifasica* emulsionata.

Vi sono basi costituite da eccipienti monofasici con caratteristiche idrofobe (non hanno alcuna o molto limitata affinità per acqua e soluzioni acquose: per esempio, grassi vari, vaselina o lanolina ecc.) e basi costituite da eccipienti monofasici idrofili (per esempio, polietilenglicoli, alcuni gel ecc.).

Le basi idrofile bifasiche sono costituite da:

- *emulsioni A/O*: principio attivo solubile nella fase acquosa e/o oleosa;
- *emulsioni O/A*: principio attivo solubile nella fase oleosa e/o acquosa.

4.5.1 Preparazioni per il rilascio locale di principi attivi o con sola azione emolliente o protettiva

- *Creme*: sono preparazioni costituite da una fase lipofila e da una acquosa. Le creme sono idrofobiche o idrofile a seconda se la fase continua è lipofila o idrofila. Le emulsioni O/A – poco grasse – sono indicate per le aree cutanee umide o secernenti.
- *Unguenti*: sono costituiti da base monofasica – in genere a contenuto molto basso di acqua – contenente la/le sostanza/e attiva/e. Gli unguenti idrofobi (lipofili) contengono solo piccole quantità di acqua. Si hanno così: *emulsioni acqua in olio* (A/O) ed *emulsioni olio in acqua* (O/A). I primi (A/O) sono indicati nelle dermatosi molto secche, squamose, ipercheratosiche o lichenoidi e hanno un effetto occlusivo ed emolliente per la loro struttura grassa; i secondi (O/A) sono indicati per superfici cutanee secche o poco umide

o delicate, anche per un apporto lipidico. Gli unguenti idrofili hanno componenti miscibili con un'appropriata quantità di acqua (per esempio, miscele di polietilenglicoli).

- *Pomate*: il termine è spesso stato usato (e lo è tuttora) per alcuni tipi di unguenti e creme idrofobi, ma nell'ultima F.U. (XI edizione del 2002) non sono definite. Si possono considerare costituite da una base grassa contenente una modica percentuale di acqua.
- *Polveri*: sono preparazioni nelle quali la base è costituita da polvere fine (talco, amido, ossido di zinco) a volte con piccola quantità di sostanze grasse che aumentano l'adesione cutanea. Incorporano principi attivi diversi. Sono adoperate per l'attività assorbente di secrezioni, decongestionante e protettiva.
- *Paste*: sono miscele di grassi o liquidi con elevate quantità di polveri (nelle paste "magre" le polveri rappresentano il 50%). Esercitano azione antiflogistica e rinfrescante, e possono incorporare principi attivi.
- *Gel*: sono costituiti da liquidi opportunamente gelificati. Possono essere: gel idrofili o idrogel (che possono contenere acqua, propilenglicole, glicerolo ecc.), o gel idrofobi o oleogel (che possono contenere paraffina liquida, oli, polietilenglicoli ecc.). Sono indicati in forme e localizzazioni limitate e particolari, anche per il loro aspetto trasparente. I gel idroalcolici sono indicati solo in alcune aree cutanee.
- *Soluzioni*: sono costituite da un sistema omogeneo, nel quale la sostanza attiva è dispersa nel solvente a livello di singole molecole o ioni. Si distinguono solventi acquosi (per esempio soluzione di acido borico, soluzione di amuchina ecc.), miscele idroalcoliche ecc. Sono decongestionanti e si tamponano o adoperano per impacchi. Modalità particolari di soluzioni sono i *bagni* medicati (lenitivi, emollienti, con sostanze medicamentose, anche naturali). Sono denominate *tinture* le soluzioni alcoliche con sostanze attive colorate (fucsina, eosina, iodio ecc.).
- *Lozioni*: sono preparazioni costituite in genere da emulsioni O/A, più fluide rispetto a creme e gel. Contengono emulsionanti e diversi altri componenti con azione umettante e sono usate per veicolare principi attivi e farmaci (antibiotici, cortisonici, antisettici ecc.). Sono indicate per applicazioni rapide e anche esteticamente accettabili su ampie superfici cutanee, o per zone ricoperte da peli o capelli. Le emulsioni molto fluide sono anche denominate *latti*.
- *Lozioni idroalcoliche*: sono veicoli per farmaci e altre sostanze, contenenti acqua e miscele di alcol, propilenglicole ecc. Risultano idonee particolarmente per applicazioni sul cuoio capelluto, e non idonee per aree cutanee delicate.
- *Lozioni da agitare o sospensioni*: sono costituite da sostanze in polvere, inerti e/o attive, finemente disperse in liquidi. Dopo agitazione e applicazione sulla cute l'evaporazione dell'acqua dà freschezza e le sostanze in polvere rimangono aderenti alla cute.
- *Schiume medicate*: sono costituite da preparazioni liquide monofasiche o multifasiche contenenti uno o più principi attivi, disponibili in contenitori pressurizzati. Alcune sono formulate per ottenere un'azione detergente medicata della cute.

4.5.2 Additivi e conservanti nei veicoli

In particolare le emulsioni multifase sono mantenute stabili da agenti emulsionanti o surfattanti e in genere contengono conservanti, antibatterici e antimicotici, che possono risultare allergizzanti.

Il veicolo ha un ruolo essenziale: per esempio, nelle lesioni in fase acuta vescicolari ed essudative della dermatite allergica, sono opportune soluzioni e impacchi, mentre nelle fasi crostose e desquamative il trattamento va fatto con emulsioni, creme o lozioni, e nelle fasi cronico-lichenoidi con unguenti o pomate.

4.6 Sistemi fisici di incremento della penetrazione di principi attivi

Per aumentare la veicolazione di farmaci/sostanze attraverso il corneo vi sono anche metodi fisici, come la *sonoforesi*, che induce una diminuzione della funzione di barriera sufficiente per la penetrazione di principi attivi e farmaci anche ad alto peso molecolare (Santoianni et al., 2007). È una metodica che utilizza ultrasuoni a bassa frequenza, con transitorie modificazioni ascrivibili alla rimozione di lipidi intercellulari dello strato corneo (a impatto meccanico), modico aumento di temperatura e fenomeni di trasporto per convezione e cavitazione (Santoianni e Nino, 2007).

Letture consigliate

Ayala F, Lisi P, Monfrecola G (2007) Malattie cutanee e veneree. Piccin, Padova

Berardesca E, Rona C (2001) Barriera cutanea e farmaci. In: Giannetti A, Serri F (eds) Trattato di dermatologia, vol I, 2a edn. Piccin, Padova

Celleno L, Melchiorre ME, Cerimele D (1998) Assorbimento percutaneo. In: Finzi AF, Marinovich M (eds) Trattato di farmacologia e terapia, vol VI. UTET, Torino

Elias PM, Tsai JC, Menon GK et al (2003) Skin barrier, percutaneous drug delivery and pharmacokinetics. In: Dermatology, vol I, pp 1969-1978. Mosby, Saint Louis

Leigheb G (1998) Scelta del veicolo in base alla sede e alla fase della dermopatia. In: Finzi AF, Marinovich M (eds) Dermofarmacologia. Trattato di farmacologia e terapia. UTET, Torino

Leigheb G (2003) Terapia locale. In: Amerio PL, Bernengo MG, Calvieri S et al (eds) Dermatologia e venerologia. Minerva Medica, Torino

Menon GK, Elias PM (1997) Morphologic basis for a pore-pathway in mammalian stratum corneum. Skin Pharmacol 10:235

Mitragotri S (2000) Synergistic effects of enhancers for transdermal drug delivery. Pharm Res 17:1354

Santoianni P (2005) Intradermal drug delivery of active principles: field of dermatological research. Giornale Italiano di Dermatologia e Venereologia 140:539

Santoianni P, Calabrò G, Nino M (2002) Enhanced penetration of topic preparations for cosmetic skin disorders by high-frequency elastic waves. 11th Congress of the European Academy of Dermatology and Venereology. Prague, Czech Republic Praga, 2-6 October 2002. J Eur Acad Dermatol Venereol 16(Suppl 1):182

Santoianni P, Nino M (2007) Terapia topica: sistemi di biodisponibilità intradermica. In: Giannetti A, Serri F (eds) Trattato di dermatologia, 3 edn. Piccin, Padova

Santoianni P, Nino M, Calabrò G (2004) Intradermal drug delivery by low-frequency sonophoresis (25 KHz). Dermatology Online Journal 10:24

Scarpignato C (2001) Principi di farmacologia applicata. In: Giannetti A, Serri F (eds) Trattato di dermatologia, vol I, 2a edn. Piccin, Padova

Surber C, Davis AF (2002) Bioavailability and bioequivalence of dermatological formulations. Dermatological and transdermal formulations, vol 119. Marcel Dekker, New York

Walters KA (2002) Dermatological and transdermal formulations, vol 119. Marcel Dekker, New York

Dermatite atopica, dermatite da contatto e quadri clinici correlati

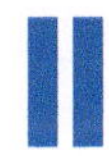

5 Dermatite atopica: aspetti generali e allergologici

Mauro Paradisi, Giorgia Altomonte, Alessia Provini, Ornella De Pità

5.1 Introduzione

La dermatite atopica (DA) o eczema atopico è una malattia infiammatoria cutanea che interessa prevalentemente i bambini, ma è ben rappresentata in età adulta e, a causa delle caratteristiche cliniche e del tipico andamento cronico recidivante, influisce notevolmente sulla qualità della vita dei pazienti e dei loro familiari (Lipozencic e Wolf, 2007).

La DA è considerata come facente parte di uno stato "atopico". L'*atopia* è una predisposizione ereditaria del sistema immunitario a privilegiare delle reazioni di ipersensibilità verso antigeni comuni diffusi nell'ambiente esterno (per esempio, l'ambiente domestico o gli antigeni alimentari). Le sue manifestazioni cliniche includono, oltre alla DA, l'asma bronchiale, la rinite/congiuntivite allergica, le allergie alimentari e l'anafilassi. La diagnosi nella maggior parte dei casi è immediata: è facilitata dall'aspetto eczematoso delle lesioni, dalla distribuzione topografica suggestiva, dall'età del paziente e dalla costante presenza del prurito. La reale difficoltà è la gestione della malattia per il carattere cronico, la durata talvolta protratta, l'associazione frequente con patologie allergologiche e le ripercussioni possibili sullo sviluppo del bambino e sulla vita familiare (Akdis et al., 2006). Attualmente la DA è vista come una sindrome caratterizzata da un'alterata permeabilità e reattività della cute, associata (DA estrinseca) o meno (DA intrinseca) a un'eccessiva produzione di IgE. La forma estrinseca riguarda il 60-70% dei pazienti ed è associata a mutazioni del gene della filaggrina e a una sensibilizzazione IgE-mediata. La forma intrinseca coinvolge il restante 30-40% dei pazienti e non è associata a una sensibilizzazione IgE-mediata. Generalmente questi pazienti mostrano infatti una cute secca, ittiosiforme ed eczema senza sensibilizzazioni ai comuni allergeni, e circa un terzo di essi mostra una completa remissione dei sintomi entro i 5 anni di età (Tokura, 2010).

M. Paradisi (✉)
Divisione di Dermatologia Pediatrica
Istituto Dermopatico dell'Immacolata-IRCCS, Roma
e-mail: mapara@tiscali.it

5.2 Epidemiologia

I numerosi studi effettuati per valutare l'incidenza della patologia mostrano divergenze, legate alle differenti metodologie e alle diverse caratteristiche delle popolazioni esaminate, e la prevalenza varia sensibilmente, ma tutti gli autori concordano che negli ultimi decenni essa sia notevolmente aumentata. Dagli anni '50 ad oggi nei Paesi occidentali sembra passata nei pazienti pediatrici dal 5 al 13-15% e oltre, con punte del 21% (Spergel, 2010). In Italia, nell'ambito dello studio ISAAC (Asher et al., 2006), l'incidenza nella fascia di età tra 6 e 7 anni era stimata pari al 5,8%. In un secondo studio (Girolomoni et al., 2003) l'incidenza a 9 anni era sovrapponibile, mentre la prevalenza era dell'11,9% sia per la DA che per l'asma. Nella maggior parte dei casi l'esordio della malattia avviene tra i 2 mesi e il primo anno di vita, in quasi tutti i casi entro i 5 anni di età e molto più raramente successivamente. I bambini più colpiti provengono solitamente da famiglie poco numerose, con elevato livello socioeconomico, residenti nelle città, soprattutto nei Paesi più industrializzati. Anche la razza sembra influenzare alcune forme cliniche di DA: per esempio, la dermatite palpebrale del volto è più frequente nei bambini asiatici, mentre i soggetti di cute nera mostrano una maggior tendenza alla lichenificazione e all'eczema follicolare.

5.3 Eziologia

La DA deriva dalla complessa interazione tra fattori genetici e fattori ambientali che è alla base dell'insorgenza dell'iperreattività infiammatoria tipica della cute atopica. Una delle prime teorie sull'eziologia della DA è stata quella "igienista", relativa a un effetto protettivo delle infezioni sullo sviluppo dell'atopia, che si basa sul concetto della competizione antigenica in base alla quale l'immunizzazione a un antigene influenza nell'ospite un'incapacità relativa di risposta nei confronti di un altro antigene. Più in particolare, infezioni virali e/o batteriche, stimolando la risposta immunitaria da parte dei linfociti *T helper 1* (Th1) inibiscono le reazioni atopiche associate alla stimolazione di linfociti *T helper 2* (Th2). Il periodo critico per determinare l'equilibrio Th1/Th2 sembra essere quello prenatale e della prima infanzia. I neonati, infatti, possiedono un assetto immunitario che privilegia una risposta Th2 e si ritiene che un'insufficiente esposizione ad antigeni infettivi nelle fasi precoci della vita mantenga questo profilo di risposta a discapito di una normale maturazione dei Th1. Vi sono studi epidemiologici sia a sostegno che a sfavore della suddetta teoria. Una recente revisione sistematica conclude come non esistano dati convincenti relativi a un rapporto inverso tra infezioni e DA, tranne che per quelle elmintiasiche (Flohr e Yeo, 2011), tuttavia la complessità del problema merita ulteriori approfondimenti.

La DA è una patologia a ereditarietà multigenica. I geni associati alla DA possono essere sostanzialmente distinti in due gruppi: quelli che controllano le risposte immunitarie, sia innate che adattative, e quelli maggiormente coinvolti con la reattività flogistica cutanea e con il deficit di barriera (Monar et al., 2006; Boguniewicz e Leung, 2011). Tra i primi vi sono geni che codificano per diverse citochine (IL-3, IL-4, IL-5, IL-13, GM-CSF), per i *Toll-like receptor* 2 e 9 e il CD14; tra i secondi vi sono lo Spink5 che codifica per un inibitore della proteasi (LEKTI) e la chimotripsina dello strato corneo. Recentemente è stato riscontrato che un'alta percentuale di pazienti con DA è portatrice di una variante del gene della filaggrina, una proteina dell'involucro proteico dei corneociti, con conseguente riduzione dell'attività della proteina e di conseguenza della funzione barriera (Cork et al., 2006). Inoltre, l'alterazione della barriera responsabile della xerosi nella DA include anche una ridotta produzione di ceramidi, fondamentali per l'assemblaggio di lipidi e corneociti. L'alterata integrità della barriera cutanea favorisce la penetrazione di agenti infettivi, allergizzanti e irritanti e l'aumentata perdita transepidermica di acqua (TEWL, *transepidermal water loss*). Una distinzione che si va sempre più affermando (Roguedas-Contios, 2011) è quella tra le forme estrinseca ed intrinseca. Nella prima, che presenta alterazioni del gene della filaggrina, comuni all'ittiosi volgare, abbiamo una maggiore TEWL e una minore idratazione per la funzione di barriera alterata, un profilo citochinico Th2 (IL-4, IL-5, IL-13) e associazione a disordini allergici come l'asma bronchiale e livelli sierici di IgE totali elevati. Nella seconda, che predomina nelle femmine e nella prima infanzia, abbiamo una funzione barriera normale, alti livelli sierici di IL-13 e una possibile associazione con anomalie del sistema adrenergico. Alcuni pazienti mostrano una sensibilizzazione IgE nei confronti di antigeni microbici (*Staphylococcus aureus*, *Candida albicans* o *Malassezia sympodialis*) con scarsi livelli di IgE totali. È noto come la cute dell'atopico presenti, rispetto ai soggetti normali, una carica elevata di colonie di *S. aureus*, su cute sia lesa che sana. La presenza di citochine di tipo 2 determina da una parte il depositarsi di proteine che favoriscono l'adesione batterica (come la fibronectina) e dall'altra il blocco della produzione di peptidi antimicrobici da parte dei cheratinociti. Questi comprendono le defensine 2 e 3 e le catelicidine (LL37) che, normalmente, sono indotte nei cheratinociti sia direttamente da agenti microbici che in risposta a stimoli infiammatori, ma la cui produzione è inibita dalle citochine di tipo 2 presenti sulla cute con DA (Howell, 2007).

Il *decorso* della DA è inoltre modulato da fattori *trigger*:

1. *stress*: l'immunomodulazione indotta dallo stress è certamente deficitaria nei pazienti con DA con meccanismo non noto. È stato dimostrato (Kodama et al., 1999) che in zone colpite da terremoto i pazienti con DA presentavano una riacutizzazione successiva nettamente superiore a pazienti che vivevano in zone risparmiate dall'evento, con fenomeno forse mediato dai neuropeptidi. Questi si rilevano nel sangue e attorno ai nervi epidermici dei pazienti atopici, che hanno inoltre elevati livelli ematici di NGF (*nerve growth factor*) e sostanza P;
2. *allergeni*: per quanto riguarda gli alimenti, il latte, l'uovo, la soia, il grano e il pesce sono da sempre ritenuti dei possibili *trigger*. Se il ruolo dell'alimento è stato provato (anamnesi, dieta di esclusione, riesposizione), la sua esclusione può essere determinante per il miglioramento clinico. Una dieta di eliminazione molto ristretta può essere indicata per breve periodo a scopo diagnostico, ma se prolungata nel tempo senza un consistente vantaggio non risulta giustificata e può esporre il bambino a pericolosi squilibri nutrizionali. Nonostante il loro uso frequente, ci sono poche prove di buona qualità per supportare l'utilizzo di diete di esclusione nell'eczema atopico (Bath-Hextall, 2009). Spesso gli atopici mostrano anche sensibilizzazione ad allergeni inalanti. È stato visto come il prurito e le lesioni cutanee possano anche essere scatenati dopo test di provocazione con aeroallergeni. L'applicazione di *atopy patch test* con gli aereoallergeni (epiteli di animali, muffe, acari) mostra l'insorgenza nella sede interessata di tipiche reazioni eczematose. Negli ultimi anni sono però comparsi articoli che attribuiscono un ruolo centrale al deficit di barriera; esso sembra aumentare il rischio di sensibilizzazione ai cibi e ad altri allergeni, suggerendo come l'esposizione orale a cibi potenzialmente allergenici possa essere importante per indurre una tolleranza immunologica e come forse sia possibile prevenire l'insorgenza di DA e allergie alimentari nelle prime fasi della vita evitando l'impiego degli allergeni per via cutanea (Worth e Sheikh, 2010);
3. *microrganismi*: la cute del paziente con DA mostra elevata concentrazione di colonie di *S. aureus* e altri microrganismi e la colonizzazione nasale è aumentata negli atopici. Ciò, come già detto, unito alla scarsa presenza di peptidi antimicrobici (defensine e catelicidine) contribuisce alla maggior suscettibilità di questi pazienti alle infezioni cutanee. Un ruolo sembra attribuibile alle enterotossine (ET) di *S. aureus* che stimolerebbero la produzione di IL-5 e inoltre agirebbero da superantigeni legandosi al recettore T e alle molecole di II classe dell'HLA (*human leukocyte antigen*). Tuttavia raramente le infezioni da *S. aureus* sono gravi negli atopici e un dato interessante è la diminuzione della sua colonizzazione con l'impiego di steroidi e immunomodulatori macrolattamici topici;
4. *fattori irritanti*: l'inquinamento atmosferico, le polveri sottili, gli sbalzi climatici, l'acqua dura, alcuni indumenti (lana, sintetici) e detergenti energici possono contribuire all'esacerbazione dell'eczema.

5.4 Patogenesi

L'infiammazione che sottende la DA si dipana in due fasi: quella iniziale, acuta, è caratterizzata dalla produzione di citochine tipicamente Th2; la seconda vede il progressivo cambiamento della popolazione cellulare con produzione di citochine tipiche dell'infiammazione Th1 mediata (Maintz e Novak, 2007). Negli ultimi studi è stato rivalutato il ruolo centrale del deficit della funzione di barriera che promuove la cascata delle citochine pro-infiammatorie, l'ingresso ripetuto di apteni e il rilascio di esotossine da parte di *S. aureus* determinando l'infiammazione a valle. L'infiltrato infiammatorio della DA consiste in LTCD4+, macrofagi, cellule dendritiche (cellule di Langerhans e cellule dendritiche infiammatorie infiltranti l'epidermide), eosinofili e mastociti attivati. I LTCD4+ esprimono il fenotipo di memoria e sono localizzati nello spazio intraepidermico e subepidermico. Inizialmente l'allergene penetra nella pelle danneggiata ed è catturato dalle molecole IgE legate ai mastociti attraverso Fc RI, con conseguente rilascio di istamina e mediatori dell'infiammazione, in particolare leucotrieni C4, D4, E4, chinine e prostaglandine che causano edema, vasodilatazione, arrossamento e aumento della permeabilità vascolare. Nel frattempo vengono anche liberate citochine (IL-4), il fattore di necrosi tumorale α (TNFα) e il fattore chemiotattico per gli eosinofili (ECF, *eosinophil chemotactic factor*) ad azione chemiotattica per i linfociti, eosinofili e polimorfonucleati che sommano la loro azione alle citochine pro-infiammatorie, come l'IL-1, il TNFα, il fattore di stimolazione delle colonie di granulociti e macrofagi (GM-CSF) e l'IL-18, prodotte dai cheratinociti che agiscono a loro volta sull'endotelio innescando la via di attivazione del NF-kB; quest'ultima porta all'espressione sulla superficie cellulare di molecole di adesione (Homey et al., 2006). Rilevante è il meccanismo scatenato dall'allergene che incontra nello strato più superficiale dell'epitelio le cellule di Langerhans, dotate di recettori ad alta affinità per le IgE, penetra all'interno della cellula e viene processato e riespresso sulla sua superficie nel contesto di molecole HLA e presentato ai linfociti T (LT) naïve che si differenziano nel sottotipo Th2 con produzione di citochine a essi associate (IL-4, IL-5, IL-13), stimolanti la produzione di IgE e il richiamo di eosinofili. Il reclutamento di LT, cellule dendritiche ed eosinofili, quindi, è mediato da una complessa associazione tra citochine pro-infiammatorie e chemochine, prodotte da differenti tipi di cellule, inclusi i cheratinociti (CCL27) e le cellule endoteliali (CCL17). Sembra inoltre che nella DA vi siano ridotti livelli di peptidi antimicrobici con colonizzazione batterica e produzione di citochine pro-infiammatorie che amplificano la risposta infiammatoria. Importante è anche il ruolo degli eosinofili, che liberano grandi quantità di citochine e di mediatori della flogosi che sinergizzano e amplificano l'azione di quelli rilasciati dalle altre componenti cellulari: IL-3 (crescita e attivazione dei mastociti), IL-1 e TNFα che, insieme all'IL-4, inducono l'espressione delle integrine e delle selectine da parte delle cellule endoteliali e dei loro ligandi da parte dei leucociti. L'interazione tra selectine e ligandi causa il fenomeno del *rolling*, cioè il rallentamento del flusso dei leucociti, l'adesione alla parete vasale e la successiva diapedesi con arrivo nel sito dell'infiammazione. In questo processo di interazione viene determinato il richiamo di differenti *subset* di leucociti, compresi i LT della memoria esprimenti un particolare complesso molecolare: il CLA (*cutaneous lymphocyte antigen*), un recettore di sede che condiziona l'*homing* di questi linfociti T (solo di memoria) alla sola cute. L'inibizione del meccanismo di apoptosi degli eosinofili, mediata dall'IL-5 e dal GM-CSF, favorisce ulteriormente il loro accumulo. Gli eosinofili, in particolare, sono reclutati prima e attivati poi dalle stesse IL-5 e IL-13, ma anche dalla chemochina RANTES. Essi contribuiscono poi allo *switch* Th1 producendo, una volta attivati, elevate quantità di IL-12, IL-5 e GM-CSF e aumentando il trofismo non solo degli stessi eosinofili, ma anche delle cellule dendritiche e delle cellule di Langerhans. Uno stimolo attivatore diverso (per esempio, un'infezione batterica) produce altre chemochine e citochine (quali INFγ e IL-12), che trasformano progressivamente la popolazione cellulare, inducendo una differenziazione prevalentemente Th1 responsabile della cronicità della malattia (Di Cesare, 2008). L'infiammazione cronica della DA, in analogia con le altre malattie allergiche, costituisce la base fisiopatologica dell'iperreattività cutanea, condizione mantenuta, amplificata e mediata anche da fattori non allergici quali la xerosi, il grattamento, lo stress, le infezioni, il microclima e gli agenti irritanti.

5.5 La "marcia allergica"

La DA non può essere definita una patologia allergologica *sensu strictu* pur potendo svelarsi come la prima manifestazione di uno stato atopico sistemico. Tale fenomeno, inteso come sviluppo sequenziale alla DA di manifestazioni quali asma bronchiale e/o oculorinite, è stato in vari studi preso in esame e definito con il nome di "marcia allergica". Non vi sono allo stato attuale dei criteri standardizzati per definire tale evoluzione. Durante i primi due anni di vita predominano l'allergia agli alimenti, in particolare uova e latte, e la DA. Di solito lo sviluppo di una sensibilizzazione per gli inalanti inizia più tardivamente. La produzione di IgE specifiche per gli allergeni perenni insorge generalmente tra il 2° e il 5° anno di vita, seguita da quella per gli allergeni stagionali. L'allergia agli acari, agli allergeni di cane e gatto, alle muffe e ai pollini si associa a comparsa di asma e rinocongiuntivite allergica.

Molti recenti studi hanno caratterizzato meglio le fasi della marcia allergica e i motivi per cui solo in determinati soggetti essa si verifica (persistenza della DA? severità della malattia?). Sicuramente la presenza di polisensibilizzazioni ad allergeni respiratori mette maggiormente il paziente a rischio di presentare asma, così come l'elevato dosaggio di IgE totali, ed è necessario seguire nel tempo i pazienti per poter valutare in tempo l'eventuale insorgenza di asma e instaurare un trattamento efficace.

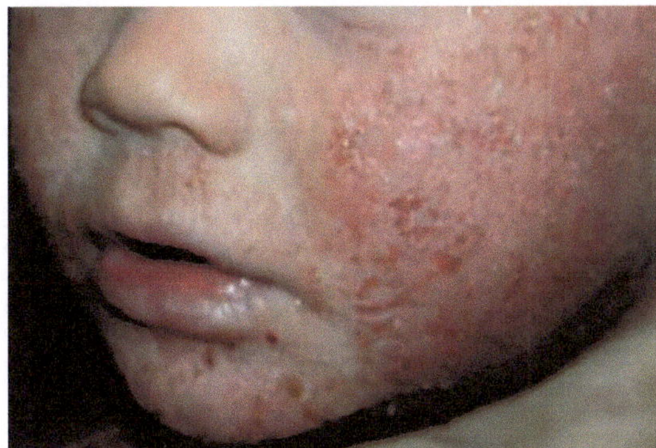

Fig. 5.1 DA nel lattante

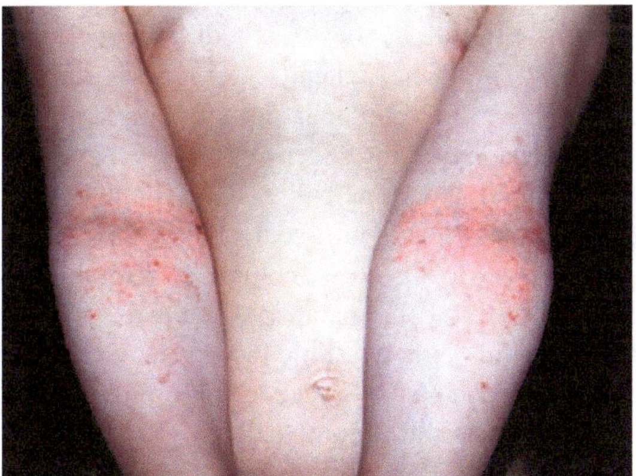

Fig. 5.2 DA in età scolare

5.6 Clinica

La DA non presenta alcun segno clinico o *marker* di laboratorio o quadro istologico patognomonico. Nella fase acuta prevalgono gli aspetti infiammatori con eritema, essudazione sierosa e vescicolazione, mentre nella fase cronica intervengono la xerosi, gli esiti discromici e la lichenificazione, talvolta con elementi papulosi erosi. Il bambino atopico presenta però alcuni aspetti clinici suggestivi, come la secchezza cutanea, l'iperlinearità palmoplantare, la piega sottopalpebrale e il pallore facciale. La DA è sempre intensamente pruriginosa tanto da condizionare le attività scolastiche del bambino, il sonno notturno e il coinvolgimento dell'intero ambito familiare, e nell'adulto l'attività lavorativa. La DA si manifesta con chiazze eczematose sfumate con una distribuzione tipica, variabile a seconda dell'età.

Nel lattante (Fig. 5.1) fa il suo esordio nelle prime settimane/mesi di vita con lesioni eczematose, spesso essudanti, simmetriche, che ricoprono il volto, il capillizio, il tronco e le superfici estensorie degli arti, associate a secchezza cutanea. Il prurito è sempre presente, ma prima dei tre mesi di vita generalmente si associa a disturbi del sonno e a movimenti ondulatori, mentre in seguito compaiono le tipiche escoriazioni da grattamento. È suggestivo l'aspetto del volto, con il coinvolgimento delle aree convesse e risparmio delle regioni centrali, associato a un tipico pallore. Dopo i due anni (Fig. 5.2) le lesioni interessano le pieghe (collo, arti, zona retroauricolare ecc.) e le estremità (mani, polsi, caviglie ecc.), spesso con aspetti di lichenificazione che si esprime come un ispessimento della cute a testimoniare l'effetto del grattamento cronico che il bambino riesce ad attuare.

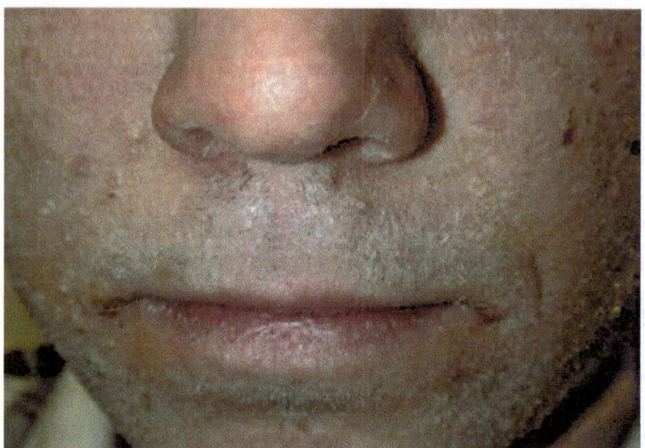

Fig. 5.3 DA nell'adulto

È abituale inoltre la coesistenza di lesioni acute, essudanti e croniche, lichenificate; un terreno atopico si osserva spesso nella dermatite lichenoide frizionale (Therstrup-Pedersen, 2000). Nell'età adulta gli aspetti principali sono la lichenificazione e la xerosi in alcune sedi privilegiate, come il viso e il collo (Fig. 5.3). Inoltre c'è un frequente coinvolgimento delle mani, spesso con aspetti disidrosiformi, per la possibile insorgenza di sensibilizzazione ad alcune sostanze come metalli (nichel) o conservanti (thiomersal).

In corso di DA possono osservarsi quadri clinici più rari come la forma nummulare e la forma follicolare e possono coesistere lesioni papulose molto pruriginose ed escoriate.

Il *decorso* è caratterizzato da esacerbazioni e remissioni, specie in estate o a seguito di cambiamenti climatici o terapia, fino a quando non si estingue spontaneamente. Tale risoluzione avviene nella maggior parte dei casi (circa il 50%) in età scolare o puberale (circa 80%) e solo una minoranza dei pazienti presenta lesioni nella vita adulta.

Le *complicanze* possono sopraggiungere in qualsiasi momento e dipendono sia dalle caratteristiche intrinseche della cute dell'atopico, sia dall'effetto del grattamento cronico. Una complicanza frequente è la sovrainfezione batterica dovuta alla particolare colonizzazione della cute atopica. Tale evento si traduce con la comparsa di lesioni pustolose, croste mieliceriche, scarsa risposta ai trattamenti, e richiede l'utilizzo di antibiotici topici e/o sistemici. L'infezione erpetica può rendersi responsabile di una sovrainfezione anche di grado importante per la diffusione del virus sulle aree eczematose e conseguente comparsa di lesioni vescico-pustolose, ombelicate, raggruppate e ricoperte da croste. La comparsa di febbre e alterazione dello stato generale sono suggestive della forma disseminata di Kaposi Juliusberg, che necessita di un trattamento di urgenza con antivirali sistemici. Un'altra complicanza è rappresentata dall'eczema da contatto, che si sospetta nei casi con manifestazioni in sedi inusuali o in caso di persistenza dopo la pubertà nonostante un trattamento ben condotto. Più raramente è possibile un ritardo di crescita, in particolare nelle forme gravi o trattate con steroidi sistemici o per diete incongrue. Rare le complicanze oculari come la cheratocongiuntivite o la cataratta, nella cui patogenesi potrebbero essere coinvolti gli steroidi. Infine, possono esserci complicanze psicosociali come senso di inadeguatezza, depressione e ostacoli nelle relazioni interpersonali e limitazioni nelle scelte lavorative.

5.7 Diagnosi

Pur essendo la diagnosi della DA semplice e spesso immediata, talvolta vi è la necessità di criteri diagnostici di ausilio al clinico. Nel 1979 Hanifin e Rajka proposero un elenco di criteri (Tabella 5.1) distinti in maggiori e minori. Nel 1994, il Working Party britannico diretto da Williams ha rivisto, semplificato e validato tali criteri (Tabella 5.2). Per il lattante i criteri proposti sono quelli di Bonifazi (Tabella 5.3). Per valutare la gravità della malattia e seguire l'evoluzione e l'efficacia dei trattamenti sono stati ideati numerosi sistemi a pun-

Tabella 5.1 Criteri di Hanifin e Rajka

1. Lesioni eczematose del volto e/o del cuoio capelluto con risparmio o minore impegno della regione del pannolino
2. a) Parente di primo grado con DA e/o rinite-asma allergico
   b) Irrequietezza psicomotoria e/o insonnia non attribuibile ad altre cause

Per la diagnosi il criterio 1 deve essere presente associato a uno degli altri due

Da: Hanifin e Rajka, 1980

Tabella 5.2 Criteri di Williams per pazienti >2 anni per la diagnosi di DA (Williams et al., 1994)

Criteri maggiori
• Morfologia e distribuzione caratteristiche • Dermatite cronica recidivante • Prurito • Anamnesi familiare positiva per malattie atopiche
Criteri minori
• Inizio nei primi mesi di vita • Xerosi, ittiosi e iperlinearità delle lesioni • Fissurazioni periauricolari, pitiriasi alba • Piega anteriore del collo • Solco di Dennie-Morgan • Cheratosi pilare • Occhiaie, blefarite, congiuntivite • Accentuazione per stress ambientali ed emozionali • Tendenza alle infezioni cutanee recidivanti, cheiliti • Cheratocono o cataratta sottocapsulare anteriore • Elevati livelli di IgE totali • Coesistenza di allergia/intolleranza alimentare • Positività dei test cutanei e/o sierologici per allergeni da inalazione (soprattutto dermatofagoidi) o alimentari • Facilità a dermatiti aspecifiche • Dermografismo bianco • IgE totali elevate
La presenza di 3 criteri maggiori e almeno 3 criteri minori orienta verso una diagnosi di dermatite atopica

Tabella 5.3 Criteri diagnostici della DA nei primi 3 mesi di vita

Criterio maggiore obbligatorio
• Presenza di una dermatite pruriginosa negli ultimi 12 mesi (o storia riferita dai genitori di prurito o sfregamento nel bambino)
Criteri minori (almeno 3)
• Storia di dermatite flessurale in un bambino di meno di 10 anni • Inizio prima dei 2 anni (da non usare se il bimbo ha meno di 4 anni) • Storia personale di asma o rinite o atopia in un parente di primo grado se il paziente ha meno di 4 anni • Xerosi generalizzata nell'ultimo anno • Evidente eczema delle pieghe o eczema delle regioni malari o della fronte, o entrambi, e delle estremità estensorie se il paziente ha meno di 4 anni

Da: Bonifazi et al., 1989

teggio (*scoring systems*). Un posto di rilievo occupa lo SCORAD (*SCORing of Atopic Dermatitis*), sistema che valuta l'estensione della dermatite e i sintomi soggettivi del paziente, quali il prurito, la perdita di sonno e le condizioni cutanee generali. Specifici diagrammi corporei permettono di delineare l'estensione e l'area cutanea coinvolta e di segnalare la presenza e l'intensità di 6 segni cutanei (eritema, edema/papule, essudazione/croste, lichenificazione e xerosi cutanea). Sulla base dello SCORAD sono stati realizzati altri sistemi, alcuni di più facile e veloce applicazione: SASSAD (*Six Area, Six Sign Atopic Dermatitis*), EASI (*Eczema Area and Severity Index*), ADAM (*Assessment Measure for Atopic Dermatitis*) e recentemente il PO-SCORAD (*Patient-Oriented SCORAD*), per una efficace autovalutazione da parte del paziente (Stalder et al., 2011).

La *diagnosi differenziale* della DA nel bambino comprende la scabbia, la dermatite seborroica, l'eczema da contatto, la dermatite erpetiforme, lo strofulo, le dermatofitosi, l'ittiosi e le immunodeficienze come la sindrome di Omenn. Peraltro anche in alcune immunodeficienze (per esempio, nelle sindromi di Wiskott-Aldrich e di Job) e nelle sindromi di Netherton e di Dubowitz si associa una DA. La diagnosi differenziale nell'adulto va prima di tutto posta con le altre forme di eczema (da contatto, irritativo ecc.) e alcune forme di linfoma T; l'eczema atopico di mani e piedi va differenziato invece dalla psoriasi palmoplantare e dalla tinea.

Gli *esami allergologici* consentono un maggior approfondimento eziopatogenetico dopo la diagnosi clinica. Quelli di impiego routinario hanno l'obiettivo di accertare l'esistenza di sensibilizzazione allergica in atto per distinguere tra DA estrinseca e intrinseca e identificare eventuali allergeni in grado di influenzare il decorso della malattia. Possono essere effettuati esami *in vivo* (*skin prick test* [SPT] o *patch test*) oppure *in vitro* (IgE totali e specifiche, conta eosinofili, ECP, triptasi). I *prick test* sono di facile e rapida esecuzione, altamente specifici ma poco sensibili (specie nei bambini), soprattutto perché risentono di variabili in grado di influenzare le dimensioni della risposta eritemato-pomfoide (tipo, potenza e concentrazione dell'estratto, abilità e/o tecnica di esecuzione del test, grado di sensibilizzazione e di reattività della cute al momento dell'esame). Malgrado si ritenga che lo SPT non possa essere eseguito prima dei tre anni perché poco attendibile, in realtà esso può fornire risposte utili già dal 3° mese di vita, pur con alcuni falsi negativi. Nel corso della storia naturale della sensibilizzazione atopica, gli allergeni alimentari precedono quelli respiratori e tendono a scomparire entro l'età scolare. I pneumoallergeni invece, tendono ad aumentare di numero e di intensità verso la pubertà.

In presenza di una storia clinica suggestiva, la negatività delle prove cutanee a un trofoallergene obbliga alla ripetizione dell'esame con estratti di altre ditte oppure con alimento fresco (metodo *prick-by-prick*) ma soprattutto impone una verifica mediante diete di eliminazione/scatenamento diagnostiche. Al contrario, la presenza di una positività deve essere valutata nel contesto clinico. Nei bambini con DA la pluripositività per allergeni alimentari rappresenta un fenomeno comune, mentre la vera plurisensibilizzazione clinica è un'evenienza estremamente rara (Rancé, 2008). I test *in vitro* hanno elevate sensibilità e specificità, buona riproducibilità, con lo svantaggio dei costi elevati. La ricerca di IgE specifiche ha una sensibilità inferiore allo SPT, tempi più lunghi per ottenere la risposta, ma il vantaggio della mancata interferenza da parte dei farmaci sulla risposta. Le IgE totali presentano ampie oscillazioni a seconda dell'età (v.n. < 20 kU/l per età < di 1 anno fino ai < 100 kU/l dei 10 anni).

I *patch test* vengono effettuati soprattutto per differenziare la DA dalle dermatiti da contatto. Negli *atopy patch test* vengono applicati sulla cute aereoallergeni o alimenti per valutare la presenza di reazioni tardive allergene-specifiche di tipo IV; pur essendo un nuovo strumento diagnostico, le differenze metodologiche e di accuratezza raggiunta non consentono ancora di inquadrarli tra i test routinari.

Per quanto riguarda gli alimenti non vi sono diete particolarmente raccomandate per i pazienti con DA. Solo nel caso in cui venga stabilita con assoluta certezza una ipersensibilità a un alimento sarà necessario prescrivere una dieta, ma limitata nel tempo. Ove non vi sia miglioramento, pure con la certezza di una perfetta attinenza ai consigli alimentari, la dieta va liberalizzata. Quando invece la dieta di eliminazione abbia prodotto una completa scomparsa o un notevole miglioramento della clinica è possibile effettuare il test di provocazione orale (TPO) (in aperto, contro placebo, in doppio cieco contro placebo [DBPCFC, *double blind placebo controlled food challenge*]), considerato il *gold standard* nella diagnosi di allergia alimentare. Tuttavia l'organizzazione del DBPCFC al di fuori di strutture specializzate è complessa ed è ragionevole effettuare in prima battuta il TPO in aperto. Il TPO secondo l'European Academy of Allergy and Clinical Immunology (EAACI):

1. rappresenta il primo approccio quando è elevata la possibilità di esito negativo;
2. è sufficiente a formalizzare la diagnosi di allergia alimentare senza la necessità di ricorrere al test in cieco se risulta positivo con franchi segni di reazione IgE-mediata;
3. deve sempre essere eseguito come conferma in un DBPCFC negativo;
4. nei bambini < 3 anni è spesso sufficiente se si verificano chiari sintomi di tipo immediato.

Nei casi selezionati questi test vanno eseguiti da specialisti qualificati in ambiente protetto, poiché si può presentare reazione fino a 24 ore dopo il test.

5.8 Terapia

5.8.1 Terapia topica

La terapia topica è di fondamentale importanza perché da sola consente di gestire sino all'80% di tutti i casi, con lo scopo di ridurre l'infiammazione cutanea e il prurito, ricostituire l'integrità della barriera cutanea, prevenire e curare le infezioni sovrapposte (Paradisi, 2005). Essa si avvale dei seguenti presidi:

- *idratanti ed emollienti*: costituiscono la prima linea di trattamento praticamente in tutti i casi di DA. Vanno applicati regolarmente in ogni fase della malattia, anche per prevenire il contatto con agenti irritanti, in particolare dopo il bagno, possibilmente entro 3 minuti quando la quantità di acqua sulla cute è maggiore;
- *corticosteroidi topici*: i loro punti di forza consistono nell'efficacia, anche nelle DA severe, nella rapidità di azione e nel costo contenuto. I loro effetti collaterali, soprattutto il rischio di

assorbimento e l'effetto atrofogenico, fin troppo enfatizzati (corticofobia), sono nettamente diminuiti con le molecole commercializzate negli ultimi anni, che offrono anche il vantaggio di una somministrazione mono-die. Essi rappresentano un sicuro, economico ed efficace strumento terapeutico, il cui uso presenta ovvie limitazioni per sedi, età ed estensione della DA, ma che può essere con vantaggio integrato con i nuovi immunomodulatori topici. Al pari di questi ultimi una somministrazione preventiva (proattiva), due volte alla settimana, offre vantaggi in termini di consumo totale nel lungo periodo (Peserico et al., 2008);

- *immunomodulatori topici macrolattamici*: le nuove molecole, tacrolimus (T) e pimecrolimus (P), sono inibitori topici della calcineurina (ITC) e agiscono come immunomodulatori topici. Il T è indicato (unguento allo 0,03% da 2 a 16 anni e allo 0,1% dai 16 anni in poi) nella DA moderata-severa e il P nella DA lieve-moderata (crema allo 0,1% da 2 anni). Entrambi bloccano a livello locale l'attivazione dei linfociti T attraverso l'inibizione di un fattore nucleare di trascrizione delle citochine infiammatorie e di cellule chiave coinvolte nella patogenesi della DA, come le cellule di Langerhans, i cheratinociti e i macrofagi. Entrambi hanno dimostrato di essere efficaci, privi di potere atrofogenico e dotati di ampi margini di sicurezza nelle terapia della DA da media a moderatamente severa sia nei bambini che negli adulti. Sono farmaci raccomandabili come prima linea di trattamento nelle zone delicate come il viso, il collo e le pieghe, specie inguinali, con un gradiente di attività che li rende meno efficaci nelle altre sedi. Il P, dotato di attività minore, vanta un più alto numero di studi sperimentali anche nei neonati. L'uso di questi due farmaci può essere accompagnato da effetti collaterali transitori e modesti come bruciore e prurito nelle zone di applicazione. Il dubbio che la immunosoppressione locale o sistemica (T>P) possa aumentare la carcinogenesi o la fotocarcinogenesi è stato alla base della decisione della FDA (*Food and Drug Administration*), poi recepita in Europa dall'EMEA, di far inserire a partire dal 2006 nelle confezioni una *black box warning* per avvertire che la sicurezza degli ITC a lungo termine non è stata ancora dimostrata. Un'attenta disamina della letteratura sembra comunque indicare che non vi è una evidenza di aumento di incidenza di carcinomi cutanei e di linfomi o di immunosoppressione sistemica nei pazienti che hanno usato o usano gli ITC, anche se una conferma definitiva non è stata ancora dichiarata (Kalavala e Dohil, 2011). Il rischio legato all'uso degli ITC sembra generalmente comparabile a quello di altri agenti comunemente impiegati nel trattamento della DA e collegato alla gravità dell'eczema (Arellano et al., 2007). Le risposte immuni non sono modificate, i livelli di *S. aureus* con ITC o corticosteroidi presentano modificazioni simili, senza aumento statistico del rischio di infezioni cutanee o sistemiche. Il loro uso, a breve-medio termine o intermittente, gravato di un certo costo, può essere dal terapeuta opportunamente integrato con quello dei corticosteroidi, personalizzando la terapia del paziente nel rispetto delle linee guida (Darsow et al., 2010);
- *antinfettivi topici*: oltre a lavaggi antisettici e coloranti come l'eosina acquosa al 2%, possono essere impiegati l'acido fusidico, la mupirocina o la retapamulina. Nel caso di infezione erpetica ricordare il rischio di sensibilizzazione con gli antivirali topici.

5.8.2 Terapia sistemica

Nella DA il ricorso alla terapia sistemica è dettato dalla gravità, dalla impossibilità o dalla inefficacia della terapia topica. Occorre tenere in considerazione l'età e le ripercussioni psicologiche, il rapporto costo/benefici, la compliance del paziente o della famiglia, e tutte le misure atte a evitare *poussées* della malattia (bonifica ambientale ecc.). I farmaci universalmente impiegati per via sistemica nella DA sono gli antistaminici, gli antinfettivi e gli immunosoppressori. Di questi, gli antistaminici sono impiegati comunemente in tutte le fasi della malattia, gli antinfettivi solo nel caso di complicanze, mentre gli immunosoppressori sono riservati ai casi severi e selezionati di DA.

Ancora soggetti a verifica gli inibitori dei leucotrieni, mentre non più (o mai) entrati nell'uso risultano l'IFNγ e le gammaglobuline endovena, e le erbe cinesi. Utile in casi ben selezionati il supporto psicologico.

La terapia sistemica della DA prevede le seguenti misure:

- *antistaminici*: vengono utilizzati routinariamente essendo il prurito un sintomo costante della DA. Quelli di prima generazione, con effetto sedativo (come l'idrossizina cloridrato), sembrano utili nel controllo del prurito del bambino, facilitandone il sonno se somministrati prima di andare a letto, ma non vi è indicazione per il loro uso costante (perdita di efficacia col tempo, rischio di abuso) che non è scevro da altri rischi (reazione di eccitazione paradossa per l'idrossizina cloridrato, fotosensibilizzane per i fenotiazinici). Quelli di nuova generazione con effetti collaterali minimi e privi dell'effetto sedativo possono essere impiegati nei pazienti con vita di relazione attiva, ma sono meno efficaci nella prima infanzia. Per alcuni, oltre all'azione semplicemente antistaminica, si è parlato di un'azione antinfiammatoria a lungo termine, suggerita da alcuni studi *in vitro* e *in vivo*, ma non ancora dimostrata in studi clinici;
- *antinfettivi orali*: l'antibioticoterapia orale (macrolidi, amoxicillina-acido clavulanico, cefalosporine) va riservata ai casi clinicamente evidenti di impetiginizzazione severa, di follicoliti profuse, delle rare complicanze infettive extracutanee per contiguità come le osteomieliti delle falangi distali. Nelle infezioni erpetiche diffuse è d'obbligo l'uso dell'aciclovir sistemico. Discutibile l'impiego degli antimicotici orali in adolescenti/adulti con infezione da *Malassezia furfur*;
- *cortisonici*: sconsigliati in genere per il rebound alla loro sospensione, sono eccezionalmente usati per gravi recidive e per pochi giorni, specie in bolo in pazienti ospedalizzati;
- *immunosoppressori*: possono essere impiegati nella DA solo dopo aver definito il livello di gravità e aver verificato che il trattamento topico svolto fino a quel momento sia stato idoneo e ben eseguito. La ciclosporina A (CyA) è attualmente il solo agente immunosoppressore indicato nei casi severi e resistenti di DA, sia nell'adulto che nel bambino, che possono calcolarsi nel 5-10% del totale (Bodemer, 2005). La sua efficacia si esplica sia sui sintomi oggettivi e soggettivi, compreso il prurito, sia conseguentemente sulla qualità della vita. Si preferisce generalmente un dosaggio di attacco di 4-5 mg/kg/die con buona e rapida risposta clinica per cicli brevi (3-4 mesi) senza fenomeni di rebound. L'insorgenza di possibili effetti collaterali maggiori (nefrotossicità, ipertensione arteriosa, ipertricosi e cancerogenicità nel lungo termine) deve essere sempre tenuta presente. Gli effetti sulla funzionalità renale, in particolare, dose- e tempo-dipendenti, vanno monitorati (azotemia, creatininemia ed elettroliti ogni 2-4 settimane). Soprattutto negli adulti, l'azatioprina (1-2 mg/kg/die), da somministrare dopo dosaggio della tiomercaptometiltransferasi (TPMT), e il methotrexate (5-25 mg/sett) sono raramente utilizzati, determinano un lento miglioramento con possibili importanti effetti collaterali e necessitano di sorveglianza clinico-laboratoristica;
- *farmaci biologici*: alcuni di essi (infliximab, adalimumab, etanercept) sono stati sperimentati negli adulti con risultati discordanti. In particolare, nei pazienti con asma e livelli mediamente aumentati di IgE l'omalizumab ha fornito risultati incoraggianti, ma nella DA sono ancora controversi;
- *altre terapie*: di uso ancora sperimentale come immunosoppressore, il mofetil micofenolato, e contro il prurito il naltrexone, inibitore dei recettori degli oppioidi, in crema all'1%;
- *climatoterapia*: indubbio il vantaggio di un cambio di clima nelle fasi peggiorative della DA. In genere è indicata l'eliotalassoterapia, specie nei bambini, a patto che il soggetto non vi si rechi con notevoli escoriazioni (rischio di irritazioni per la salinità del mare o di infezione per la sabbia), ma anche il soggiorno montano porta benefici. Vantaggi possono offrire le cure termali in alcune località (per esempio Comano in Italia, Avène in Francia);
- *fototerapia*: controindicata in genere al di sotto di 10-12 anni (rischio di cataratta), nelle fasi acute e nei fototipi I e II, si articola in vari

schemi terapeutici, soprattutto UVA-1, UVB-NB e PUVA (solo adulti), ma sotto la guida di specialisti esperti;

- *indumenti di seta*: poiché è nota la capacità dei tessuti ruvidi di indurre irritazione nella DA, uno speciale tessuto di seta (Dermasilk) privo di sericina e trattato con un prodotto ad attività antibatterica (AEGIS AEM5772/5) si è dimostrato efficace nel migliorare le lesioni della DA (Ricci et al., 2009);
- *la scuola dell'atopia*: nell'ultimo decennio in vari Paesi europei tra cui l'Italia (Gelmetti, 2007) è stato sviluppato un programma di educazione terapeutica multidisciplinare allo scopo di rendere maggiormente edotto il paziente sulla sua malattia e sulle finalità dei trattamenti così da ottimizzarne le capacità di autovalutazione e autogestione. Nel nostro Paese sono stati costituiti vari gruppi strutturati con *modus operandi* decisamente pratico (Gelmetti, 2008), in grado di migliorare la compliance e la qualità della vita dei pazienti atopici e delle loro famiglie.

Letture consigliate

Akdis CA, Akdis M, Bieber T et al (2006) Diagnosis and treatment of atopic dermatitis in children and adults. PRACTALL Consensus Report. Allergy 61:969-987

Arellano FM, Wentworth CE, Arana A et al (2007) Risk of lymphoma following exposure to calcineurin inhibitors and topical steroids in patients with atopic dermatitis. J Invest Dermatol 127:808-816

Asher M, Montefort S, Bjorksten B et al (2006) Worldwide time trends in the prevalence of symptoms of asthma, allergic rhinoconjunctivitis and eczema in childhood: ISAAC Phase One and Three repeat multicountry cross-sectional surveys. Lancet 368:733-743

Bath-Hextall F (2009) Dietary exclusions for improving established atopic eczema in adults and children: systematic review. Allergy 64:258-264

Bodemer C (2005) Quelle prise en charge pour les dermatites atopiques severes et chroniques de l'enfant? Ann Dermatol Venereol 132:S121-130

Boguniewicz M, Leung DY (2011) Atopic dermatitis: a disease of altered skin barrier and immune dysregulation. Immunol Rev 242:233-246

Bonifazi E, Menegheni CI (1989) Atopic dermatitis in the first six months of life. Acta Derm Venereol (Suppl)144:20-22

Cork MJ, Robinson DA, Vasilopoulos Y et al (2006) New perspectives on epidermal barrier dysfunction in atopic dermatitis: gene-enviroment interactions. J Allergy Clin Immunol 118:3-21

Darsow U, Wollenberg A, Simon D, Taïeb A et al (2010) European Task Force on Atopic Dermatitis/EADV Eczema Task Force. ETFAD/EADV eczema task force 2009 position paper on diagnosis and treatment of atopic dermatitis. J Eur Acad Dermatol Venereol 24:317-328

Di Cesare A (2008) A role of Th17 cells in the immunopathogenesis of atopic dermatitis? JID 128: 2569-2572

Flohr C, Yeo L (2011) Atopic dermatitis and hygiene hypothesis revisited. Curr Probl Dermatol 41:1-34

Gelmetti C (2007) La scuola dell'atopia. Springer, Milano

Gelmetti C (2008) La pratica dell'atopia. Springer, Milano

Girolomoni G, Abeni D, Masini C et al (2003) The epidemiology of atopic dermatitis in Italian school children. Allergy 58:420-425

Hanifin JM, Rajka G (1980) Diagnostic features of atopic dermatitis. Acta Derm Venereol (Suppl)92: 44-47

Homey B, Steinhoff M, Ruzicka T, Leung DYM (2006) Cytokines and chemokines orchestrate atopic skin inflammation. J Allergy Clin Immunol 118:178-189

Howell MD (2007) The role of defensin and cathelicidins in atopic dermatitis. Curr Opin Allergy Clin Immunol 7:413-417

Kalavala M, Dohil MA (2011) Calcineurin inhibitors in pediatric atopic dermatitis: a review of current evidence. Am J Clin Dermatol 1:15-24

Kodama A, Horikawa T, Suzuki T et al (1999) Effect of stress on atopic dermatitis: investigation in patients after the great hanshin earthquake 104: 173-176

Lipozencic J, Wolf R (2007) Atopic dermatitis: an update and review of the literature. Dermatol Clin 25:605-612

Maintz L, Novak N (2007) Getting more and more complex: the pathophysiology of atopic eczema. Eur J Dermatol 17:267-283

Monar N, Willis-Owen SAG , Moffatt MF, Cookson WOCM (2006) The genetics ot atopic dermatitis. J Allergy Clin Immunol 118:24-38

Paradisi M (2005) La terapia topica. In: Ugazio AG (ed) La dermatite atopica nella pratica clinica. Editeam, Cento (FE)

Peserico A et al (2008) Reduction of relapses of atopic dermatitis with methylprednisolone aceponate cream twice weekly in addition to maintenance treatment with emollient: a multicentre, randomized, double-blind, controlled study. Br J Dermatol 158:801-807

Rancé F (2008) Food allergy in children suffering of atopic eczema. Pediatr Allergy Immunol 19:279-284

Ricci G, Dondi A, Patrizi A (2009) Useful tools for the management of atopic dermatitis. Am J Clin Dermatol 10:287-300

Roguedas-Contios AM (2011) What is intrinsic atopic dermatitis? Clinic Rev Allerg Immunol 41:233-236

Spergel JM (2010) Epidemiology of atopic dermatitis and atopic march in children. Immunol Allergy Clin North Am 10:269-280

Stalder JF et al (2011) Patient-oriented SCORAD (PO-SCORAD): a new self-assessment scale in atopic dermatitis validated in Europe. Allergy 66:1114-1121

Therstrup-Pedersen K (2000) Clinical aspects of atopic dermatitis. Clin Exp Dermatol 25:535-543

Tokura Y (2010) Extrinsic and intrinsic types of atopic dermatitis. J Dermatol Sci 58:1-7

Williams HC, Burney PGJ, Hay RJ et al (1994) The UK working party's diagnostic criteria for atopic dermatitis I-III. Br J Dermatol 131:383-416

Worth A, Sheikh A (2010) Food allergy and atopic eczema. Current Opinion in Allergy and Clinical Immunology 10:1097

Dermatite da contatto: aspetti generali

6

Massimo Gola, Nicola Milanesi, Angelo Massimiliano D'Erme

6.1 Introduzione

La cute dei bambini, esposta sin dalla nascita a numerosi stimoli ambientali, può manifestare vari quadri clinici di *dermatite da contatto* (DC) che rappresenta uno stato di alterata reattività cutanea indotto dall'esposizione a un agente esterno. Le sostanze che dopo un'esposizione singola o multipla sono in grado di provocare la comparsa di questa manifestazione possono essere di tipo irritante – di natura chimica, fisica e biotica – oppure sensibilizzante, cioè in grado di indurre un danno cutaneo mediato da meccanismi immunologici come la dermatite allergica da contatto (DAC), condizione da considerare eccezionale fino ai 2-3 anni e comunque rara nei primi anni di vita, la cui frequenza diventa progressivamente più elevata fino a raggiungere, nel periodo puberale, la stessa dell'adulto. Sul piano clinico la DC è caratterizzata dalla comparsa di lesioni morfologicamente polimorfe in rapporto alla fase evolutiva della dermatosi, alla natura della sostanza contattante e alle modalità del contatto (sporadico, ripetuto, continuo). Solitamente, nelle forme iniziali, le lesioni sono circoscritte alla sede del contatto con l'agente scatenante, mentre in seguito si possono estendere anche ad altre regioni corporee per diffusione aerea (*airborne*), endogena o per autotrasporto. Una diagnosi accurata rappresenta la chiave del trattamento della DC. Identificare e successivamente evitare il contatto con l'agente (o gli agenti) responsabile della dermatite può far prevedere la risoluzione e la guarigione del quadro clinico. In caso contrario, se il contatto persiste o si intensifica, la dermatite può diventare cronica, disabilitante e non guarire più completamente nonostante un trattamento medico adeguato e l'allontanamento (ormai tardivo) delle cause della dermatite.

M. Gola (✉)
Dermatologia Allergologica e Professionale
Dipartimento di Area Critica Medico-Chirurgica
Azienda Sanitaria e Università degli Studi di Firenze
e-mail: massimo.gola@asf.toscana.it

6.2 Epidemiologia

La dermatite da contatto irritante (DCI) rappresenta un'affezione molto frequente durante l'infanzia: si ritiene che almeno il 20% dei bambini nei primi due anni di vita abbia sofferto di "dermatite irritativa dell'area del pannolino" (DIP) che rappresenta la più comune di queste forme. Le forme allergiche sono state considerate per molto tempo eccezionali in età pediatrica, ma negli ultimi anni sono in aumento le segnalazioni in proposito e studi recenti riportano una prevalenza variabile tra il 13,3 e il 24,5% in bambini asintomatici risultati positivi ai patch test. Se consideriamo i pazienti sintomatici, con sospetta DAC e risposta positiva ai patch test, la prevalenza risulta essere molto maggiore aggirandosi intorno a valori tra il 14 e il 77%. Ad oggi appare piuttosto difficile comparare i risultati riportati dai vari studi epidemiologici condotti nei maggiori centri europei e statunitensi, non esistendo un criterio di inclusione universalmente accettato per quanto riguarda variabili come età, concentrazione delle sostanze testate e durata dell'applicazione dei patch test (Castanedo-Tardan et al., 2011).

La DAC è sicuramente eccezionale al di sotto dei sei mesi (è segnalata una reazione a un braccialetto identificativo in un neonato di sette giorni) per la limitata esposizione a sostanze sensibilizzanti o per una temporanea immaturità dell'immunità cellulo-mediata, tuttavia la letteratura internazionale più recente sull'argomento è concorde nel considerare la DC in età pediatrica una condizione comune, in aumento e con una prevalenza che può essere stimata simile a quella della popolazione adulta (Fernandez Vozmediano e Armario Hita, 2005).

6.3 Clinica

L'aspetto clinico della dermatosi varia con il passare del tempo. Le *forme acute* si caratterizzano per la comparsa improvvisa di eritema ed edema di intensità variabile a cui nell'arco di poche ore si aggiungono vescicole di piccole dimensioni a contenuto sieroso-limpido. La rottura delle vescicole, molto facile in ragione della loro superficialità, determina la fuoriuscita di un liquido chiaro e trasparente che rende la superficie cutanea lucida e umida al tatto. Si possono inoltre scorgere piccole aree disepitelizzate intensamente pruriginose o addirittura dolenti.

Nella *fase subacuta* si può notare una riduzione dell'eritema e dell'edema e la formazione di crosticine color ambra dovute all'evaporazione della componente acquosa dell'essudato e più tardi ancora di squamo-croste bianco-giallastre.

Nella *fase cronica* si assiste al processo della lichenificazione: la cute appare ispessita, ruvida al tatto, di colorito grigio-violaceo, con accentuazione del nomale disegno epidermico, priva di peli e con lesioni da grattamento (crosticine sieroematiche allineate) nei bambini più grandi. Possono essere anche presenti ragadi e fissurazioni.

Soggettivamente è sempre presente il prurito che nel bambino più piccolo si manifesta con irrequietezza, insonnia e irritabilità.

6.4 Istologia

Il quadro istologico varia esattamente come quello clinico in funzione della fase evolutiva in cui viene osservata la dermatite ed effettuato il prelievo bioptico. Nella fase acuta è possibile osservare una dilatazione dei capillari e delle venule postcapillari nel derma superficiale con un infiltrato misto di linfociti ed eosinofili, edema del derma papillare, spongiosi epidermica e fenomeni di esocitosi linfocitaria (passaggio di linfociti dal derma all'epidermide). Con il passare del tempo questi fenomeni si attenuano e in fase subacuta si vedono solo aree disepitelizzate o prive del corneo che viene sostituito da strati sottili di materiale eosinofilo. Nella fase di cronicizzazione si hanno invece acantosi, iperplasia psoriasiforme dell'epidermide, ipercheratosi, iperplasia del collagene e infiltrato linfomonocitario nel derma superficiale.

6.5 Quadri clinici

6.5.1 Dermatite da contatto irritante

Alla base della *dermatite da contatto irritante* (DCI) vi è sempre un'azione aggressiva diretta sullo strato corneo che determina la modificazione del pH cutaneo e della composizione dei lipidi intercorneocitari. Ne consegue l'alterazione della funzione di barriera propria dell'epidermide che facilita così la penetrazione in profondità degli agenti irritanti e induce uno stato infiammatorio nell'epidermide e nel derma. Le DCI rappresentano quindi una risposta cutanea stereotipata che si manifesta in tutti i soggetti esposti all'azione di una sostanza irritante, anche se ovviamente esistono molteplici condizioni favorenti (stato atopico, umidità ambientale, temperatura elevata, frizione, microtraumi, pressione, macerazione, occlusione). La forma più comune e diffusa di DCI in età pediatrica è la dermatite *irritativa dell'area del pannolino* (DIP) (*diaper dermatitis* o *napkin dermatitis*) (Alberta et al., 2005) (Fig. 6.1). Numerosi sono i fattori irritanti che agiscono in

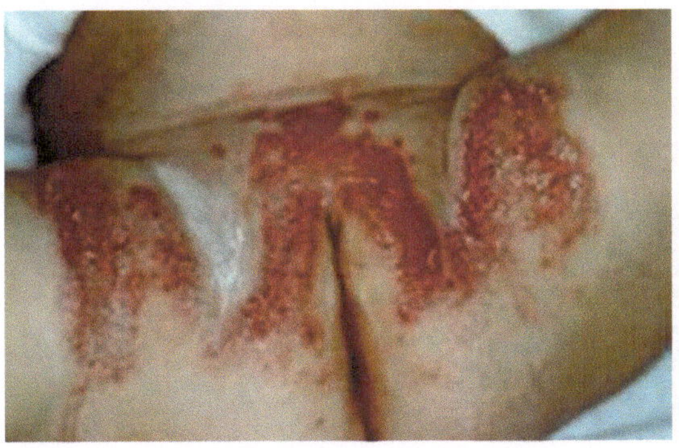

Fig. 6.1 Dermatite irritativa dell'area del pannolino (DIP)

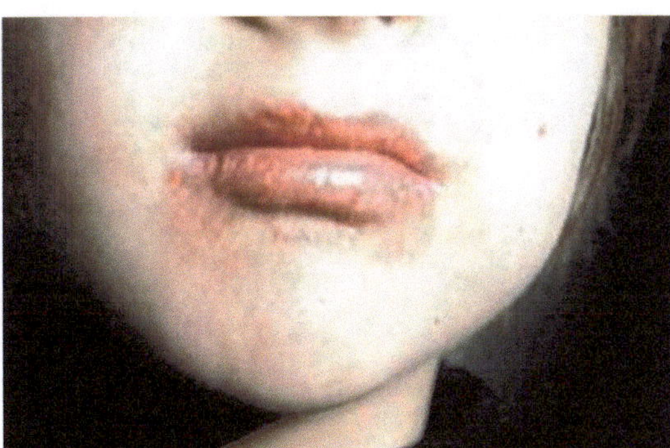

Fig. 6.3 Dermatite periorale

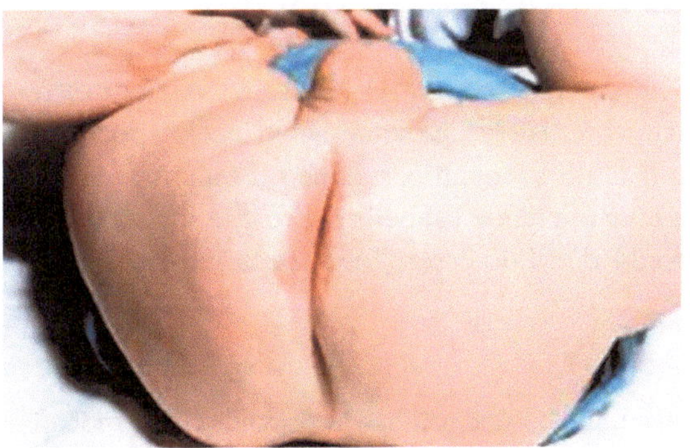

Fig. 6.2 Dermatite perianale

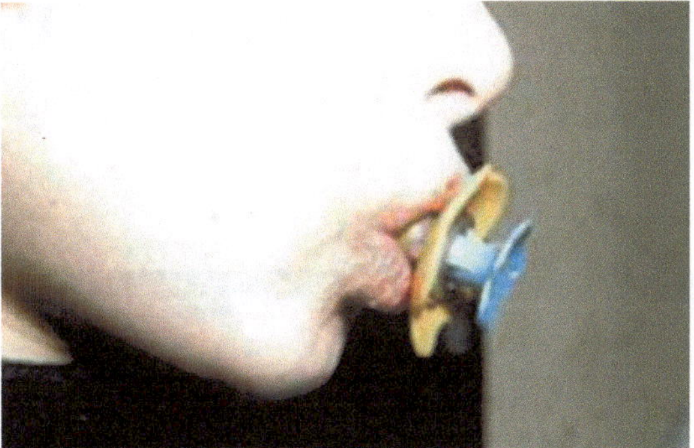

Fig. 6.4 Il succhiotto causa della dermatite periorale

sinergia nel determinare la comparsa di questo quadro clinico che sarà trattato in modo più approfondito tra le DC nella prima infanzia.

Altre forme di DCI frequenti nei primi 2-3 anni di vita sono la *dermatite perianale* (Fig. 6.2) causata da particelle di cibo non digerito che causano irritazione meccanica durante la defecazione, la *dermatite da indumenti* determinata dallo sfregamento di vestitini di lana o sintetici abbastanza caratteristica soprattutto nei bambini atopici, la *dermatite periorale* e la *cheilite da contatto* caratteristiche dei bambini che hanno l'abitudine di utilizzare il succhiotto (Figg. 6.3 e 6.4), mordicchiare o succhiare le labbra, masticare chewing-gum, o nei bambini con intensa salivazione soprattutto durante la dentizione per l'azione irritante della saliva stessa, o le forme causate dal contatto con succhi di alimenti come gli spinaci, il pomodoro, le carote o gli agrumi.

In età pediatrica, giocando nei prati con braccia e gambe scoperte, la possibilità di venire in contatto diretto con erbe e piante è assai frequente e, provocandone la rottura con fuoriuscita di sostanze lesive, talora fototossiche e più raramente fotosensibilizzanti, può insorgere una DC da piante o *fitodermatite da contatto* (Pigatto et al., 2010). I quadri clinici con cui si può presentare sono diversi e indotti da vari meccanismi patogenetici, traumatico o chimico, tossico o eccezionalmente allergico, con aspetto morfologico e figurazione varia (Fig. 6.5), in grado di svilupparsi in modo spontaneo o indotto e anche per via aerea (*airborne*). La dermatite insorge solitamente poco tempo dopo il contatto con la pianta (circa 18-24 ore al massimo) e può essere favorita o aggravata dall'esposizione alle radiazioni ultraviolette con spettro d'azione nel range degli UVA (*fito-fotodermatite da contatto)* per il concorso con

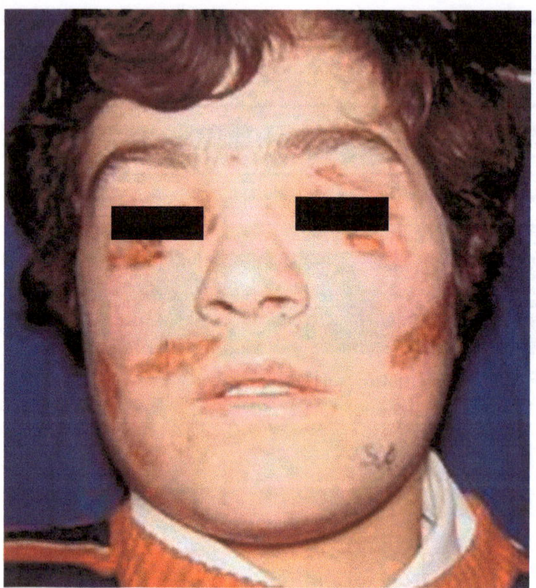

Fig. 6.5 Fitodermatite da contatto irritante

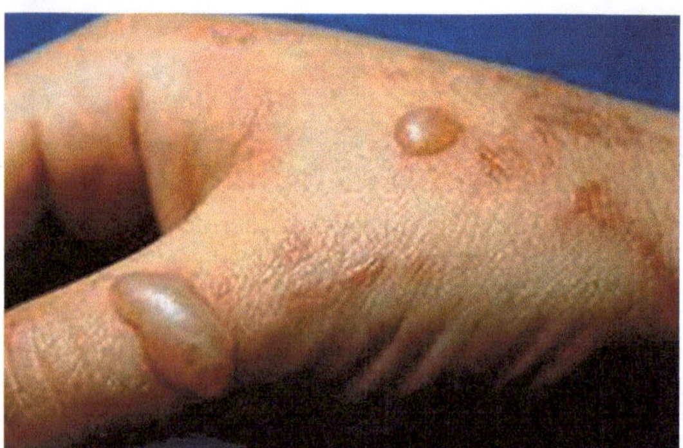

Fig. 6.6 Dermatite striata pratense

sostanze dotate di azione fototossica come le furocumarine presenti in varie piante come la carota, il sedano, il prezzemolo, il fico, il bergamotto ecc. Il quadro clinico più comune è rappresentato dalla *dermatite striata pratense* (Fig. 6.6) caratterizzata da lesioni eritemato-edematose e talora vescico-bollose, solitamente figurate o lineari, generalmente asimmetriche e irregolari ma strettamente limitate alle sedi di contatto, che risolvono spesso con esiti pigmentari piuttosto evidenti e duraturi (Fig. 6.7). Gli aspetti più salienti e peculiari delle fitodermatiti sono trattati in modo ampio e approfondito nel Capitolo 12.

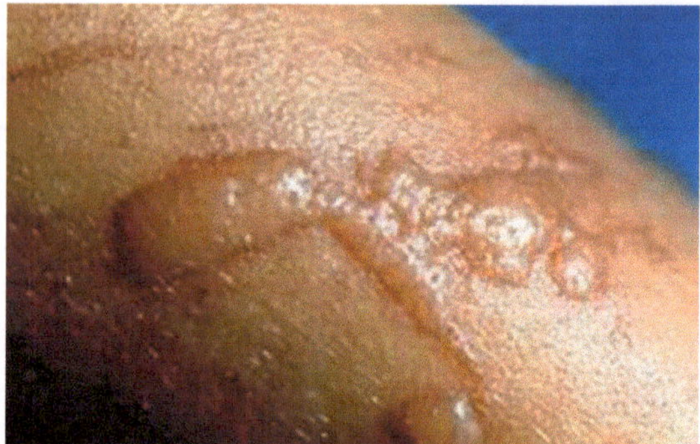

Fig. 6.7 Dermatite bollosa striata pratense

6.5.2 Orticaria da contatto

L'*orticaria da contatto* (OC) è una reazione eritemato-edematosa che solitamente insorge pochi minuti dopo il contatto, cutaneo o mucoso, con un agente elicitante (Tabella 6.1) e che scompare entro 24 ore. Può essere localizzata o generalizzata

Tabella 6.1 Principali agenti responsabili di orticaria da contatto

Farmaci
• benzoile perossido, antibiotici, prometazina, capsaicina, canfora ecc.
Cosmetici
• smalto per unghie, lacca per capelli, profumi, conservanti ecc.
Alimenti
• ortaggi, spezie, carne, pesce, miele, nocciole, farine, latte ecc.
Additivi
• mentolo, balsamo del Perù, acido sorbico, lieviti, cinnamati ecc.
Tessuti
• nylon, seta ecc.
Animali
• artropodi, bruchi, anemoni di mare, coralli, meduse ecc.
Prodotti animali
• forfora, peli, placenta, saliva ecc.
Piante
• ortica, alghe, tulipani, ficus, crisantemi, latice ecc.
Miscellanea
• metalli (cromo, cobalto, nichel, platino), additivi plastici, zolfo ecc.

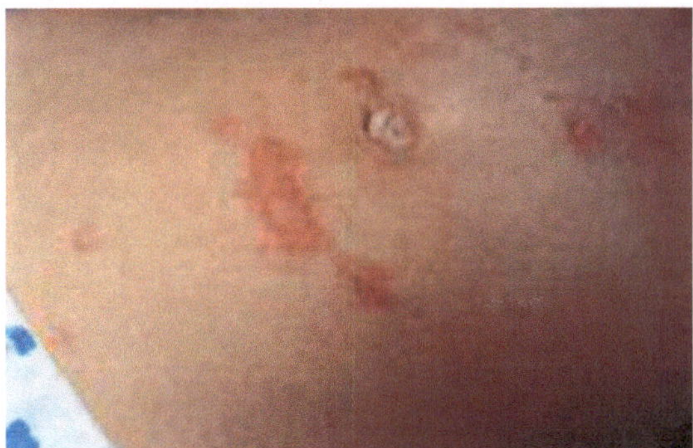

Fig. 6.8 Orticaria da contatto generalizzata da crema al mentolo

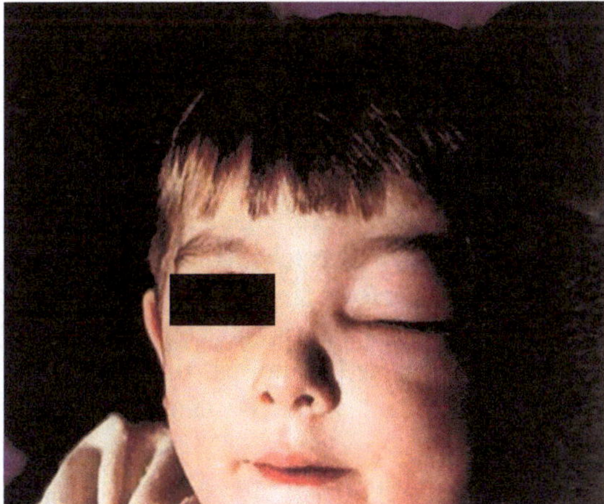

Fig. 6.9 Angioedema insorto dopo contatto con un gatto

(Fig. 6.8), può coinvolgere organi e apparati diversi dalla cute e quindi presentarsi con un ampio spettro di manifestazioni cliniche quali lesioni eritematose talora anche infiltrate e addirittura vescicolose accompagnate da una sintomatologia soggettiva rappresentata da prurito, formicolio, bruciore, fino all'anafilassi. La sua patogenesi può essere di tipo immunologico (Ig-E-mediato, cioè allergica), non immunologico, oppure a meccanismo non conosciuto. Nel primo caso la reazione cutanea interessa pochi pazienti sul totale di quelli esposti, può estendersi al di là della sede iniziale di contatto ed essere accompagnata da sintomatologia generale (dispnea, rinocongiuntivite, angioedema [Fig. 6.9], dolori addominali) fino a quadri anafilattoidi. Nel secondo caso la reazione si caratterizza per una stretta localizzazione delle lesioni cutanee nelle aree in cui si verifica il contatto, si presenta in tutti i soggetti esposti in assenza di una pregressa sensibilizzazione e la forma più conosciuta è quella da contatto con piante, alimenti o animali (peli e saliva) che liberano polimeri vasoattivi, attraverso peli urticanti o punture. La diagnosi di OC deve essere posta dopo la raccolta di un'accurata anamnesi che tenga conto di contatti anche fugaci e, in alcuni casi, anche aerotrasmessi (OC *airborne*). L'atopia è spesso presente nell'anamnesi familiare e personale dei soggetti con episodi di OC immunologica. I test devono essere effettuati inizialmente su cute sana mediante l'*open test* (test in aperto) semplicemente appoggiando per 10-30 minuti la sostanza come tale o diluita in un eccipiente adatto sulla cute sana e valutando l'eventuale reazione immediata, dopo 20 minuti e dopo un'ora (Fabbri, 2012).

6.5.3 Dermatite allergica da contatto

Diversamente dalla forma irritante la *dermatite allergica da contatto* (DAC) prevede un meccanismo patogenetico immunologico e una predisposizione individuale. Il danno cutaneo è la diretta conseguenza di una reazione mediata da linfociti T sensibilizzati. Il processo di sensibilizzazione è piuttosto complesso e può essere schematizzato come segue:

1. *penetrazione dell'aptene*: l'aptene è una sostanza chimica a basso peso molecolare in grado di penetrare attraverso gli spazi intercellulari dello strato corneo;
2. *biochemiotrasformazione*: l'aptene viene trasformato, ad opera dei sistemi enzimatici epidermici e talora con il concorso di stimoli ambientali, in un aptene secondario in grado di legarsi con una proteina *carrier;*
3. *formazione di un antigene completo*: l'aptene secondario si lega a una proteina *carrier* (forse una proteina solubile della matrice extracellulare o derivante dalle membrane plasmatiche dei cheratinociti) con legame covalente;
4. *cattura e presentazione dell'antigene*: l'antigene viene catturato da cellule presentanti l'antigene (APC, *antigen presenting cell*) in particolare le

cellule di Langerhans, internalizzato, processato (cioè degradato dagli enzimi endosomiali), unito a molecole MHC di classe II ed esposto sulla superficie cellulare. A questo punto la cellula di Langerhans inizia la sua migrazione verso i linfonodi drenanti regionali ove avviene l'incontro con i linfociti T specifici;
5. *proliferazione ed espansione clonale*: i linfociti che hanno interagito con le cellule di Langerhans vanno incontro a un processo di proliferazione ed espansione che dà luogo a due diverse popolazioni (linfociti effettori e linfociti di memoria) che lasciano poi il linfonodo tramite il seno terminale e raggiungono il torrente circolatorio.

Un ulteriore incontro con l'aptene in un soggetto così sensibilizzato dà il via alla fase effettrice, cioè a una serie di eventi sovrapponibili a quelli appena descritti, ma molto più rapidi e di intensità maggiore, cui segue: 1) il rilascio massivo da parte dei linfociti T attivati di linfochine, mediatori della flogosi e amplificatori della risposta immune; 2) il rilascio dalle cellule di Langerhans e dai cheratinociti danneggiati dagli stessi linfociti T, di mediatori flogogeni come prostaglandine, leucotrieni, enzimi lisosomiali, attivatori del plasminogeno ecc. che causano il danno cutaneo.

Informazioni più approfondite sugli apteni e sulla loro capacità di indurre una reazione anticorpale linfocita T-mediata sono riportate nel Capitolo 3 "La chimica degli apteni".

Le *localizzazioni* più comuni della DAC in età pediatrica risultano i piedi e le gambe, le mani e il volto, anche se non è insolito osservare casi in cui l'eczema si presenta diffuso.

La DAC entra principalmente in diagnosi differenziale con:
- la DCI (esistono ad esempio forme di DIP dovute alla sensibilizzazione verso coloranti utilizzati per decorare il pannolino stesso);
- la dermatite seborroica;
- la psoriasi;
- la dermatite atopica.

Gli apteni che più frequentemente sono causa di sensibilizzazione in età pediatrica variano a seconda delle casistiche: uno studio effettuato in Italia ha identificato nei medicamenti topici (in particolare la neomicina e i mercuriali), nel nichel e negli alcoli della lanolina, le sostanze chimiche che più frequentemente causano sensibilizzazione (Seidenari et al., 2005). Tali dati sono in accordo con quanto pubblicato in uno studio più recente che ha individuato i dieci allergeni risultati più comunemente positivi ai patch test in Europa, Stati Uniti, Canada e Brasile: si tratta di neomicina, timerosal, solfato di nichel, cromo, cobalto, essenze profumate, alcoli della lanolina, tiuramici, formaldeide e *p*-fenilendiamina (Castanedo-Tardan et al., 2011).

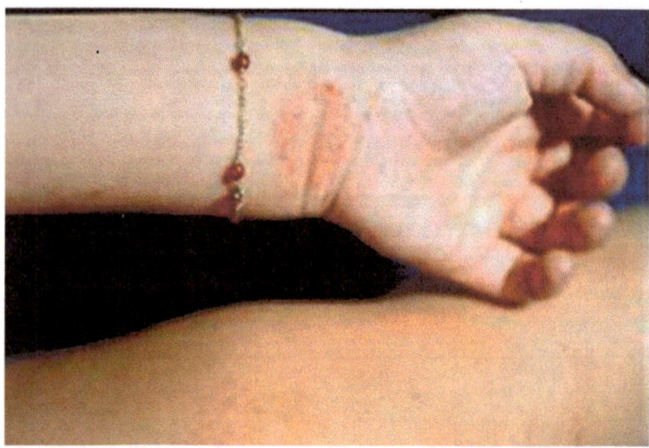

Fig. 6.10 DAC da braccialetto in bambina sensibilizzata al solfato di nichel

Tra i *medicamenti topici* i mercuriali, soprattutto organici, sono ancora apteni di primaria importanza, come il mercuriocromo e il timerosal impiegati come antisettici e disinfettanti e causa di dermatiti dei piedi in quanto utilizzati nella manifattura delle scarpe come antimuffa. La neomicina è un antibiotico utilizzato nella formulazione di polveri e creme e può essere presente come conservante nella composizione di vaccini. Tra i *metalli* quello più frequente è il nichel: la sensibilizzazione a questo sale avviene attraverso gli oggetti che lo contengono come la bigiotteria (Fig. 6.10) (soprattutto gli orecchini), gli accessori degli indumenti (fibbie, cerniere, clip, bottoni, fermagli) (Fig. 6.11), gli apparecchi ortodontici e le montature di occhiali (Fig. 6.12). Fonti importanti e spesso poco conosciute di questo metallo possono essere anche i cosmetici di cui abitualmente le mamme fanno largo uso nell'igiene del bambino. Per tale motivo è preferibile consigliare l'impiego di prodotti a basso contenuto di nichel

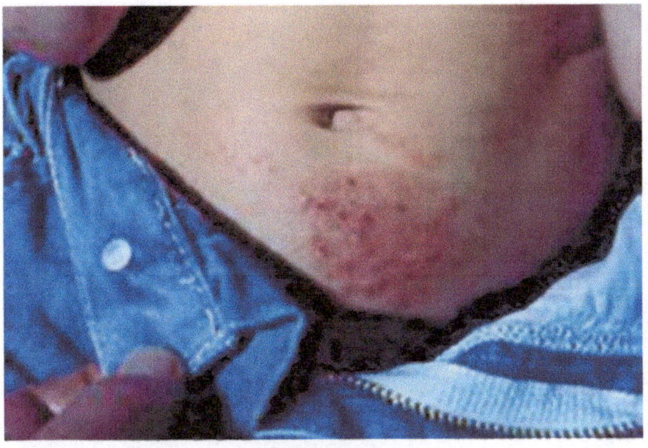

Fig. 6.11 DAC da bottone di jeans in bambino sensibilizzato al solfato di nichel

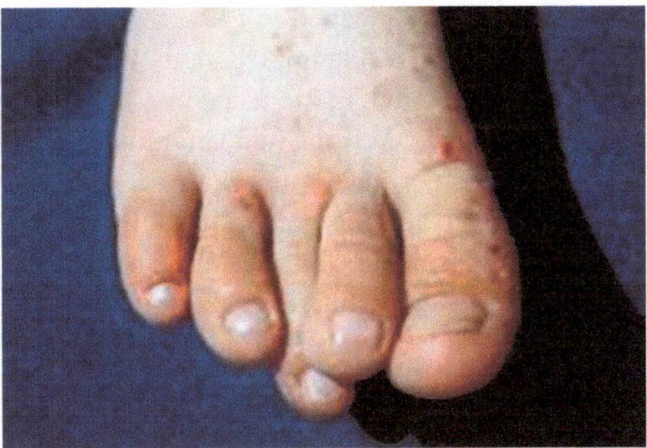

Fig. 6.13 DAC da scarpe in bambino sensibilizzato al bicromato di potassio

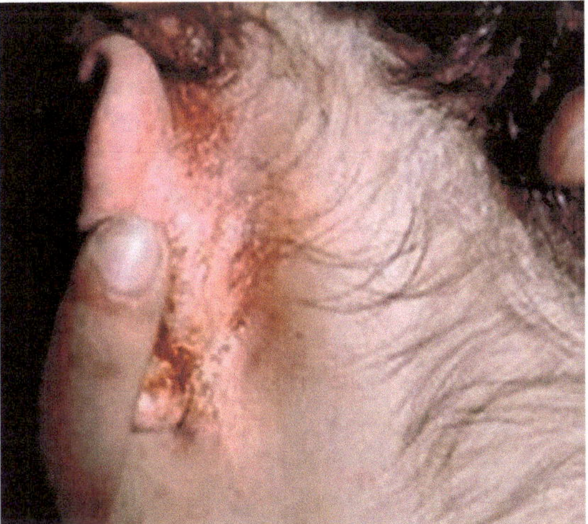

Fig. 6.12 DAC da montatura metallica di occhiale in ragazza sensibilizzata al solfato di nichel

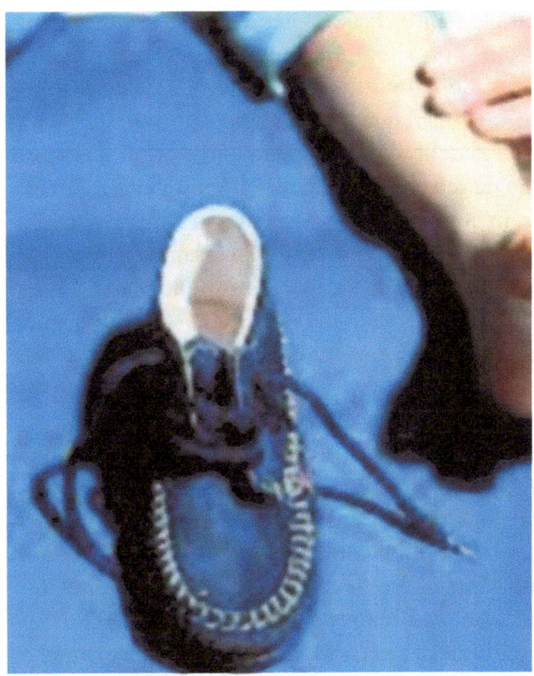

Fig. 6.14 La scarpa causa della DAC del piede

(inferiore a 1 ppm) o quelli indicati come *nichel-free*, cioè con un contenuto del metallo inferiore a 0,1 pm. L'aptene tradizionale responsabile di *DAC da calzature* (Figg. 6.13 e 6.14) è il bicromato di potassio, ma l'impiego crescente da parte dei teenager di scarpe sempre meno in pelle e cuoio e sempre più in gomma, plastica e masticiate con adesivi sintetici ha causato un incremento di sensibilizzazioni agli acceleranti della vulcanizzazione e agli antiossidanti della gomma (tiuramici e *p*-fenilendiamina) nonché a collanti come la resina *p*-tert-butilfenol-formaldeidica (resina PTBF). La sensibilizzazione ai profumi e al balsamo del Perù, rivelatore della sensibilità nei confronti dei profumi sempre più presenti nei saponi e nei paidocosmetici , può essere determinata anche dal contatto accidentale con i cosmetici materni per l'uso come gioco. Gli alcoli della lanolina sono contenuti in moltissimi prodotti *cosmetici* (creme, pomate, saponi ecc.) per le loro proprietà emulsionanti ed emollienti. Altri apteni che possono causare la comparsa di DAC nei bambini sono: *p*-fenilendiamina (potente sensibilizzante presente in numerosi prodotti e sostanze, tra cui i coloranti per capelli e i tatuaggi temporanei), la propolis (resina impiegata dalle api per la costruzione dei favi, molto usata in cosmetica, nei colluttori e nei dentifrici, nelle gomme da masticare e in molti rimedi "naturali"), il Kathon CG (conservante antimicrobico molto impiegato dall'industria cosmetica). Negli ultimi anni ha destato sempre maggior interesse l'aumento della prevalenza della DC con tessuti e più in particolare con indumenti, emergente e noto aspetto della patologia cutanea anche in età adulta. I dati della letteratura riferiscono principalmente i coloranti dispersi e le resine di finissaggio come cause più comuni e più studiate di allergia da contatto agli indumenti, ma di certo ci sono anche altre cause dal momento che il contatto con i tessuti è continuo e giornaliero e la tipologia degli abiti varia molto soprattutto in età pediatrica. Questo comporta con frequenza uno spiccato polimorfismo clinico della DAC da indumenti, sottolineato anche da recenti segnalazioni (Pigatto et al., 2010).

In età pediatrica l'osservazione di una *fitodermatite allergica da contatto* è evenienza rara. Ancora oggi non sono note per tutte le piante le sostanze chimiche dotate di attività sensibilizzante, ma solitamente si tratta nella maggior parte dei casi di olii ed essenze, cioè di sostanze non essenziali per la vita della pianta stessa ma destinate principalmente alla loro profumazione. Tuttavia questi olii ed essenze sono largamente impiegati dall'industria cosmetica nella composizione dei profumi e come aromatizzanti alimentari per cui più frequente è l'evenienza del contatto sensibilizzante "indiretto" con questi fitoderivati.

L'importanza e il rischio specifico determinato dal contatto in età pediatrica con vari manufatti e prodotti vengono esaminati in modo ampio e approfondito in altri capitoli.

6.6 Diagnosi e terapia

La procedura essenziale da adottare nel caso di sospetto clinico di DC formulato sulla base dell'anamnesi e delle caratteristiche della dermatite (sede, morfologia delle lesioni ecc.) è l'esecuzione dell'esame allergologico mediante patch test

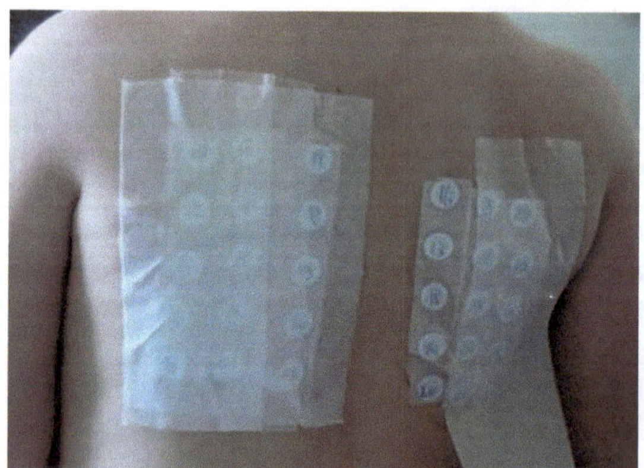

Fig. 6.15 Metodica di applicazione dei patch test

(Fig. 6.15). In età pediatrica tale metodica non appare ancora sufficientemente standardizzata. Alcuni autori suggeriscono l'utilizzo di serie appositamente allestite in quanto riferiscono di aver osservato numerose reazioni falsamente positive impiegando apteni alle concentrazioni utilizzate nell'adulto, probabilmente per le particolari caratteristiche della cute del bambino. Attualmente la maggior parte degli autori concorda invece sull'utilizzo di apteni alle stesse concentrazioni dell'adulto, anche se viene raccomandata una maggior cautela nell'interpretazione delle risposte (Mortz e Anderson, 1999; Castanedo-Tardan et al., 2011). Per informazioni più approfondite sulla diagnostica della DC e sulle corrette modalità di condurre le indagini allergologiche si rimanda al Capitolo 17 di questo libro dedicato all'argomento.

La *localizzazione* della dermatite non appare d'aiuto nel prevedere quale aptene ne sia responsabile, anche se in linea di massima si può sostenere che la dermatite dei piedi è in genere dovuta al bicromato di potassio o agli apteni della gomma, che il nichel è responsabile della comparsa di lesioni a livello del collo e della regione flessoria degli arti, mentre i profumi e la propolis causano dermatiti soprattutto a livello del volto. Palpebre, genitali, mani e piedi vengono ritenuti essere localizzazioni della DAC in cui più frequentemente i patch test risultano essere eziologicamente rilevanti (Clayton et al., 2006).

Da molti anni si discute se i bambini affetti da dermatite atopica (DA) siano maggiormente predisposti a sviluppare, nel corso della loro malattia, fenomeni di sensibilizzazione da contatto. L'analisi dei numerosi studi condotti negli anni su tale problematica permette di evidenziare che i soggetti affetti da DA, bambini o adulti che siano, non appaiono in generale maggiormente predisposti. In alcuni studi addirittura la prevalenza di DAC negli atopici sembra inferiore e ciò troverebbe giustificazione nel tipo di risposta cellulo-mediata che sostiene la DAC, tipico modello di ipersensibilità ritardata che può essere definita come una patologia sostenuta da linfociti Th1. Negli atopici, al contrario, è presente una forte e prevalente risposta linfocitaria Th2 che determinerebbe un effetto "protettivo" o comunque di relativa inibizione della risposta linfocitaria Th1. Va rilevato tuttavia che i bambini atopici fin dai primi giorni di vita necessitano dell'applicazione continua di prodotti topici emollienti per la cura della loro pelle, fattore che aumenta il rischio di sensibilizzazione. Inoltre il danno di barriera proprio della cute atopica, recentemente confermato dalla presenza di mutazioni *null* del gene che codifica per la filaggrina (Giwercman et al., 2008), può condizionare una più facile penetrazione delle sostanze chimiche cioè degli apteni e quindi la sensibilizzazione.

Nella DAC l'individuazione dell'aptene responsabile attraverso l'esecuzione dell'esame allergologico mediante patch test (Figg. 6.16 e 6.17) e il suo conseguente allontanamento dai contatti è essenziale, permettendo una prevenzione secondaria specifica. La famiglia deve ricevere accurate informazioni (preferibilmente scritte) su quali sostanze hanno provocato reazioni positive e consigli pratici su come evitare nuovi contatti.

La *terapia* della malattia già in atto prevede l'applicazione di steroidi a potenza medio-bassa (idrocortisone 2,5%, budesonide 0,05%, fluocinolone 0,025%) 1-2 volte al giorno, da associare agli antistaminici per via orale per il controllo del prurito, sebbene ancora oggi non vi siano studi che ne consentano l'impiego in bambini di età inferiore ai sei mesi, in particolare la difenidramina (5 mg/kg/die) o l'idrossizina (1 mg/kg/die) una o due volte al giorno. Gli effetti collaterali più comuni sono: eccitazione paradossa, sonnolenza, mal di testa, secchezza delle mucose orali, affaticamento e nausea, e nel neonato anche acidosi, depressione respiratoria e convulsioni. Nelle forme acute di DAC con interessamento di almeno il 10% della superficie corporea si può somministrare prednisolone per os (1 mg/kg/die) per 7-10 giorni e poi a dosi decrescenti per almeno due-tre settimane onde prevenire l'effetto *rebound*. Gli aspetti più peculiari della terapia della DC in età pediatrica sono trattati in modo più ampio e approfondito nel Capitolo 19 del volume.

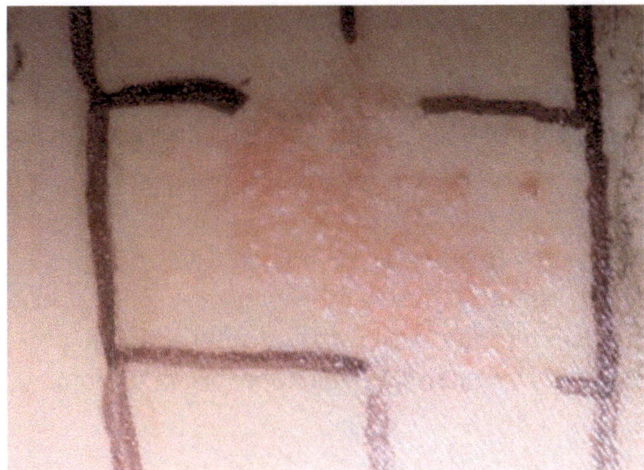

Fig. 6.16 Patch test positivo a 96 h al solfato di nichel

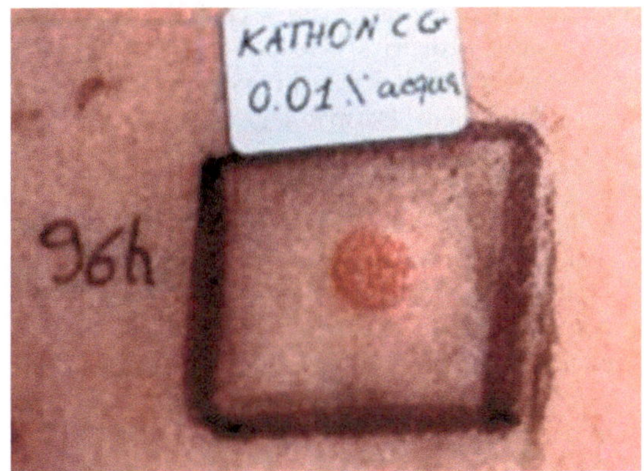

Fig. 6.17 Patch test positivo a 96 h al Kathon CG

6.7 Conclusioni

La *dermatite da contatto* in età pediatrica appare molto più frequente di quanto ritenuto fino a pochi anni addietro, sebbene la reale incidenza rimanga poco conosciuta. In Italia gli apteni più spesso causa di sensibilizzazione sono il nichel e i metalli come cobalto e cromo, le sostanze profumanti, la lanolina con gli emollienti, la neomicina come antibiotico per uso topico e i coloranti dispersi. La collaborazione tra dermatologo e pediatra appare d'importanza pratica al fine di giungere a una corretta diagnosi, all'identificazione degli apteni responsabili di sensibilizzazione così da poter attuare tempestivamente una corretta strategia preventiva e intraprendere una appropriata terapia.

Letture consigliate

Alberta L, Sweeney SM, Wiss K (2005) Diaper dye dermatitis. Pediatrics 116:450-452

Carder KR (2005) Hypersensitivity relations in neonates and infants. Dermatologic Therapy 18:160-175

Castanedo-Tardan MP, Matiz C, Jacob SE (2011) Contact dermatitis in children a review of current opinions. Actas Dermosifiliogr 102:8-18

Clayton TH, Wilkinson SM, Rawcliffe C et al (2006) Allergic contact dermatitis in children: should pattern of dermatitis referral? A retrospective study of 500 children tested between 1995 and 2004 in one U.K. centre. Br J Dermatol 154:114-117

Fabbri P (2012) Sindrome orticaria-angioedema. In: Immunità e cute. Le dermatosi a patogenesi immunologica. Lingomed, Milano-Firenze-Napoli, pp 70

Fernandez Vozmediano JM, Armario Hita JC (2005) Allergic contact dermatitis in children. JEADV 19:42-46

Fisher AA (1986) The role of age, sex and color of skin in contact dermatitis. In: Rietschel R, Fowder J (eds) Fisher's contact dermatitis. Lea e Febiger, New York

Gelmetti C, Colonna C (2005) Dermocosmetologia pediatrica. Editeam, Bologna

Giwercman C, Lerbaek A, Bisgaard H, Menne T (2008) Classification of atopic hand eczema and the filaggrin mutations. Contact Dermatitis 59: 257-260

Meneghini CL, Angelini G (1982) Dermatiti da contatto nei bambini. In: Le dermatiti da contatto. Lombardo Editore, Roma, pp 131-133

Mortz CG, Anderson KE (1999) Allergic contact dermatitis in children and adolescents. Contact Dermatitis 41:121-130

Pigatto P, Martelli A, Marsili C, Fiocchi A (2010) Contact dermatitis in children. Ital J Pediatr 36:2-6

Seidenari S, Giusti F, Pepe P, Mantovani L (2005) Contact sensitization in 1094 children undergoing patch testing over a 7-year period. Pediatric Dermatology 22:1-5

7 Dermatite da contatto nella prima infanzia

Massimo Gola, Andrea Bassi, Meena Arunachalam

7.1 Introduzione

Fino a pochi anni fa si pensava che le sensibilizzazioni da contatto nei bambini fossero rare, in particolare quelle nei primi anni di vita, per cui soltanto in casi eccezionali i bambini venivano sottoposti a test diagnostici. In realtà, col passare degli anni, si è notato che una buona percentuale (circa il 20%) di bambini sottoposti a patch test risultava poi positiva ad almeno un aptene. La *dermatite da contatto* (DC) è sicuramente più frequente nel periodo adolescenziale data la maggiore esposizione della cute del bambino a stimoli ambientali sia fisici che chimici. Tuttavia la sua varietà da contatto irritante (DCI) rispetto a quella allergica (DAC) risulta una patologia assai frequente anche nella prima infanzia. I manufatti e i prodotti che più spesso sono in grado di determinare l'insorgenza di una DC in questo periodo di vita sono rappresentati da: oggetti da succhiare (soprattutto in gomma), pannolini, giocattoli, cosmetici (soprattutto i cosiddetti "cosmetici giocattolo") e calzature (anche queste prevalentemente in gomma).

M. Gola (✉)
Dermatologia Allergologica e Professionale
Dipartimento di Area Critica Medico-Chirurgica
Azienda Sanitaria e Università degli Studi di Firenze
e-mail: massimo.gola@asf.toscana.it

7.2 Dermatite dell'area del pannolino (*diaper dermatitis*)

La forma più comune di DCI nella prima infanzia, responsabile della maggior parte dei consulti dermatologici a questa età, è rappresentata sicuramente dalla *dermatite irritativa dell'area del pannolino* (DIP). La DIP può comparire in qualsiasi momento dell'infanzia, ma generalmente si manifesta più comunemente tra il 7° e il 12° mese di vita (Adalat et al., 2007). Entrambi i sessi e tutte le razze ne sono ugualmente interessati. Nella DIP sono presenti tutti gli elementi tipici della DC, manifestandosi generalmente con la cute arrossata e lucente delle superfici cutanee convesse a stretto contatto con l'area del pannolino. La dermatite può interessare tutta l'area genitale, i glutei e nel maschio anche il meato urinario, con tipico risparmio delle pieghe inguinali (Fig. 7.1). Talora può estendersi

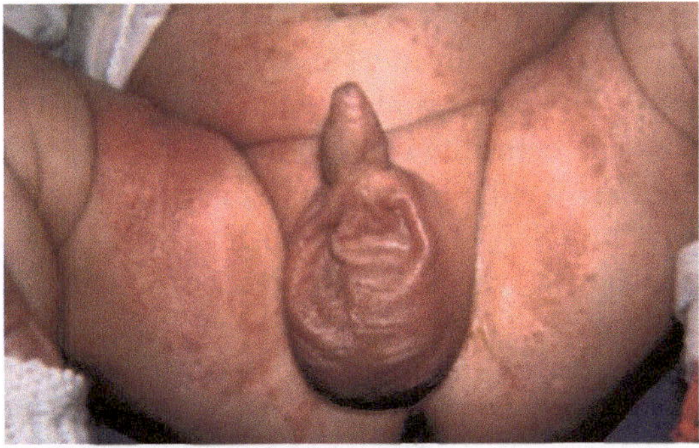

Fig. 7.1 Dermatite irritativa dell'area del pannolino (DIP)

Tabella 7.1 Fattori che concorrono allo sviluppo della DIP

1. Umidità e macerazione dell'area coperta dal pannolino
2. Contatto prolungato con feci
3. Sviluppo di ammoniaca per scissione dell'urea da parte della flora microbica fecale
4. Sviluppo di *Candida albicans* e di batteri ad azione pro-infiammatoria
5. Deodoranti e conservanti contenuti nei pannolini
6. Creme e olii applicati come emollienti e anti-irritanti più volte al giorno
7. Stimoli meccanici come frizioni e lavaggi a scopo di toeletta

anche alla regione addominale inferiore e agli arti inferiori fino ai talloni per il contatto con le urine durante il cambio del pannolino, alla zona pubica e anche alla superficie interna delle cosce. Si possono avere forme poco gementi, più asciutte a cute eritematosa rosso-congesta, tesa, liscia e lucente con frequenti sovrammissioni infettive. In alcuni casi si può osservare anche una diffusione secondaria della dermatite al volto, agli arti superiori e al tronco, con presenza di chiazze eritemato-desquamative con fini lamelle pitiriasiformi o psoriasiformi, definita come dermatite pitiriasiforme o psoriasiforme da pannolino (Alberta et al., 2005).

Ma cos'è che più precisamente scatena la DIP? Le evidenze disponibili suggeriscono che la macerazione dello strato corneo con l'acqua e l'umidità aumentano la suscettibilità al danno, mentre l'attrito e la frizione aumentano la permeabilità epidermica alle sostanze irritanti (Tabella 7.1). Le sostanze irritanti più importanti alla base della DIP sembrano essere rappresentate da enzimi digestivi presenti nelle feci, in particolare quando questi vengono attivati da un pH elevato. Questa attuale ipotesi dei cambiamenti patologici della cute nella dermatite da pannolino è stata riprodotta *in vivo* utilizzando metodi non invasivi (Stamatas et al., 2011). Tali condizioni predispongono poi la cute a infezioni opportunistiche soprattutto da *Candida albicans*, con conseguente aggravamento e cronicizzazione della dermatite (Atherton, 2002).

In uno studio inglese su 532 bambini ricoverati (Adalat et al., 2007), la DIP è stata associata a molti fattori: numero di episodi precedenti, frequenza del cambio del pannolino e diarrea nelle precedenti 48 ore oltre alla presenza di afte nel cavo orale. Altri studi sottolineano che la frequenza dei *rash* è correlata con la durata del contatto con le feci. Le feci dei lattanti alimentati al seno risultano sensibilmente meno irritanti rispetto a quelle dei bimbi allattati artificialmente (maggiore acidità delle feci e minore quantità di enzimi fecali). Inoltre, l'uso di antibiotici a largo spettro nei bambini per concomitanti patologie come l'otite media o infezioni del tratto respiratorio, si è dimostrata in grado di determinare un aumento dell'incidenza della DIP.

La prevenzione della DIP si basa principalmente su:

1. frequente cambio del pannolino evitando di utilizzarlo nella sua parte "pulita" per asciugare l'area genitale, gesto che favorisce la diffusione di microrganismi a tutta l'area;
2. impiego di pannolini usa e getta. Il tipo "super-assorbenti" si associa a una minore frequenza e gravità di DIP rispetto ai pannolini di stoffa lavabili. Attualmente sono anche disponibili pannolini in cui lo strato a contatto con la cute (il *topsheet*) è impregnato di un emolliente contenente essenzialmente paraffina bianca soffice (*petrolatum*). Ci sono anche nuovi pannolini usa e getta che rilasciano, a contatto con la cute, una formulazione a base di vaselina e ossido di zinco. L'incidenza della DIP in generale si è decisamente ridotta negli ultimi anni per l'introduzione in commercio di questi nuovi pannolini di cui alcuni dotati anche di una membrana filtrante impermeabile all'acqua ma permeabile al vapore, così da mantenere molto più asciutta la cute a contatto con il pannolino stesso, mentre altri sarebbero in grado di "assorbire" anche le feci;
3. impiego di prodotti topici emollienti di semplice formulazione come le emulsioni olio in acqua o acqua in olio. Può risultare utile l'applicazione di creme barriera che consentono di "isolare" la cute dagli agenti irritanti e dalla condizione di macerazione cronica, formulate con una categoria di polimeri chimici detti "perfluoropolieteri" o con i film siliconici oppure con il diffusissimo "ossido di zinco" a percentuali del

10-20%, che possiede azione antinfiammatoria e lenitiva e può pertanto essere usato anche con la dermatite già in atto. Alcuni autori consigliano, in caso di urine molto alcaline (percepibili dallo sgradevole odore di ammoniaca), la somministrazione di un acidificante per via orale che previene la formazione dell'ammoniaca stessa nell'urina come, ad esempio, il fosfato acido di sodio in polvere aggiunto al latte in dose singola di cinque grani tre volte al giorno per i bambini sotto i sei mesi, dieci grani fino a un anno e quindici al di sopra;
4. lavaggio non "aggressivo", preferendo detergenti liquidi non ionici a pH neutro o leggermente acido, privi di profumi e conservanti. Il bambino dovrebbe essere lavato almeno una volta al giorno con un bagno oleato utilizzando *water-washable cream* al posto del comune sapone. Dovrebbe essere evitata l'applicazione di talchi e bicarbonato di sodio o di altri preparati contenenti sostanze potenzialmente irritanti. È molto importante che la pulizia della cute venga effettuata assai delicatamente per evitare danni da frizione e attrito. Ad esempio, dopo ogni cambio del pannolino, dovrebbero essere applicate creme idrorepellenti e idratanti come la vaselina filante, oppure miscele di paraffina bianca soffice e paraffina liquida, o creme all'ossido di zinco e olio di ricino.

La *terapia della DIP* è prevalentemente locale, con soluzioni blandamente antisettiche per impacco più volte al giorno (tannini o permanganato di potassio in soluzione allo 0,25 per mille), seguite dall'applicazione di emulsioni olio in acqua, pasta all'acqua o coloranti, quali il violetto di genziana allo 0,1-1%. I cortisonici topici in genere non sono indicati e in ogni caso si devono evitare quelli fluorurati in quanto potrebbero determinare lo sviluppo del "granuloma gluteale infantum" (Fig. 7.2), una rara dermatosi che si presenta con noduli rossi come ciliegia nella zona del pannolino (Nadyr et al., 2010). Non c'è mai bisogno solitamente di ricorrere all'applicazione di steroidi topici più forti dell'idrocortisone all'1%. Dovrebbero essere applicati subito dopo il bagno, una o due volte al giorno a seconda della gravità. A causa del frequente peggioramento della DIP per la sovrammissione di *Candida albicans*, può essere giustificato applicare agenti anti-lievito come ad esempio clotrimazolo topico due volte al die per 2 settimane (Hoeger et al., 2010). Raramente è necessaria la somministrazione orale di agenti antifungini. Se il bambino non risponde al trattamento, i principali fattori da considerare sono la scarsa *compliance* dei genitori nel comprendere l'importanza e nel gestire il quadro clinico, l'incapacità di correggere i fattori aggravanti e ovviamente una diagnosi errata.

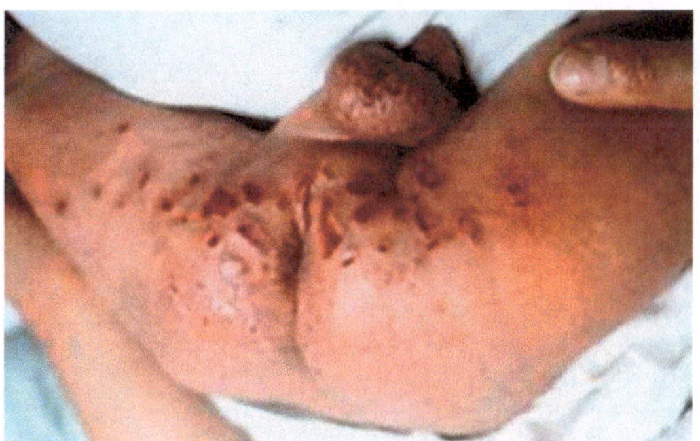

Fig. 7.2 Granulomi gluteali

7.2.1 Diagnosi differenziale

La DIP pone frequenti problemi di diagnosi differenziale con comuni affezioni che possono localizzarsi all'area genitale, in particolare con:
- la dermatite atopica (Fig. 7.3);
- la dermatite seborroica (squamo-croste generalmente più untuose, giallastre) (Fig. 7.4);

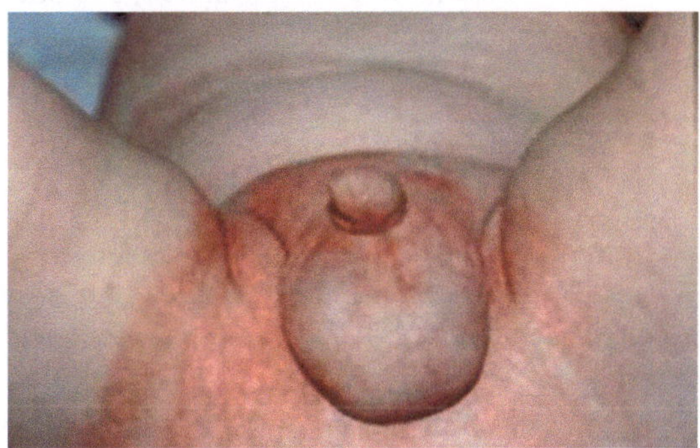

Fig. 7.3 Dermatite atopica dell'area del pannolino

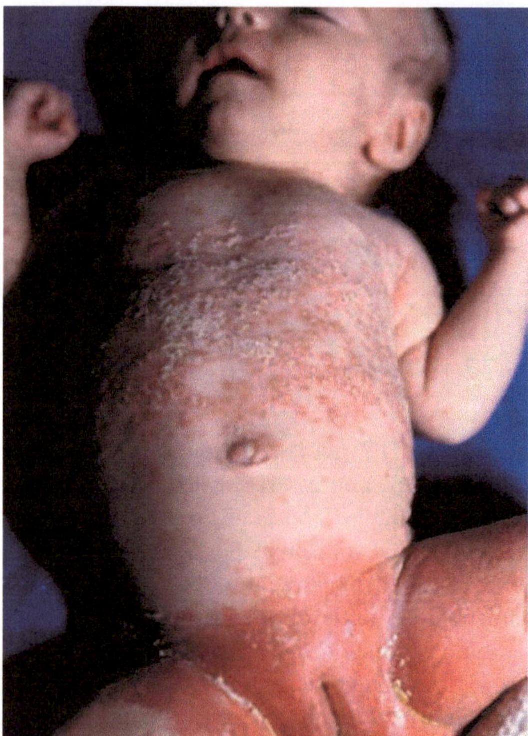

Fig. 7.4 Dermatite seborroica localizzata nell'area del pannolino

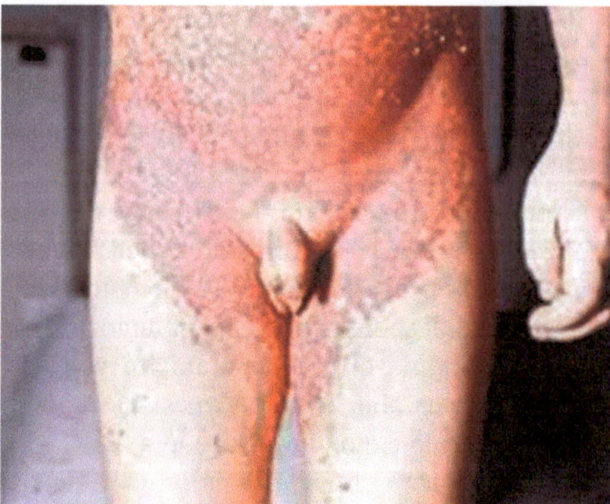

Fig. 7.5 Psoriasi diffusa anche all'area del pannolino

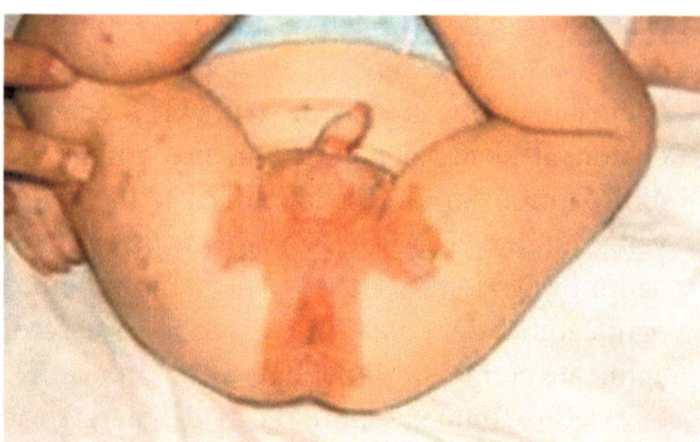

Fig. 7.6 Candidosi dell'area del pannolino

- la psoriasi (lesioni rosse, lucide, fisse, a limiti netti, spesso macerate, prive di squame in tale zona o con squame argentee e spesso con lesioni tipiche a distanza; da ricordare che un'irritazione dell'area del pannolino può agire suscitando un fenomeno di Köbner) (Fig. 7.5);
- la candidosi dell'area del pannolino (solitamente interessa anche le pieghe con intenso eritema e vescico-pustole che confluiscono a formare aree rosse laccate con bordi netti e talora con piccole lesioni pustolose satelliti all'esterno) (Fig. 7.6);
- la miliaria rubra (molto comune e causata da occlusione del dotto sudoriparo delle ghiandole eccrine);
- la carenza di zinco, sia geneticamente determinata (acrodermatite enteropatica) che acquisita per assunzione insufficiente, caratterizzata dalla comparsa di lesioni eritematose e vescicolocrostose anche al volto, ai genitali e nelle pieghe flessorie.

7.3 Dermatite allergica da contatto nell'area del pannolino

In letteratura sono riportati in aumento anche i casi di DAC con localizzazione nell'area del pannolino. Ciò può spiegare in alcuni casi l'insuccesso dei comuni interventi di prevenzione propri della DIP e dell'applicazione di emollienti topici in questa sede. Per la particolare distribuzione delle lesioni cutanee sui fianchi e sull'esterno delle natiche del bambino, questa forma di DAC è state denominata *Lucky Luke dermatitis* per la somiglianza con le fondine per la pistola del noto pistolero dei cartoni animati (Roul et al., 1998). Ci sono varie ipotesi per la spiegazione della DAC da pannolino, tra cui quella di una maggiore facilità di penetrazione degli allergeni a causa di un'alterata funzione della barriera cutanea in questa sede anche per l'eventuale coesistenza di atopia cutanea (Smith e Jacob, 2009).

Le DAC nell'area del pannolino possono essere determinate da un allergene contenuto nel pannolino stesso, *in primis* coloranti (per esempio, blu, rosa, verde) utilizzati dall'industria per dare colore ai tessuti sintetici utilizzati in particolare nei pannolini usa e getta. Tali sostanze possono essere facilmente rilasciate dal tessuto, specialmente nelle aree con umidità elevata e attrito persistente. Anche se i corticosteroidi somministrati per via topica possono risultare utili nel trattamento di queste forme, si preferisce raccomandare sempre, per prevenire la DAC in tale sede, l'uso di pannolini senza coloranti. Altri quadri di DAC riportati in letteratura in questo periodo della vita e in questa sede possono essere determinati da additivi della gomma, come la miscela di mercaptani e il mercaptobenzotiazolo (Onken et al., 2011), che si possono ritrovare nel bordo elastico dei pannolini, oppure anche da cicloesiltioftalimide, un additivo antiossidante della gomma, o da resina *p*-ter-butil-fenolformaldeidica (rPTBF) che può essere presente come collante negli adesivi del pannolino oltre che per aumentarne la flessibilità e la resistenza all'acqua. Infine è stata segnalata come causa di DAC in questa sede anche la colofonia che può essere presente in pannolini usa e getta utilizzati in età adolescenziale e nell'anziano.

Se si sospetta una DAC dell'area del pannolino devono essere anche tenute in considerazione tutte quelle sostanze che possono essere state applicate in questa sede per il trattamento della dermatite stessa. Ad esempio, il sorbitan sesquioleato, emulsionante presente in alcune preparazioni per uso topico, può essere causa di allergia da contatto. Un'altra causa assai diffusa di DAC in questa sede sono le salviette per neonati, che contengono solitamente sostanze profumanti come il balsamo del Perù e conservanti, ad esempio liberatori di formaldeide come il bronopol o gli isotiazolinoni. White e McFadden (2008) hanno esaminato alcuni prodotti cosmetici della prima infanzia tra cui le salviette umide, baby shampoo, creme idratanti e oli, polveri, talchi e lozioni per bagno). La quasi totalità dei prodotti conteneva sostanze profumanti e tra i conservanti frequente presenza di: 2-bronopol (29%), imidazolidinilurea (18%), quaternium 15 (16%), parabeni (58%) e fenossietanolo (29%), nonché di altre sostanze chimiche con riconosciuta potenzialità sensibilizzante come l'acido disodicoetilendiamminotetracetico (EDTA) (76%), il glicole propilenico (50%) e il butilidrossitoluolo (BHT) (11%).

Quindi, oltre a un'accurata anamnesi, riveste un ruolo molto importante l'esecuzione di patch test per identificare l'allergene possibile causa della DAC da pannolino, quadro che deve essere sempre sospettato in quei casi in cui si verifica una mancata risposta alle misure terapeutiche sopra esposte o nei casi di presentazione atipica della dermatite stessa.

7.4 Altri quadri di DC nella prima infanzia

Un'altra fonte di DAC nei bambini più piccoli è rappresentata dai giocattoli, soprattutto quelli con componenti in metallo, costituendo potenziali fonti di esposizione al nichel, la cui sensibilità è stata documentata anche in bambini di circa 6 mesi (Fernandez Vozmediano e Armario Hita, 2005; Mortz e Anderson, 1999). In particolare, la maggior parte delle manifestazioni cutanee indotte da sensibilità al nichel nei bambini è associata al contatto con oggetti come bigiotteria, montature per occhiali, fibbie per cinture, cerniera dei jeans, bottoni e clip. Fonti importanti e spesso misconosciute di questo metallo possono essere anche i cosmetici di cui abitualmente le mamme fanno largo uso nell'igiene del bambino. Per tale motivo viene sempre consigliato l'impiego di prodotti a basso contenuto di nichel (inferiore a 1 ppm) o quelli indicati come *nichel-free*, cioè con un contenuto del metallo inferiore a 0,1 ppm. Il riconoscimento precoce di una sensibilizzazione al solfato di nichel è importante per prevenire la comparsa in epoche di vita successive della DAC in età infantile e per ridurre anche il rischio di intensificare la sensibilità e le conseguenti manifestazioni cliniche fino a farle divenire persistenti.

Tra le forme di DCI più frequenti nei primi 2-3 anni di vita vanno ricordate la *dermatite perianale,* causata da particelle di cibo non digerito che causano a loro volta irritazione meccanica durante la defecazione, e la *dermatite frizionale da indumenti* causata dal continuo sfregamento di vestiti di lana o sintetici, abbastanza frequente da osservare soprattutto nei bambini atopici. Inoltre nella prima infanzia un'altra frequente DCI è rappresentata dalla *dermatite periorale* e dalla *cheilite irritativa da contatto* caratteristica dei bambini che hanno l'abitudine di utilizzare il succhiotto, mordicchiare o succhiare le labbra, e in quelli con intensa salivazione soprattutto durante la dentizione per l'azione irritante della saliva stessa. Parallelamente alla DCI periorale, così come per la zona del pannolino, sono sempre più di frequente descritti casi di DAC, soprattutto dovuti ai vulcanizzanti presenti nel latice (Anda et al., 2003), e diversi studi in letteratura riportano una maggiore frequenza, suscettibilità e precoce età di insorgenza di tali reazioni nei bambini atopici rispetto a quelli non atopici. Diversi report in letteratura richiamano anche l'attenzione sulla maggiore frequenza di *allergia al latice* nei bambini che hanno subìto numerose operazioni per la correzione del difetto del tubo neuronale (spina bifida) o per anomalie del tratto genitourinario. Risultano in costante aumento le segnalazioni di casi di allergia al latice in bambini molto piccoli, già entro il primo anno di vita, pur non essendovi fattori di rischio particolari, ma spesso con una anamnesi familiare positiva per *latex allergy* (Kimata, 2004). Gli oggetti di uso quotidiano nella prima infanzia possono in tal caso essere chiamati in causa (per esempio, ciucci, tettarelle in gomma, maschere per aerosol e palloncini). Le manifestazioni cliniche variano da reazioni locali (DC, orticaria), rinocongiuntivite, asma, edema laringeo fino a gravi reazioni sistemiche come lo shock anafilattico. Inoltre, il latice può cross-reagire con alcuni alimenti vegetali, e i pazienti sensibilizzati al latice spesso hanno anche associata un'allergia alimentare (Freishtat e Goepp, 2002; Guillet e Guillet, 2004).

In letteratura non sono riportati casi singoli di DAC da calzature in età infantile. Sono disponibili i risultati di alcuni studi multicentrici che riguardano la fascia di età da 1 a 16 anni (quindi tutta l'età pediatrica), come il recente lavoro di Gamez et al. (2011) che ha analizzato 22 bambini di età compresa tra 2 e16 anni con lesioni eczematose ai piedi. I patch test eseguiti sono risultati positivi in 7 di essi (32%), di cui tre bambini di età inferiore a 6 anni. Gli apteni più frequentemente in causa sono risultati essere: bicromato di potassio, cobalto cloruro, colofonia e acceleranti della vulcanizzazione e antiossidanti della gomma, parallelamente a un aumentato uso da parte dei bambini di scarpe in gomma e plastica, masticiate con adesivi sintetici piuttosto che in pelle o cuoio. In altri capitoli vengono analizzati in modo più approfondito tali problematiche dermatologiche.

Assai importante appare oggi anche lo spettro di DAC da prodotti cosmetici. Profumi, conservanti ed emulsionanti risultano tra i principali componenti di cosmetici che possono causare una DC. Le sostanze profumanti, una delle cause principali di sensibilizzazione, possono essere presenti non solo in profumi o acque da toeletta o di colonia, ma anche in creme ed emulsioni (come sostanze mascheranti lo sgradevole odore che può derivare dalle componenti lipidiche del prodotto) e in prodotti solari. Sicuramente la DAC da cosmetici tende ad assumere una maggiore rilevanza clinica con l'aumentare dell'età, con prevalenza nel sesso femminile rispetto a quello maschile, ma sono comunque riportati in letteratura casi anche nella prima infanzia. Un interessante studio di White e McFadden (2008) ha preso in esame 38 prodotti cosmetici per bambini di età inferiore a 3 anni (tra cui salviette per neonati, baby creme idratanti, baby shampoo, borotalco, baby lozioni da bagno ecc.) ed è stato rilevato che in 32 prodotti su 38 (84%) erano presenti sostanze profumanti riconosciute come potenziali sensibilizzanti: citronellolo, idrossicitronellolo, geraniolo, isoeugenolo, imidazolidinilurea, quaternium 15, parabeni, fenossietanolo e dibromodicianobutano, ma anche EDTA e glicole propilenico. La maggior parte degli studi presenti in letteratura a tale riguardo identifica però nel Kathon CG (miscela di isotiazolinoni) e nella miscela profumi i principali sensibilizzanti di cosmetici in età infantile, subito dopo il solfato di nichel.

Di gran moda negli anni recenti sono i cosiddetti "cosmetici giocattolo" che si possono acquistare non solo nei negozi di giocattoli ma anche nelle edicole, per esempio come gadget in riviste per bambini. Questi prodotti contengono spesso concentrazioni di sostanze profumanti decisamente superiori agli standard di sicurezza e si tratta talora di prodotti che sfuggono ai controlli delle autorità anche perché in gran parte di origine cinese. Uno studio di Rastogi et al. (1999) ha analizzato quale potesse essere il rischio di esposizione dei bambini di età inferiore a 6 anni a questi "cosmetici giocattolo" (trucchi, smalti, rossetti, gel, ecc.) mediante uno studio con gascromatografia e spettrofotometria di massa. Nella quasi totalità di questi prodotti erano presenti, a concentrazioni superiori a quelle raccomandate, sostanze dotate di attività sensibilizzante come geraniolo, idrossicitronellolo, isoeugenolo e alcol cinnamico. Ciò dimostra che in età pediatrica e infantile ci può essere una esposizione a sostanze potenzialmente irritanti o sensibilizzanti nascoste in prodotti teoricamente considerati innocui dai genitori come appunto i cosmetici.

Anche il contatto quotidiano sin dalla nascita con indumenti di qualsiasi tipo ha suscitato nel corso degli anni un sempre maggiore interesse verso il rischio di sviluppare una DC da tessuti, sicuramente poco conosciuta e studiata in età pediatrica e anche infantile. Controversa è ancora la maggiore o minore frequenza di sviluppo di DC da tessuti nei bambini atopici rispetto a quelli non atopici (Hatch e Maibach, 2000). Tra le cause più comuni di DAC da tessuti la letteratura segnala i coloranti dispersi e le resine di finissaggio, queste ultime utilizzate per dare al tessuto particolari proprietà come morbidezza, resistenza dei colori e impermeabilità (Farli et al., 1986). Non sono riportati singoli casi di DAC da tessuti in età infantile, ma esistono ampie casistiche, come quella di Giusti et al. (2003), che hanno testato 1098 bambini (età media 6 anni ± 2,4 anni) con cinque diversi coloranti (dispersi blu 124, giallo 3, arancio 3, rosso 1 e *p*-dimetilaminoazobenzene): 51 (4,6%) sono risultati positivi ai patch test verso almeno un colorante. Più frequente è risultato essere il disperso giallo 3 (17), seguito dal disperso arancio 3 (15) e dal disperso blu 124 (14). Circa il 14% dei bambini presentava anche cross-reazioni con la *p*-fenilendiamina, divenuta ancor più d'attualità per le reazioni allergiche che possono insorgere anche per un semplice tatuaggio. Anche sulla patologia da indumenti e sulla DC da cosmetici in capitoli successivi verranno riportati importanti approfondimenti.

Letture consigliate

Adalat S, Wall D, Goodyear H (2007) Diaper dermatitis-frequency and contributory factors in hospital attending children. Pediatr Dermatol 24:483-438

Alberta L, Sweeney SM, Wiss K (2005) Diaper dye dermatitis. Pediatrics 116:450-452

Anda M, Gomez B, Lasa E et al (2003) Latex allergy. Clinical manifestations in the general population and reactivity crossed with foodstuffs. An Sist Sanit Navar 26:75-80

Atherton DJ (2002) The aetiology and management of irritant diaper dermatitis. JEADV 15:1-4

Farli M, Gasperini M, Giorgini S (1986) Clothing dermatitis. Contact Dermatitis. 14:316-319

Freishtat RJ, Goepp JG (2002) Episodic stridor with latex nipple use in a 2-month-old infant. Ann Emerg Med 39:441-443

Fernandez Vozmediano JM, Armario Hita JC (2005) Allergic contact dermatitis in children JEADV 19:42-46

Gamez L, Reig I, Martì N et al (2011) Allergic contact dermatitis to footwear in children. Acta Dermosifiliogr 102:154-155

Giusti F, Massone F, Bertoni L et al (2003) Contact sensitization to disperse dyes in children. Pediatr Dermatol 20:393-397

Guillet MH, Guillet G (2004) Contact urticaria to natural rubber latex in childhood and associated atopic symptomps: a study of 27 patients aged under 15 years. Ann Dermatol Venereol 131:35-37

Gola M (2007) La dermatite da contatto in età pediatrica. Editeam, Cento (FE), pp 7-19

Hatch KL, Maibach HI (2000) Textile dye allergic contact dermatitis prevalence. Contact Dermatitis 42:187-195

Hoeger PH, Stark S, Jost G (2010) Efficacy and safety of two different antifungal pastes in infants with diaper dermatitis: a randomized controlled study. JEADV 24:1094-1098

Kimata H (2004) Latex allergy in infants younger than 1 year. Clin Exp Allergy 34:1910-1915

Mortz CG, Anderson KE (1999) Allergic contact dermatitis in children and adolescents. Contact Dermatitis 41:121-130

Nadyr A et al (2010) A forgotten complication of diaper dermatitis: Granuloma gluteale infantum. Journal of Family and Community Medicine 17: 107-109

Onken AT, Baumstark J, Belloni B et al (2011) Atypical diaper dermatitis: contact allergy to mercapto compounds. Pediatr Dermatol 28:739-741

Rastogi SC, Johansen JD, Menné T et al (1999) Contens of fragrance allergens in children's cosmetics and cosmetic-toys. Contact Dermatitis 41:84-88

Roul S, Ducombs G, Leaute-Labreze C, Taieb (1998) 'Lucky Luke' contact dermatitis due to rubber components of diapers. Contact Dermatitis 38: 363-364

Smith WJ, Jacob SE (2009) The role of allergic contact dermatitis in diaper dermatitis. Pediatr Dermatol 26:369-370

Stamatas GN, Zerweck G et al (2011) Documentation of impaired epidermal barrier in mild and moderate diaper dermatitis in vivo using noninvasive methods. Pediatr Dermatol 28:99-107

White JM, McFadden JP (2008) Exposure to haptens/contact allergens in baby cosmetic product. Contact Dermatitis 59:176-177

8 Dermatite da contatto da accessori metallici

Antonio Cristaudo, Luigi Laino

8.1 Introduzione

La dermatite allergica da contatto (DAC) è una reazione infiammatoria della cute a decorso acuto, subacuto o cronico, che consegue all'assorbimento di un antigene attraverso la superficie cutanea, alla sua captazione e processazione da parte di cellule specifiche ospiti della cute (prevalentemente cellule di Langerhans), alla sua successiva esposizione e al conseguente reclutamento di una popolazione di linfociti T sensibilizzati e antigene-specifici. La reazione si sviluppa in due fasi funzionalmente distinte: la sensibilizzazione, che dipende dalla capacità delle cellule di Langerhans (CL) di raccogliere il potenziale allergene e di presentarlo ai linfociti T vergini nei linfonodi regionali, e l'elicitazione, che si manifesta nella sede di penetrazione dell'allergene in individui precedentemente sensibilizzati. Le manifestazioni cutanee sono localizzate, prevalentemente, nella zona di cute esposta al contatto con l'allergene, con tendenza alla diffusione, e anche se raramente, sono possibili quadri di dermatite allergica da contatto sistemica.

8.2 Epidemiologia

La DAC in età pediatrica era considerata rara fino a poco tempo fa. In realtà, negli ultimi anni, nuovi casi sono diventati comuni, dimostrando che la sensibilizzazione ritardata è un problema significativo anche in questa fascia di età e non un evento raro come sostenuto in passato (Clayton et al., 2006).

La prevalenza di questa malattia nella letteratura internazionale varia ampiamente, con valori compresi tra 14,5 e 70% a secondo delle caratteristiche della popolazione oggetto di studio: popolazione selezionata o non selezionata, numero dei bambini studiati, abitudini di vita nell'area di origine e metodica dei patch test (numero delle sostanze testate e loro concentrazione, tempi di lettura) (Castanedo-Tardan et al., 2011; Fernandez Vozmediano et al., 2005).

Probabilmente l'aumentata incidenza di questa patologia riflette anche l'uso più frequente della pratica del patch test nei bambini. È comunque noto che nel corso degli anni l'esposizione a diversi allergeni in questa fascia di età si è modificata, sia per il cambiamento delle abitudini di vita sia per i diversi hobby che attualmente vengono praticati (Militello et al., 2006). La DAC nei bambini rimane in ogni caso una patologia tendente ad aumentare con l'età, e solitamente è meno frequente in quelli al di sotto dei 10 anni (Seidenari et al., 2005).

Anche in età pediatrica i metalli responsabili della più alta incidenza di DAC sono nichel, cromo e cobalto. Il *nichel* rappresenta l'allergene di più frequente riscontro. La prevalenza di DAC da nichel in età pediatrica varia dal 12,9% in studi dove sono stati reclutati soggetti asintomatici, al 28,7% in studi con soggetti affetti da una sospetta dermatite allergica da contatto (Heine et al., 2004). I dati della letteratura internazionale confermano

A. Cristaudo (✉)
UOSD Dermatologia Infiammatoria e Allergologica
IFO-Istituto Dermatologico San Gallicano, Roma
e-mail: cristaudo@ifo.it

che il fenomeno dell'allergia al nichel ha assunto negli ultimi anni vaste proporzioni: già nel 1994 l'Unione Europea ha infatti emanato una direttiva (94/27) in cui il nichel è stato inserito tra le sostanze e i preparati pericolosi, limitandone l'impiego in alcuni oggetti destinati a entrare in contatto diretto e prolungato con la cute (Council Directive 94/27/EC, 1994).

8.3 Esposizione

Nichel, cromo e cobalto sono dei metalli di transizione, appartenenti all'VIII gruppo della Tavola Periodica degli Elementi, che hanno in comune alcune caratteristiche chimico-fisiche: sono piccoli elementi di basso peso molecolare che penetrano facilmente la barriera cutanea e presentano gli orbitali interni non completi di elettroni. Quest'ultima caratteristica, in particolare, li rende altamente reattivi e pertanto, una volta penetrati all'interno della cute, hanno la capacità di reagire sia con strutture extracellulari come gli enzimi, sia con strutture intracellulari, formando dei composti indicati con il nome di *composti di coordinazione* o *complessi*, che modificano spesso in modo irreversibile la loro funzionalità, dando inizio a tutta una serie di eventi biologici e, in particolare, a reazioni di tipo immunitario responsabili della comparsa di una dermatite allergica da contatto.

La comparsa di questi effetti è principalmente condizionata, oltre che dalle proprietà chimico-fisiche del metallo, dalle modalità di esposizione e dalla reattività individuale.

In considerazione delle caratteristiche chimico-biologiche di nichel, cromo e cobalto e della loro elevata diffusione, questi metalli costituiscono, nel loro complesso, la causa più frequente di DAC.

Il foro del lobo auricolare è considerato la principale causa dell'alta incidenza di DAC da nichel. In questo caso il nichel si libera da strumenti impiegati per l'esecuzione del foro e da fermagli e orecchini di acciaio inossidabile, di argento e placcati in oro. La sensibilizzazione avviene durante il periodo di cicatrizzazione della ferita successiva alla foratura dei lobi auricolari o anche di altro distretto cutaneo (Santucci et al., 1989).

L'acquisizione di allergia al nichel è correlata, infatti, in quasi tutti i soggetti allergici, con l'utilizzo di oggetti di bigiotteria. In particolare, il piercing al lobo auricolare è considerato essere la causa più comune di sensibilizzazione, il cui rischio aumenta in rapporto al numero di piercing. Le ragazze rappresentano la maggior parte dei soggetti sensibili, in quanto maggiormente ricorrono in età più precoce al foro ai lobi auricolari (Dotterud e Falck, 1994).

Orecchini, collane, braccialetti, casse di orologi da polso, cinturini e chiusure di orologi, bottoni metallici, ganci di collane, chiusure lampo, spille, braccialetti da caviglie, anelli, medaglioni e targhette identificative, occhielli metallici delle scarpe, occhiali, tutti oggetti applicati a stretto contatto di pelle e in grado di rilasciare elevate quantità di ioni nichel, rappresentano pertanto le sorgenti più comuni di una dermatite da contatto da metalli.

Le monete metalliche potrebbero rappresentare un'altra fonte di esposizione al nichel, ma il normale contatto che avviene a questa età non è in grado di provocare la comparsa di manifestazioni cutanee eczematose anche in soggetti già sensibilizzati.

8.4 Manifestazioni cliniche

Le manifestazioni cliniche della DAC da metalli dipendono non solo dalle caratteristiche dell'antigene ma anche dallo stato individuale di reattività. La lesione elementare è la vescicola, ma le manifestazioni mostrano un polimorfismo evolutivo: nelle fasi acute sono di tipo eritemato-edemato-vescicolari o bollose, dipendenti dall'intensità della reazione allergica, mentre nelle fasi croniche si presentano come lichenificate, crostose, desquamanti, accompagnate o non a lesioni papulo-vescicolari, fino alle lesioni ipercheratosiche e agli esiti acromici e/o pigmentari. Le manifestazioni iniziali sono localizzate, generalmente, nella zona di contatto con l'allergene, ma nella maggior parte dei casi tendono a estendersi oltre tale area.

In individui sensibilizzati, la DAC da nichel si presenta prevalentemente ai lobi auricolari in seguito al contatto con gli orecchini (Fig. 8.1), ai polsi dopo aver indossato orologi con cassa di metallo o

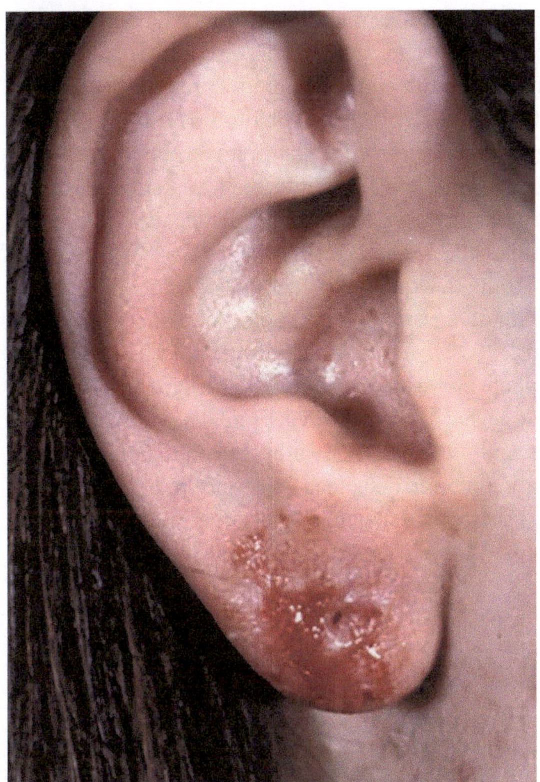

Fig. 8.1 DAC da nichel (orecchini di bigiotteria)

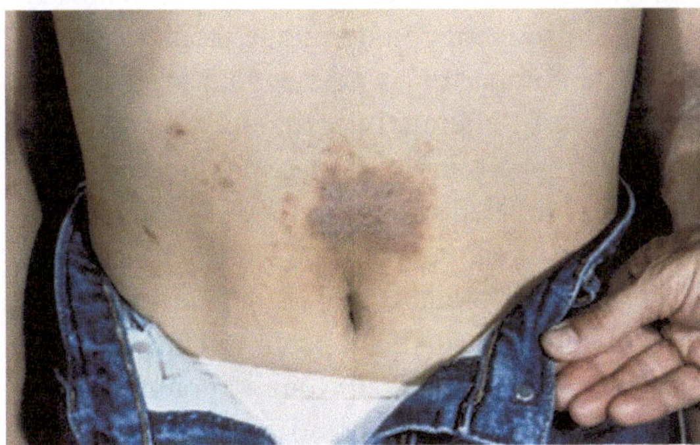

Fig. 8.2 DAC da nichel (bottoni dei jeans)

bracciali, alla regione periombelicale dopo contatto con i bottoni di metallo dei blue jeans (Fig. 8.2), sul dorso del naso, sulle regioni malari e a livello delle pieghe retroauricolari per l'uso di montature metalliche di occhiali.

L'allergia da contatto al nichel è favorita da caldo, umidità, sudorazione, frizione e occlusione. Inoltre è possibile osservare ragazze allergiche al nichel che presentano delle lesioni papulose generalizzate e una dermatite eczematosa in regione periombelicale.

La fonte primaria della sensibilizzazione ai sali di cromo (bicromato di potassio) è rappresentata dall'utilizzo dell'elemento nella concia dei pellami (scarpe), responsabili di una dermatosi localizzata ai piedi, che compare prevalentemente nella stagione estiva, quando le scarpe vengono calzate senza le calze.

L'incidenza delle reazioni isolate al cobalto è molto bassa (1%) e stabile nel tempo. Più frequente invece il riscontro di positività associate al nichel. Verosimilmente queste reazioni associate sono dovute in parte a impurezze presenti nel materiale testante, mentre in altri casi sembrano costituire delle co-sensibilizzazioni indotte dalla simultanea e ripetuta esposizione ai differenti metalli presenti nelle leghe, piuttosto che una cross-sensibilizzazione (Lisi et al., 2003).

Nella maggior parte dei casi la causa di DAC da nichel, cromo e solo in parte da cobalto è nota (bigiotteria, bottoni di metallo, leghe metalliche, cuoio ecc.), mentre in altri casi non è possibile identificare una particolare sorgente di contatto. Poiché in un numero elevato di soggetti è stata osservata la positività a questi elementi associata a una dermatite al volto, è emersa l'ipotesi che la presenza anche in minime quantità di questi metalli in alcuni prodotti di largo consumo come i cosmetici possa essere considerata responsabile di questi quadri clinici, in particolare nei soggetti con patch test positivo. È da tenere infatti presente il maggior utilizzo di questi prodotti, spesso di bassa qualità, in questa fascia di età. Questi metalli non sono dei costituenti dei cosmetici, ma possono essere presenti come contaminazione di materie prime, in particolare nei pigmenti minerali utilizzati nei prodotti per il trucco, o essere rilasciati dagli impianti di produzione per corrosione. Inoltre acidi grassi, tensioattivi ed emulsionanti sono spesso sottoposti a processi di idrogenazione industriale che possono comportare l'impiego di catalizzatori al nichel.

Recenti studi hanno rilevato una significativa presenza di nichel e cromo in questi prodotti, con valori variabili per quanto riguarda il nichel tra 1,06 ppm nei prodotti solari, superiore a 5 ppm nelle creme e nelle maschere per il volto, fino a valori superiori a 27 ppm nei prodotti per il trucco. Prodotti che presentano il maggior livello di contaminazione, in quanto i pigmenti inorganici utilizzati per la fabbricazione sono gli ossidi di ferro e i sali minerali, in cui il nichel è impurezza frequente e abbondante. I livelli succitati potrebbero essere in grado di provocare la comparsa di dermatiti da contatto in soggetti già sensibilizzati. Pertanto quadri di dermatiti da contatto alle palpebre sia superiori che inferiori, o solo alla palpebra superiore o alla rima palpebrale possono essere provocati dal nichel contenuto in prodotti quali mascara, ombretti, matite per occhi o eye-liner. Inoltre, bisogna considerare che esistono anche dei fattori aggravanti, quali il contatto prolungato, l'applicazione su aree di cute estremamente delicate (palpebre, contorno occhi, labbra) e la sudorazione, che facilitano la penetrazione transcutanea di questi allergeni.

Infine un ultimo aspetto importante da valutare nella DAC da metalli è il ruolo svolto da questi elementi presenti nelle leghe metalliche utilizzate negli apparecchi ortodontici e nelle protesi ortopediche.

Le principali leghe metalliche utilizzate in ortodonzia sono l'acciaio inossidabile, il cromo-cobalto e il nichel-titanio. È noto che queste leghe non solo contengono nichel, cromo e cobalto, ma che sono anche in grado di rilasciare ioni negli ambienti circostanti. Il rilascio dipende non solo dalla quantità di metalli contenuti, ma anche dalla presenza di ponti disolfuro che lo favoriscono. Anche se negli ultimi anni c'è stato un aumento nell'uso di *apparecchi ortodontici*, sono stati descritti relativamente solo pochi casi di reazioni cutanee o mucose dovute ai metalli presenti in questi apparecchi. Nella maggior parte dei casi si tratta di cheiliti, dermatiti periorali, lesioni localizzate alla mucosa orale, meno frequenti le manifestazioni generalizzate (Kalimo et al., 2004).

È peraltro da tenere presente che molti soggetti allergici al nichel utilizzano apparecchi ortodontici e protesi in assenza di lesioni cutanee e/o mucose. Questo fenomeno è probabilmente correlato al fatto che è necessaria la presenza di un'alta concentrazione di ioni per provocare una reazione nella mucosa orale, e questo grazie all'azione protettiva esercitata dal rivestimento di glicoproteine salivari della mucosa orale, alla differente permeabilità della mucosa e al minor numero di cellule detritiche. Sembra inoltre che in individui non sensibilizzati il contatto orale con antigeni quali nichel, cromo e cobalto possa indurre il *fenomeno della tolleranza* piuttosto che la sensibilizzazione, specialmente se il contatto con l'apparecchio avviene nella prima decade di vita.

Anche per quanto riguarda le *protesi ortopediche* si tratta di leghe metalliche che contengono percentuali diverse di nichel, cromo e cobalto (Krecisz et al., 2006). La quantità di ioni rilasciata nell'ambiente circostante e la possibilità di indurre una reazione sembra siano dovute più alla presenza di alte quantità di solfuri che alla concentrazione del metallo presente nella lega. Nessuno studio prospettico ha finora evidenziato se i metalli rilasciati da queste leghe siano in grado di provocare una sensibilizzazione primaria o più facilmente l'elicitazione di una dermatite in soggetti già sensibili, ma, comunque alla luce di diverse segnalazioni in letteratura di vari quadri di dermatiti, è consigliabile una maggiore cautela in soggetti allergici che devono essere operati e preferire protesi che rilasciano basse quantità di ioni metallici.

Infine un ultimo aspetto da valutare è il rapporto esistente tra DAC da metalli e dermatite atopica: alcuni studi hanno riportato una maggiore incidenza di DAC in soggetti con dermatite atopica. Il deficit di membrana tipico nei soggetti atopici, e di conseguenza l'alterata integrità della barriera cutanea, potrebbero infatti portare più facilmente gli allergeni chimici al sistema immune e quindi essere considerato un fattore predisponente. Una sorgente di errore è rappresentata dall'aumentato numero di reazioni di tipo irritante al patch test che si osservano proprio con i metalli (quali appunto nichel, cromo e cobalto) che spesso inducono reazioni pustolose follicolari. In realtà studi più recenti dimostrano una pressoché eguale prevalenza di DAC sia nei soggetti atopici che in quelli non atopici (Akhavan e Cohen, 2003).

8.5 Diagnosi

La diagnosi clinica di DAC in età pediatrica non risulta essere sempre agevole, sia per la non costante correlazione fra l'allergene causale e la localizzazione topografica delle lesioni eczematose, sia perché può essere sovrapposta ad altre patologie eczematose tipiche di questa fascia di età, quali l'eczema atopico, la dermatite plantare giovanile, alcune forme di psoriasi dell'età pediatrica e delle stesse dermatiti da contatto irritante.

Il *gold standard* è rappresentato dai test epicutanei a lettura ritardata (patch test) che vengono effettuati utilizzando sia gli allergeni della serie standard sia serie specifiche (serie metalli) finalizzate alla precisa individuazione del o dei metalli interessati nel processo eczematoso. Utilizzare più frequentemente il patch test come metodo diagnostico può essere utile per una diagnosi più accurata e più precoce della dermatosi e quindi per instaurare una terapia più efficace, oltre a predisporre gli opportuni mezzi di prevenzione (Roul et al., 1999).

La lettura del patch test in età pediatrica, in particolare in soggetti con dermatite atopica, può comportare delle difficoltà con possibilità di risposte falsamente positive o falsamente negative. La termografia (utilizzata nel nostro Istituto) può essere considerata una metodica diagnostica particolarmente valida nella valutazione delle risposte al patch test: non è invasiva, è riproducibile e standardizzabile, ma soprattutto è oggettiva, in grado di valutare la differenza del gradiente termico in un soggetto e in un particolare distretto cutaneo (Laino e Di Carlo, 2010). Mediante l'analisi termografica è difatti possibile distinguere un

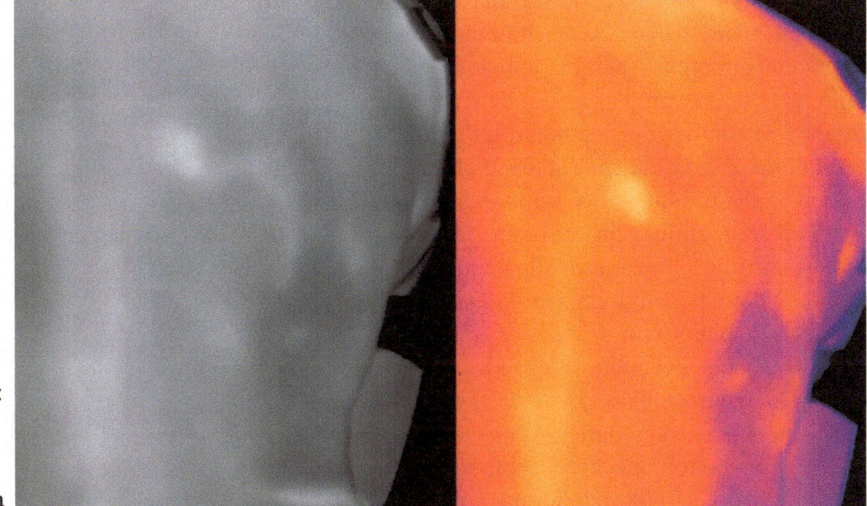

Fig. 8.3 Reazione allergica al $NiSO^4$ (++): alone ipertermico attorno all'area del patch e la stria ipertermica linfocentrica

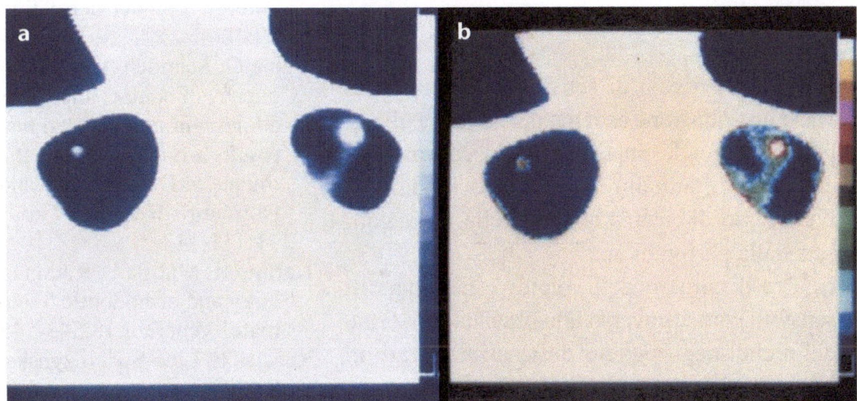

Fig. 8.4 Reazione allergica al $NiSO^4$ spalla destra (**a**) *vs* reazione irritativa (SLS 1%) spalla sinistra (**b**)

pattern allergico (presenza di stria ipertermica linfocentrica) da un pattern irritativo (area ipertermica a stampo in corrispondenza del patch test) (Figg. 8.3 e 8.4). Talora è presente un'area centrale nera per la presenza di raccolta fluida (reazione bollosa), che appare termograficamente fredda. Nell'interpretazione dei patch test è pertanto possibile, con il metodo termografico (attualmente è disponibile anche la video-termografia a raggi infrarossi ad alta definizione), ricostruire in maniera non invasiva e in tempo reale un modello riproducibile e oggettivo in grado di superare i limiti imposti dalla valutazione clinica (Di Carlo, 1995).

8.6 Prevenzione

La prevenzione dell'induzione di una sensibilizzazione ai metalli può essere effettuata solo attraverso un approccio multidisciplinare tendente a eliminare o a ridurre l'esposizione cutanea alle sostanze sensibilizzanti mediante un'opportuna scelta di materie prime che riducano al massimo la nocività del prodotto. Una volta individuato il metallo responsabile della dermatite da contatto, bisogna sostituirlo con materiali che non lo contengano o comunque minimizzare l'esposizione. L'utilizzo di bigiotteria *nichel-free*, di cinturini di orologi, ganci, occhielli, fibbie e montature di occhiali in materiale plastico, il consiglio agli industriali tessili a non produrre vestiti, jeans in particolare, con bottoni metallici, non solo riduce nuovi casi di sensibilizzazione, ma anche il numero di recidive nei soggetti sensibilizzati. È in questo ambito della prevenzione che si inserisce la già citata Direttiva Europea sul nichel i cui obiettivi sono:

- ridurre nuovi casi di sensibilizzazione attraverso una riduzione estrema del nichel negli oggetti metallici destinati a essere inseriti in orecchi perforati o in altre parti del corpo durante il processo di cicatrizzazione della ferita causata dalla perforazione;
- ridurre il numero delle recidive nei soggetti sensibilizzati attraverso una drastica riduzione del nichel negli oggetti destinati a entrare in contatto diretto e prolungato con la cute, fornendo un elenco degli oggetti metallici che, come già descritto, sono i responsabili della dermatite allergica da contatto da nichel (orecchini, bracciali ecc.).

La validità di questo approccio preventivo è dato da recenti dati epidemiologici provenienti dalla Danimarca dove la Direttiva Europea sul nichel è entrata in vigore già nel 1989, e che mostrano una diminuzione dell'incidenza della sensibilizzazione al nichel, in particolare nella fascia di età inferiore a 16 anni (Veien et al., 2001).

Letture consigliate

Akhavan A, Cohen SR (2003) The relationship between atopic dermatitis and contact dermatitis. Clin Dermatol 21:158-162

Castanedo-Tardan MP, Matiz C, Jacob SE (2011) Contact dermatitis in children – a riview of current opinions. Actas Dermosifiliogr 102:8-18

Clayton TH, Wilkinson SM, Rawcliffe C et al (2006) Allergic contac dermatitis in children: should pattern of dermatitis determine referral? A retrospective study of 500 children tested between 1995 and 2004 in one UK centre. Brit J Dermatol 154:114-117

Council Directive 94/27/EC of 30 June 1994. Official Journal L 188, 22-07-1994

Di Carlo A (1995) Thermography and the possibilities for its applications in clinical and experimental dermatology. Clin Dermatol 13:329-336

Dotterud LK, Falk ES (1994) Metal allergy in north Norwegian schollchildren and its relationship with ear piercing and atopy. Contact Dermatitis 31:308-313

Fernandez Vozmediano JM, Armario Hita JC (2005) Allergic contact dermatitis in children. JEADV 19:42-46

Heine G, Schnuch A, Uter W, Worm M (2004) Frequency of contact allergy in German children and adolescent patch tested between 1995 and 2002: results from the Information Nework of Departments of Dermatology and the German Contact Dermatitis Research Group. Contact Dermatitis 51:111-117

Kalimo K, Mattila L, Kautianen H (2004) Nickel allergy and orthodontic treatment. J Eur Acad Dermatol Venereol 18:543-545

Krecisz B, Liec-Swierczynska M, Bakowicz-Mitura K (2006) Allergy to metals as cause of orthopaedic implant failure. Int J Occup Med Environ Health 19:178-180

Laino L, Di Carlo A (2010) Telethermography: an objective method for evaluating patch test reactions. Eur J Dermatol 20:175-180

Lisi P, Brunelli L, Stingeni L (2003) Co-sensitivity between cobalt and other transition metals. Contact Dermatitis 48:172-173

Militello G, Jacob SE, Crawford GH (2006) Allergic contact dermatitis in children. Curr Opin Pediatr 18:385-390

Roul S, Ducombs G, Taieb A (1999) Usefulness of the European standard series for patch testing in children. A 3-year single-centre study of 337 patients. Contact Dermatitis 40:232-235

Santucci B, Ferrari PV, Cristaudo A et al (1989) Nickel dermatitis from cheap earrings. Contact Dermatitis 21:245-248

Seidenari S, Giusti F, Pepe P, Mantovani L (2005) Contact sensitization in 1094 children undergoing patch testing over a 7-year period. Pediatric Dermatology 22:1-5

Veien NK, Hattel T, Lauberg G (2001) Reduced nickel sensitivity in young Danish women following regulation of nickel exposure. Contact Dermatitis 45:104-106

9 Dermatite da contatto da medicamenti topici

Luca Stingeni, Paolo Lisi

9.1 Introduzione

A partire dagli anni '90 la dermatite da contatto (DC) in età pediatrica è ritornata a essere oggetto di alcuni studi che documentano un'incidenza dell'affezione nettamente superiore rispetto a quanto precedentemente documentato (Gehrig e Warshaw, 2008). In tale settore, i medicamenti per uso topico rappresentano nei bambini una causa frequente di DC; questa, al pari degli adulti, deve essere considerata una reazione avversa cutaneo-mucosa a farmaci. In età pediatrica, tuttavia, la prevalenza del fenomeno è più difficilmente stimabile rispetto all'età adulta per il numero esiguo di studi epidemiologici specifici e per l'estrema variabilità di commercializzazione dei medicamenti topici da Paese a Paese (Bonitsis et al., 2011). Tale variabilità, inoltre, è potenziata dalle diverse abitudini prescrittive dei medici, dalla composizione delle serie di allergeni impiegate per l'esecuzione di test cutanei allergo-diagnostici e dalla modalità di selezione dei pazienti nei lavori presenti in bibliografia (Beattie et al., 2006).

In età pediatrica la patogenesi allergica della DC da medicamenti per uso topico è raramente documentabile; più frequente è invece l'osservazione di quadri ortoergici, soprattutto in bambini con diatesi atopica, cutanea e/o mucosale. I farmaci topici più frequentemente implicati sono gli antimicotici, gli antivirali e i medicamenti per il trattamento della scabbia (Stingeni et al., 1995).

Nella popolazione generale la dermatite allergica da contatto (DAC) è causata o aggravata da una sensibilizzazione da contatto a medicamenti topici in una percentuale variabile tra il 14 e il 40% dei casi (Angelini e Bonamonte, 1999). Nel passato i farmaci per uso topico che più frequentemente inducevano sensibilizzazione da contatto erano penicillina, sulfamidici, mercuriali e prometazina (Shah et al., 1997); ai giorni nostri la prevalenza della sensibilizzazione a tali composti risulta sensibilmente ridotta per il loro minore impiego topico (Bonitsis et al., 2011).

Con il progredire della ricerca, tuttavia, nuovi medicamenti per uso topico vengono continuamente immessi in commercio e acquisiscono sempre più diffusione, specie per patologie dermatologiche dell'età pediatrica ad andamento cronico-recidivante, come la dermatite atopica. Al pari dell'adulto, i fattori predisponenti vanno ricercati nel potere sensibilizzante intrinseco del medicamento in oggetto (basso per mercuriali), nella sua frequenza di uso (alta per neomicina solfato), nella modalità di medicazione (quella occlusiva incrementa l'assorbimento del farmaco 10 o più volte) e nell'impiego di veicoli che, come nel caso di dimetilsulfossido, facilitano l'assorbimento percutaneo inducendo modifiche strutturali e biochimiche della barriera cutanea (Pigatto et al., 2010). Ne consegue che la perdita dell'integrità della barriera cutanea (dermopatie a decorso cronico-recidivante, dermatiti su base traumatica) rappresenta, specie in età pediatrica, un importante fattore favorente l'induzione di DC da medicamenti per uso topico (Kütting et al., 2004).

L. Stingeni (✉)
Sezione di Dermatologia Clinica, Allergologica e Venereologica
Dipartimento di Specialità Medico-Chirurgiche e Sanità Pubblica, Università degli Studi di Perugia
e-mail: luca.stingeni@med.unipg.it

M. Gola, *Dermatologia allergologica nel bambino e nell'adolescente*,

9.2 Manifestazioni cliniche

Nonostante che ogni distretto cutaneo possa essere sede di DC da medicamenti topici, alcune sedi risultano maggiormente coinvolte, verosimilmente perché esse vengono medicate più frequentemente, a volte con modalità occlusiva. Al contrario dell'adulto (dove le sedi più frequentemente coinvolte sono gli arti inferiori, in particolare le gambe in presenza di ulcere vascolari e di dermatite da stasi venosa, e la regione anogenitale), le sedi più frequentemente coinvolte in età pediatrica sono le aree coperte dal pannolino, i padiglioni auricolari (per impiego di prodotti otologici in corso di otite esterna) e quelle classiche della dermatite atopica; al pari dei soggetti adulti, anche nei bambini le mani sembrano rappresentare sedi a basso rischio (Pigatto et al., 2010).

9.2.1 Dermatite da contatto irritante

I medicamenti per uso topico possono determinare dermatite da contatto irritante (DCI) per lo più acuta, più raramente cronica, strettamente localizzata alle aree cutanee sulle quali vengono impiegati.

Nella forma acuta il tempo di latenza è breve: le manifestazioni cliniche si realizzano dopo poche ore dall'applicazione del medicamento. L'entità della dermatite è strettamente in relazione ad alcune caratteristiche del medicamento in causa, ovvero composizione chimica, concentrazione d'uso, farmacocinetica, e dalla suscettibilità individuale. L'estrinsecazione clinica è rappresentata da eritema ed edema intensi, con comparsa a volte di manifestazioni bollose, più raramente flittenulari. Segue poi una fase erosivo-squamo-crostosa, che può andare incontro, specie nei soggetti in più tenera età, a piodermizzazione con linfangite e linfoadenite.

Nella forma cronica, che si realizza dopo lungo periodo di latenza, prevale l'aspetto xerotico-desquamativo; in questo caso è frequente il riscontro del basso potenziale irritante intrinseco del medicamento per uso topico responsabile (Castanedo-Tardan et al., 2011).

I medicamenti topici più frequentemente responsabili di DCI nei bambini sono gli agenti ossidanti (soprattutto perossido di idrogeno e ipoclorito), i cheratolitici (acido salicilico e urea), i mercuriali, gli antinfiammatori non steroidei, gli antiparassitari e i solventi organici (alcoli e glicole propilenico) (Bonamonte et al., 2004) (Tabella 9.1).

Tabella 9.1 Medicamenti per uso topico più frequentemente causa di dermatite da contatto irritante (DCI) in età pediatrica

Antimicotici	Imidazolici (econazolo, miconazolo, isoconazolo) Idrossipiridoni (ciclopiroxolamina) Morolfine (amorolfina) Allilamine (terbinafina)
Antinfiammatori non steroidei	Salicilati (acido salicilico) Arilacetici (bufexamac) Arilpropionici (ketoprofene, ibuprofene)
Antiparassitari	Benzoato di benzile, crotamitone, permetrina
Antivirali	Idossuridina, foscarnet
Cheratolitici	Acido salicilico, urea
Ossidanti	Perossido di idrogeno, benzoile perossido, iodio-povidone
Solventi organici	Alcoli, glicole propilenico
Miscellanea	Ammonio quaternario, violetto di genziana, mercuriali, clorexidina

9.2.2 Dermatite allergica da contatto

Si tratta senza dubbio della più frequente manifestazione clinica causata dall'impiego di medicamenti per uso topico, sia come evento primario che, più frequentemente, secondario a un quadro clinico cutaneo preesistente, acuto o cronico, eczematoso e non. Quando si realizza questa seconda evenienza si assiste a un peggioramento delle manifestazioni nella sede primitiva, specie relativamente alla componente eritemato-edemato-essudativa, spesso con estensione delle manifestazioni cutanee ad aree limitrofe (eruzioni "idiche") (Pigatto et al., 2010). Tale evenienza si può realizzare quando il medicamento in causa è a base di un topico contenente, fra gli altri composti, anche un corticosteroide; quest'ultimo, infatti, sopprime la reazione locale ma non quelle "idiche". Anche se più frequente nell'adulto

Tabella 9.2 Medicamenti per uso topico più frequentemente causa di dermatite allergica da contatto (DAC) in età pediatrica

Antimicotici	Mercuriali, ammonio quaternario
Antibiotici	Neomicina, cloramfenicolo
Antistaminici	Fenotiazinici (prometazina)
Antimicotici	Imidazolici (miconazolo, econazolo), clotrimazolo
Antinfiammatori non steroidei	Arilpropionici (ketoprofene), arilacetici (bufexamac)
Corticosteroidi	Budesonide, idrocortisone 17-butirrato, idrocortisone 21-acetato
Antivirali	Aciclovir, idossuridina
Antiparassitari	Benzoato di benzile, malathion
Miscellanea	Eparinoidi, benzoile perossido

e nell'anziano, una temibile complicanza è rappresentata dall'eritrodermia, osservabile soprattutto in soggetti con reazioni crociate multiple o polisensibilizzazione, in presenza di poliadenomegalia e alterazione degli indici di flogosi.

Oltre alla classica forma eritemato-edemato-vescicolare, le estrinsecazioni cliniche possono essere diversificate. I derivati sulfamidici, ad esempio, oramai non più utilizzati per uso topico, sono stati descritti come causa di dermatite eritemato-papulo-vescicolare in elementi isolati, lenticolari o poco meno, con frequenti eruzioni "idiche" isomorfe, a volte con aspetto polimorfosimile (Simonsen et al., 2011). La fotosensibilizzazione, quale quella da prometazina, si estrinseca con dermatite eczematosa sulle fotosedi, specie durante la stagione estiva (Pigatto et al., 2010). L'antimicotico pirrolnitrina è segnalato come potenziale induttore di DAC, con frequenti eruzioni "idiche" spesso polimorfosimili, al pari di quanto segnalato per mefenesina, miorilassante per traumi muscolari (Bonamonte et al., 2004).

A differenza dell'adulto, nel soggetto in età pediatrica sembrerebbero non essere segnalati casi di DAC da medicamenti per uso topico con meccanismo *airborne*.

I medicamenti per uso topico più frequentemente causa di DAC in età pediatrica sono riportati nella Tabella 9.2.

9.2.3 Orticaria da contatto

Tale manifestazione clinica, di non frequente riscontro, può realizzarsi sia su base immunologica che extra-immunologica. La prima, per lo più IgE-mediata, può associarsi ad altre manifestazioni reaginiche, quali rinocongiuntivite e asma. È tuttavia noto che l'orticaria da contatto possa essere seguita, in una fase successiva, da manifestazioni cellulo-mediate a estrinsecazione clinica eczematosa (Bonamonte et al., 2004).

9.2.4 Dermatite da contatto sistemica

Tale condizione si realizza quando la recidiva e la diffusione di una pregressa DAC sono secondarie alla somministrazione sistemica dello stesso allergene o di un allergene chimicamente simile a quello che aveva precedentemente indotto una sensibilizzazione da contatto. La morfologia è di tipo eczematoso, più raramente polimorfosimile e purpurico-vasculitico; le sedi di localizzazione, simmetriche, sono quelle "eliminative" (lati del collo e del tronco, ascelle, grandi pieghe e genitali) (Castanedo-Tardan et al., 2011). Da un punto di vista patogenetico, l'ipersensibilità coinvolta è quella di tipo IV, anche se non è possibile escludere un eventuale coinvolgimento degli immunocomplessi circolanti.

Per esempio, in soggetti con allergia da contatto a etilendiamina (stabilizzante in numerosi topici antibiotici e antimicotici) deve essere evitata la somministrazione di antistaminici etilendiamina-derivati e di aminofillina, sale sodico di teofillina e etilendiamina idrocloruro. I soggetti sensibilizzati topicamente a uno dei numerosi preparati del commercio a base di antinfiammatori non steroidei devono evitare la somministrazione sistemica dello stesso principio attivo o di farmaci a esso chimicamente correlati, così come quelli sensibilizzati ad antimicotici topici devono evitare l'assunzione di antimicotici orali affini strutturalmente.

Nella Tabella 9.3 sono riportati i medicamenti topici e quelli sistemici chimicamente ad essi correlati che in età pediatrica possono indurre dermatite da contatto sistemica.

Tabella 9.3 Medicamenti per uso topico potenzialmente sensibilizzanti in età pediatrica e medicamenti sistemici chimicamente correlati in grado di indurre dermatite da contatto sistemica

Medicamenti per uso topico	Medicamenti sistemici chimicamente correlati
Benzocaina	Procaina, coloranti azoici di farmaci e alimenti
Prometazina	Antistaminici fenotiazinici
Beta-lattamine	Penicilline semisintetiche (amoxicillina, ampicillina); cefalosporine di I (cefazolina) e II generazione (cefamandolo, cefixima)
FANS topici (ketoprofene, oxicami)	FANS sistemici (arilpropionici, oxicami)
Antimicotici (econazolo, miconazolo)	Antimicotici sistemici imidazolici
Corticosteroidi topici	Corticosteroidi sistemici
Etilendiamina cloridrato	Antistaminici etilendiamina-derivati (idrossizina), aminofillina
Efedrina	Pseudoefedrina, norefedrina

9.3 Medicamenti topici sensibilizzanti

I raggruppamenti farmacologici dei topici potenzialmente causa di DC in età pediatrica sono molteplici. In linea di massima molti medicamenti per uso topico applicati su cute priva della propria integrità, in presenza di modificazioni strutturali e biochimiche della barriera epidermica, sono in grado di causare sensibilizzazione cellulo-mediata. Tuttavia, la diversa commercializzazione e le diverse abitudini prescrittive locali, il continuo progredire della ricerca farmacologica e delle tecniche allergodiagnostiche *in vivo* hanno determinato, nel corso degli ultimi 30 anni, un progressivo cambiamento del panorama dei medicamenti per uso topico potenzialmente sensibilizzanti in età pediatrica (Seidenari et al., 2005). Nel passato, al pari di quanto osservato in età adulta, anche nei bambini i medicamenti topici più frequentemente sensibilizzanti erano neomicina, sulfonamide, prometazina e benzocaina. Nel corso dell'ultimo decennio, in seguito alla progressiva dismissione in commercio di sulfonamide per il suo alto potere sensibilizzante e alla riduzione di topici contenenti prometazina e benzocaina, sono soprattutto i topici a base di neomicina e etilendiamina quelli maggiormente segnalati (Belloni Fortina et al., 2010). Oltre a questi, sono stati recentemente individuati altri raggruppamenti farmacologici, quali gli antinfiammatori non steroidei, gli antimicotici imidazolici e i corticosteroidi.

9.3.1 Antibiotici

La DC rappresenta il più frequente effetto collaterale per impiego topico di un antibiotico; la presenza di soluzioni di continuo della cute e la modalità occlusiva della medicazione ne rappresentano i fattori favorenti. Da un punto di vista morfologico, oltre alla DC classica, in età pediatrica, al pari di quella adulta, sono segnalati casi a estrinsecazione polimorfosimile, aero-trasmessa e rari casi di orticaria da contatto (Pigatto et al., 2010).

Un aspetto rilevante in questo ambito è rappresentato dal fenomeno dell'allergia crociata, che coinvolge composti chimicamente correlati a quello che ha indotto la sensibilizzazione. L'esempio classico è rappresentato dal bambino sensibilizzato a neomicina, che dovrà evitare il contatto con altri aminoglicosidi, quali gentamicina, paramomicina e tobramicina. Un altro aspetto da non sottovalutare è, come precedentemente detto, il rischio di DC sistemica.

9.3.1.1 Aminoglicosidi

Rappresentano gli antibiotici topici di più comune impiego in ambito dermatologico e quelli più a rischio di induzione di DAC. Quelli maggiormente impiegati e più segnalati come induttori di sensibilizzazione sono neomicina, gentamicina e streptomicina, anche con manifestazioni reaginiche, quali orticaria da contatto e shock anafilattico. Si ritiene che l'allergene maggiore sia il nucleo centrale della molecola, la deossistreptamina, comune ai composti di questo raggruppamento e responsabile del frequente riscontro di cross-reattività in questa classe di antibiotici. In considerazione della lenta penetrazione di tali antibiotici nella cute, è buona norma eseguire letture "ritardate" (almeno fino a 96 ore) del patch test con tali farmaci. La neomicina, tuttavia, ha visto ridursi progressivamente la sua prevalenza di sensibilizzazione rispetto al passato, attualmente stimata pari al 2,3% (Bonitsis et al., 2011); ciò è da ricondurre verosimilmente a una costante riduzione in commercio dei prodotti che la contengono. La gentamicina è segnalata nei neonati come responsabile di DCI delle palpebre per uso di topici oftalmici al fine di contrastare le infezioni post-partum (Pigatto et al., 2010). Attualmente la streptomicina non è più utilizzabile, per la sua elevata frequenza di sensibilizzazione, che si può estrinsecare clinicamente anche con shock anafilattico. Sporadiche sono le segnalazioni di congiuntivite e blefarite da contatto indotte da tobramicina contenuta in prodotti oftalmici.

9.3.1.2 Betalattamici

L'impiego topico di penicillina è stato bandito per il suo alto potere sensibilizzante, responsabile nel passato anche di eruzioni esantematiche e manifestazioni anafilattoidi (Bonamonte et al., 2004); le rare segnalazioni oggi disponibili riguardano esclusivamente il settore professionale (medici, infermieri, veterinari, farmacisti). Analoghe considerazioni possono essere fatte per le cefalosporine, non presenti in commercio per uso topico, ma segnalate come sensibilizzanti per contatto in operatori sanitari, spesso in presenza di reazioni crociate multiple con altre cefalosporine, specie se di I e II generazione.

9.3.1.3 Sulfonamidi

Anche la DC da sulfonamide è notevolmente meno frequente rispetto al passato per la drastica riduzione del suo impiego topico a causa dell'elevato potere sensibilizzante. Sono oramai aneddotiche le segnalazioni di dermatiti da contatto con eruzioni "seconde" polimorfosimili o di casi di sindrome di Stevens-Johnson da topici oftalmici a base di tale composto. In tali casi frequenti erano le reazioni crociate (sulfaniluree, diuretici tiazidici, saccarina, procaina, coloranti azoici di alimenti e farmaci, *p*-fenilendiamina ecc.).

9.3.1.4 Rifamicine

Al pari di cloramfenicolo, anche rifamicina trova impiego in prodotti oftalmici, attivi sia su Gram-positivi che Gram-negativi. È stata segnalata come responsabile di reazioni anafilattiche in età adulta, raramente di DC (Angelini e Bonamonte, 1999).

9.3.1.5 Fenoli

In età pediatrica il cloramfenicolo trova impiego soprattutto nella terapia topica delle infezioni esterne dell'occhio, specie quelle congiuntivali, e nella profilassi delle ferite chirurgiche. Le manifestazioni cliniche includono, oltre alla classica DC, orticaria da contatto ed eruzione polimorfosimile bollosa.

9.3.1.6 Altri antibiotici

- Bacitracina: appartenente al raggruppamento dei polipeptidi, questo antibiotico attivo su Gram-positivi è stato segnalato come responsabile di un caso di shock anafilattico in una bambina affetta da dermatite atopica e trattata con tale composto per via topica. La contemporanea sensibilizzazione a neomicina a volte segnalata negli Stati Uniti non deve essere interpretata come reazione crociata ma dovuta al fatto che tali composti, diversificati da un punto di vista strutturale, si ritrovano in associazione in alcuni preparati topici.
- Mupirocina: di impiego frequente in età pediatrica per il trattamento topico dell'impetigine, è eccezionalmente causa di sensibilizzazione.
- Chinoloni: il loro potenziale sensibilizzante per via topica è riferito esclusivamente al loro impiego in prodotti oftalmologici. I composti chiamati in causa sono: norfloxacina, ofloxacina e ciprofloxacina.
- Macrolidi: rarissime le sensibilizzazioni da contatto, per lo più da eritromicina.

9.3.2 Antivirali

Nei pazienti pediatrici le patologie virali trattate topicamente sono per lo più le infezioni da *human* papillomavirus (HPV) (verruche volgari, plantari, piane e condilomi acuminati), da herpesvirus (soprattutto herpes simplex) e da poxvirus (mollusco contagioso). Le reazioni avverse sono eterogenee e includono dermatite e fotodermatite da contatto, sia irritative che allergiche, e casi sporadici di orticaria da contatto (Pigatto et al., 2010). Gli antivirali topici comprendono:

- aciclovir e suoi derivati: il dato che tale molecola possa essere responsabile di DAC è oramai ben assodato in letteratura, pur trattandosi di evenienza sicuramente rara. Più controversa è la possibilità di reazioni crociate con i derivati dell'aciclovir, in particolare valaciclovir, famciclovir, gamciclovir e penciclovir. Per tale motivo è indispensabile l'esecuzione di accurate indagini allergo-diagnostiche e, se necessario, del test di scatenamento orale con tali farmaci. I casi di documentate fotodermatiti allergiche da contatto da aciclovir sono molto rari;
- foscarnet: il suo impiego topico in lesioni erpetiche resistenti ad aciclovir in soggetti immunodepressi ha causato dermatiti da contatto irritatante, a volte gravi;
- idossuridina: è sicuramente un topico antivirale con alto potenziale irritante e sensibilizzante; per tale motivo e per l'avvento di nuovi farmaci antierpetici, il suo impiego è a tutt'oggi notevolmente ridotto;
- tromantadina: al pari di idossuridina, induce frequentemente DAC e pertanto il suo impiego è limitato;
- cheratolitici: frequentemente utilizzati per il trattamento di verruche volgari e plantari per lo più sotto forma di acido salicilico, acido lattico e urea, sono spesso causa di DCI.

9.3.3 Antimicotici

In rapporto al vasto impiego di tali medicamenti per uso topico anche in età pediatrica, le segnalazioni di sensibilizzazione da essi indotta sono decisamente poco frequenti e riconducibili per lo più ai veicoli e agli eccipienti (Bonitsis et al., 2011). Pertanto il loro potere sensibilizzante può essere definito basso.

Tali composti sono responsabili soprattutto di DCI a morfologia per lo più xerotico-desquamativa; tale evenienza si realizza soprattutto per quelle formulazioni del commercio ricche di alcol e solventi (lozioni, schiume, gel), specie in alcuni distretti cutanei dove l'occlusione e l'accumulo del topico possono costituire fattori precipitanti, quali le pieghe cutanee (Menezes de Padua et al., 2008). Nei rari casi di DAC la morfologia è per lo più classica, ovvero eritemato-edemato-vescicolare e squamo-crostosa. Appartengono a questa categoria:

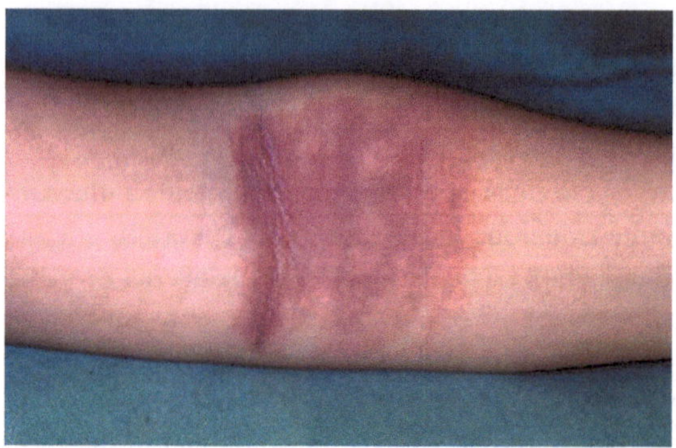

Fig. 9.1 Dermatite da contatto irritante da topico antifungino a base di ciclopiroxolamina

- imidazolici: le molecole maggiormente segnalate in letteratura come induttrici di DAC sono miconazolo, econazolo, isoconazolo e tioconazolo. Aneddotiche sono le segnalazioni relative a clotrimazolo e bifonazolo. Frequenti sono le cross-reazioni, specie tra miconazolo, isoconazolo ed econazolo, per il loro comune nucleo molecolare rappresentato dall'anello azolico con un atomo di cloro in posizione orto;
- idrossipiridoni: la ciclopiroxolamina è stata raramente segnalata come causa di DC, quasi esclusivamente ortoergica (Fig. 9.1);
- morolfine: amorolfina, utilizzata topicamente soprattutto nelle preparazioni ungueali, è causa di DCI quando erroneamente applicata al perinichio;
- allilamine: terbinafina e butenafina sono state segnalate sporadicamente come responsabili di DCI nelle aree ricoperte dal pannolino.

9.3.4 Antinfiammatori non steroidei

Questi medicamenti per uso topico, introdotti nella pratica clinica a partire dall'inizio degli anni '70, sono impiegati in età pediatrica soprattutto per il trattamento della patologia acuta su base traumatica che coinvolge i tessuti molli. Senza alcun dubbio la reazione avversa più frequente è la DCI, anche se la patogenesi allergica è in aumento nel corso dell'ultimo decennio, spesso complicata dal frequente riscontro di reazioni crociate (arilpropionici) (Pigatto at al., 2010). Lo studio allergo-diagnostico non è agevole, anche perché non è disponibile una standardizzazione sulle concentrazioni e sui veicoli da impiegare. Rientrano in questa categoria:

- salicilati: l'acido salicilico, ad azione cheratolitica, è spesso causa di DCI; il metile salicilato, utilizzato per lenire il dolore muscoloscheletrico, se impiegato su aree circoscritte può causare DC, per lo più irritante; quando utilizzato su ampie aree, prevalgono gli effetti collaterali tossici;
- indolici: l'indometacina, poco utilizzata per via topica, è stata raramente segnalata come causa di DAC;
- arilacetici: bufexamac, suggerito come alternativa terapeutica ai corticosteroidi topici in caso di dermatite atopica, è noto per l'induzione di sensibilizzazione da contatto; i fattori favorenti devono essere ricercati nell'uso prolungato del composto e nel danno di barriera cutanea, tipico della dermatite atopica. Il diclofenac, invece, ha potenziale sensibilizzante molto basso, nonostante il suo ampio utilizzo in prodotti topici;
- arilpropionici: rappresentano gli antinfiammatori che più frequentemente inducono sensibilizzazione da contatto (Stingeni et al., 2010). Il ketoprofene, in particolare, è ben nota causa di dermatite e fotodermatite allergica da contatto. Quest'ultima sembrerebbe essere causata dalla liberazione di radicali liberi ad azione flogogena locale o dalla formazione di nuovi allergeni in seguito alla fotoesposizione con UVA.

9.3.5 Corticosteroidi

Al pari di quanto osservato negli adulti, anche in età pediatrica il sospetto di DC da corticosteroidi deve nascere quando una dermopatia sensibile a tali medicamenti, come ad esempio la dermatite atopica, non risponde a tale trattamento. A volte è riscontrabile un peggioramento della sintomatologia, che si estrinseca con accentuazione dell'eritema e dell'edema (Foti et al., 2005). Solo raramente i corticosteroidi topici inducono un eczema acuto. Frequenti, invece, sono le eruzioni "seconde", spesso isomorfe rispetto alle lesioni del focolaio iniziale, mentre non rare sono le eruzioni esantematiformi a estrinsecazione clinica morbilliforme e polimorfosimile, soprattutto quando in causa è budesonide (Lisi e Stingeni, 2004). Al pari di altri medicamenti, anche i corticosteroidi possono indurre DC sistemica per impiego inalatorio, intralesionale, orale o parenterale di un corticosteroide che aveva precedentemente indotto DC o di un composto a esso strutturalmente simile. L'estrinsecazione clinica, in questa evenienza, è quella di un'eruzione maculo-papulosa esantematiforme o francamente polimorfosimile.

La prevalenza della sensibilizzazione da contatto ai corticosteroidi è variabile da Paese a Paese, oscillando dal 2,2 all'1% dei soggetti sottoposti a indagini allergo-diagnostiche per sospetta DC; tale variabilità è verosimilmente condizionata dall'uso qualitativamente diverso di tali composti in aree geografiche diverse.

L'approccio diagnostico non è agevole: il patch test solleva problematiche legate agli effetti farmacologici di tali medicamenti, quali vasocostrizione e attività antinfiammatoria intrinseca; quest'ultima rende indispensabile la lettura ritardata del patch test, fino a una settimana dalla rimozione dell'apparato testante. Altre problematiche legate all'esecuzione del patch test riguardano la concentrazione (l'impiego di concentrazioni troppo alte può inibire la reazione) e il veicolo: quello migliore sembrerebbe essere l'etanolo (discreta penetrazione, riduzione delle concentrazioni da impiegare e tempi di lettura del patch test più rapidi) (Foti et al., 2011); tuttavia tale veicolo è irritante e rende il materiale allergenico poco stabile. Nella serie standard SIDAPA (Società Italiana di Dermatologia Allergologica, Professionale e Ambientale) 2012 sono presenti budesonide 0,01% e idrocortisone 21-acetato 1%.

Utile è l'esecuzione del ROAT test (*repeated open application test*) e del test intradermico, limitato a composti idrosolubili e pertanto veicolabili in soluzione fisiologica.

Per il ben noto rischio di reazioni crociate e di DC sistemica, anche in pazienti in età pediatrica, al pari degli adulti, è indispensabile individuare corticosteroidi alternativi, che dovranno essere ricercati tra:

- composti con struttura chimica similare a betametasone (desossimetasone, desametasone, fluocortolone) e a betametasone valerato (difluocortolone valerato, betametasone dipropionato);
- composti con radicale chimico in posizione C6 e C9 (fluocinonide, fluocinolone acetonide).

9.3.6 Antistaminici

Tali farmaci, per la loro blanda azione analgesica, sono impiegati nei pazienti pediatrici al pari degli adulti come antipruriginosi. Sono responsabili di DC, per lo più allergica, raramente irritante, e di fotodermatiti, per lo più su base tossica. Molto rare sono le segnalazioni di orticaria da contatto e di eruzioni polimorfosimili. Gli antistaminici topici più frequentemente segnalati come causa di reazioni avverse sono quelli etilendiaminoderivati e quelli fenotiazinici (Stingeni et al., 1997).

I primi (difenidramina, idrossizina, mepiramina) possono indurre DC sistemica in soggetti con sensibilizzazione da contatto a etilendiamina, allergene altamente sensibilizzante, impiegato come stabilizzante in numerosi farmaci per uso topico.

Tra gli antistaminici fenotiazinici, la prometazina, oramai non più presente in commercio in numerosi Paesi per il suo elevato potere sensibilizzante, lo è ancora oggi in Italia. Essa è responsabile di dermatite e fotodermatite allergica da contatto (Fig. 9.2), orticaria da contatto ed eruzioni polimorfosimili. Inoltre la sensibilizzazione a tale antistaminico topico pone non poche problematiche in quanto spesso si associa a numerose reazioni crociate con altri composti del gruppo *para*. In questi casi la somministrazione sistemica di altri antistaminici fenotiazinici, quale la clorpromazina, può indurre DC sistemica.

9.3.7 Antiparassitari

In età pediatrica tali preparati, utilizzati per il trattamento delle pediculosi del cuoio capelluto, non sono scevri di effetti irritanti, raramente sensibilizzanti (Bonamonte, et al. 2004). Comprendono:

- benzoato di benzile: impiegato per il trattamento della scabbia, è spesso causa di DCI eritemato-xerotico-desquamativa; eccezionale è il suo potere sensibilizzante;
- crotamitone: al pari del benzoato di benzile, con il quale condivide l'impiego clinico, è eccezionalmente sensibilizzante; il suo potere irritante è modesto;
- permetrina: al pari dei due precedenti composti, è impiegata per il trattamento della scabbia, con sporadici effetti irritanti sia a carico della cute che delle vie aeree superiori;
- mesulfene: un tempo di frequente impiego per il trattamento della scabbia, il suo utilizzo è stato progressivamente ridotto per le frequenti segnalazioni di sensibilizzazione da contatto da esso indotte;
- lindano: un tempo impiegato per la pediculosi del cuoio capelluto e raramente responsabile di DC, sia allergica che irritante, non è più in commercio per la sua comprovata neurotossicità;
- malathion: è utilizzato nelle pediculosi; raramente causa DAC (Fig. 9.3);

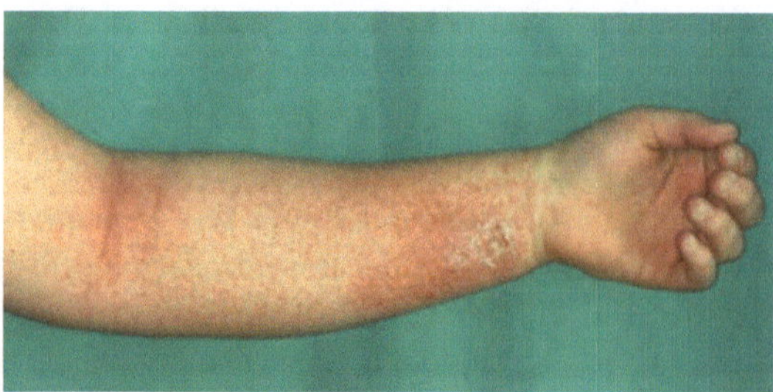

Fig. 9.2 Fotodermatite allergica da contatto da topico antistaminico a base di prometazina

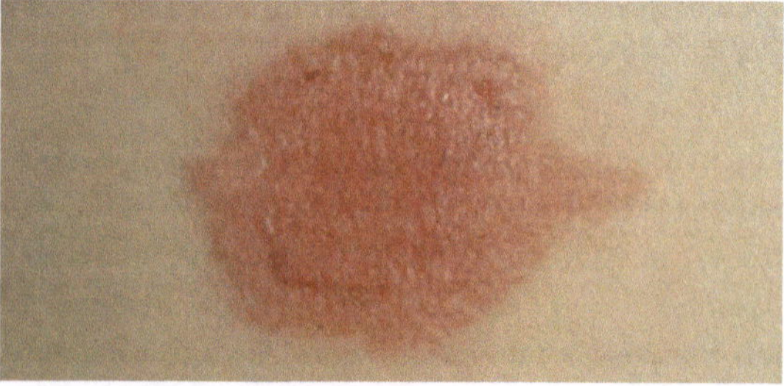

Fig. 9.3 Patch test positivo (+++) con topico antiparassitario a base di malathion

– carbaryl: impiegato esclusivamente nella pediculosi del capillizio, è in genere ben tollerato; le segnalazioni di DC da esso indotta sono molto rare.

Letture consigliate

Angelini G, Bonamonte D (1999) Dermatite da contatto da medicamenti. In: Angelini G, Vena GA (eds). Dermatologia professionale e ambientale, vol 3. ISED, Brescia, pp 641-654

Beattie PE, Green C, Lowe G, Lewis-Jones MS (2006) Which children should we patch tested? Clin Exp Dermatol 32:6-11

Belloni Fortina A, Romano I, Peserico A, Eichenfield LF (2010) Contact sensitization in very young children. J Am Acad Dermatol 65:772-779

Bonamonte D, Foti C, Angelini G (2004) Contact dermatitis in pediatric age. G Ital Dermatol Venereol 139:15-29

Bonitsis NG, Tatsioni A, Bassioukas K, Ioannidis JPA (2011) Allergens responsible for allergic contact dermatitis among children: a systematic review and meta-analysis. Contact Dermatitis 64:245-257

Castanedo-Tardan MP, Matiz C, Jacob SE (2011) Contact dermatitis in children – a review of current opinions. Actas Dermosifiliogr 102:8-18

Foti C, Bonifazi E, Casulli C et al (2005) Contact allergy to topical corticosteroids in children with atopic dermatitis. Contact Dermatitis 52:162-163

Foti C, Rigano L, Lionetti N et al (2011) Investigation of new vehicles to patch test corticosteroids: our experience with etoxydyglicol to detect contact allergy to corticosteroids. J Biol Regul Homeost Agents 25:683-688

Gehrig KA, Warshaw EM (2008) Allergic contact dermatitis to topical antibiotics: epidemiology, responsible allergens, and management. J Am Acad Dermatol 58:1-17

Kütting B, Brehler R, Traupe H (2004) Allergic contact dermatitis in children: strategies of prevention and risk management. Eur J Dermatol 14:80-85

Lisi P, Stingeni L (2004) I corticosteroidi. In: Pigatto P, Zerboni R (eds) Dermatiti da contatto da cosmetici e farmaci topici. Selecta Medica, Pavia, pp 81-96

Menezes de Padua CA, Uter W, Geier J et al (2008) Contact allergy to topical antifungal agents. Allergy 63:946-947

Pigatto P, Martelli A, Marsili C, Fiocchi A (2010) Contact dermatitis in children. Italian Journal of Pediatrics 36:2-6

Seidenari S, Giusti F, Pepe P, Mantovani L (2005) Contact sensitization in 1094 children undergoing patch test over a 7-year period. Pediatric Dermatology 22:1-5

Shah M, Lewis FM, Gawkrodger DJ (1997) Patch testing in children and adolescents: five years' experience and follow-up. J Am Acad Dermatol 37:964-968

Simonsen AB, Deleuren M, Johansen JD, Sommerlund M (2011) Contact allergy and allergic contact dermatitis in children: a review of current data. Contact Dermatitis 65:254-265

Stingeni L, Caraffini S, Agostinelli D et al (1997) Maculopapular and urticarial eruption from cetirizine. Contact Dermatitis 37:249-250

Stingeni L, Foti C, Cassano N et al (2010) Photocontact allergy to arylpropionic acid non-steroidal anti-inflammatory drugs in patients sensitized to fragrance mix I. Contact Dermatitis 63:108-110

Stingeni L, Lapomarda V, Assalve D et al (1995) Dermatite da contatto in età adolescenziale. Giorn It Allergol Immunol Clin 5:91-94

Dermatite da contatto da prodotti cosmetici

10

Monica Corazza, Alessandro Borghi

10.1 Introduzione

In età pediatrica è comune l'utilizzo di cosmetici potenzialmente in grado di provocare dermatiti da contatto (DC), quali detergenti, shampoo, dentifrici, creme emollienti e topici per la protezione solare.

Esiste una vasta serie di linee cosmetiche appositamente formulate per l'infanzia, che spesso contengono ingredienti cosiddetti "naturali", di erboristeria o che appartengono alla categoria dei cosmeceutici, ossia cosmetici a base di principi attivi non classificabili come medicinali. È convinzione diffusa, infatti, che si tratti di prodotti più sicuri, non gravati dai possibili effetti collaterali dei farmaci topici convenzionali e ne viene promosso l'impiego anche per il trattamento di comuni problemi dermatologici propri dell'infanzia come xerosi, sudamina, intertrigini e dermatite atopica. Nondimeno, studi recenti hanno messo in discussione l'opinione che i prodotti topici naturali siano scevri da eventi avversi (Corazza et al., 2009).

In età pediatrica, inoltre, può verificarsi il contatto con veri e propri cosmetici "decorativi" per gioco o emulazione (per esempio, smalti colorati per unghie) o in occasione di recite scolastiche e feste in maschera. Nei negozi per giocattoli e perfino nelle edicole sono abitualmente in vendita "trucchi giocattolo", che rappresentano un'ulteriore e complessa fonte di DC. Infine, anche i più giovani possono non sfuggire alle imperanti e diffuse tendenze dell'estetica e ricorrere a *piercing*, tatuaggi o colorazioni/decolorazioni dei capelli.

Le DC da cosmetici in età pediatrica possono essere su base irritativa o allergica. Sebbene non esistano stime attendibili di incidenza, le dermatiti da contatto irritante (DCI) sono la forma più comune di DC nell'infanzia, costituendo circa l'80% dei casi di DC (Heine e Worm, 2007). È verosimile, tuttavia, che la reale frequenza di DCI, incluse le forme da cosmetici, sia sottostimata per il fatto che sono spesso dermatiti di lieve entità, che raramente richiedono la consultazione del dermatologo. I genitori o il pediatra intervengono facendo sospendere i cosmetici e applicando topici emollienti e lenitivi.

Anche l'esatta incidenza delle dermatiti allergiche da contatto (DAC) da cosmetici in età pediatrica è sconosciuta. Per quanto riguarda la prevalenza di DAC, in senso generale, sono riportate percentuali che variano dal 14 al 70% (Brasch e Geier, 1997; Kütting et al., 2004; Seidenari et al., 2005; Matiz et al., 2009). I dati epidemiologici sono discrepanti poiché scaturiscono da indagini condotte su popolazioni eterogenee, oltre che per il differente numero e tipo di patch test applicati e probabilmente anche per una diversa interpretazione dei risultati dei test (de Waard-van der Spek e Oranje, 2009). Per quanto attiene alle DAC da cosmetici, una valutazione epidemiologica risulta ancora più problematica. Infatti la DAC da cosmetici può entrare in diagnosi differenziale, per sede e manifestazioni cliniche, con la dermatite

M. Corazza (✉)
Dipartimento di Medicina Clinica e Sperimentale
Sezione di Dermatologia
Università degli Studi di Ferrara
e-mail: czm@unife.it

atopica, la dermatite seborroica e l'eczema nummulare. Peraltro, la DAC può complicare e sovrapporsi proprio a queste dermatiti eczematose. È stato registrato un aumento di incidenza di sensibilizzazione a cosmetici riconducibile sia a una maggior esposizione a pratiche cosmetiche in età pediatrica, sia a una crescente frequenza di patologie, come la dermatite atopica, che richiedono un uso continuativo di emollienti e di idratanti per il loro controllo (Roul et al., 1999). Il problema se la DAC possa complicare la dermatite atopica e quindi se l'atopico si sensibilizzi più del non atopico è ancora dibattuto (Giordano-Labadie et al., 1999). Mentre i lavori più recenti tendono a evidenziare dei valori di sensibilizzazione assolutamente simili tra atopici e non atopici, altri hanno dimostrato maggiori percentuali di sensibilizzazione negli atopici rispetto ai non atopici, specialmente a metalli e a componenti dei cosmetici (Heine et al., 2006).

10.2 Dermatite da contatto irritante

La patogenesi delle dermatiti da contatto irritante è legata a un meccanismo infiammatorio non immuno-mediato indotto da agenti irritanti che danneggiano direttamente i componenti della barriera epidermica (corneociti, membrane cheratinocitarie, lipidi intercellulari, film idrolipidico di superficie). Il potenziale irritante intrinseco all'agente eziologico e la sua concentrazione, oltre al tempo di contatto con la superficie cutanea, sono i fattori che maggiormente determinano l'entità del danno epiteliale e della conseguente reazione infiammatoria. Un concomitante difetto della barriera cutanea, come nel caso di preesistenti eczemi, rappresenta un ulteriore fattore favorente lo sviluppo di DCI (Matiz et al., 2009).

I detergenti sono la classe di cosmetici più comunemente causa di DCI infantili. L'utilizzo troppo frequente o in quantità eccessive e l'impiego di detergenti aggressivi, quali i saponi o i bagnoschiuma, soprattutto se applicati direttamente sulla cute e non correttamente risciacquati, costituiscono fattori in grado di indurre la comparsa di fenomeni irritativi. Un altro caso emblematico è costituito dagli adolescenti acneici o con cute seborroica, tra i quali è comune osservare un eccessivo e improprio ricorso ai detergenti, in molti casi contenenti principi attivi potenzialmente irritanti. Tutto ciò provoca una riduzione della componente lipidica dello strato corneo che si traduce clinicamente in manifestazioni quali secchezza e desquamazione. Una detersione non adeguata può rappresentare un cofattore importante anche nell'insorgenza e persistenza delle dermatiti da pannolino (DIP).

La capacità irritante dei detergenti può essere incrementata da fattori come una cattiva formulazione del prodotto (per esempio, alte concentrazioni di tensioattivi aggressivi come il sodio laurilsolfato) o un pH non adeguato alla cute infantile; un pH eccessivamente basso o, al contrario, un pH alcalino come quello del sapone di Marsiglia, possono favorire l'insorgenza di una DCI.

Le DCI possono essere causate anche da topici emollienti/idratanti che contengono agenti funzionali aggressivi e irritanti per la cute delicata del bambino. Il glicole propilenico, presente come eccipiente in numerosi prodotti a uso topico, compresi i cosmetici, non di rado può provocare classiche forme di eczema da contatto o sensazione di bruciore e prurito anche in assenza di segni obiettivi. Emulsioni e creme contenenti urea, agente che a basse concentrazioni funge da idratante mentre ad alte concentrazioni esercita un'azione cheratolitica, indicate negli adulti per il trattamento della xerosi, possono risultare irritanti per la cute del bambino. Creme cosmetiche e detergenti irritano maggiormente se applicati in zone di fisiologica occlusione (per esempio, ascelle, area genitale) o in sede di dermatite atopica, acne o altre dermatosi che compromettono l'integrità della barriera cutanea (Fig. 10.1).

Le DCI solitamente non hanno un aspetto clinico peculiare. Le forme acute sono caratterizzate da eritema più o meno intenso e desquamazione e sono circoscritte, in modo caratteristico, alle sedi di applicazione del prodotto cosmetico (Fig. 10.2). Nelle DCI causate da cosmetici, sono eccezionali le manifestazioni bollose o ulcerative. Le forme croniche sono eritematose e desquamanti. I sintomi soggettivi sono rappresentati da bruciore, dolore,

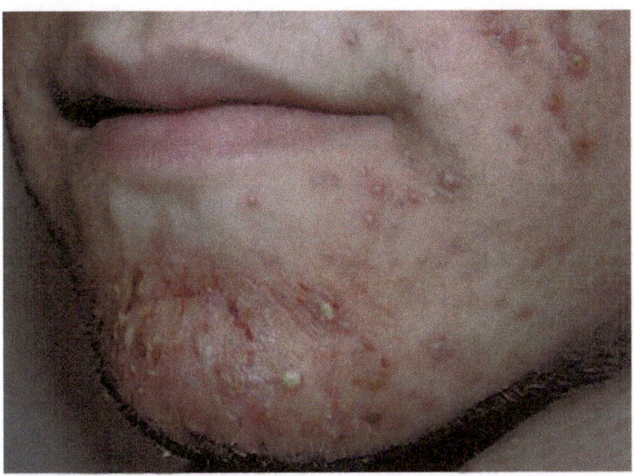

Fig. 10.1 DCI del volto da impiego improprio di detergente per acne

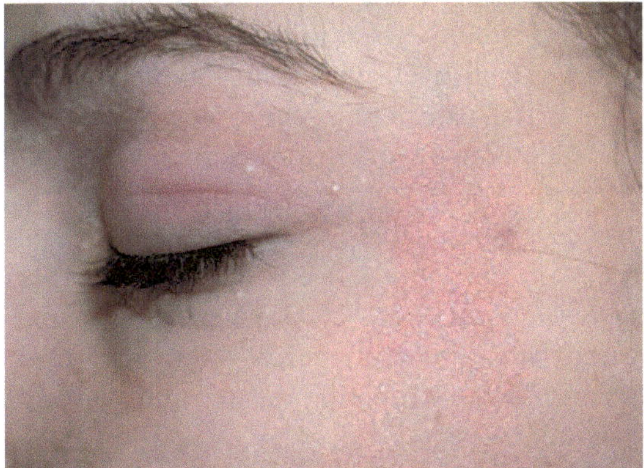

Fig. 10.2 DCI di tipo eritemato-desquamativo del volto

sensazione di fastidio generico, raramente prurito. Le DCI regrediscono in tempi variabili, a seconda della loro gravità, sospendendo l'agente irritante e utilizzando impacchi, creme emollienti e cortisonici poco o moderatamente potenti.

10.3 Dermatite allergica da contatto

Le dermatiti allergiche da contatto (DAC) sono dermatiti eczematose a patogenesi immunomediata, indotta dall'attivazione di un meccanismo di ipersensibilità ritardata cellulo-mediata del IV tipo (Militello et al., 2006).

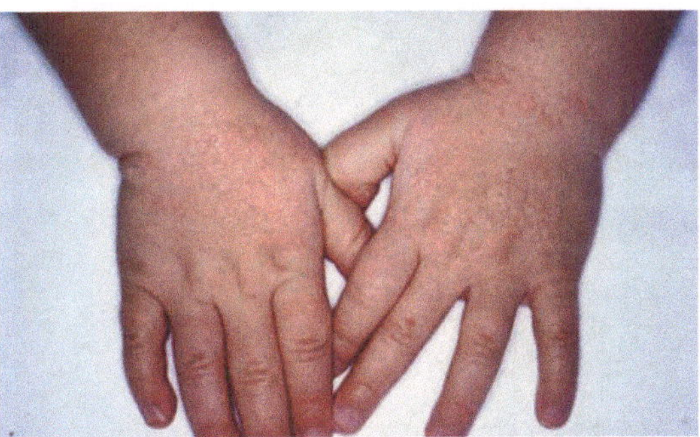

Fig. 10.3 DAC degli arti da crema emolliente profumata

I cosmetici, secondo alcuni autori, sarebbero la quarta causa di DAC infantile dopo accessori metallici dell'abbigliamento, calzature e medicamenti topici. Analogamente a quanto avviene negli adulti, i cosmetici che restano in permanenza sulla cute e non vengono risciacquati (*leave on*) provocano DAC più frequentemente di quelli a risciacquo (*rinse off*), a causa del più prolungato tempo di contatto degli allergeni con la cute (Fig. 10.3).

Creme cosmetiche e schermi solari causerebbero DAC nel 19% dei bambini (età tra i 6-12 anni) e nel 24% degli adolescenti (età 13-18 anni) sottoposti a patch test; i saponi, gli shampoo e i dentifrici provocherebbero DAC nel 9,8% dei bambini e nel 6,2% degli adolescenti (Heine et al., 2004). La sensibilizzazione ai comuni allergeni dei parrucchieri (coloranti, gel, permanenti) si osserva maggiormente negli adolescenti e risulta addirittura la terza causa di DAC in questa fascia di età; le pratiche cosmetiche della colorazione/decolorazione dei capelli, infatti, sono tipiche dell'adolescenza. In studi epidemiologici condotti somministrando questionari ad adolescenti, circa il 30% riferiva di essersi sottoposto a tintura dei capelli (Czarnobilska et al., 2009) (Fig. 10.4). Questi stessi allergeni possono essere presenti anche in ambito professionale e possono diventare causa di DAC occupazionale in giovani apprendisti parrucchieri o estetiste senza adeguata preparazione e consapevolezza dei rischi che il contatto con sostanze chimiche può causare.

La DAC da cosmetici può essere indotta da profumi, conservanti ed emulsionanti. Numerosi lavori della letteratura riportano alcoli della

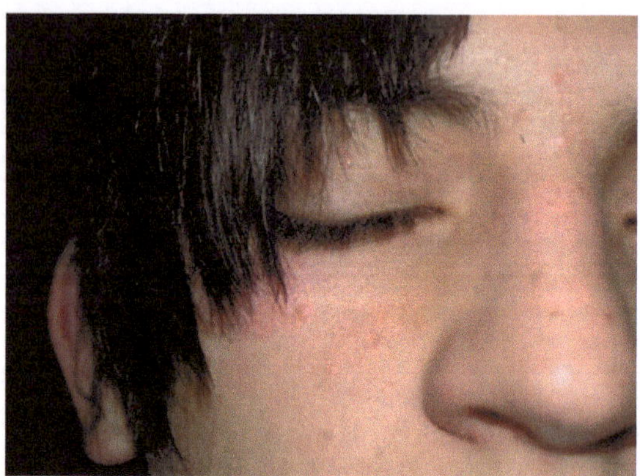

Fig. 10.4 DAC delle guance e della fronte da *para*-fenilendiamina in tintura per capelli color castano usata per ricolorare ciuffo di capelli (precedenti colorazioni del ciuffo: fucsia, rosso e altro)

lanolina, Kathon CG, profumi mix e *Myroxylon pereirae* come i più frequenti allergeni dei cosmetici.

L'allergia ai profumi è la causa più comune di DAC da cosmetici in età pediatrica, specie nelle fasce più basse di età. In numerosi studi allergologici l'allergene profumi mix è posizionato al secondo posto dopo i metalli come causa di DAC. Profumi mix e *Myroxylon pereirae* sono considerati allergeni screening che consentono di identificare una allergia ai profumi nell'80% dei casi. Inoltre le positività a questi allergeni sono frequentemente riconosciute rilevanti per la dermatite (29%) (Matiz et al., 2009; Bonitsis et al., 2011).

L'incidenza dell'allergia a profumi sembra essere solo lievemente maggiore nelle bambine, a differenza dell'età adulta in cui è molto più frequente nelle donne.

Le fragranze possono essere presenti non solo nei profumi propriamente detti o nelle acque di toeletta o di colonia, ma anche in deodoranti, creme ed emulsioni, dentifrici e prodotti solari. Alcune creme apparentemente non profumate o dichiarate *fragrance free* possono invece essere fonti occulte di profumi contenendo essenze mascheranti, aggiunte in minime quantità al cosmetico per mitigare l'odore sgradevole che deriva dalle componenti lipidiche del prodotto. Alcuni estratti vegetali profumati (oli essenziali) possono essere presenti nel cosmetico dichiarati come principio funzionale e non come profumo. Ancora, alcuni conservanti profumati come l'alcol benzilico, possono essere aggiunti nel prodotto per la loro azione preservante e non per quella profumante. Uno studio ha evidenziato che anche nei prodotti specificamente formulati per l'infanzia possono essere presenti allergeni dei profumi specie nei prodotti idroalcolici come acqua di toeletta e acqua di colonia; più sicuri si sono dimostrati shampoo, gel per doccia, creme e lozioni. Tuttavia, spesso sono stati rilevati allergeni profumati non compresi nella miscela profumi mix, presente nella serie SIDAPA e in quella standard europea usate nella diagnosi delle allergie da contatto, rendendo ancora più complessa la diagnosi delle DAC da profumi (Rastogi et al., 1999).

I cosiddetti cosmetici giocattolo non sempre rispettano normative di sicurezza e devono essere usati con cautela in bambini a rischio. Sono stati rilevati elevati livelli di metalli (nichel, cromo, cobalto) sottoponendo a spettroscopia di assorbimento atomico numerosi trucchi giocattolo di tipo polveroso. In particolare nichel e cromo sono spesso risultati presenti in concentrazioni eccessive, ben oltre i livelli raccomandati per legge (Corazza et al., 2009). Altri studi hanno evidenziato concentrazioni di allergeni profumati decisamente superiori rispetto agli standard di sicurezza.

I conservanti sono componenti indispensabili dei cosmetici non monouso (creme, emulsioni, detergenti, gel per capelli ecc.). Sono aggiunti in bassissime concentrazioni per contrastare la contaminazione microbica (batterica o micotica), inevitabile con l'uso del cosmetico (Conti et al., 1997).

I parabeni (metil-, etil,-, propil-, butil-parabene) sono esteri dell'acido para-aminobenzoico. Sono presenti nella quasi totalità dei prodotti a permanenza e in gran parte dei prodotti a risciacquo, oltre che nei medicamenti topici. Sono considerati relativamente sicuri nei cosmetici perché si ritiene che i casi di allergia ai parabeni siano più probabilmente da imputare a una sensibilizzazione conseguente all'utilizzo di medicamenti topici applicati su cute lesa.

Il Kathon CG (miscela 1:3 di metilisotiazolinone e metilcloroisotiazolinone) è un conservante ampiamente presente in prodotti cosmetici sia a risciacquo che a permanenza. In uno studio recente il Kathon CG è risultato il terzo allergene, in termini di prevalenza, dopo il nichel e il timerosal, nei pazienti pediatrici. Un'altra ricerca, che ha approfondito il problema delle allergie a diversi conservanti dei cosmetici nei bambini, ha evidenziato che il Kathon CG, tra i vari conservanti testati, dava il maggior numero di positività (Tosti et al., 2003).

Kathon CG e profumi sono possibili fonti di sensibilizzazione anche in salviette e fazzoletti pre-umidificati utilizzati per la pulizia personale. Uno studio condotto analizzando il contenuto di possibili agenti sensibilizzanti in varie marche di salviette umidificate ha evidenziato che più del 90% conteneva possibili sensibilizzanti come profumi e conservanti, incluso il Kathon CG (Zoli et al., 2006).

Il 1,2-dibromo-2,4-dicianobutano, componente minore (20%) dell'Euxyl K 400, conservante dei cosmetici, inizialmente ritenuto sicuro e poco allergizzante, è invece stato riconosciuto responsabile di numerose DAC anche da cosmetici a risciacquo. Recenti normative europee hanno comunque bandito l'uso di questo conservante da tutti i cosmetici.

La formaldeide e i suoi liberatori (Bronopol, imidazolidinil urea, Quaternium 15) sono ampiamente utilizzati in cosmetici e sono tra i primi dieci allergeni responsabili di DAC in studi epidemiologici americani.

Sono anche possibili nei bambini, specie negli atopici, casi di allergia agli eccipienti come emollienti ed emulsionanti. Tra questi la lanolina e i suoi derivati possono causare DAC, anche se non frequentemente.

La cocamidopropilbetaina è un tensioattivo anfotero impiegato in detergenti e shampoo, compresi quelli delicati e non irritanti per gli occhi (anti-lacrimazione). Può essere responsabile di DAC particolarmente difficili da diagnosticare.

I cosmetici naturali ed erboristici, tanto in auge in epoca di medicina alternativa, sono frequenti cause di sensibilizzazione. La propoli è un insieme di sostanze resinose, gommose e balsamiche di origine vegetale, raccolte ed elaborate dalle api. Per le sue proprietà antisettiche e antinfiammatorie è ampiamente utilizzata nella medicina popolare, in biofarmaceutica e in biocosmesi. Si può trovare in compresse, creme, lozioni, dentifrici e stick per labbra. Uno studio recente condotto in Italia ha documentato una percentuale di risposte positive al patch test con propoli nel 5,9% dei bambini, con un'incidenza percentuale in significativo aumento nel corso degli ultimi anni (Giusti et al., 2004). Nei pazienti allergici alla propoli la dermatite allergica sembra colpire soprattutto il volto (Fig. 10.5). È oramai opinione comune che, data la sua elevata capacità sensibilizzante, la propoli non debba essere usata nei cosmetici e nei prodotti topici destinati all'infanzia.

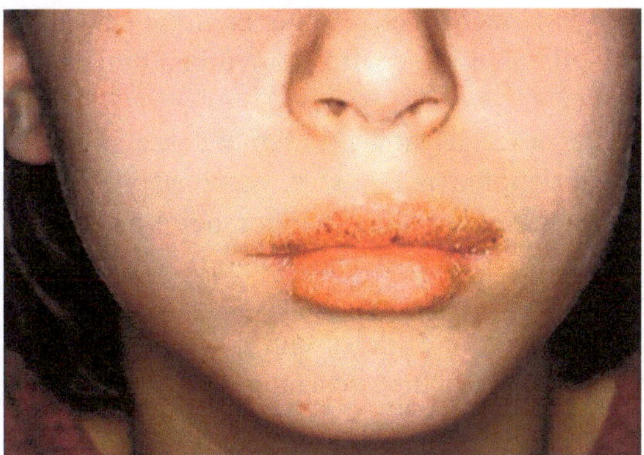

Fig. 10.5 Cheilite allergica da contatto (allergia a propoli in burro cacao)

Il tea tree oil, estratto di *Melaleuca alternifolia*, è utilizzato in un'ampia varietà di malattie dermatologiche infettive e infiammatorie. Può essere un forte sensibilizzante se applicato su cute lesa, specie se il prodotto è invecchiato e non è stato conservato adeguatamente, andando incontro a fenomeni di auto-ossidazione che lo rendono più allergizzante. I casi di DAC da tea tree oil sono in aumento in età pediatrica, soprattutto nella fascia di età sotto i 5 anni. Anche calendula, aloe e altri derivati vegetali possono essere presenti in fitocosmetici e indurre allergia.

Non scevre da rischi sono alcune pratiche estetiche come il piercing e il tatuaggio che teoricamente dovrebbero essere osservate solo negli adulti (Mortz et al., 2002; Larsson-Stymne e Widstrom, 1985). In realtà il piercing, soprattutto al lobo dell'orecchio, ma anche in altre parti del corpo, è attualmente il più importante fattore predisponente all'allergia al nichel (prevalenza di allergia al nichel del 13% nei bambini con piercing alle orecchie contro 1% nei bambini senza piercing).

La pratica del tatuaggio sembra essersi estesa anche all'infanzia ed essere responsabile di allergie. Essendo ritenuti temporanei e naturali, i tatuaggi a base di hennè vengono spesso permessi anche ai bambini; in questionari somministrati a bambini e adolescenti, oltre il 10% riferiva di essersi sottoposto a tatuaggio temporaneo (Czarnobilska et al., 2009). Per intensificare l'effetto cromatico del colore usato per il tatuaggio, vengono aggiunte alla miscela a base di hennè *p*-fenilendiamina (PFD) o, meno frequentemente, *p*-toluendiamina, coloranti delle tinte per capelli e frequente causa di DAC in donne che si sottopongono a colorazione dei capelli. Questi allergeni possono indurre sensibilizzazione anche nei bambini sottoposti a tatuaggio essendo presenti in alte concentrazioni e persistendo a lungo sulla cute. In letteratura sono riportati numerosi casi pediatrici di DAC da PFD da tatuaggio (Di Landro et al., 2005; Neri et al., 2002; Valsecchi et al., 2007; Rastogi et al., 1999). Si ritiene che questa pratica spieghi la progressiva elevata prevalenza della sensibilizzazione a PFD evidenziata da numerosi studi recenti. I "tatuaggi trasferibili", che i bambini applicano sulla cute, dopo averli inumiditi con acqua e che hanno una durata temporanea, sembrano non presentare particolari rischi allergologici; l'analisi dei coloranti organici contenuti ha confermato un limitato rischio di sensibilizzazione (Rastogi e Johansen, 2005).

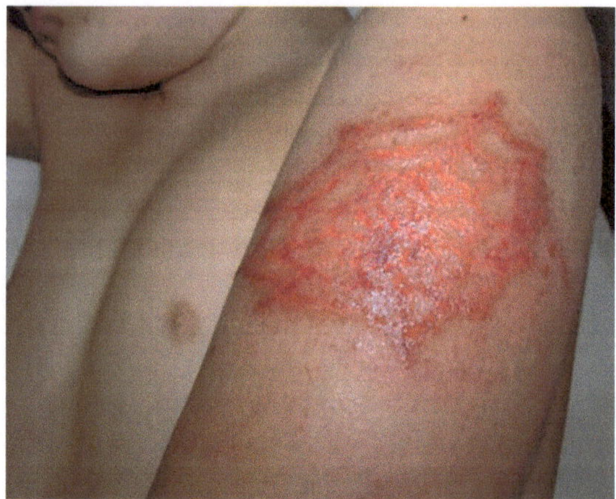

Fig. 10.6 DAC acuta del braccio da PFD in tatuaggio temporaneo con hennè

10.3.1 Clinica

Le manifestazioni cliniche della DAC da cosmetici sono spesso sfumate e difficilmente distinguibili da altri eczemi caratteristici dell'età, ai quali si possono sovrapporre. Di solito prevalgono quadri eritemato-edematosi o eritemato-desquamanti, mentre forme francamente vescicolose ed essudative sono osservate in bambini fortemente allergici che vengono a contatto con cariche massive di allergeni (per esempio, tatuaggi, burro cacao, cosmetici profumati). Le DAC acute da tatuaggi temporanei sono caratterizzate da vescicole disposte linearmente lungo il disegno del tatuaggio; le vescicole vanno rapidamente incontro a rottura e a intensa essudazione (Fig. 10.6). Le forme croniche sono caratterizzate da chiazze lichenificate e desquamanti.

Le lesioni, sempre intensamente pruriginose, coinvolgono le sedi di contatto con il cosmetico. Raramente i profumi spruzzati possono determinare una distribuzione ricollegabile alla diffusione aerea dell'allergene; in questi casi sono particolarmente interessate le palpebre, il volto, il collo e le zone retroauricolari. Evenienza possibile e non trascurabile è la cosiddetta *connubial contact dermatitis*, legata al trasporto al bimbo di allergeni a cui è allergico attraverso il contatto corporeo con la madre o soggetti che lo hanno in cura.

Le DAC possono complicarsi con impetiginizzazione, frequente nell'infanzia, ed evolvere con esiti iper- o ipopigmentari.

10.3.2 Diagnosi

La diagnosi di DAC da cosmetici nei bambini si fonda su un'anamnesi circostanziata per identificare le possibili fonti di esposizione e, soprattutto, sull'esecuzione di patch test. Questi test dovrebbero essere sempre effettuati in bambini con manifestazioni eczematose insorte o peggiorate dopo l'uso di cosmetici, specie negli atopici.

I patch test nei bambini vanno eseguiti con le stesse modalità degli adulti. Vi è oramai consenso sul fatto che i bambini tollerino le stesse concentrazioni di allergeni usati nell'adulto. I patch test vanno sempre eseguiti in fase di quiescenza della dermatite, per evitare l'insorgenza di reazioni irritative e quindi false positività.

Nella serie SIDAPA sono già inseriti numerosi allergeni presenti nei cosmetici, come *Myroxylon pereirae* e profumi mix, Kathon CG, dibromodicianobutano, colofonia e alcoli della lanolina. In caso di negatività alla serie SIDAPA è utile procedere all'esecuzione di test con serie integrative (per esempio, serie cosmetici, serie profumi ecc.).

Se i test devono essere effettuati in bambini molto piccoli, in cui il dorso offre poco spazio all'applicazione dei test e in cui la rimozione dei cerotti risulta troppo traumatica, può essere utile effettuare una selezione dei principali allergeni dei cosmetici. Gli allergeni devono sempre essere rimossi a 48 ore per evitare l'insorgenza di reazioni irritative e va eseguita lettura anche a 72 o 96 ore.

Può essere indicato anche eseguire patch test con i prodotti commerciali qualora si sospetti un loro ruolo causale nell'insorgenza della DAC o si voglia verificare la rilevanza di una reazione positiva a un allergene dei cosmetici. Questi test si eseguono applicando in occlusione il cosmetico come tale o diluito. Nonostante l'apparente semplicità, la scelta della modalità di testificazione e soprattutto l'interpretazione del risultato del test richiedono notevole esperienza. Sono infatti possibili sia reazioni falsamente negative, se il prodotto commerciale contiene l'allergene in concentrazioni troppo basse per elicitare una risposta positiva, sia reazioni falsamente positive se il prodotto viene testato in modo inappropriato (per esempio, soluzioni idroalcoliche o detergenti possono causare reazioni irritative). È raccomandabile ricordare alle mamme di sospendere l'uso di un cosmetico quando questo è sospettato di causare una DAC e consegnarlo al momento del patch test per poter eseguire il test direttamente con il prodotto.

Nel sospetto che un cosmetico possa essere la causa di una dermatite può essere utile eseguire anche un test d'uso come il ROAT (*repeated open application test*). Il cosmetico va applicato in piccole quantità 2 volte al dì in corrispondenza della superficie volare dell'avambraccio per almeno 7-10 giorni. La comparsa di una dermatite nella sede di applicazione conferma il ruolo causale del cosmetico. Utile può essere anche il test arresto/ripresa; l'uso del cosmetico va sospeso fino alla risoluzione della dermatite e successivamente riapplicato per verificare l'eventuale recidiva.

10.4 Conclusioni

L'utilizzo di cosmetici in età pediatrica non è scevro da rischi di sensibilizzazione.

Dermatologo e pediatra devono essere consapevoli della possibilità di insorgenza di DAC da cosmetici nei loro pazienti ed essere particolarmente accorti nelle loro scelte prescrittive, prediligendo prodotti privi di profumi o valutando con accuratezza le formulazioni dei prodotti consigliati, anche quelli pubblicizzati per essere destinati all'infanzia o naturali. È consigliabile scegliere detergenti non aggressivi per evitare DCI ed emollienti e prodotti cosmetici con formulazioni semplici per evitare DAC.

Pediatra e dermatologo devono avere anche un ruolo educativo sui rischi insiti in alcune pratiche estetiche come piercing, tatuaggi e uso di tinture per capelli. È auspicabile anche una regolamentazione sempre più attenta dei cosiddetti cosmetici giocattolo che spesso sfuggono alle normative in vigore per i cosmetici veri e propri.

Nel sospetto di una DAC da cosmetici è fondamentale l'esecuzione dei patch test per identificare gli allergeni causali e poterne evitare l'uso. L'identificazione degli allergeni responsabili ha pertanto un'utilità terapeutica, profilattica e contribuisce al miglioramento della qualità di vita dei pazienti e dei loro genitori.

Una diagnosi corretta nel bambino consentirà di prevenire nel futuro adolescente e nel giovane adulto le recidive della dermatite, e potrà condizionare le scelte di studio e professionali per evitare il contatto con gli allergeni a cui il soggetto è sensibilizzato. Il riconoscimento, per esempio, di una allergia alla PFD, allergene della tintura per capelli, rappresenterà una controindicazione alla scelta della professione di parrucchiere così come una allergia ai profumi quella di estetista.

Letture consigliate

Bonitsis NG, Tatsìoni A, Bassioukas K, Ioannidis JPA (2011) Allergens responsible for allergic contact dermatitis among children: a systematic review and meta-analysis. Contact Dermatitis 64:245-257

Brasch J, Geier J (1997) Patch test results in schoolchildren. Contact Dermatitis 37:286-293

Conti A, Motolese A, Manzini BM, Seidenari S (1997) Contact sensitization to preservatives in children. Contact Dermatitis 37:35-52

Corazza M, Borghi A, Lauriola MM, Virgili A (2009) Use of topical herbal remedies and cosmetics: a questionnaire-based investigation in dermatology out-patients. J Eur Acad Dermatol Venereol 23:1298-1303

Corazza M, Baldo F, Pagnoni A et al (2009) Measurement of Nickel, Cobalt and Chromium in toy make-up by atomic absorption spectroscopy. Acta Derm Venereol 89:130-133

Czarnobilska E, Obtulowicz K, Dyga W et al (2009) Contact hypersensitivity and allergic contact dermatitis among school children and teenagers with eczema. Contact Dermatitis 60:264-269

de Waard-van der Spek FB, Oranje AP (2009) Patch tests in children with suspected allergic contact dermatitis: a prospective study and review of the literature. Dermatology 218:119-125

Di Landro A, Valsecchi R, Marchesi L (2005) Allergic reaction with persistent hypopigmentation due to temporary tattoing with henna in a baby. Contact Dermatitis 52:338-339

Giordano-Labadie F, Rancè F, Pellegrin F et al (1999) Frequency of contact allergy in children with atopic dermatitis: results of a prospective study of 137 cases. Contact Dermatitis 40:192-195

Giusti F, Miglietta R, Pepe P, Seidenari S (2004) Sensitization to propolis in 1255 children undergoing patch testing. Contact Dermatitis 51:255-258

Heine G, Schnuch A, Uter W, Worm M (2004) Frequency of contact allergy in German children and adolescents patch tested between 1995 and 2002: results from the Information Network of Departments of Dermatology and the German Contact Dermatitis Research Group. Contact Dermatitis 51:111-117

Heine G, Schnuch A, Uter W, Worm M (2006) Type-IV sensitization profile of individuals with atopic eczema: results from the Information Network of Departments of Dermatology (IVDK) and the German Contact Dermatitis Research Group (DKG). Allergy 61:611-616

Heine G, Worm M (2007) Contact dermatitis in children. Giorn Ital Dermatol Venereol 142:669-671

Kütting B, Brehler R, Traupe H (2004) Allergic contact dermatitis in children- strategies of prevention and risk management. Eur J Dermatol 14:80-85

Larsson-Stymne B, Widstrom L (1985) Ear piercing-a cause of nickel allergy in schoolgirls? Contact Dermatitis 13:289-293

Matiz C, Hsu JW, Castanedo-Tardan MP, Jacob SE (2009) Allergic contact dermatitis in children: a review of International studies. G Ital Dermatol Venereol 144:541-556

Militello G, Jacob SH, Crawford GH (2006) Allergic contact dermatitis in children. Curr Opin Pediatr 18:385-390

Mortz CG, Lauritsen JM, Bindslev-Jensen C, Andersen KE (2002) Nickel sensitization in adolescents and association with ear piercing, use of dental braces and hand eczema. The Odense Adolescence Cohort Study on Atopic Diseases and Dermatitis (TOACS). Acta Derm Venereol 82:359-364

Neri I, Guareschi E, Savoia F, Patrizi A (2002) Childhood allergic contact dermatitis from henna tattoo. Pediatr Dermatol 19:503-505

Rastogi SC, Johansen JD, Menné T et al (1999) Contents of fragrance allergens in children's cosmetics and cosmetic-toys. Contact Dermatitis 41:84-88

Rastogi SC, Johansen JD (2005) Colourants in transferable picture tattoos for the skin. Contact Dermatitis 53:207-210

Roul S, Ducombs G, Taieb A (1999) Usefulness of the European standard series for patch testing in children. A 3-year single-centre study of 337 patients. Contact Dermatitis 40:232-235

Seidenari S, Giusti F, Pepe P, Mantovani L (2005) Contact sensitization in 1094 children undergoing patch testing over a 7-year period. Pediatr Dermatol 22:1-5

Tosti A, Voudouris S, Pazzaglia M (2003) Contact sensitization to 5-chloro-2-methyl-4-isothiazolin-3-one and 2-methyl-4-isothiazolin-3-one in children. Contact Dermatitis 4:215-216

Valsecchi R, Leghissa P, Di Landro A et al (2007) Persistent leukoderma after henna tattoo. Contact Dermatitis 56:108-109

Zoli V, Tosti A, Silvani S, Vincenzi C (2006) Moist toilet papers as possibile sensitizers: review of the literature and evaluation of commercial products in Italy. Contact Dermatitis 55:252-254

Dermatite da contatto con prodotti per la detersione

11

Caterina Foti, Anna Conserva, Paolo Romita, Cosimo Emanuele Antonaci, Domenico Bonamonte

11.1 Introduzione

Il termine "detergente" identifica un prodotto la cui composizione sia stata appositamente studiata per ottenere la detersione cutanea, azione conseguita tramite l'abbassamento della tensione superficiale della cute. I detergenti utilizzati in età pediatrica si presentano sotto forma di latti e creme detergenti, bagnoschiuma, shampoo, oli e polveri da bagno.

La cute infantile rispetto a quella dell'adulto è caratterizzata da uno strato corneo di spessore ridotto, da una maggiore permeabilità cutanea, da un film idrolipidico di superficie poco protettivo, da un pH vicino alla neutralità e da una scarsa secrezione sebacea (Caputo e Monti, 1990). Nonostante queste peculiari caratteristiche della cute del bambino, la dermatite da contatto con detergenti è meno frequente rispetto a quanto riscontrabile negli adulti (Gelmetti, 2001). Questo è da collegarsi alle modalità d'uso dei detergenti che sono diverse a seconda dell'età: nei bambini, infatti, il detergente viene diluito nell'acqua del bagno, mentre negli adulti è utilizzato a diretto contatto con la cute, non viene adeguatamente risciacquato e rimane così "intrappolato" nelle sedi pelose, predisponendo all'insorgenza di una dermatite da contatto.

C. Foti (✉)
Dipartimento Scienze Biomediche e Oncologia Umana
Sezione di Dermatologia, Università degli Studi di Bari
Policlinico di Bari
e-mail: c.foti@dermatologia.uniba.it

11.2 Epidemiologia

La dermatite da contatto con prodotti per la detersione nei bambini è nella maggior parte dei casi di natura irritativa e conseguente all'uso improprio di "creme detergenti" come idratanti (Fig. 11.1). La dermatite allergica da contatto (DAC) è invece più rara ed è dovuta alla presenza negli stessi di preservanti, profumi, coloranti, metalli e tensioattivi (De Groot, 1998).

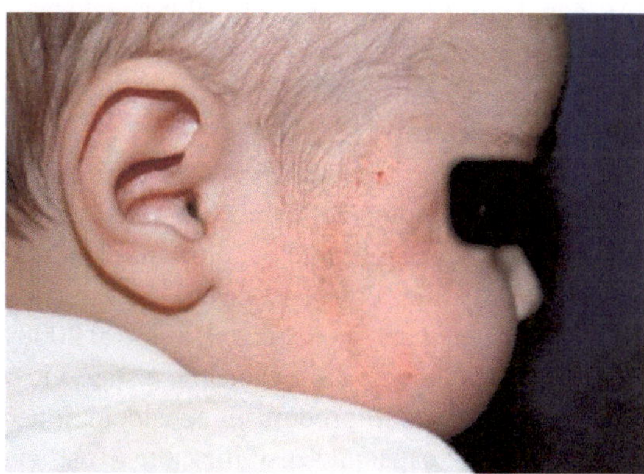

Fig. 11.1 Dermatite da contatto del volto conseguente all'uso improprio di detergenti

11.3 Agenti contenuti nei detergenti responsabili di DAC nei bambini

L'elenco delle sostanze responsabili di DAC con detergenti nei bambini è riportato in Tabella 11.1.

Tabella 11.1 Apteni responsabili di dermatite allergica da contatto con detergenti nei bambini

- Kathon® CG
- Euxyl K® 400
- Profumi
- D&C Yellow 11 (Sato et al., 1984)
- Nichel solfato
- Cobalto
- Cromo
- Tensioattivi non ionici "nonoxynol"
- Tensioattivi ionici cationici
- Tensioattivi ionici anionici (etere solfato di sodio, lauril solfato di sodio, alchil solfonato di sodio, alchil sulfosuccinati di sodio)
- Tensioattivi anfoteri (coccoilamidopropilbetaina)

I *preservanti* sono aggiunti ai cosmetici e ai detergenti in concentrazioni comprese fra lo 0,01 e l'1%. La loro funzione principale è quella di prevenire il deterioramento del prodotto e la contaminazione da parte dei microrganismi.

Il Kathon® CG è un preservante ampiamente utilizzato nei detergenti sin dal 1975 in Europa e dal 1980 in America. Attualmente rappresenta una delle sostanze che più frequentemente provoca DAC con detergenti (Frosch et al., 1995) anche se, nella maggior parte dei casi, la sensibilizzazione al Kathon® CG si verifica a seguito dell'utilizzo di cosmetici leave-on.

L'Euxyl K® 400 è costituito da due principi attivi: l'1,2-dibromo-2,4-dicianobutano e il fenossietanolo; l'agente sensibilizzante è il dibromodicianobutano. È stato utilizzato in Europa dal 1980 sino al 2003 nei cosmetici del tipo *leave-on*, e sino al 2008 nei detergenti: da quest'ultima data ne è stato vietato l'uso anche in tali prodotti in considerazione della sua elevata capacità sensibilizzante (Tosti et al., 2000). Tuttavia, reazioni allergiche a Euxyl K® 400 si possono osservare in soggetti che utilizzano detergenti commercializzati prima di tali date.

Nei detergenti sono anche presenti *profumi* in percentuale compresa fra 0,1 e 5% (Burry, 1986): nonostante tale concentrazione sia piuttosto bassa, vi sono fattori che favoriscono la comparsa di reazioni allergiche agli stessi, ovvero la presenza di fissatori per aumentare la durata delle profumazioni sulla cute e l'inadeguata rimozione dei residui di detergente cui consegue la penetrazione percutanea dei profumi. Si ricorda che le molecole contenute nei profumi sono di piccole dimensioni, generalmente anfifiliche e pertanto facilmente diffusive in profondità.

I *metalli* sono noti contaminanti dei detergenti: per quanto riguarda il nichel, noto allergene, va detto che nei suddetti prodotti il metallo può essere presente come impurità derivante dal contatto dei detergenti con macchinari e contenitori metallici (Basketter et al., 1993; Kokelj et al., 1994). Per quanto riguarda il cobalto, va rilevato che tale metallo è contenuto in quantità notevolmente elevata nei saponi solidi a differenza di quanto accade per il nichel e per il cromo, presenti in quantità analoghe tanto nei saponi liquidi quanto in quelli solidi.

I *tensioattivi* possono essere classificati, in funzione della struttura chimica e del comportamento in soluzione acquosa della parte idrofila della molecola, in tensioattivi non ionici e tensioattivi ionici. I tensioattivi non ionici "nonoxynol" non presentano cariche elettriche nella porzione idrofila della molecola e sono costituiti da alchilfenoli etossilati, sostanze poco utilizzate nei detergenti e che difficilmente provocano reazioni allergiche (Dooms-Goossens et al., 1989). I tensioattivi ionici, in relazione alla carica elettrica assunta in soluzione acquosa dalla porzione idrofila della molecola legata alla catena lipidica, si dividono in cationici, anionici e anfoterici. I tensioattivi cationici si caratterizzano per una spiccata attività disinfettante e sono costituiti da sali di ammonio quaternario o sali di basi eterocicliche azotate; quelli anionici comprendono gli esteri solforici e i derivati alchil-solfonici; quelli anfoterici, in relazione al pH della soluzione, possono mostrare proprietà anioniche o cationiche. Le reazioni allergiche provocate da tensioattivi cationici e anionici sono raramente segnalate.

I tensioattivi che più frequentemente provocano DAC sono quelli anfoteri. La coccoamidopropilbetaina (CAPB) è il tensioattivo anfotero più utilizzato per le caratteristiche offerte da questa sostanza quali detergenza, buon effetto schiumogeno, elevata atossicità, biodegradabilità e blanda azione antimicrobica dovuta al gruppo cationico della molecola. Sebbene la CAPB sia presente solo nei prodotti *rinse-off*, negli ultimi anni si sono registrate numerose segnalazioni di DAC con questa sostanza. La CAPB si ottiene per reazione tra un acido grasso a lunga catena, ottenuto dall'olio di cocco, e la dimetilaminopropilamina (DMAPA); l'amidoamina che si ottiene come prodotto della reazione viene successivamente fatta reagire con il sodio monocloroacetato per portare infine alla formazione della CAPB.

I nostri studi hanno dimostrato che la CAPB non ha potere sensibilizzante e che le reazioni allergiche a questa sostanza sono in realtà dovute alla presenza nel prodotto finito di residui di DMAPA (Angelini et al., 1995, 1996; Foti et al., 2003). Nel periodo compreso tra il 1994 e il 2000 la percentuale di sensibilizzazione a DMAPA rilevata presso l'Ambulatorio di Allergologia della Clinica Dermatologica del Policlinico di Bari è risultata essere del 3,4%, mentre negli ultimi anni si è ridotta all'1,2%, probabilmente per l'uso di prodotti commerciali più purificati e contenenti ridotte quantità di DMAPA (Nicander et al., 2003).

11.4 Quadri clinici

La DAC con detergenti si manifesta con lesioni desquamative, secche, scarsamente vescicolari ed essudanti. La DAC con DMAPA si localizza prevalentemente alle palpebre, alle pieghe e alle regioni genitali. Talvolta le lesioni possono interessare il cuoio capelluto, dove l'eczema si manifesta con una desquamazione persistente.

11.5 Diagnosi

Nel sospetto clinico di una dermatite da contatto con detergenti è opportuno effettuare un'attenta indagine anamnestica e un minuzioso esame obiettivo volto a valutare la sede della dermatite e la morfologia delle lesioni. Quindi, si procederà all'esecuzione dei patch test con le serie standard SIDAPA (Società Italiana di Dermatologia Allergologica, Professionale e Ambientale) integrata con test con i detergenti utilizzati dal paziente prima della comparsa della dermatite (Angelini et al., 1998; De Groot, 1994); in letteratura è riportato che l'esecuzione del test con tali prodotti permette di ottenere ulteriori informazioni nel 10% dei casi. Per testare saponi e detergenti vari il patch test va effettuato utilizzando diluizioni comprese tra l'1 e il 4% in vaselina o in acqua, oppure si può utilizzare il *semi-open-patch test* che consiste nel frizionare la sostanza da testare su una zona cutanea circoscritta mediante l'utilizzo di un cotton fiok, e nel coprire successivamente la stessa con un cerotto ipoallergenico. La lettura del test viene poi effettuata a distanza di 48-72 ore con le stesse modalità previste per i patch test tradizionali. Con quest'ultima tecnica raramente si osservano reazioni irritative che, inoltre, essendo di minima intensità sono piuttosto facili da differenziare da quelle di natura allergica. Nel sospetto di una risposta falsamente negativa o dubbia al patch test effettuato con saponi o detergenti forniti dal paziente si può effettuare il *repeated open application test* (ROAT) su cute normale e, precisamente, su un'area di 5 cm^2 in corrispondenza del cavo antecubitale dell'avambraccio. In tale sede il prodotto viene applicato due volte al giorno finché non si evidenzia una risposta positiva per un periodo massimo di sette giorni. Se il patch test effettuato con il prodotto incriminato fornisce una risposta positiva, l'esito va confermato a distanza di alcune settimane. Inoltre, una volta riconfermato al *re-patch test*, è opportuno individuare il vero agente responsabile della manifestazione allergica richiedendo all'industria produttrice del cosmetico i vari costituenti del prodotto che andranno poi testati separatamente.

11.6 Prevenzione

Per evitare l'insorgenza di una dermatite da contatto con detergenti nel bambino è consigliabile che la detersione sia effettuata in maniera corretta. Nei neonati la durata del bagno non deve superare i 5 minuti, la frequenza dei lavaggi non deve essere superiore a una volta al giorno e la temperatura dell'acqua deve essere compresa tra i 34 e i 36 °C. Fondamentale è anche la modalità di esecuzione del lavaggio: è importante diluire il detergente in molta acqua e, successivamente, rimuoverlo dalla superficie cutanea mediante abbondante risciacquo in modo da non lasciare tracce di prodotto. Il detergente non ben risciacquato rappresenta un potenziale agente irritante e sensibilizzante.

Nel neonato i detergenti più sicuri sono rappresentati dagli "oli in acqua" mentre nell'età della pubertà i prodotti di igiene debbono adattarsi alle modificazioni fisiologiche della cute, per cui eventuali manifestazioni di pelle grassa e acneica devono essere opportunamente trattati.

Particolare attenzione deve essere riservata al bambino con dermatite atopica: in tal caso il bagno deve avere una durata inferiore ai 5 minuti e deve essere effettuato con acqua tiepida mediante l'uso di saponi specifici. In particolare, vanno evitati i saponi duri alcalini, i bagnoschiuma e i detergenti sgrassanti o molto schiumogeni con profumi, coloranti e conservanti. Sono consigliati, invece, detergenti con pH il più vicino possibile a quello fisiologico contenenti tensioattivi anfoteri purificati con minime quantità di impurità.

11.7 Conclusioni

Da quanto detto si evince che i detergenti possono provocare dermatite da contatto irritante e DAC in età pediatrica. È pertanto importante che venga usata la quantità di detergente strettamente necessaria poiché una quantità eccessiva del prodotto potrebbe sgrassare in modo eccessivo la cute privandola delle sue difese naturali; è inoltre necessario avere sempre cura di risciacquare la cute per asportare, oltre allo sporco emulsionato, anche ogni traccia di detergente.

I dati epidemiologici evidenziano che l'allergia ai tensioattivi è legata alle impurità presenti nei detergenti e, pertanto, sarebbe opportuna l'eliminazione totale delle stesse mediante processi di purificazione industriale.

Letture consigliate

Angelini G, Foti C, Rigano L, Vena GA (1995) 3-Dimethylaminopropylamine: a key substance in contact allergy to cocamidopropylbetaine? Contact Dermatitis 32:96-99

Angelini G, Grandolfo M, Cusano F et al (1998) Linee guida sulla diagnostica della dermatite da contatto. G Ital Dermatol Venereol 134:521-538

Angelini G, Rigano L, Foti C et al (1996) Contact allergy to impurites in surfactants: amount, chemical structure and carrier effects in reaction to 3-dimethylaminopropylamine. Contact Dermatitis 34:248-252

Angelini G, Rigano L, Foti C et al (1996) Pure cocamidopropylbetaine is not the allergen in patients with positive reactions to commercial cocamidopropylbetaine. Contact Dermatitis 35:252-253

Basketter DA, Briatico-Vangosa G, Kaestner W et al (1993) Nickel, cobalt and chromium in consumer products: a role in allergic contact dermatitis? Contact Dermatitis 28:15-25

Burry JN (1986) Environmental dermatitis. Contact dermatitis from perfumes in soap. Med J Aust 145:160-162

Caputo R, Monti M (1990) Children's skin and cleansing agents. Wien Med Wochenschr Suppl 108:24-25

De Groot (1998) Fatal attractiveness : the study side cosmetics. Clin Dermatol 16:167-179

De Groot A (1994) Patch testing: test concentration and vehicles for 3700 Chemicals. Elsevier Science, New York

Dooms-Goossens A, Deveylder H, de Alam AG et al (1989) Contact sensitivity to nonoxynols as a cause of intolerance to antiseptic preparations. J Am Acad Dermatol 21:723-727

Foti C, Bonamonte D, Mascolo G et al (2003) The role of 3-dimethylaminopropylamine and amidoamine in contact allergy to cocamidopropylbetaine. Contact Dermatitis 48:194-198

Frosch PJ, Lahiti A, Hannuksela M et al (1995) Chloromethylisothiazolone/methylisothiazolone (CMI/MI) use test with a shampoo on patch-test positive subjects. Results of a multicentre double-blind crossover trial. Contact Dermatitis 32:210-217

Gelmetti C (2001) Skin cleansing in children. J Eur Acad Dermatol Venereol 1:12-15

Kokelj F, Daris F, Lutmann A et al (1994) Nickel, chromate and cobalt in toilet soaps analysed by inductively coupled plasma mass spectrometry. Contact Dermatitis 31:270

Nicander I, Aberg P, Ollmar S (2003) The use of different concentration of betaine as a reducing irritation agent in soaps monitored visually and non-invasively. Skin Res Technol 9:43-49

Sato Y, Kutsuna H, Kobayashi T, et al (1984) D&G nos. 10 and 11: chemical composition analysis and delayed contact hypersensitivity testing in the guinea pig. Contact Dermatitis 10:30-38

Tosti A, Vincenzi C, Smith K A (2000) Provocative use testing of methyldibromoglutaronitrile in a cosmetic shampoo. Contact Dermatitis 42:64-67

12 Dermatite da contatto con piante

Domenico Bonamonte, Gianni Angelini

12.1 Introduzione

A causa delle innumerevoli occasioni di contatto con vegetali, le fitodermatiti rappresentano un capitolo della dermatologia piuttosto complesso e spesso misconosciuto (Angelini et al., 1990). Le difficoltà sono rappresentate fra l'altro dall'alto numero di specie vegetali potenzialmente dannose e dagli enormi problemi di collocazione tassonomica delle stesse (Mastrolonardo, 1999).

Le sostanze di origine vegetale potenzialmente causa di dermatiti da contatto in età pediatrica sono numerose; queste possono essere presenti in fiori, piante, muschi, licheni, alberi, erbe da prato, erbe infestanti e foraggi. Si tenga conto inoltre delle sostanze vegetali contenute in alimenti (frutti, ortaggi), spezie (capsico, noce moscata), miglioranti (vaniglia, cinnamomo), essenze profumate (olio di rosa, di citronella), balsami (del Perù, Tolu), resine naturali, latici e cosmetici (Tabella 12.1).

A parte le difficoltà di carattere eziologico e tassonomico, le dermatiti da contatto con piante presentano varie altre problematiche di ordine clinico-patogenetico e diagnostico.

D. Bonamonte (✉)
Unità di Dermatologia e Venereologia
Dipartimento di Scienze Biomediche e Oncologia Umana
Università degli Studi "Aldo Moro" di Bari
e-mail: d.bonamonte@dermatologia.uniba.it

12.2 Peculiarità delle fitodermatiti da contatto

Nel determinismo delle fitodermatiti da contatto entrano in causa molti fattori, alcuni soggettivi (sensibilità cutanea, sudorazione, durata del contatto), altri legati alla pianta e alle condizioni climatico-ambientali (clima, raggi UV, umidità ambientale) (Tabella 12.2). A causa di questa plurifattorialità, le

Tabella 12.1 Principali fonti di sostanze vegetali causa di fitodermatiti da contatto

- Piante
- Alimenti (frutti, ortaggi)
- Spezie (capsico, noce moscata)
- Miglioranti (vaniglia, cinnamomo)
- Essenze profumate
- Cosmetici
- Balsami (del Perù, Tolu)
- Resine naturali
- Latici

Tabella 12.2 Principali cofattori responsabili del determinismo delle fitodermatiti da contatto

- Tipo di pianta (flora locale)
- Parte della pianta venuta a contatto
- Tipo di contatto
- Durata del contatto
- Clima (stagione)
- Raggi UV e loro intensità
- Umidità ambientale
- Sensibilità cutanea
- Sudorazione

M. Gola, *Dermatologia allergologica nel bambino e nell'adolescente*,

dermatiti da contatto con piante presentano alcune peculiarità cliniche:

- il quadro clinico non è riproducibile perché è pressoché impossibile riprodurre contemporaneamente tutti i fattori concausali;
- un successivo contatto con la stessa pianta non induce necessariamente la dermatite: la produzione di sostanze ad azione irritante o allergizzante, infatti, si può avere solo in alcuni periodi dell'anno; ad esempio, *Ficus carica* non produce latice in inverno, per cui è responsabile di fitodermatiti da contatto solo durante la stagione estiva;
- il quadro clinico provocato da una stessa pianta è morfologicamente diverso in relazione al periodo dell'anno, a causa della produzione quantitativamente differente di sostanze nocive: ad esempio, *Ficus carica* è responsabile di manifestazioni cutanee intensamente flogistiche e bollose in estate a causa della massima produzione di latice, mentre durante l'autunno e la primavera provoca manifestazioni meno eclatanti per la ridotta produzione di latice e per la possibile minore intensità della luce solare.

Il contatto con una pianta può essere responsabile di vari quadri clinici (Tabella 12.3). Tuttavia, dal tipo di lesione elementare e dall'entità clinica della dermatite non è quasi mai possibile risalire al meccanismo patogenetico della stessa affezione. Le fitodermatiti di più comune osservazione sono l'orticaria da contatto, la dermatite da contatto irritante e la dermatite allergica da contatto; a causa di sostanze vegetali che vengono attivate dalla luce solare, si possono realizzare quadri di fitofotoirritazione o fito-fotoallergia da contatto.

Tabella 12.3 Quadri clinici delle fitodermatiti

- Dermatite da contatto irritante
- Dermatite allergica da contatto
- Fotodermatite da contatto irritante
- Fotodermatite allergica da contatto
- Orticaria da contatto
- Dermatite da contatto con proteine
- Dermatite da contatto irritante aerotrasmessa
- Dermatite allergica da contatto aerotrasmessa
- Granulomi da corpi estranei (ad esempio, spine di cactus)
- Ipercromie
- Acne da cosmetici (estratti di piante)
- Sintomi sistemici
- Foruncolosi
- Lesioni osteolitiche e osteoblastiche (da infissione profonda di spine)
- Reazioni persistenti alla luce
- Fitodermatite "by proxy"

12.2.1 Orticaria da contatto

L'orticaria da contatto è una reazione pomfoide che insorge in genere da pochi minuti a 30-40 minuti dal contatto con l'agente urticante. Le specie potenzialmente in causa sono numerose, le più note delle quali appartengono alla famiglia delle Urticaceae (*Urtica dioica*) e delle Euphorbiaceae (*Hevea brasiliensis*). Il meccanismo patogenetico alla base dell'orticaria da contatto con piante può essere di tipo immunologico (mediato da anticorpi IgE in soggetti precedentemente sensibilizzati) o non immunologico (mediato da sostanze flogogene direttamente iniettate nella cute dai peli pungenti presenti sulla superficie di molte specie vegetali). Talora, l'azione irritante di una specie in causa può facilitare la penetrazione di sostanze ad azione allergizzante. Da un punto di vista clinico, le manifestazioni pomfoidi restano più o meno confinate alla sede di contatto con il vegetale. Soprattutto nelle forme a patogenesi immunologica si può realizzare una progressiva estensione del quadro clinico, con insorgenza di pomfi anche a distanza e talora sintomi generali (sintomi anafilattici).

12.2.2 Dermatite da contatto irritante

La fitodermatite da contatto irritante può essere causata da stimoli di tipo meccanico e/o chimico:

- *agenti meccanici*: molte specie vegetali sono provviste di margini taglienti, spine, glochidi e tricomi. Gli esempi più noti di piante responsabili di irritazione da contatto su base meccanica sono il cactus, le rose, il biancospino, il non-ti-scordar-di-me, la consolida maggiore, il bindii (un'erba infestante diffusa in Australia) e i bulbi dei tulipani;

- *agenti chimici*: molte specie vegetali producono sostanze irritanti, cui può tuttavia associarsi il danno da stimoli di natura meccanica. Un esempio al riguardo è rappresentato dai narcisi, responsabili di fitodermatite da contatto irritante a causa della produzione di cristalli di ossalato di calcio (ad azione chimica e meccanica), acido chelidonico e numerose specie di alcaloidi potenzialmente irritanti. Cristalli di ossalato di calcio sono inoltre presenti sui bulbi di giacinto e sulle foglie di rabarbaro. La linfa o il latice di molte specie vegetali contengono numerose altre sostanze irritanti, quali acidi a basso peso molecolare (acetico, ossalico, malico, formico, citrico), alcaloidi, glucosidi, saponine, composti fenolici ed enzimi proteolitici.

La fitodermatite da contatto irritante, pur essendo prerogativa pressoché esclusiva di categorie professionali quali fioristi, vivaisti e coltivatori, può tuttavia essere osservata in bambini che maneggiano fiori e piante senza adottare le dovute misure cautelari. Le sedi più frequentemente interessate sono le mani e gli avambracci; occasionalmente, possono essere coinvolti anche il volto e il collo.

12.2.3 Dermatite allergica da contatto

La fitoallergia da contatto può essere indotta da un numero elevato di specie vegetali, la cui identificazione eziologica è spesso difficile in fase diagnostica (Giannattasio et al., 1996). Persino le manifestazioni cliniche non sempre sono chiaramente di tipo eczematoso, potendo esordire a volte con caratteri pomfoidi.

Fra le sostanze più allergizzanti, la primina è un derivato chinonico contenuto nelle primule, la cui specie più rappresentativa è la *Primula obconica*.

Il gruppo di apteni più frequentemente causa di fitodermatite allergica da contatto è quello dei lattoni sesquiterpeni, prodotti da piante appartenenti alla famiglia delle Compositae; a causa di forti analogie chimico-strutturali dei diversi tipi di lattoni e per il fatto che in una pianta possono essere presenti più lattoni, sono possibili sensibilizzazioni crociate fra più specie di piante della stessa famiglia. In bambini selezionati la prevalenza di sensibilizzazione da contatto a Compositae mix si aggira, secondo alcuni Autori, intorno al 2,5% (Fortina et al., 2005); nella gran parte dei casi le manifestazioni eczematose si localizzano in zone cutanee aeroesposte, con tipici peggioramenti nella tarda primavera e in estate.

I tulipani, i "denti di cane" e le alstroemerie producono tulipanine, composti di natura saccaridica a potere sensibilizzante.

I fenoli a catena lunga sono sostanze allergizzanti prodotte da numerose specie vegetali, fra cui Anacardiaceae, Hydrophyllaceae, Araceae e Ginkgoaceae (*Ginkgo biloba*). Tra i fenoli a catena lunga, gli uruscioli sono gli allergeni più importanti, sia da un punto di vista clinico che epidemiologico; rappresentano infatti la causa più frequente di dermatite allergica da contatto con piante in America settentrionale: le specie più spesso in causa appartengono ad Anacardiaceae, quali *Toxicodendron radicans* (*poison ivy*), *T. diversilobum* e *T. taxicarium* (*poison oak*) e *T. vernix* (*poison sumac*). I bambini possono venire a contatto con queste piante contenenti uruscioli in maniera diretta, aeromediata (mediante i fumi delle piante in combustione) o indiretta; in quest'ultima evenienza, sono segnalati vari casi di fitodermatiti legate al contatto con animali domestici il cui pelo è contaminato da derivati delle stesse piante.

12.2.4 Dermatite allergica da contatto aerotrasmessa

Si tratta di un quadro favorito da particolari condizioni climatico-ambientali, quali alta temperatura e bassa umidità ambientale; questi fattori sono responsabili di disseccamento delle varie componenti delle piante e loro più agevole dispersione nell'aria, specie in condizioni di aria ventilata e non umida. Le varie frazioni allergeniche possono far parte di steli o foglie secche, tricomi e pollini; nel caso del poison ivy i fumi di combustione della pianta possono provocare vere e proprie epidemie di fitodermatiti allergiche da contatto aerotrasmesso. Altre piante responsabili di quadri aeromediati sono le Compositae e le Frullaniaceae, contenenti lattoni sesquiterpeni.

12.2.5 Fotodermatite da contatto

Le fitofotodermatiti da contatto sono causate dall'azione di sostanze fotosensibilizzanti contenute in numerose piante, con successiva esposizione ai raggi UV. Dal punto di vista clinico, prevalgono gli aspetti intensamente eritemato-edematosi a evoluzione vescico-bollosa. Le manifestazioni insorgono dopo alcune ore dall'esposizione e raggiungono la massima intensità entro 12-36 ore, per poi risolvere con esiti pigmentari più o meno duraturi. Le fitofotodermatiti da contatto prevalgono nei mesi estivi, sia a causa della più alta intensità di luce solare che per la maggiore concentrazione nelle piante di sostanze fotoattive.

Nella gran parte dei casi si tratta di reazioni da contatto fotoirritante causate da furocumarine (psoraleni). L'azione fotoattiva delle furocumarine è legata alla loro capacità di legarsi al DNA cellulare e di assorbire fotoni trasformandosi in composti eccitati ad alto contenuto energetico; questa energia viene poi dissipata con conseguente danno cellulare. Le furocumarine più diffuse e a maggiore fototossicità sono il 5-metossipsoralene (bergaptene), l'8-metossipsoralene e il 3-5-8-metossipsoralene.

Un tipico esempio di fitofotodermatite da contatto irritante è la *dermatite striata pratense*, quadro difficilmente riproducibile a causa delle numerose variabili che concorrono al determinismo delle manifestazioni cutanee (Tabella 12.4). Si tratta infatti di una fitodermatite da contatto che insorge poche ore dopo l'esposizione a vari tipi di piante da prato contenenti furocumarine, in condizioni di cute bagnata e ambiente assolato: i bambini possono ad esempio sviluppare la dermatite striata pratense giocando su un prato bagnato in piena estate. Le manifestazioni cliniche consistono in lesioni eritemato-vescicolari raggruppate in figurazioni lineari bizzarre che evolvono in esiti ipercromici persistenti.

È di natura tossica anche la *berloque dermatitis*, legata al contatto con olio di bergamotto (*Citrus bergamia*) contenuto in profumi; anche questo quadro è di difficile riproducibilità, essendo necessaria anche una certa predisposizione individuale. L'intervallo di tempo che deve intercorrere tra l'applicazione del cosmetico e l'esposizione solare non deve superare 1-2 ore. Clinicamente si osservano chiazze ipercromiche, generalmente non precedute da manifestazioni infiammatorie, che riproducono l'aspetto a colata del profumo sulla pelle (Figg. 12.1 e 12.2). Oggi questa affezione è

Tabella 12.4 Variabili implicate nel determinismo della dermatite striata pratense

- Tipo di piante da prato
- Quantità di psoraleni
- Stagione
- Esposizione al sole
- Ora del giorno (intensità dei raggi UV)
- Cute bagnata

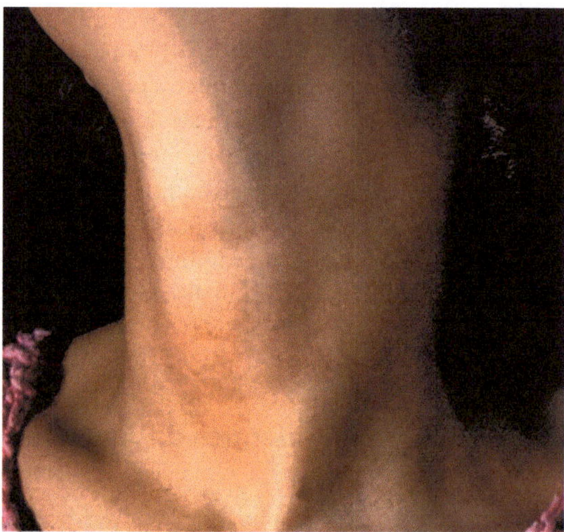

Fig. 12.1 Pigmentazione da bergamotto in profumo (*berloque dermatitis*)

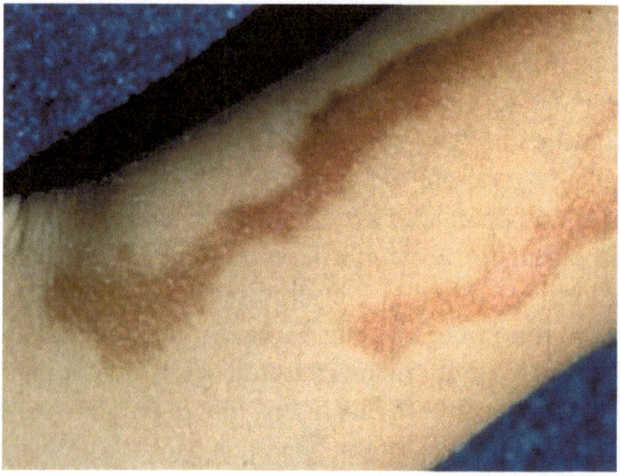

Fig. 12.2 Pigmentazione a colata da bergamotto in profumo (*berloque dermatitis*)

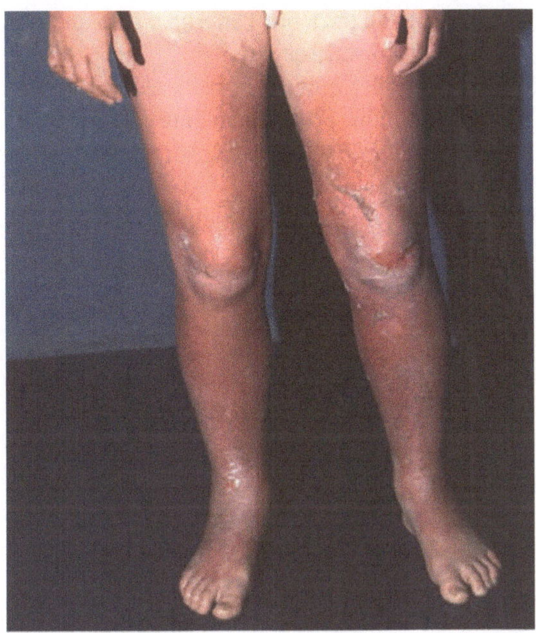

Fig. 12.3 Fitofotodermatite da contatto irritante da latice di fico spalmato a scopo abbronzante

di scarsa osservazione a causa dell'impiego in cosmetica di estratti di bergamotto defurocumarinizzati. È di possibile facile osservazione invece nei bambini in sedi periorali in caso di succhiamento del frutto.

Una delle piante il cui latice è a più alto contenuto in psoraleni è *Ficus carica*. La produzione di latice è massima durante i mesi estivi, allorquando si registra un notevole incremento di dermatiti da contatto con il fico (Angelini et al., 1989). Nella gran parte dei casi il latice di fico è responsabile di fitofotodermatiti da contatto su base tossica. Le manifestazioni cliniche, di tipo vescico-bolloso su base intensamente eritemato-edematosa, si localizzano in sedi cutanee venute direttamente a contatto con il latice e fotoesposte, e cioè le mani e gli avambracci; nei bambini il quadro clinico segue alla raccolta dei frutti maturi direttamente dagli alberi. Talora, il latice di fico viene spalmato su ampie superfici cutanee a scopo abbronzante; in questi casi è possibile osservare forme severe di fotodermatiti da contatto di tipo tossico a tipo ustione di II grado (Fig. 12.3).

Le furocumarine possono anche provocare fotodermatiti allergiche da contatto, come da noi dimostrato mediante patch test positivo all'8-metossipsoralene a concentrazione dello 0,001% (Angelini et al., 1987; Bonamonte et al., 2010).

12.2.6 Ipercromie

Le piante possono indurre ipercromia mediante due meccanismi: per diretta stimolazione dei melanociti, come esito postinfiammatorio di una pregressa fitodermatite da contatto (soprattutto nelle forme fotomediate), oppure a causa di sostanze pigmentanti esogene contenute in molte specie vegetali; agiscono con quest'ultimo meccanismo *Juglans regia* (noce) e *Lawsonia inermis* (henné) (Lasa et al., 2007). I principi attivi delle due piante sono rispettivamente lo juglone e il lawsone: si tratta di naftochinoni, il cui gruppo C=O ha affinità elettiva per il gruppo NH_2 degli aminoacidi della cheratina. Da questa reazione derivano gruppi C=N coniugati che si comportano da cromofori altamente pigmentanti, in grado di assorbire nel range del visibile e riflettere il giallo e il rosso; da questa emissione deriva una gamma di colorazioni dal rosso-giallo al marrone scuro. Gli stessi chinoni sono peraltro costituenti fondamentali di cosmetici "autoabbronzanti" (*self-tanning*), come il diidrossiacetone, e rappresentano anche degli intermedi della colorazione dei capelli da *para*-fenilendiamina.

La causa più comune di ipercromia primitiva da piante è rappresentata dal mallo delle noci (*Juglans regia*), ricco in juglone: l'affezione insorge alle mani in seguito alla smallatura del frutto o nei bambini in sede periorale in occasione di smallatura con i denti (Bonamonte et al., 2001; Neri et al., 2006).

12.3 Procedimento diagnostico

Riportiamo qui di seguito l'iter diagnostico da seguire *step-by-step* in caso di sospetto clinico di dermatite da contatto con piante (Bonamonte et al., 2011).

1. a. Raccogliere campioni di tutte le piante con le quali il bambino può essere venuto a contatto, comprese le "erbacce".

   b. Ogni campione deve comprendere la pianta intera, ove possibile, o le sue varie porzioni (foglie, petali, rami, radici, frutti), poiché gli antigeni possono differire da porzione a porzione.
   c. Per ogni specie sono necessari 3 campioni, da conservare in freezer:
      - uno per l'identificazione
      - uno per i test cutanei
      - uno da conservare per eventuali test chimici.
   d. Annotare data (stagione) e area geografica di prelievo dei campioni.
2. Prima di procedere con i test cutanei, è necessario identificare la specie. Al riguardo, i nomi colloquiali o vernacolari non sono utili. Per l'identificazione delle piante rivolgersi a:
   - giardini botanici
   - botanici e tassonomisti di Università
   - ministero dell'Agricoltura
   - addetti ad erbari.
3. Dopo l'identificazione, consultare la letteratura circa gli antigeni (nomi, formule chimiche, potenziali poteri irritativo e/o allergico, concentrazioni e veicoli di impiego per i test cutanei) che la specie contiene nelle sue varie porzioni.
4. Consultare gli appositi cataloghi di apteni già pronti in commercio:
   - FIRMA, Firenze
   - Chemotechnique Diagent, Vellinge, Svezia
   - Trolab, Milano
   - Lofarma, Milano.

   In alternativa, consultare i cataloghi per materie prime "pure" (per esempio, Fluka, Milano).
5. In assenza di antigeni del commercio, procedere come segue con le piante come tali:
   a. non è necessario testare piante "notoriamente" irritanti
   b. testare separatamente le diverse parti della pianta
   c. utilizzare piante "mature", potenzialmente più allergeniche delle "immature"
   d. utilizzare piante "fresche", in quanto con l'età si riduce il potere sensibilizzante
   e. è obbligatorio eseguire gli stessi test in 20 controlli, al fine di escludere risposte di tipo irritativo (che si avrebbero anche nei controlli): "un paziente è allergico solo quando i controlli sono negativi".
6. Ove possibile, impiegare per i test oli essenziali, da diluire opportunamente (vedi letteratura al riguardo). Altrimenti, procedere come segue:
   a. petali e foglioline: si schiacciano gentilmente
   b. foglie e rametti: si sminuzzano con le forbici
   c. bulbi: si sminuzzano dopo rimozione degli strati secchi esterni
   d. oggetti di legno: si ricava materiale mediante *shaving*
   e. legni: si usano le polveri.
7. Per l'estrazione degli antigeni dai suddetti campioni si procede come segue:
   a. immergere il campione (trattato come sopra detto) per 60-90 secondi in etere
   b. lasciare seccare per evaporazione
   c. risospendere l'estratto secco in etere/acetone/etanolo/vaselina in concentrazioni da 1% a 10%

      (*N.B.* Al riguardo, ogni autore ha il proprio metodo, anche circa i veicoli di estrazione e la successiva diluizione. Quanto sopra detto va bene comunque per la gran parte degli antigeni. È bene tuttavia riferirsi alla letteratura per notizie su particolari apteni, per i quali la concentrazione d'impiego può essere inferiore all'1%).
8. Nel caso delle più comuni piante di Compositae, una volta trattata come riportato al punto 6, la rispettiva porzione può essere testata direttamente in quanto l'antigene usualmente si trova in superficie nei tricomi.
9. Per i test cutanei con alimenti si procede come segue:
   a. *rub test*: si strofina gentilmente sulla cute della faccia flessoria dell'avambraccio un pezzetto di alimento crudo. In caso di orticaria da contatto la lettura è immediata dopo 20 minuti. Le forme IgE-mediate sono da confermare mediante test immunologici *in vitro*
   b. *scratch chambre test*: può essere eseguito in caso di negatività del precedente. L'alimento (se secco, bagnarlo con carta bibula umida) viene applicato su cute scarificata (uno scratch da 5 mm) e coperto. La lettura si ese-

gue dopo 20 minuti per eventuali reazioni immediate; la sede del test viene quindi ricoperta con lettura a 1, 2 e 4 giorni per le reazioni ritardate.

Letture consigliate

Angelini G, Vena GA, Meneghini CL (1989) Contact dermatitis from *Ficus carica*. In: Frosch PJ, Dooms-Goossens A, Lachapelle JM et al (eds) Current topics in contact dermatitis. Springer, Berlin Heidelberg New York, pp 163-167

Angelini G, Vena GA, Filotico R et al (1990) Le fitofotodermatiti da contatto. Boll Dermatol Allerg Profes 1:9-28

Angelini G, D'Ovidio R, Vena GA (1987) Allergia da contatto con 8-metossipsoralene. Boll Dermatol Allerg Profes 3:69-74

Bonamonte D, Foti C, Angelini G (2001) Hyperpigmentation and contact dermatitis due to *Juglans regia*. Contact Dermatitis 44:101-102

Bonamonte D, Foti C, Lionetti N et al (2010) Photoallergic contact dermatitis to 8-methoxypsoralen in *Ficus carica*. Contact Dermatitis 62:343-348

Bonamonte D, Foti C, Angelini G (2011) Fitodermatiti da contatto: rilievi diagnostici. Ann Ital Dermatol Allergol 65:9-15

Fortina AB, Romano I, Peserico A (2005) Contact sensitization to Compositae mix in children. J Am Acad Dermatol 53:877-880

Giannattasio M, Speranza L, Melchiomma G (1996) Le piante che provocano dermatiti allergiche. III aggiornamento (1994-1995). Boll Dermatol Allerg Profes 11:3-27

Lasa EM, Cojocariu Z, Arroabarren E et al (2007) Henna tattooing in children: natural or temporary? An Sist Sanit Navar 30:131-134

Mastrolonardo M (1999) Dermatite da contatto con piante e legni. In: Angelini G, Vena GA (eds) Dermatologia professionale e ambientale, vol. 3. ISED, Brescia, pp 793-814

Neri I, Bianchi F, Giacobini F et al (2006) Acute irritant contact dermatitis due to *Juglans regia*. Contact Dermatitis 55:62-63

Dermatiti del piede

13

Nicola Balato, Luisa Di Costanzo, Anna Balato,
Serena Lembo, Cataldo Patruno

Al caro amico di ventura Peppino Lembo

13.1 Introduzione

La dermatite del piede in età pediatrica riveste notevole importanza perché è un'evenienza non rara. È stato riportato che almeno il 7% degli eczemi infantili insorge primariamente ai piedi (Ayala et al., 1987). D'altra parte la patologia influisce notevolmente sulla qualità della vita del bambino e della sua famiglia. Inoltre, potendo essere espressione di diverse patologie cutanee, è di non semplice gestione clinica. Ad esempio, l'errata convinzione che le dermatiti allergiche da contatto siano rare nei bambini fa spesso porre la non corretta diagnosi di psoriasi, di dermatite atopica, di disidrosi, o, più frequentemente, di dermatofitosi. I piedi, al contrario, rappresentano una delle principali localizzazioni della dermatite allergica da contatto in età pediatrica. La gran parte degli Autori è pertanto orientata a consigliare l'esecuzione del patch test in tutti i bambini con eczema dei piedi, indipendentemente dalla diagnosi clinica. Il patch test può essere praticato senza problemi anche nel bambino molto piccolo, utilizzando le medesime concentrazioni di apteni utilizzate negli adulti, lo stesso apparato testante e gli stessi tempi di lettura (Onder e Adisen, 2008). Viene però spesso utilizzata una speciale serie pediatrica di apteni che comprende le sostanze che più sono presenti nell'ambiente di vita del bambino; le serie speciali, e quindi anche la serie calzature, sono le stesse utilizzate per gli adulti (Balato et al., 1989).

13.2 Dermatite da contatto irritante

Il sempre maggior uso di calzature sportive è stato sicuramente una delle maggiori cause dell'incremento registrato negli ultimi anni delle dermatiti irritative del piede; queste, infatti, sono particolarmente frequenti nell'adolescente e nel giovane che usano tali scarpe quotidianamente e presentano frequentemente iperidrosi plantare. Si presentano spesso con quadri macerativi, da occlusione, nei quali prevale la localizzazione interdigitale dove assume aspetti intertriginosi. Alle piante, invece, possono prevalere gli aspetti dell'eczema vescicolare. L'ambiente caldo-umido che si viene a creare può anche essere causa di sovrapposizione di microrganismi (lieviti, dermatofiti) che possono complicare il quadro clinico. Le condizioni microambientali sembra siano essenziali nella patogenesi della cheratolisi puntiforme plantare (Wholrab et al., 2000), caratterizzata dalla presenza di numerose aree di erosione cornea di piccole dimensioni, localizzate in sede plantare, in particolare nei punti di contatto con le calzature e che, nelle aree in cui la cute è più cheratosica come i talloni, assumono un aspetto bianco e spugnoso. La condizione, di solito asintomatica, può talvolta associarsi a dolore alla deambulazione e

N. Balato (✉)
Sezione di Dermatologia Clinica, Allergologica
e Venereologica
Dipartimento di Patologia Sistematica
Università degli Studi Federico II di Napoli
e-mail: balato@unina.it

M. Gola, *Dermatologia allergologica nel bambino e nell'adolescente*,

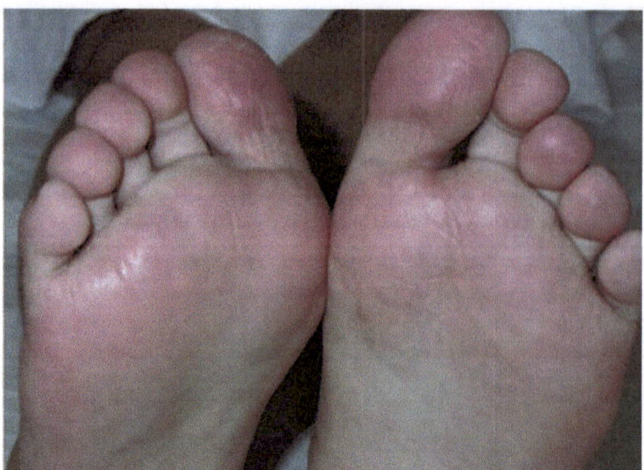

Fig. 13.1 Dermatosi plantare giovanile

quasi sempre a intensa bromidrosi che rappresenta il principale motivo di consultazione medica. Si tratta di una condizione comune nell'adulto, ma di non raro riscontro anche in età adolescenziale. L'importanza dell'uso di scarpe sportive è dimostrata dall'alta prevalenza della patologia in giovani atleti dove essa è presente in circa il 13% di tale popolazione, mentre colpisce circa il 2% degli operai che indossano scarpe antinfortunistiche. L'iperidrosi, l'incremento locale della temperatura, le variazioni del pH cutaneo e il trauma continuo sembrano essere essenziali per lo sviluppo di alcuni microrganismi, soprattutto *Kytococcus sedentarium*, ma anche *Dermatophilus congolensis* e alcuni corinebatteri, i quali sono in grado di produrre proteinasi capaci di creare il danno dello strato corneo clinicamente evidente; la bromidrosi sembra determinata invece dallo sviluppo di molecole solforate. Il trattamento è antibiotico (mupirocina, eritromicina, clindamicina); utili alcuni antisettici come il perossido di benzoile, oltre agli ovvi accorgimenti come l'evitare calzature occlusive e correggere l'iperidrosi.

La dermatosi plantare giovanile (Fig. 13.1) (Brar et al., 2005) è senza dubbio la più frequente causa di dermatite da contatto irritante (DCI) del piede del bambino. In letteratura anglosassone viene denominata anche *forefoot dermatitis* perché colpisce in prevalenza il terzo anteriore della superficie plantare del piede, con massimo interessamento del primo dito. È praticamente sempre bilaterale, anche se si presenta non raramente con gravità asimmetrica. È caratterizzata dalla triade eritema, ipercheratosi, fissurazioni, anche se spesso non sono presenti tutti i sintomi. La cute appare eritematosa e spesso di aspetto brillante. Di norma è asintomatica. Colpisce in prevalenza il bambino tra i 3 e i 6 anni, ma può interessare anche la seconda e la terza decade di vita. Di preferenza compare durante la stagione invernale, mentre tende a scomparire in quella estiva. Ciò è stato messo in correlazione, oltre che con un effetto occlusivo da parte delle calzature, anche con il maggior traumatismo indotto dalle scarpe chiuse e con l'uso di calze di lana che avrebbero una maggiore attività irritante. La patologia sembra colpire, inoltre, in prevalenza gli atopici; anche le variazioni stagionali della patologia sono simili a quelle della dermatite atopica. D'altra parte, non è trascurabile la percentuale di bambini affetti che non presentano altri segni di atopia cutanea. Inoltre, il trattamento steroideo è di norma inefficace, mentre utili sono gli emollienti e accorgimenti riguardo alle calzature e alle calze.

Il dorso del piede può invece essere raramente interessato dalla dermatite lichenoide frizionale, patologia che colpisce in prevalenza bambini tra i 3 e i 6 anni di vita, per lo più atopici, prevalentemente nei mesi primaverili (Tilly et al., 2004). Si presenta sotto forma di papule raggruppate, ipercheratosiche, talvolta con aspetto spinuloso, localizzate in prevalenza nelle aree sottoposte a frizione quali gomiti, dorso delle mani e ginocchia.

In particolare nei mesi estivi, anche i vegetali possono indurre dermatiti da contatto irritante, per lo più con l'aspetto clinico della dermatite striata pratense nella quale le chiazze eritematose, edematose, vescicolose e anche bollose hanno aspetto lineare, serpiginoso, fino ad assumere la stessa forma della foglia causa della reazione.

13.3 Dermatite allergica da contatto

Come gli adulti, anche i bambini possono essere affetti da dermatite allergica da contatto (DAC), anche se quest'ultima non sempre viene sospettata o è ritenuta erroneamente di difficile diagnosi (Jacob et al., 2008). La convinzione che la DAC sia rara in età pediatrica nasce dalla constatazione che il bambino ha minori contatti con potenziali allergeni ambientali e da una presunta immaturità della sua immunità cellulo-mediata. I dati della letteratura degli ultimi anni hanno evidenziato che la DAC infantile è una patologia molto più comune di quanto comunemente ritenuto, differendo dagli adulti essenzialmente per la diversa frequenza di positività nei confronti dei singoli apteni (Hammonds et al., 2009). Ciò è particolarmente vero per quanto riguarda la DAC da calzature che presenta nei bambini sicuramente una maggiore prevalenza di quella degli adulti: è stato infatti riportato che i due terzi dei bambini con DAC presentano coinvolgimento dei piedi. In una esperienza multicentrica italiana gli apteni contenuti nelle calzature sono risultati al quarto posto come causa di sensibilizzazione da contatto, ma secondi solo ai metalli riguardo alla rilevanza delle positività riscontrate (Ayala et al., 1992).

Clinicamente la *DAC da calzature* si presenta spesso con eritema, edema, vescicolazione ed essudazione; più raramente nel bambino rispetto agli adulti prevalgono invece gli aspetti eritemato-desquamativi e lichenificati, verosimilmente per la più breve durata della malattia. Il prurito è sempre presente. Non raramente la patologia è stagionale, con peggioramento durante la stagione estiva. Ciò sembra essere in relazione con l'effetto di solvente del sudore nei confronti delle sostanze contenute nelle calzature che in questo modo vengono in contatto con la cute in maggiore quantità. Inoltre, l'uso di calze più sottili o la loro assenza determina un più stretto contatto della calzatura con la cute (Chowdhuri e Ghosh, 2007).

I principali apteni causa di DAC sono gli stessi riportati per gli adulti (Warshaw et al., 2007), in particolare i cromati contenuti nella tomaia, il nichel delle borchie, gli apteni della gomma (tiurami e mercaptani) e delle colle (resina *p*-terziarbutilfenolformaldeidica) sono gli apteni più di frequente riportati in letteratura. Al contrario di quanto succede nell'adulto, nel bambino sembrano prevalere le positività nei confronti dei componenti della gomma, probabilmente per il maggiore utilizzo di scarpe ginniche. È stata riportata una buona correlazione tra localizzazione dell'eczema e apteni positivi al patch test (Ayala et al., 1987). Infatti, quando la dermatite interessa il dorso dei piedi, i pazienti presentano più di frequente positività per cromati e/o nichel in quanto prevalgono i contatti con la tomaia o con le borchie metalliche (Fig. 13.2); quando invece è interessato il piede, talvolta con estensione alla superficie dorsale delle dita, in particolare il primo dito, sono presenti soprattutto positività nei confronti dei prodotti chimici della gomme, in particolare i mercaptani (Fig. 13.3). Nei bambini con eczema dei piedi più raramente sono invece riportate positività rilevanti nei confronti dei coloranti dispersi o di altre sostanze contenute nei tessuti e dovute a sensibilizzazione da calze.

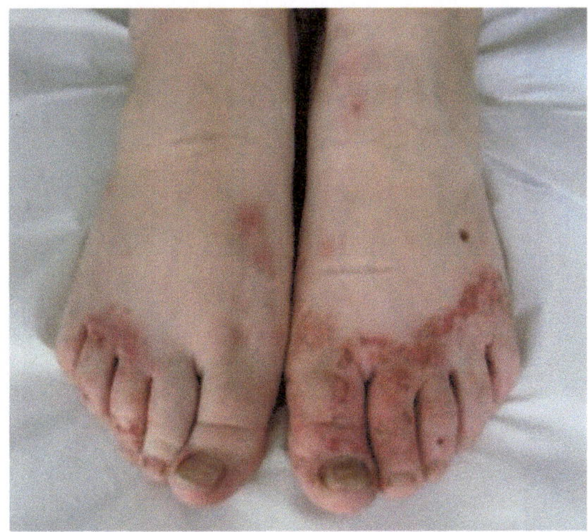

Fig. 13.2 Dermatite allergica da contatto con tomaia in pelle. Patch test positivo per potassio bicromato

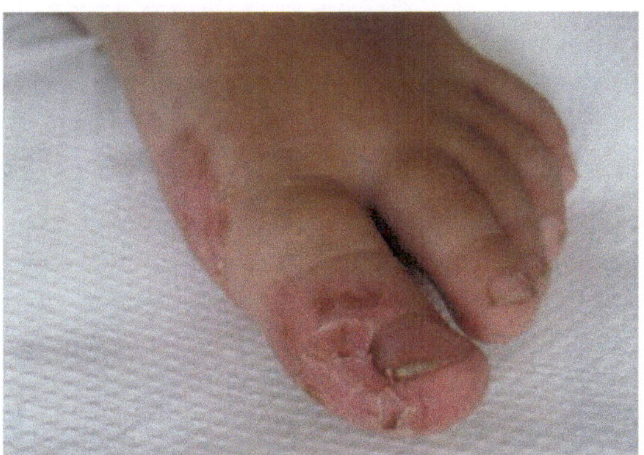

Fig. 13.3 Dermatite allergica da contatto da gomme. Patch test positivo per mercaptobenzotiazolo

Talvolta, soprattutto nei mesi caldi, il piede e la caviglia possono essere sede di fotodermatite al-

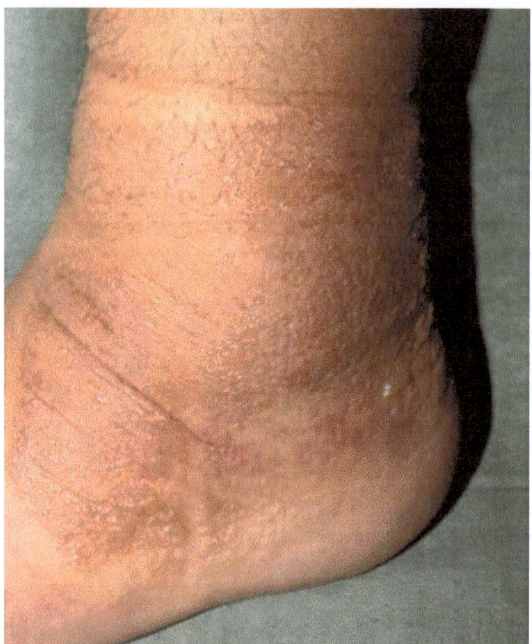

Fig. 13.4 Fotodermatite allergica da contatto con topico contenente chetoprofene

lergica da contatto, in particolare da vegetali o da alcuni farmaci antinfiammatori topici come il chetoprofene (Fig. 13.4) che sono comunemente utilizzati in seguito a traumatismo spesso sportivo anche nei bambini e negli adolescenti.

Come in tutte le forme di DAC, anche nella dermatite da calzature è indispensabile eliminare la causa per poter portare a guarigione il paziente. Ciò risulta di particolare difficoltà nei pazienti con dermatite da contatto da scarpe perché non è facile allontanare gli apteni in causa e ciò per diversi motivi. Innanzitutto per motivi socio-culturali, risulta ad esempio difficile convincere un ragazzo a non indossare scarpe alla moda, soprattutto in caso di sensibilizzazione da contatto da gomme presenti in calzature sportive. Più facile potrebbe essere l'utilizzo di scarpe alternative in pazienti allergici ai cromati, esistendo in Italia ditte che producono pellami conciati senza cromati. Si tratta però di prodotti di costo elevato, dato questo particolarmente importante nei bambini che, essendo in crescita, sono soggetti al frequente ricambio delle calzature. Può essere utile, inoltre, controllare la sudorazione mediante polveri adsorbenti, nonché consigliare il frequente cambio delle calze che possono impregnarsi con l'aptene. È stato anche suggerito l'utilizzo di speciali calze con attività barriera (Corazza et al., 2011). È indispensabile che il paziente sia comunque educato a indossare le scarpe per il più breve tempo possibile, calzando di preferenza pantofole adatte quando ad esempio si trova nella propria abitazione. Bisogna anche rendere edotti i genitori che l'eventuale sensibilizzazione da contatto nei confronti di una sostanza fortemente diffusa nell'ambiente può incidere in modo significativo anche sulla futura vita lavorativa del bambino.

13.4 Diagnosi differenziale

La diagnosi differenziale delle dermatiti dei piedi è senza dubbio tra le meno agevoli per le notevoli somiglianze cliniche tra le diverse forme. Una condizione di riscontro non infrequente negli adolescenti è la dermatite vescicolosa acuta/ricorrente (Fig. 13.5) che interessa sia le palme che le piante, è caratterizzata da spiccata recidività, con maggiore frequenza nei mesi caldi, e che raggruppa le due forme classicamente conosciute come eczema disidrosico, caratterizzato da una eruzione vescicolosa di gravità moderata, poco infiammata, autorisolutiva, e come *pompholix*, un'eruzione più grave in cui prevalgono le bolle (Wollina, 2008). Si tratta di quadri ancor oggi dibattuti riguardo alla eziopatogenesi. È stato ridimensionato il ruolo della iperidrosi, anche se miglioramenti significativi sono stati riportati con il trattamento con la tossina botulinica. Sembra inoltre che sia più frequente nei pazienti con dermatite atopica e in quelli con sensibilizzazione al

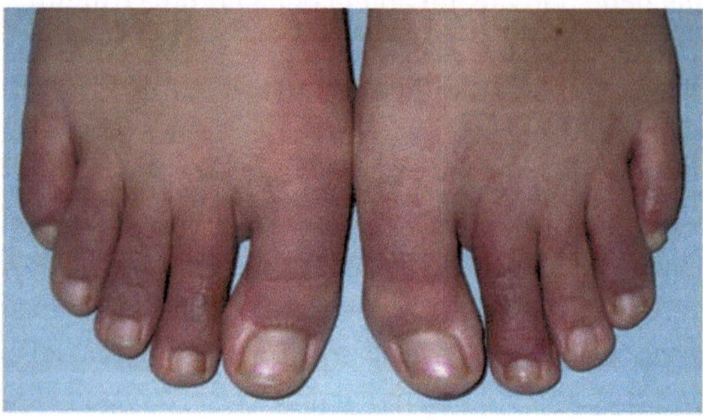

Fig. 13.5 Dermatite vescicolosa-ricorrente dei piedi

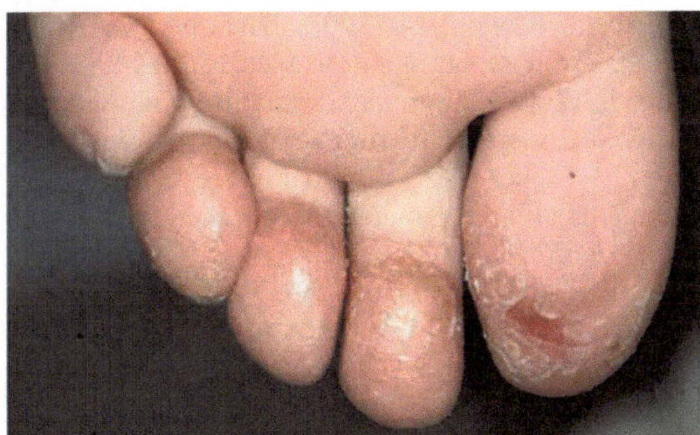

Fig. 13.6 Psoriasi plantare

nichel, anche se i dati riguardanti l'effetto terapeutico di diete povere in nichel sono controversi. Sembra, invece, significativa l'associazione con la dermatofitosi intertriginosa (McBride e Cohen, 2002), in cui l'interessamento interdigitale si associa a vescicolazione plantare e talvolta palmare, nella quale il liquido di bolla è costantemente privo di miceti, al contrario di quanto succede nella *tinea pedis* vescicolosa, nella quale l'infezione è estesa a buona parte della superficie plantare e con riscontro di dermatofiti nel liquido della vescicola. La *tinea pedis* si può presentare anche sotto forma ipercheratosica, nella quale prevalgono squame di grandi dimensioni, con eritema attivo evidente sul bordo; spesso assume il classico aspetto a mocassino per l'interessamento delle superfici laterali del piede e della punta delle dita oltre che della pianta. Bisogna sospettare una micosi del piede, evenienza peraltro non comune nel bambino, soprattutto quando è interessato esclusivamente o in prevalenza un solo piede. Quasi sempre bilateralmente colpisce invece la psoriasi (Fig. 13.6) che solo raramente può avere esclusiva localizzazione al piede, coesistendo di norma manifestazioni anche in altre aree cutanee che bisogna sempre ricercare ogni qualvolta ai piedi sono presenti le classiche manifestazioni eritemato-desquamanti. Non raramente nel bambino la clinica può essere atipica prevalendo un aspetto prevalentemente eritematoso, così come possono ritrovarsi solo segni minimi di psoriasi in altri distretti cutanei.

Sicuramente, però, la principale patologia che entra in diagnosi differenziale con la dermatite da contatto del piede è la dermatite atopica, la quale, soprattutto nei bambini tra i 4 e i 10 anni di vita, può localizzarsi anche ai piedi. In una serie di 108 pazienti con dermatite atopica, l'82,6% presentava localizzazione al piede (Lee et al., 2001). Clinicamente si presenta con eritema e desquamazione piuttosto che con vescicolazione, oltre che con lichenificazione, ipercheratosi e ragadi che si osservano nelle forme di più lunga durata. Le lesioni sono spesso diffuse sia al dorso che alla pianta, con una prevalente localizzazione plantare, i margini si presentano sfumati e frequente è l'interessamento anche delle caviglie. Il primo dito è quello più frequentemente interessato. In circa il 20% dei casi si associa iperidrosi, con un aspetto clinico plantare del cosiddetto eritema lucido. Talvolta la dermatite atopica dei piedi può assumere l'aspetto dell'eczema nummulare, una condizione clinica abbastanza omogenea clinicamente, ma con eziologia non ancora ben definita (Miller, 2007). Si presenta con chiazze eczematose più spesso xerotiche, ovalari o tondeggianti, localizzate in genere agli arti. È più frequente in soggetti con cute secca come gli anziani o gli atopici; soprattutto in passato veniva associato a infezioni focali a distanza come angina faringea e carie dentarie. È stata riportata una sua maggiore frequenza in pazienti con sensibilizzazione nei confronti di diversi apteni, in particolare il nichel. Nel bambino si riscontra quasi sempre in associazione con la dermatite atopica. Nelle forme a esordio estivo le lesioni possono essere precedute da punture di insetto. Alcune segnalazioni, infine, hanno messo in relazione l'insorgenza dell'eczema nummulare con l'infestazione intestinale da *Giardia lamblia*.

Letture consigliate

Ayala F, Balato N, Lembo G et al (1992) A multicentre study of contact sensitization in children. Contact Dermatitis 26:307-310

Ayala F, Lembo G, Patruno C et al (1987) Shoe contact dermatitis in children. Boll Dermatol Allergolol Profess 2:242-246

Balato N, Lembo G, Patruno C et al (1989). Patch testing in children. Contact Dermatitis 20:305-307

Brar KJ, Shenoi SD, Bantchandran C et al (2005) Clinical profile of forefoot eczema: a study of 42 cases. Indian J Dermatol Venereol Leprol 71:179-181

Chowdhuri S, Ghosh S (2007) Epidemio-allergological study in 155 cases of footwear dermatitis. Indian J Dermatol Venereol Leprol 73:319-322

Corazza M, Baldo F, Ricci M et al (2011) Efficacy of new barrier socks in the treatment of foot allergic contact dermatitis. Acta Derm Venereol 91:68-69

Hammonds LM, Virginia CH, Yiannias JA (2009) Allergic contact dermatitis in 136 children patch tested between 2000 and 2006. Int J Dermatol 48:271-274

Jacob SE, Brod B, Steele T et al (2008) Dispelling the myths behind pediatric patch testing - experience from our tertiary care patch testing centers. Pediatr Dermatol 25:296-300

Lee HJ, Ha SJ, Ahn WK et al (2001) Clinical evaluation of atopic hand-foot dermatitis. Pediatric Dermatology 18:102-106

McBride A, Cohen BA (2002) Tinea pedis in children. Arch Pediatr Adolesc Med 156: 1149-1152

Miller JL (2007) Nummular dermatitis. www.emedicine.medscape.com/article/1123605-overview

Onder M, Adisen E (2008) Patch test results in a Turkish paediatric population. Contact Dermatitis 58:63-65

Tilly JJ, Brolet BA, Esterly NB (2004) Lichenoid eruptions in children. J Am Acad Dermatol 51:606-624

Warshaw EM, Schram SE, Belsito DV et al (2007) Shoe allergens: retrospective analysis of cross-sectional data from the north American contact dermatitis group, 2001-2004. Dermatitis 18:191-202

Wholrab J, Rohrbach D, Marsch WC (2000) Keratolysis sulcata (pitted keratolysis): clinical symptoms with different histological correlates. Br J Dermatol 143:1348-1349

Wollina U (2008) Phompholix: what's new? Expert Opin Investig Drugs 17:897-904

Patologie cutanee da tessuti

14

Paolo D. Pigatto, Lucretia A. Frasin, Alberto Martelli

14.1 Introduzione

La cute protegge il corpo umano dall'ambiente esterno garantendo all'individuo il proprio benessere psicofisico. La stessa funzione protettiva viene espletata dagli indumenti che da tempi remoti vengono usati a contatto diretto con la pelle in ogni periodo della vita; inoltre esercitano un ruolo nella regolazione della temperatura e dell'umidità cutanea. Gli indumenti, pesanti o leggeri, limitati a pochi capi in periodo estivo o stratificati in modo più o meno complesso in inverno, coprono la pelle sia dell'adulto che del bambino durante l'arco dell'intera giornata. Da ciò deriva l'importanza di un corretto modo di vestire, in particolar modo i bambini, e di una scelta oculata dei tessuti usati per confezionare gli indumenti: le fibre, naturali o sintetiche, vengono infatti prima colorate e poi trattate con prodotti ignifughi, antistatici, sbiancanti che ne garantiscono particolari caratteristiche di indeformabilità, irrestringibilità, brillantezza e caratteristiche fisiche di resistenza particolari. Inoltre è ben noto che la cute del bambino è più delicata e sensibile di quella di un adulto per due motivi: presenta uno spessore dello strato corneo inferiore a quello dell'adulto e in secondo luogo non possiede la difesa della secrezione sebacea. Attraverso il contatto diretto con la pelle del bambino le fibre tessili particolari possono prevenire alcune patologie (le cosiddette "fibre intelligenti", come per esempio i tessuti per la protezione termica o da raggi UV) (Ghazi et al., 2011), migliorare patologie esistenti come avviene per i tessuti "trattati" utili nella dermatite atopica (DA) (Ricci et al., 2006) per l'attività antibatterica e infine, essendo prodotti industriali complessi, in alcune situazioni potrebbero risultare dannose a contatto con la pelle oppure se messe in bocca dai bimbi.

P.D. Pigatto (✉)
Dipartimento di Tecnologia della Salute
Clinica Dermatologica, Ospedale Galeazzi
Università degli Studi di Milano
e-mail: paolo.pigatto@unimi.it

14.2 Dati epidemiologici

I dati epidemiologici (prevalenza e incidenza) delle dermatiti da indumenti in ambiente pediatrico rimangono tuttora insufficienti. In una recente meta-analisi degli studi pubblicati prima e dopo il 1995 per stabilire i più comuni allergeni riscontrati nel periodo dell'infanzia, al primo posto si trova il nichel solfato, seguito da timerosal, cobalto e profumi mix, e tra quelli con positività riscontrata superiore all'1% si evidenzia il disperso blu 124 (colorante tessile), suggerendo una discreta frequenza di tali patologie (Bonitsis et al., 2011). In uno studio effettuato da Seidenari et al. (2005) su 1094 bambini sottoposti a patch test consecutivamente nel periodo 1996-2001, 92 risultavano positivi per coloranti tessili, con un'incidenza dell'8,4%, che risultava più del doppio rispetto a 26 pazienti (3,8%) positivi in una serie di 670 bambini testati nel periodo 1988-1994 . Dallo stesso studio è emerso un altro dato interessante: nel gruppo dei bambini con patch test positivo, il

39,1% è risultato affetto da DA, ma senza alcuna variazione della frequenza della sensibilizzazione ai coloranti dispersi nei bambini affetti da DA rispetto a quelli non affetti (7%). Ciò conferma che i soggetti atopici presentano spesso sensibilizzazione agli apteni contenuti negli indumenti, ma il rapporto dermatite atopica (DA)-dermatite allergica da contatto (DAC) rimane abbastanza controverso. È nota da tempo, invece, l'azione irritante della lana sulla pelle dell'atopico, anche se tale reattività non è esclusiva dei bambini con DA. In un articolo in cui sono stati considerati i principali fattori in grado di scatenare le riacutizzazioni nella DA, in circa il 40% dei pazienti è stato riportato il contatto con la lana come responsabile dell'aggravamento della malattia (Williams et al., 2004). Anche le fibre sintetiche sono in grado di esacerbare la DA in situazioni particolari. Castanedo-Tardan et al. (2010) inserisce tra i 10 allergeni più comunemente riscontrati ai patch test e con rilevanza clinica chiara la formaldeide e i suoi derivati, sostanza nota nel processo tecnologico della produzione dei tessuti (finissaggio).

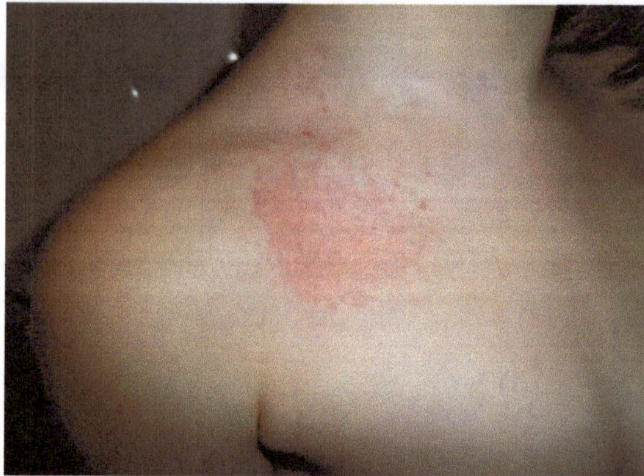

Fig. 14.1 Dermatite da contatto da coloranti azoici in bambina di 10 anni

Tabella 14.1 Varianti cliniche di dermatiti da contatto con indumenti

- Dermatite da contatto irritante (Elsner, 1994)
- Orticaria da contatto (De Groot e Gerkens, 1989)
- Dermatite da contatto purpurica (Komericki et al., 2001)
- Follicolite (Rider, 1994)
- Dermatite da contatto pigmentaria (Roed-Petersen et al., 1990)
- Dermatite da contatto tipo pustolosa (Lazarov et al., 2000)
- Dermatite da contatto simile eritema polimorfo (Pecquet et al., 1999)
- Dermatite fototossica da tessuti (Hjorth e Moller, 1976)

14.3 Quadri clinici

L'evento negativo più frequente prodotto dai capi di abbigliamento nei bambini è una sensazione di fastidio indotta dal calore, la scarsa circolazione d'aria all'interno del vestito e l'eccesso di sudore che si raccoglie sulla superficie cutanea; clinicamente si presenta semplicemente come dermatite da contatto irritante (DCI). A volte la sudorazione eccessiva favorisce la comparsa di dermatiti liberando le sostanze nocive dai tessuti. Dal punto di vista clinico le dermatiti causate da contatto con gli abiti possono variare per aspetto e/o localizzazione come riportato in una casistica di adulti (Lazarov, 2004). Generalmente il quadro clinico tipico delle dermatiti connesse ai prodotti tessili è rappresentato dalla DAC con le classiche manifestazioni di tipo eczematoso (Fig. 14.1), ma in letteratura sono state riportate diverse varianti cliniche come risulta dalla Tabella 14.1.

Le aree di cute dove gli abiti sono a più stretto contatto sono quelle più esposte al rischio di sviluppare una DAC. In genere la cute interessata è localizzata nelle regioni non protette dagli indumenti intimi ed è particolarmente presente alle ascelle (con il risparmio del cavo), al collo, nella fossa antecubitale o cavo popliteo, al torace e al tronco. Quando la dermatite è causata dalle calze (soprattutto nelle ragazzine) le zone interessate sono quelle di frizione: fossa poplitea degli arti inferiori e il dorso o le dita dei piedi. Sono segnalati anche casi di DAC del piede indotte da coloranti delle calze, specie se di natura acrilica, come il rosso 46 (Opie et al., 2003). Si segnala una discreta frequenza di allergia anche alla colorazione dell'intimo, mentre i costumi da bagno come tali sono molto raramente in causa nelle dermatiti da indumenti intimi. Recentemente è stato descritto un caso di dermatite da contatto in una bambina di

9 anni che indossava un costume da bagno per la piscina; i patch test risultavano positivi per benzotiazolo e tiuram mix. In questo caso la causa non era il tessuto del costume, ma le bande elastiche contenenti gomma (Hutting et al., 2004).

Sono suggestivi per una DAC da indumenti l'interessamento di aree non protette dalla biancheria intima, aree di maggior sudorazione e di maggior attrito con indumenti. Oltre alla sudorazione e alla frizione, un altro importante fattore di rischio che potrebbe favorire la comparsa di dermatiti da indumenti è il sovrappeso, condizione che si osserva in aumento nei bambini.

14.4 Principali agenti responsabili di dermatiti da indumenti

Gli indumenti sono confezionati con pezze di tessuto, risultato della lavorazione dei filati che utilizzano le singole fibre tessili. Durante il processo di confezione i tessuti vengono colorati o stampati, quindi trattati con varie sostanze chimiche. In particolare gli agenti responsabili di sensibilizzazione sono i coloranti e le resine usate durante il processo tecnologico di finissaggio; meno comuni sono i metalli, la gomma e le colle. Nello stesso processo, occasionalmente, anche i biocidi, sbiancanti ottici e i materiali ignifughi sono ritenuti responsabili della comparsa di dermatiti (Hatch e Maibach, 2000).

14.4.1 Fibre tessili

Le singole fibre presentano caratteristiche di superficie notevolmente differenti (Tabella 14.2). Le fibre naturali possono essere di tipo cellulosico (vegetali come il lino, il cotone) o di tipo proteico (di origine animale come la lana, la seta).

Le fibre artificiali si ottengono partendo da prodotti naturali, quali la cellulosa e le proteine che subiscono un procedimento di filatura e coagulazione. Inizialmente furono chiamate *seta artificiale* perché, nonostante la diversa natura, ne avevano la stessa lucentezza. Successivamente si è cercato di produrre fibre artificiali partendo da proteine animali (latte) o vegetali (soia). Tra le fibre artificiali le più famose usate nei capi di abbigliamento vi sono la viscosa (Rayon), l'acetato e il bemberg.

Le fibre sintetiche, ottenute da composti chimici di sintesi derivati dal petrolio, si distinguono in base alle materie prime di partenza, organiche o inorganiche, e ai processi di fabbricazione. Tra le più usate ricordiamo il poliestere, il nylon, l'acrilico e le fibre poliammidiche.

Di tutte le numerose fibre disponibili per l'uso negli indumenti solo alcune sono responsabili di problemi dermatologici. Il nylon e le fibre in poliestere sono lisci, mentre il rayon, il cotone e il poliestere trattato con agenti alcalini presentano superfici irregolari. Alcune fibre sono note per la loro morbidezza (Cashmere), altre sono grossolane e ruvide come la lana grezza. Le medesime fibre prodotte da uno stesso gruppo industriale possono variare nelle qualità fisiche e, a maggior ragione, fibre dello stesso tipo ma utilizzate da diversi produttori possono variare per l'uso maggiore o minore di additivi e di sostanze chimiche.

Le singole fibre possono indurre specifici e differenti quadri clinici:

1. la lana causa irritazione acuta e cronica, aggrava la dermatite atopica e induce DAC e orticaria da contatto;
2. la seta, per la sua componente proteica è in grado di aggravare una dermatite atopica, ma nuovi processi tecnologici introdotti nei cicli produttivi hanno superato questo problema (fibre DermaSilk) e ora attualmente la seta raramente induce orticaria da contatto. Non sono invece mai state riportate reazioni allergiche da contatto e neppure reazioni irritative (Vlachou et al., 2009);
3. il nylon può causare DAC e orticaria da contatto;

Tabella 14.2 Fibre tessili naturali e artificiali o tecnofibre

Fibre tessili naturali	Tecnofibre
• Origine vegetale (lino, cottone) • Origine animale (lana, seta)	• Fibre artificiali (viscosa, acetato) • Fibre sintetiche (poliammide, poliuretano, poliestere)

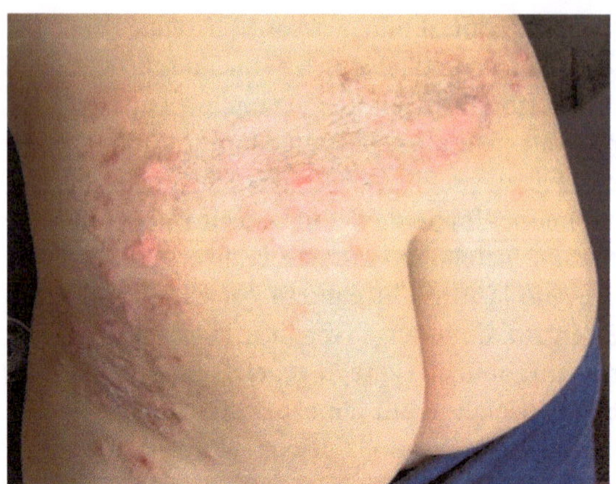

Fig. 14.2 "Lucky Luke dermatitis" in bambina di 2 anni sensibilizzata alla gomma

4. le fibre di vetro non vengono usate per confezionare abiti, ma gli indumenti possono essere occasionalmente contaminati dal lavaggio in lavatrici dove sono state lavate delle tende;
5. la gomma è contenuta in numerosi prodotti e per questo motivo costituisce una causa molto frequente di allergia. Già da una decina d'anni viene descritta una particolare forma di dermatite da pannolino, la cosiddetta "Lucky Luke dermatitis" (Roul et al., 1998), che morfologicamente ricorda il cinturone e la fondina della pistola dei cow-boy, correlata all'impiego di derivati della gomma (mercaptobenzotiazolo) e di colle (resina p-terbutilfenolformaldeidica) nella fabbricazione di alcuni tipi di pannolini (Fig. 14.2).

14.4.2 Coloranti

I coloranti sono le sostanze chimiche più usate nel confezionamento di indumenti e possono essere classificati in base alla composizione chimica (acidi, basici, reattivi) o in base alla procedura usata nell'applicazione dei coloranti al tessuto (diretti, dispersi, sintetizzati nella fibra, pigmenti). Per diffondere più facilmente tra le fibre vengono legati al mordente. Gran parte dei coloranti per tessuto è compresa nel Color Index International (riferimento enciclopedico edito dall'American Association of Textile Chemists e dalla Society of Dyers and Colourists), che elenca circa 8000 sostanze utilizzate per tingere tessuti, carta, alimenti e cuoio.

Dal punto di vista della classe chimica il 40% dei coloranti tessili sono azoici, ma non tutti sono altamente allergizzanti. Tra questi, quelli che più facilmente determinano sensibilizzazioni appartengono al gruppo dei dispersi (disperso arancio 3, disperso blu 124, disperso blu 106, disperso giallo 3, disperso rosso 1). Questi coloranti formano legami stabili con le fibre naturali, mentre si legano meno stabilmente con le fibre sintetiche. Sono composti liposolubili, privi di gruppi polari, motivo per cui si disperdono ma non si sciolgono in acqua e penetrano bene attraverso la cute.

I dati informativi riportano una prevalenza di sensibilizzazione tra il 3,1 e il 5,2%. Recentemente, fra 1029 soggetti adulti sottoposti a test epicutanei per sospetta DAC, ne sono stati identificati 157 sensibili ai coloranti dispersi, di cui il più comune risultava il disperso rosso 46 seguito da disperso blu 106 e disperso blu 124, e cross reazione con para-fenilendiamina (PFD) intorno al 12% (Slodownik et al., 2011). Un lavoro scientifico in cui 1098 bambini sono stati testati a sette differenti tipi di coloranti dispersi ha identificato 51 pazienti sensibilizzati a vari coloranti dispersi, pari a circa il 4,6% (Giusti et al., 2003). Il più comune colorante tessile sensibilizzante è risultato il disperso giallo 3 (17 pazienti), seguito dal disperso arancio 3 (15 pazienti) e dal disperso blu 124 (14 pazienti); circa il 12% dei bambini positivi risultava sensibilizzato a un unico tipo di colorante e nel 14% dei casi era presente cross-reazione con la PFD. La correlazione tra i coloranti dispersi e la PFD è abbastanza discordante: essendo entrambi coloranti con struttura chimica simile, possono reagire in senso crociato. In passato si riteneva che la PFD fosse una spia attendibile della sensibilizzazione a coloranti in genere e a quelli azoici in modo particolare. Ryberg et al. (2009) confermano in uno studio su 858 pazienti che avevano eseguito patch test che la positività alla PFD è un buon indicatore predittivo di dermatiti da indumenti.

Nei bambini sono in aumento le segnalazioni di DAC da tatuaggi temporanei con henné per sensibilizzazione alla PFD; in alcuni casi, tra cui anche un nostro paziente di 7 anni, è presente forte positività anche ai coloranti dispersi (Fig. 14.3), quindi cross-reazione che rappresenta un potenziale rischio per lo sviluppo di dermatiti da coloranti

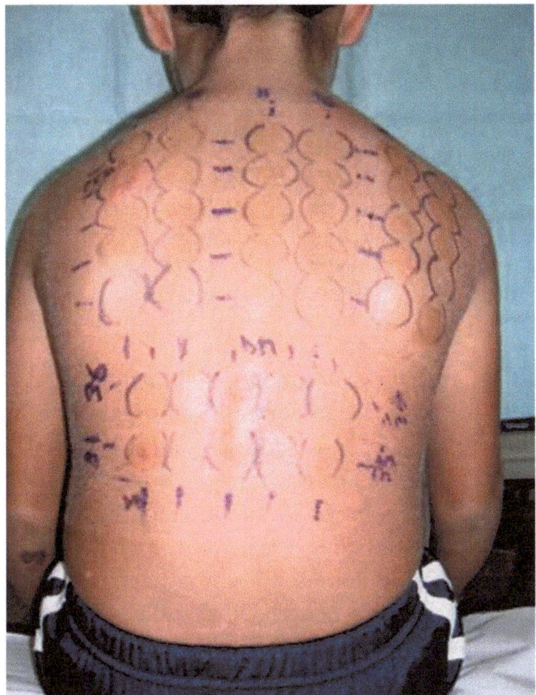

Fig. 14.3 Cross reazione tra para-fenilendiamina (PFD) e dispersi mix in paziente di 7 anni

dispersi (Matulich e Sullivan, 2005; Pigatto et al., 2005). Per questo motivo si sconsiglia l'uso di henné contenente PFD per tatuaggi in tutti i soggetti e particolarmente nei bambini.

14.4.3 Resine

Altro gruppo di composti responsabile di DAC da indumenti sono le resine, usate per dare alcune proprietà specifiche ai tessuti quali morbidezza, resistenza ai colori, impermeabilità ecc. Nell'industria tessile vengono usati soprattutto due tipi di resine a stampa durevole: resine a base di formaldeide e i più recenti derivati ciclici dell'urea. L'incidenza di sensibilizzazione alle resine nella popolazione generale è poco accertata, anche se potrebbe essere più alta rispetto a quella rilevata. In passato la formaldeide liberata durante il procedimento di finissaggio era responsabile di dermatiti allergiche soprattutto in ambito professionale. Le nuove tecnologie impiegate hanno diminuito il numero di sensibilizzazioni alla formaldeide, ma aumentano le positività alle resine come tali (Acheman et al., 1998). Occasionalmente anche le resine epossidiche, presenti nelle etichette, possono provocare dermatiti da contatto. Gli levati livelli di formaldeide rilevati nei tessuti degli indumenti provenienti dalla Cina (in alcuni casi 900 volte maggiori di quelli consentiti dall'Organizzazione Mondiale della Sanità), riportati anche dagli organi di stampa, giustificano la necessità di un sistema di sorveglianza nazionale per la valutazione dei rischi derivanti dalla possibile presenza di sostanze potenzialmente sensibilizzanti, tossiche o cancerogene sia nei processi lavorativi di produzione sia come residui nel prodotto finale.

Altre sostanze impiegate nel processo di finissaggio sono i metalli: i cromati sono i più usati come mordenti, ma anche altri coloranti metallocomplessi che contengono cobalto o nichel all'interno della molecola vengono utilizzati con analoga funzione. L'uso di queste sostanze è stato oggetto di indagine dopo una denuncia fatta da Greenpeace: in quel caso furono trovati nei vestiti per bambini commercializzati con la marca Walt Disney, non prodotti in Cina, tracce di ftalati, alchilfenoli etossilati, piombo, cadmio e formaldeide, composti tossici capaci di accumularsi col tempo nell'organismo, aumentare il rischio di un cancro e causare disturbi al sistema riproduttivo e a quello immunitario. Ultimamente si parla sempre più del dimetilfumarato (DMF) antifungino, potente irritante e sensibilizzante arrivato dalla Cina e responsabile della cosiddetta "dermatite da divano" e di dermatiti dei piedi in seguito al contatto con calzature che contenevano tracce di questa sostanza (D'Erme et al., 2012). In conclusione il notevole uso di tessuti provenienti dall'area extra-europea, soprattutto da Paesi dove non esiste una normativa sul controllo delle sostanze immesse nel ciclo produttivo e dove le tecnologie utilizzate sono desuete, può rappresentare un rischio teorico di comparsa di dermatiti da indumenti.

14.5 Diagnosi

Il primo passo per diagnosticare una DAC in età pediatrica è sospettarla. Non sempre è agevole se la potenziale causa è rappresentata da tessuti o loro

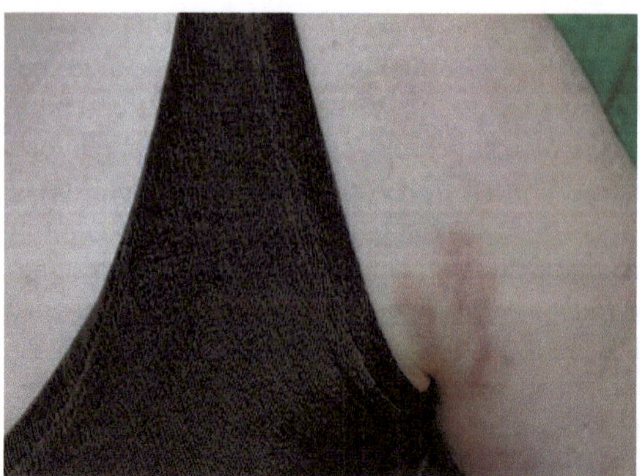

Fig. 14.4 Chiazza eritemato-desquamativa, ben delimitata, pruriginosa in ragazza di 14 anni

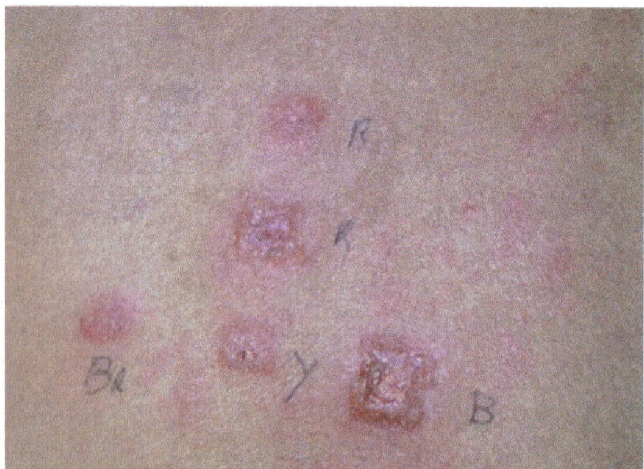

Fig. 14.5 Multiple positività a coloranti dispersi rosso (R 1% e 0,5%), marrone (*Br*), giallo (*Y*) e blu (*B*)

coloranti: in questi casi premessa indispensabile alla diagnosi è il sospetto diagnostico (Smith e Gawkrodger, 2002). L'osservazione di una dermatite persistente, talora inusuale e atipica e con localizzazione e tempistica correlate all'uso di un indumento specifico sono spesso i criteri clinici chiave per la diagnosi (Bruckner e Weston, 2002).

Gli strumenti a disposizione per un'appropriata diagnosi di una sospetta DAC da tessuti sono: anamnesi e valutazione della clinica e delle localizzazioni (Fig. 14.4), i test epicutanei a lettura ritardata (patch test) (Fig. 14.5), esame merceologico e metodiche analitiche. L'esecuzione del patch test è lo strumento fondamentale per la conferma della diagnosi e per l'individuazione delle sostanze responsabili. I patch test possono essere effettuati con serie standard, serie addi-

Tabella 14.3 Come eseguire e cosa utilizzare per la diagnosi di DAC da indumenti

1. Parti di tessuto in gomma nera e gomma naturale, cuoio, etichette adesive, ammorbidenti contenenti lanolina, sostanze di finissaggio, accessori con nichel, adesivi con resine
2. Le serie contenenti resine formaldeidiche
3. Le serie coloranti
4. Singoli apteni come: P-aminozobenzene (0.25% vas), Percloroetilene (25% olio d'oliva), Triclosan (0.5% vas), Naftolo AS (5% aq)

zionali, miscele di coloranti o indumenti sospettati. Diagnosticare le dermatiti da tessuti non è sempre facile, e per questo sono stati suggeriti alcuni accorgimenti da utilizzare quando si testano i pazienti (Tabella 14.3). Per la diagnosi di dermatite da tessuti può essere utile il patch test con campioni di tessuto (5 × 5 cm) come tale. Il pacht test con un pezzo della stoffa sospetta è molto utile per identificare un'allergia ai coloranti, ma circa nel 25 % dei casi risulta negativo; inoltre è di scarso aiuto se si sospettano come causa della dermatite sostanze utilizzate nel finissaggio. In caso di negatività del primo test bisogna procedere con il patch utilizzando un pezzo di stoffa messo a bagno in acqua per 10 minuti prima di applicarla ed estrarre i coloranti scaldando un altro pezzo di stoffa in etanolo a caldo (60 °C) per un'ora. Infine l'esame merceologico dell'etichetta del capo incriminato può fornire utili indicazioni. Risulta, inoltre, impegnativo verificare la rilevanza delle positività riscontrate ai patch test attraverso l'estrazione del colorante dal tessuto e la sua identificazione con varie metodiche di estrazione tra le quali la gascromatografia su strato sottile cercando sempre di correlare i risultati ottenuti con la rilevanza del patch test. Occorre anche considerare che i dispersi utilizzati per eseguire i test spesso non sono puri ed è perciò difficile stabilire correlazioni conclusive con i risultati dei test epicutanei.

14.6 Terapia e prevenzione

La terapia delle dermatiti da indumenti prevede l'uso di steroidi topici e sistemici in base alla gravità, ma soprattutto nell'evitare il contatto con le sostanze responsabili e con quelle a possibile reattività crociata dal punto di vista allergologico. Tra i consigli di carattere generale vanno ricordati il controllo dei fattori favorenti, come il lavaggio in acqua dei capi di abbigliamento prima di indossarli e l'esposizione all'aria di quelli lavati a secco, e l'uso di abbigliamento intimo non colorato. La principale strategia preventiva consiste nell'impiego, a diretto contatto con la pelle, di tessuti a contenuto allergenico noto e in quantità limitata. Dato che un prodotto anallergico non è sempre sinonimo di prodotto fabbricato con fibre naturali (per esempio, durante la lavorazione industriale il cotone viene ricoperto di resine che impregnano le fibre di formaldeide) si cerca di introdurre il concetto di tessuto ecologico inteso come prodotto finale della cooperazione tra la lavorazione, la produzione e la manutenzione ecologica.

Al momento esistono già autorevoli standard di riferimento per la certificazione di prodotti tessili biologici, quale ad esempio il GOTS (Global Organic Textile Standard). La certificazione GOTS garantisce che i tessuti rispettino determinati requisiti ambientali imposti sul processo di fabbricazione. Questi requisiti disciplinano tutto il processo, dalla coltivazione al raccolto, alla produzione, alla preparazione, alla fabbricazione e all'etichettatura, e prevedono:

- che i tessuti siano composti per almeno il 95% di cotone coltivato in modo biologico;
- che i metalli pesanti velenosi, la formaldeide e le fibre geneticamente modificate non siano usati nel processo di fabbricazione;
- il divieto dell'uso di pesticidi chimici
- il divieto di sbiancamento con il cloro.

Sempre più bambini e soprattutto adolescenti soffrono di dermatiti da tessuti causate da sostanze tossiche o allergeniche contenute nel prodotto. Questo fenomeno è destinato a crescere a fronte della massiccia importazione di tessuti e capi di abbigliamento da Paesi che non prevedono strette regole e controlli sulla sicurezza del prodotto finale. Proprio per arginare questo fenomeno, il Ministero della Salute ha promosso l'Osservatorio Nazionale per la Valutazione dei Rischi alla Salute da Prodotti Tessili, frutto anche di una campagna iniziata nel 2004 per la creazione di un registro delle allergie cutanee da tessuti attraverso una banca di informazioni clinico-allergologiche. Per i pazienti, piccoli e grandi, affetti da patologia allergica verso determinate sostanze è molto importante avere a disposizione informazioni particolareggiate a garanzia che il prodotto acquistato non contenga l'allergene al quale sono sensibili. Un'etichettatura adeguata sui capi di vestiario è un'azione indispensabile a tutela del consumatore. Nella Tabella 14.4 sono riportati alcuni indirizzi di organizzazioni dove acquistare abbigliamento conforme ai principi dell'ecologia tessile.

Tabella 14.4 Alcuni indirizzi utili per l'acquisto di capi di indumenti "ecologici"

- *Altrospazio* – Commercio equo e solidale – Abiti in tessuti naturali, acquistabili anche online (Lainate (MI))
- *Coop Solidal* – Polo e camicie in cotone biologico da cooperative locali (progetto in collaborazione con FairTrade. Nei supermercati Coop)
- *Cooperativa Equoland* – Equoland, bottega del mondo dei Beni Solidali (Firenze, www.benisolidali.it)
- *Fatti di Canapa* – Abbigliamento ecologico in canapa (Napoli)
- *Hempower* – Hempower di Ecoplanet Srl (Bologna)
- *Orlo del Mondo* – Marchio di abbigliamento ecologico di Cose dell'Altro Mondo (Milano)
- *Progetto Gaia* (Milano)
- *Tabata Shop* – Articoli naturali per mamma e bambino (Varese, www.tabatashop.com)

Letture consigliate

Acheman AJ, Carroll PA, Brown KH, Osburn AH (1998) Formaldehyde-related textile allergy: an update. Contact Dermatitis 38:332-336

Bonitsis NG, Tatsioni A, Bassioukas K, Ioannidis JP (2011) Allergens responsible for allergic contact dermatitis among children: a systematic review and meta-analysis. Contact Dermatitis 64:245-257

Bruckner AL, Weston WL (2002) Allergic contact dermatitis in children: a practical approach to management. Skin Therapy Lett 7:3-5

Castanedo-Tardan MP, Matiz C, Jacob SE (2010) Contact dermatitis in children - a review of current opinions. Actas Dermosifiliogr 102:8-18

D'Erme AM, Bassi A, Lotti T, Gola M (2012) Dimethyl fumarate contact dermatitis of the foot: an increasingly widespread disease. Int J Dermatol 51:42-45

De Groot AC, Gerkens F (1989) Contact urticaria from the chemical textile finish. Contact Dermatitis 20:63-64

Elsner P (1994) Allergic and irritative textile dermatitis. Schweiz Med Wochenschr 124:111-118

Ghazi S, Couteau C, Paparis E, Coiffard LJ (2011) Interest of external photoprotection by means of clothing and sunscreen products in young children. J Eur Acad Dermatol Venereol doi: 10.1111/j.1468-3083.2011.04139

Giusti F, Massone F, Bertoni L et al (2003) Contact sensitization to disperse dyes in children. Pediatr Dermatol 20:393-397

Hatch KL, Maibach HI (2000) Textile dye allergic contact dermatitis prevalence. Contact Dermatitis 42:187-195

Hjorth N, Moller H (1976) Phototoxic textile dermatitis ("bikini dermatitis"). Arch Dermatol 112:1445-1417

Komericki P, Aberer W, Arbab E et al (2001) Pigmented purpuric contact dermatitis from Disperse Blue 106 and 124 dyes. J Am Acad Dermatol 45:456-458

Kutting B, Brehler R, Traupe H (2004) Allergic contact dermatitis in children: strategies of prevention and risk management. Eur J Dermatol 14:80-85

Lazarov A (2004) Textile dermatitis in patients with contact sensitization in Israel: a 4-year prospective study. J Eur Acad Dermatol Venereol 18:531-537

Lazarov A, Trattner A, David M, Ingber A (2000) Textile dermatitis in Israel: a retrospective study. Am J Contact Dermat 11:26-29

Matulich J, Sullivan J (2005) A temporary henna tattoo causing hair and clothing dye allergy. Contact Dermatitis 53:33-36

Opie J, Lee A, Frowen K et al (2003) Foot dermatitis caused by the textile dye Basic Red 46 in acrylic blend socks. Contact Dermatitis 49:297-303

Pecquet C, Assier-Bonnet H, Artigou C et al (1999) Atypical presentation of textile dye sensitization. Contact Dermatitis 40:51

Pigatto PD, Frasin LA, Frigerio E et al (2005) Cicatrice ipertrofica post-tatuaggio con henné: presentazione di un caso clinico. Ann Ital Dermatologia allergologica 59:31-32

Ricci G, Patrizi A, Bellini F, Medri M (2006) Use of textiles in atopic dermatitis: care of atopic dermatitis. Curr Probl Dermatol 33:127-143

Rider EA (1994) Synthetic sport shorts folliculitis. Arch Pediatr Adolesc Med 148:1230-1231

Roed-Petersen J, Batsberg W, Larsen E (1990) Contact dermatitis from Naphthol AS. Contact Dermatitis 22:161-163

Roul S, Ducombs G, Leaute-Labreze C, Taieb A (1998) 'Lucky Luke' contact dermatitis due to rubber components of diapers. Contact Dermatitis 138:363-364

Ryberg K, Goossens A, Isaksson M et al (2009) Is contact allergy to disperse dyes and related substances associated with textile dermatitis? Br J Dermatol 160:107-115

Seidenari S, Giusti F, Pepe P, Mantovani L (2005) Contact sensitization in 1094 children undergoing patch testing over a 7-year period. Pediatr Dermatol 22:1-5.

Slodownik D, Williams J, Tate B et al (2011) Textile allergy-the Melbourne experience. Contact Dermatitis 65:38-42

Smith J, Gawkrodger DJ (2002) Contact dermatitis from textile and dye allergens requires a high index of suspicion for diagnosis. Contact Dermatitis 47:112-113

Vlachou C, Thomas KS, Williams HC (2009) A case report and critical appraisal of the literature on the use of DermaSilk in children with atopic dermatitis. Clin Exp Dermatol 34:901-903

Williams JR, Burr ML, Williams HC (2004) Factors influencing atopic dermatitis-a questionnaire survey of schoolchildren's perceptions. Br J Dermatol 150:1154-1161

15 Approccio allergologico e sanitario alle nuove mode giovanili: tatuaggi e piercing

Giuseppe Gaddoni, Antonella Tammaro

15.1 Introduzione

Le pratiche del piercing e del tatuaggio hanno avuto nei secoli un'evoluzione del loro significato sociale: significato religioso, di appartenenza tribale, di fedeltà a un capo, di prova di coraggio, di funzione terapeutica. Più recentemente hanno assunto il significato di identificazione in un gruppo o di appartenenza a subculture, simbolo di devianza e di ribellione (gruppi *punk, dark*).

Negli ultimi anni queste pratiche di *body art* hanno avuto enorme diffusione fra i giovani e gli adolescenti, con un ampio ventaglio di utilizzo: si va da tatuaggi molto estesi diffusi fra gruppi *dark* e *punk* caratterizzati da un autolesionismo spinto ed esibito o alla ricerca di sensazioni estreme, ai *piercing* minimi, diventati un fenomeno di moda senza connotazioni ideologiche, accettati socialmente quale attributo di eleganza e *sex-appeal*. Il dilagare di queste mode soprattutto fra gli adolescenti rende urgente sia provvedere al controllo sanitario degli operatori che effettuano piercing e tatuaggi, sia promuovere fra i giovani comportamenti di autotutela.

15.2 Definizioni

Per *body piercing* (letteralmente: perforazione) si intende l'uso di oggetti in metallo quali anelli, barrette, sfere, spille, chiodi ecc. che penetrano la pelle e altre parti del corpo (lingua, labbra, naso, lobi auricolari, sopracciglia, capezzoli, ombelico, genitali). La guarigione del piercing avviene in due fasi: prima il foro si assesta e smette di produrre essudato, poi si rafforza e diventa parte integrante del corpo.

Per *tatuaggio* si intende la deformazione artificiale *permanente* dei tessuti cutanei mediante segni indelebili prodotti per puntura dall'inserzione sotto la cute di sostanze colorate. L'introduzione di sostanze colorate nella cute può essere ricercata per il desiderio di un tatuaggio, ma anche per la correzione di difetti estetici (*camouflage* di vitiligine o altre leucodermie, di alopecia delle sopracciglia ecc.) oppure per la ricostruzione di organi asportati (areola mammaria, asimmetrie facciali conseguenti a traumi o interventi chirurgici). Il tatuaggio comporta l'immissione tramite multipunture di pigmenti a livello intradermico con la conseguente pigmentazione definitiva. Per la localizzazione del pigmento il tatuaggio vero e proprio si differenzia dalla *micropigmentazione*, in cui il pigmento viene introdotto a livello epidermico nello strato basale-germinativo dove permane per 2-3 anni prima di essere eliminato, e dal *trucco semipermanente* in cui il pigmento viene introdotto a livello dello strato corneo, con permanenza per soli 15-20 giorni.

Il tatuaggio permanente, proprio perché tale, comporta problematiche qualora si voglia rimuoverlo. È stato valutato che circa la metà delle persone che hanno un tatuaggio ne richiede la successiva rimozione per ragioni sociali, familiari o personali: la rimozione completa, tuttavia, non è

G. Gaddoni (✉)
UO di Dermatologia, Azienda USL di Ravenna
Ospedale per gli Infermi, Faenza (RA)
e-mail: g.gaddoni@ausl.ra.it

M. Gola, *Dermatologia allergologica nel bambino e nell'adolescente*,

sempre garantita, spesso ne derivano esiti cicatriziali importanti ed è una pratica lunga, dolorosa e costosa. Nel tempo, i metodi utilizzati per la rimozione di un tatuaggio sono stati la salabrasione, la scarificazione, la dermoabrasione, l'asportazione chirurgica, il *camouflage* con altro pigmento e il trattamento laser. I metodi sopra citati, utilizzati prima dell'avvento dei laser, distruggevano l'area cutanea interessata provocando come esiti cicatrici e forti discromie. L'alta tecnologia dei *Q-switched laser* permette oggi di ottenere migliori risultati, anche se sono possibili effetti collaterali. I trattamenti, che richiedono più sedute, non sono inoltre uniformi nei risultati per una diversa risposta dei vari colori e per la grande varietà della composizione dei pigmenti utilizzati. Generalmente i tatuaggi monocromatici e di vecchia data sono i più facili da rimuovere.

15.3 Complicanze nell'esecuzione di tatuaggi e piercing

Come conseguenza di queste pratiche si possono avere complicanze locali o sistemiche. Fra le prime sono di rilievo le reazioni da pigmenti dei tatuaggi permanenti o temporanei. Danni possono derivare da errore per inesperienza dell'artista o per uso di strumentario non appropriato (per esempio, le pistole ad aria compressa per il piercing), per la possibile esposizione a microrganismi patogeni che possono essere trasmessi per via transcutanea o per via ematica tramite la puntura di strumentario infetto o a causa di risposta allergica o disreattiva del soggetto.

I possibili effetti collaterali locali comprendono il sanguinamento anche copioso in seguito all'esecuzione di un piercing in sedi molto vascolarizzate come la lingua, la perdita di tessuti o la rottura di un organo come può avvenire per un piercing all'uretra o a un capezzolo.

Reazioni cicatriziali ipertrofiche o cheloidee possono verificarsi in soggetti e in sedi cutanee predisposte, ma sono possibili anche cicatrici atrofiche o acromiche.

Fra i casi di infezione batterica della ferita, quelle più frequenti sono dovute a *Staphylococcus aureus* e *Pseudomonas aeruginosa*. È stata segnalata anche l'insorgenza di verruche virali nella sede del trauma.

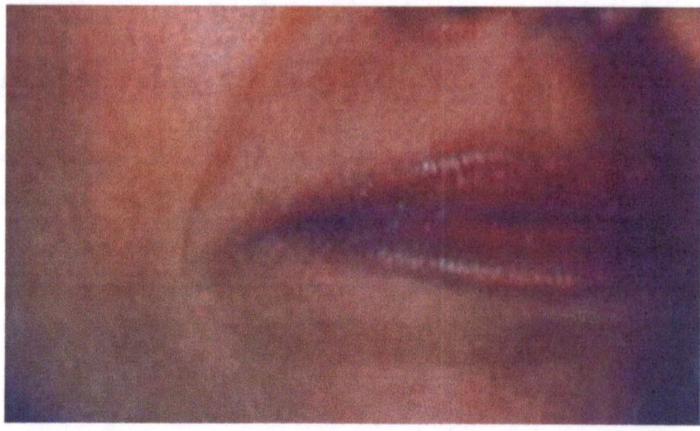

Fig. 15.1 Fenomeno di Koebner in paziente psoriasica. Al contorno delle labbra è comparsa una dermatite psoriasica nella sede del tatuaggio (trucco semipermanente) (*Foto gentilmente fornita dalla Prof.ssa Antonella Tosti*)

È possibile la formazione di granuloma da corpo estraneo reattivo alla presenza dell'oggetto metallico, ma ancor più ai pigmenti dei tatuaggi.

Prima di procedere a un tatuaggio o a un piercing deve sempre essere valutata la possibile insorgenza di reazioni isomorfe nella sede del trattamento, ad esempio in soggetti affetti da psoriasi (Fig. 15.1) o da lichen ruber planus, tramite il fenomeno di Koebner, che evidenzia l'attitudine reattiva a causa della quale ogni stimolo spontaneo o provocato che agisca con determinate modalità sulla cute provoca in quella sede la comparsa della manifestazione della malattia cutanea.

Le reazioni indesiderate possono essere a metalli in caso di piercing o a pigmenti coloranti nel caso del tatuaggio, ma anche ai disinfettanti usati durante la pratica o ai guanti di latice indossati dall'operatore. Le reazioni possono essere di natura non allergica, come la dermatite da contatto irritante e le reazioni lichenoidi, o di natura allergica come la dermatite allergica da contatto e le reazioni eczematose sistemiche. L'orticaria da contatto e le reazioni granulomatose possono avere sia una eziologia allergica che non allergica. In particolare gli aghi e gli altri oggetti metallici possono provocare un'orticaria fisica oppure allergica da contatto, ma più spesso una dermatite allergica da contatto a sostanze metalliche (Fig. 15.2) o granulomi piogeni (Fig. 15.3).

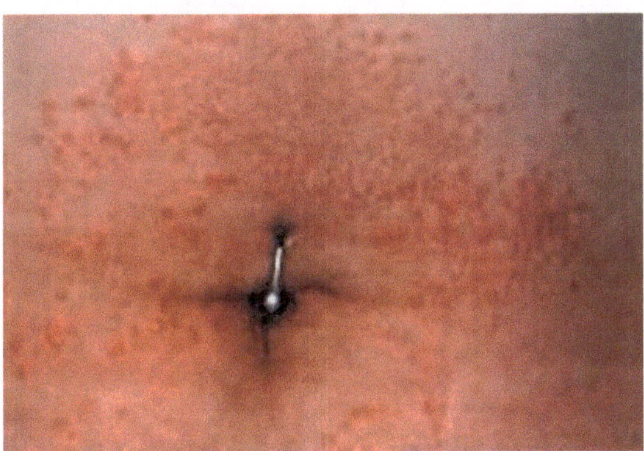

Fig. 15.2 Dermatite allergica da contatto a nichel solfato in sede di piercing all'ombelico (*Foto gentilmente fornita dalla Prof.ssa Antonella Tosti*)

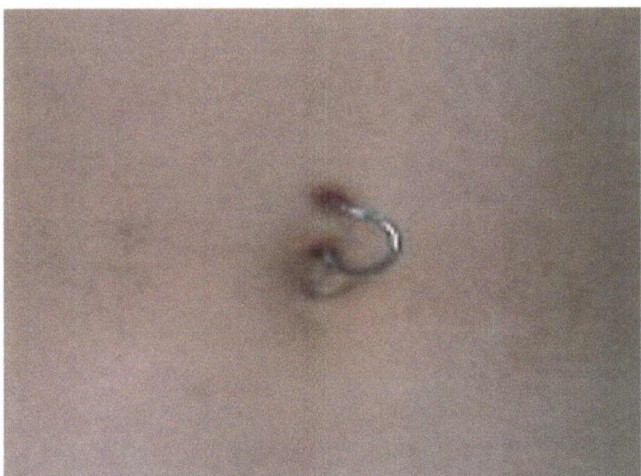

Fig. 15.3 Granuloma piogenico conseguente all'applicazione di piercing all'ombelico

Tabella 15.1 Sostanze proposte per patch test in caso di sospetta allergia a tatuaggio

Potassio bicromato, 0,25%	Mercurio cloruro, 1%
Cobalto cloruro, 1%	Bacitracina, 20%
Alcoli di lanolina, 30%	Cadmio cloruro, 1%
Neomicina solfato, 20%	P-cloro-m-xylenolo, 1%
Caina mix, 8%	
Formaldeide, 2% acq	
Nichel solfato, 2,5%	

Le sostanze coloranti usate nei pigmenti possono essere responsabili di dermatite da contatto sia allergica che irritante e non è sempre agevole identificare la loro eziologia. Nella Tabella 15.1 viene riportato un elenco di sostanze proposte per il patch test.

L'analisi dei pigmenti contenuti nel tatuaggio è importante per comprendere le componenti dei singoli colori e soprattutto per cercare di prevedere una possibile reazione allergica.

Anche in caso di reazioni granulomatose ai pigmenti non è facile differenziare fra eziologia allergica o da corpo estraneo. Può essere di aiuto in questo caso una biopsia cutanea del tessuto interessato per effettuare l'esame istologico che, in caso di reazione da corpo estraneo, mostra numerose cellule giganti contenenti grandi quantità di pigmento, mentre in caso di granuloma da ipersensibilità evidenzia aggregati di cellule epitelioidi con anello periferico di linfociti e poche cellule giganti (simil-sarcoidotico).

15.3.1 Reazione da pigmenti usati per i tatuaggi

15.3.1.1 Reazioni locali

Per i *tatuaggi permanenti* veri e propri vengono utilizzate sospensioni di polveri solide colorate e di solventi (alcoli e gliceridi). I pigmenti possono essere sostanze naturali di origine minerale, vegetale o animale, oppure a base di composti metallici (sali di mercurio, di cromo, di cadmio, di rame, di cobalto, di manganese, di ossido di ferro). Molti pigmenti, che sono a base di sali metallici, possono provocare maggiori effetti collaterali. Vengono elencati qui di seguito quelli di uso più comune.

- *Colore rosso*. La sostanza storicamente utilizzata è il rosso cinese-cinnabro, a base di mercurio solfato. È la sostanza per la quale è stata segnalata la maggior parte di reazioni avverse di diversa entità e con diversa latenza, a volte insorte dopo anni in seguito a vaccinazioni con vaccini contenenti derivati del mercurio. L'uso del rosso cinnabro, così come di altri derivati del mercurio, è stato ridotto negli ultimi anni per la potenziale tossicità e capacità sensibilizzante. Rossi alternativi usati per i tatuaggi sono il rosso ocra/Siena contenente idrato ferrico, il rosso cadmio che può però essere responsabile di reazioni fototossiche, il rosso Magenta, il sandalo, i sali di manganese.

- *Colore blu*. È a base di sali di cobalto (alluminato e altri) e può dare reazioni allergiche nei soggetti sensibilizzati al cobalto. Inoltre il cobalto è una sostanza potenzialmente tossica.
- *Colore verde*. È a base di ossido di cromo, può dare reazioni con latenza variabile in soggetti sensibilizzati al cromo o indurre sensibilizzazione (per il cromo esavalente presente come impurità). Verdi alternativi sono a base di rame-ftalocianine (approvato dall'FDA per uso medico e quindi accettato come sicuro), il verde smeraldo e il cromo sesquiossido.
- *Colore nero*. Sono possibili reazioni al Pelikan 17 black, noto anche per tatuaggi medici in endoscopia e per radioterapia e quindi considerato sicuro (Fig. 15.4). È prodotto con inchiostro indiano con carbone di legno, ossido di ferro, ossido di titanio. In caso di reazione di sospetta natura allergica i patch test non sempre sono positivi.
- *Colore giallo*. Il pigmento più usato in passato era il cadmio solfato; innocuo a basse concentrazioni, può dare reazioni di tipo irritativo immediate e reazioni di tipo fototossico dopo esposizione alla luce. Per questo vengono oggi usati gialli alternativi, quali il giallo ocra (idrato di ossido ferrico), a base di ossidi di cromo, e il giallo limone.
- *Colore oro*. Pigmento utilizzato di recente per dare maggior prestigio e luminosità al tatuaggio. Raramente provoca lo sviluppo di manifestazioni allergiche, ma sono state descritte comunque reazioni di ipersensibilità, granulomatose, lichenoidi e pseudolinfomatose.

I pigmenti vengono usati in sospensioni che utilizzano come solventi alcoli e gliceridi, sostanze approvate dalla FDA per uso umano in una varietà di prodotti. È invece vietato l'uso di etilenglicole che è un antigelo ed è pericoloso. Nei laboratori di tatuaggio non deve essere usata l'ammoniaca, né la formaldeide e la glutaraldeide che denaturano le proteine e possono creare necrosi sottocutanea con conseguente cicatrice atrofica.

La moda dei *tatuaggi temporanei* è dilagata negli ultimi anni come fenomeno sociale perché considerati ornamenti meno impegnativi rispetto ai tatuaggi permanenti (in quanto scompaiono entro breve tempo) e più sicuri in quanto non viene lesa traumaticamente la cute. Di pari passo è però dilagato il fenomeno della sensibilizzazione dovuta ai pigmenti usati per questi tatuaggi, l'hennè e la para-fenilendiamina.

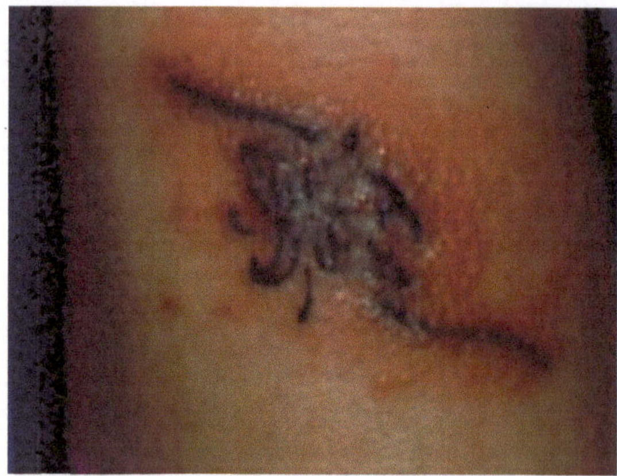

Fig. 15.4 Reazione allergica a tatuaggio di colore nero (*Foto gentilmente fornita dalla Prof.ssa Antonella Tosti*)

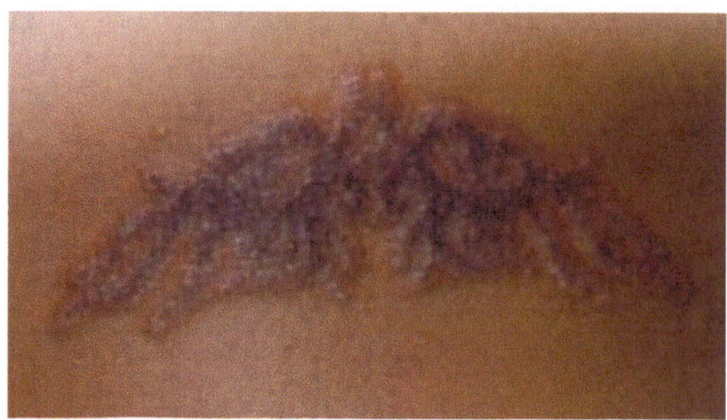

Fig. 15.5 Reazione allergica a para-fenilendiamina contenuta in un tatuaggio temporaneo

L'*hennè* è una sostanza di origine naturale, ricavata dalla macinazione di *Lawsonia inermis*, un arbusto coltivato in India, nel Nord America e nel Nord Africa, ed è raramente causa di sensibilizzazione.

Al contrario la *para-fenilendiamina*, dotata di forte potere sensibilizzante, è utilizzata per i tatuaggi a una concentrazione maggiore di quella del 6% consentita in Europa. Inoltre il suo potere sensibilizzante è ulteriormente aumentato dall'esposizione al sole e non viene annullato dall'acqua ossigenata, come invece avviene quando applicata per la tintura dei capelli. Sono perciò ormai numerosissime le segnalazioni di sensibilizzazione alla para-fenilendiamina, che ovviamente permarrà per tutta la vita, in seguito a tatuaggi temporanei effettuati spesso in bambini o adolescenti (Fig. 15.5). È comune la permanenza a distanza

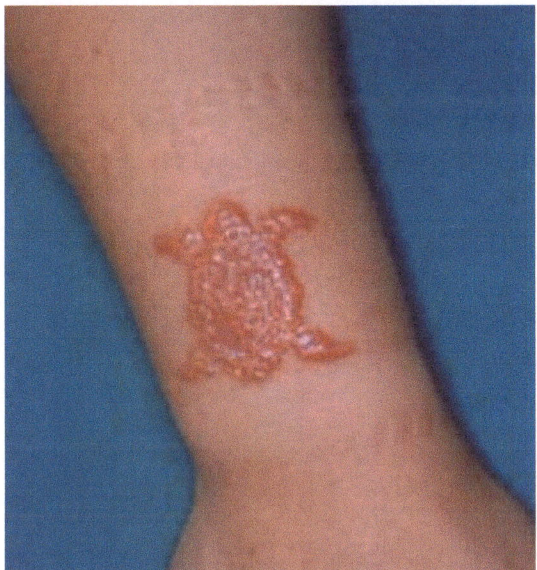

Fig. 15.6 La reazione infiammatoria da allergia a parafenilendiamina in questo tatuaggio temporaneo continua anche a distanza di settimane

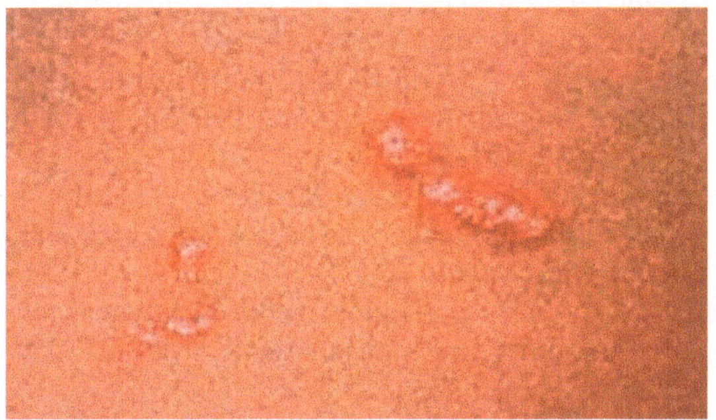

Fig. 15.7 In seguito a sensibilizzazione a para-fenilendiamina di un tatuaggio temporaneo, possono comparire reazioni cutanee anche a distanza

di mesi del fenomeno infiammatorio, soprattutto se il tatuaggio è localizzato in sedi fotoesposte (Fig. 15.6) ed è possibile la localizzazione dell'eruzione allergica anche a distanza dalla sede del tatuaggio (Fig. 15.7).

15.3.1.2 Reazioni sistemiche

Le pratiche del piercing e del tatuaggio comportano una lesione e una discontinuità della cute e il contatto del sangue circolante con oggetti potenzialmente contaminati. È perciò possibile con la pratica del piercing e del tatuaggio la trasmissione di infezioni sistemiche (Tabella 15.2).

Tabella 15.2 Infezioni sistemiche potenzialmente trasmissibili tramite le pratiche del piercing o del tatuaggio

Virali	Batteriche
Epatite B	Erisipela
Epatite C	Tetano
HIV	Lebbra
	Tubercolosi
	Sifilide

Uno dei maggiori problemi della Sanità Pubblica di fronte alla moda dilagante del tatuaggio e del piercing è la trasmissione di infezioni da virus dell'epatite B e C: sono infatti molti i casi riportati in letteratura e fra questi anche alcuni di epatite B fulminante.

Le modalità di trasmissione dei virus epatitici possono essere per uso dello stesso strumentario per più clienti senza opportuna sterilizzazione o per uso per più persone della stessa confezione di inchiostro inquinato da sangue. Anche l'uso delle pistole per il piercing è a rischio a causa di una maggior difficoltà nella sterilizzazione di tutte le componenti di questi strumenti.

Quando lo strumentario non è sterilizzato dopo essere stato usato su un individuo infetto, è possibile anche la trasmissione dell'HIV, così come può avvenire anche nella pratica dell'agopuntura.

15.4 Conclusioni

Le reazioni avverse alle sostanze utilizzate e le complicanze anche gravi in seguito alle pratiche di tatuaggio e piercing sono rilevanti. D'altra parte queste pratiche sono un fenomeno alla moda molto diffuso fra i giovani e gli adolescenti e con un trend ancora in ascesa.

Si rendono pertanto necessari strumenti di prevenzione affinché il tatuaggio e il piercing vengano eseguiti in modo tale da non mettere a rischio la salute della popolazione. Ciò si può ottenere con norme legislative specifiche e con campagne di informazione. L'informazione deve coinvolgere soprattutto la popolazione giovanile, più a rischio, con mezzi efficaci. La promozione di comportamenti di autotutela fra i giovani, come l'educazione fra pari, viene considerata essere lo strumento più efficace.

All'informazione dei giovani e della popolazione generale si deve accompagnare la formazione professionale degli operatori che effettuano piercing e tatuaggi, per una consapevolezza sui fattori di rischio e sulle possibili complicanze.

Da un punto di vista legislativo, di riferimento è il Decreto della Direzione Generale della Sanità n. 6932 del 27 aprile 2004, che a sua volta fa riferimento alle "Linee Guida del Ministero della Sanità per l'esecuzione di procedure di tatuaggio e piercing in condizioni di sicurezza", in particolare alle circolari 5 febbraio 1988 n. 2.9/156 e 16 luglio 1988 n. 2.8/633.

Il testo del Decreto richiama l'attenzione sulla valutazione preventiva dello stato di salute della cute del soggetto su cui effettuare la procedura per accertarne l'integrità, rende obbligatorio dare indicazioni e informazioni a chi si sottopone a tatuaggio e piercing (dove tra l'altro viene specificata la necessità di un intervento chirurgico in caso si volesse poi rimuovere il tatuaggio) e rende obbligatoria la raccolta del consenso informato del cliente o del genitore in caso di minore età. Il Decreto definisce inoltre le modalità di igiene generale, ambientale, personale e dello strumentario, i requisiti strutturali minimi degli ambienti, le modalità di vigilanza e controllo da parte delle ASL, e ribadisce la necessità di opportuni corsi professionali obbligatori per gli operatori.

Letture consigliate

Armstrong ML (2005) Tattooing, body piercing, and permanent cosmetics: a historical and current view of state regulations, with continuing concerns. J Environ Health 67:38-53

Enrich A et al (2001) Role of body piercing in the induction of metal allergies. Am J Contact Dermatitis 12:151-155

Foti C et al (2005) Para-fenilendiamina e tatuaggi: descrizione di tre casi clinici e revisione della letteratura. Ann Ital Dermatol Allergol 29:27-30

Gallo R, Parodi A, Cozzani E, Guarrera M (1998) Allergic reaction to India ink in a black tattoo. Contact Dermatitis 38:346-347

Goldberg HM (1996) Tattoo allergy. Plastic Reconstr Surg 98:1315-1316

Jacob CI (2002) Tattoo-associated dermatoses: a case report and review of the literature. Dermatol Surg 28:962-965

Jasim ZF, Darling JR, Handley JM (2005) Severe allergic contact dermatitis to paraphenylendiamine in hair dye following sensatization to black henna tatoos. Contact Dermatitis 52:116-117

Kazandjieva J, Rsankov N (2007) Tattoos: dermatological complications. Clin Dermatol 25:398-406

Larzo MR, Poe SG (2006) Adverse consequences of tattoos and body piercing. Pediatr Ann 35:187-192

Laumann AE, Derick AI (2006) Tattoos and body piercings in the United States: a national data set. J Am Acad Dermatol 55:413-421

Long GE, Rickman LS (1994) Infectious complications of tattoos. Clin Infect Dis 18:610-619

McDonagh AJG, Wright AL, Cork MJ et al (1992) Nichel sensitivity: the influence of ear piercing and atopy. Br J Dermatol 126:16-18

Meltzen DL (2005) Complications of body piercing. Am Fam Phisician 72:2029-2034

Nishioka Sde A, Gyorkos TW (2001) Tatoos as risk factors for transfusion-trasmitted diseases. Int J Infect Dis 5:27-34

Schwartz RA, Mathias CGT, Miller CH et al (1987) Granulomatous reaction to purple tattoo pigment. Contact dermatitis 16:198-202

Stirn A (2003) Body piercing: medical consequences and psychological motivations. Lancet 36:1205-1215

Sweeney SM (2006) Tattoos: a review ot tattoo practices and potential treatment options for removal. Curr Opin Pediatr 18:391-395

Tammaro A et al (2011) Contact allergic dermatitis to tatoo contained-gold: a case report. Int J Immunopathol and Pharmacol (in press)

Tosti A, Pazzaglia M, Corazza M et al (2000) Allergic contact dermatitis caused by mehindi. Contact Dermatitis 42:356

Treudler R, Tebbe B, Krengel S, Orfanos CE (1997) Allergic contact dermatitis from black tattoo. Contact Dermatitis 37:295

Tweeten SSM, Rickman LS (1998) Infectious complications of body piercing. Clin Infect Dis 26: 735-740

Patologia cutanea da contatto da attrezzature sportive

16

Donatella Schena, Anastasia Papagrigoraki, Giampiero Girolomoni

16.1 Introduzione

L'attività sportiva è aumentata notevolmente nell'età pediatrica negli ultimi anni e gran parte dei bambini, il 90% nella nostra casistica, pratica almeno uno sport a partire dall'età scolare. L'attività agonistica ufficiale per la gran parte delle discipline sportive inizia dopo il decimo anno di età. Il tipo di sport praticato è influenzato oltre che da "tendenze" a livello nazionale anche dalla collocazione geografica (mare, pianura o montagna) e dalla disponibilità nel territorio di impianti sportivi.

La patologia cutanea da sport è quindi ristretta a una fascia di età che comprende prevalentemente bambini e ragazzi fra i 7 e i 16 anni e interessa solo marginalmente la fascia di età minore (Kütting et al., 2004).

La revisione della letteratura sull'argomento evidenzia una bassa prevalenza di queste dermatiti: pochi *case report* e pochi casi segnalati da alcune delle numerose indagini epidemiologiche condotte in età pediatrica. La maggior parte degli articoli riguarda attività sportive che implicano uno stretto contatto con equipaggiamento in gomma (nuoto, attività subacquee, calcio). È molto probabile tuttavia che in realtà la prevalenza sia maggiore, ma che per vari motivi non venga rilevata: i pazienti non giungono all'attenzione del dermatologo, vengono effettuati solo test standard senza effettuare un'indagine merceologica adeguata, la rilevanza non viene valutata.

Nel corso dell'attività sportiva sfregamento, sudorazione e calore favoriscono il rilascio di sostanze sensibilizzanti in particolare da parti in gomma, da adesivi, da tessuti, da imbottiture presenti nelle attrezzature e protezioni utilizzate in molti sport (Moritz et al., 2007; Ventura et al., 2001). Molti componenti dell'attrezzatura sportiva contengono neoprene che rappresenta un tipo di gomma utilizzato per le sue caratteristiche di sofficità, resistenza alla flessione e compressione, resistenza al fuoco, olio, ozono e che si presta per imbottire parti rigide a contatto con la cute (Kockentiet e Adams, 2007; Pharis et al., 1997). Le peculiari proprietà del neoprene vengono create nel corso del processo di vulcanizzazione con l'aggiunta di vari componenti fra i quali le tiouree (difeniltiourea, dibutiltiourea, dietiltiourea, etilbutiltiourea, etilenetiourea) che conferiscono fra l'altro resistenza alla trazione e impermeabilità, ma che rappresentano in molti dei casi segnalati gli apteni responsabili delle sensibilizzazioni (Shono et al., 1991).

16.2 Attività sportive

16.2.1 Sport acquatici

16.2.1.1 Nuoto

Rappresenta lo sport che viene praticato più precocemente in età pediatrica. Numerose piscine organizzano corsi per bambini di pochi mesi.

D. Schena (✉)
Sezione di Dermatologia e Venereologia
Dipartimento di Medicina
Università degli Studi di Verona
e-mail: donatella.schena@ospedaleuniverona.it

M. Gola, *Dermatologia allergologica nel bambino e nell'adolescente*,

L'attrezzatura utilizzata, costume da bagno, cuffia, occhiali, pinze per naso e tappi per orecchie, può provocare dermatiti da contatto su base irritativa ed allergica (Cohen, 2005; Wong e Rogers, 2007). Dermatite irritativa purpurica alle palpebre viene descritta per applicazione stretta degli occhialini con pressione negativa che provoca una porpora da suzione.

Più frequentemente vengono riportate dermatiti allergiche da contatto da occhialini rivestiti di gomma o neoprene, caratterizzate da dermatite eritemato-edematosa o eczematosa a limiti netti alla cute perioculare, talora associata a iperemia congiuntivale (Azurdia e King, 1998). Le sostanze allergizzanti in causa sono rappresentate prevalentemente da tiouree sostituite (Alomar e Vilaltella, 1985). Maschere in neoprene di alcune marche molto diffuse contengono etil- e butiltiourea usati come acceleranti. È inoltre descritto anche un quadro insolito, su base tossica da N, N'-dietiltiourea, caratterizzato da leucoderma periorbitale con aspetto a "occhi di procione" provocato da occhialini da nuoto in una bambina di 12 anni, risoltosi dopo un certo periodo per "esaurimento" delle sostanze chimiche in causa (Goette, 1984). Altri casi con analoghe caratteristiche non pubblicati sono stati segnalati dall'azienda produttrice.

La diagnosi si basa sui dati anamnestici e quadro clinico e viene confermata con patch test da effettuare anche con un frammento del materiale di rivestimento.

I soggetti allergici alle tiouree presenti nel neoprene possono utilizzare occhialini in neoprene con dibenzotiazildisolfuro come accelerante, in silicone o in PVC.

Cuffie in gomma possono provocare una dermatite da contatto. L'agente sensibilizzante responsabile nei casi pubblicati è risultato essere il mercaptobenzotiazolo (MBT). Possono essere sostituite da cuffie in silicone, latex siliconizzato o in Lycra.

16.2.1.2 Immersioni e snorkeling

Rappresentano attività sportive alle quali il bambino accede in età maggiore. La Federazione Italiana Attività Subacquee richiede un'età minima di 12 anni per corso junior, 14 anni per corso base e 15 anni per brevetti ARA (autorespiratori ad aria). La Professional Association of Diving Instructors (PADI) prevede diversi livelli a partire dai 5 anni di età, con attività progressive sino all'età del brevetto. L'attrezzatura utilizzata per l'attività subacquea può provocare dermatite da contatto.

Le maschere possono causare quadri polimorfi che insorgono nell'arco di 8-48 ore, variabili da un lieve eritema a gravi reazioni vescico-bollose e dolorose nella sede cutanea di contatto, con risparmio della parte centrale del volto. Sono indotte da additivi della gomma quali mercaptobenzotiazolo (MBT) e da N-isopropil-N-fenilparafenilendiamina (IPPD). I soggetti sensibilizzati possono utilizzare maschere in silicone o PVC. Nei pazienti sensibilizzati ai boccagli le manifestazioni cliniche interessano il cavo orale con reazioni infiammatorie e vescicolose a carico di lingua, gengiva e mucosa orale.

Le mute possono provocare una dermatite da contatto talora anche severa al collo, al tronco e alle estremità. Gli allergeni in causa sono rappresentati dalle tiouree (N, N'-dietiltiourea, dibutiltiourea, difeniltiourea, etilbutiltiorurea) e da R p-terbutilfenolformaldeidica (PTB FR) utilizzati come acceleranti della gomma (e in un caso per cementare il rivestimento in nylon alla gomma della muta). I soggetti sensibilizzati possono utilizzare mute in Polar-Tec e in Lycra con rivestimento felpato.

16.2.1.3 Windsurf

Dermatiti su base irritativa sono rappresentate dal "nodulo del surfista" che si manifesta come un nodulo duro a livello pretibiale o al dorso del piede ed è imputato sia al continuo contatto tra la tavola e la prominenza ossea sia a reazione da corpo estraneo da grani di sabbia o altro materiale, e dalla "dermatite del surfista" con eritema, edema, abrasioni e fissurazione dei capezzoli a genesi multifattoriale (sale, vento, sabbia).

Sensibilizzazione da parafenilendiamina (PPD) con placche eritematose, pruriginose e resistenti al trattamento può essere provocata dal boma in gomma (Bischof, 1995). La sostituzione con boma in alluminio evita riaccensione della dermatite.

16.2.2 Calcio

È sicuramente lo sport più praticato dai bambini in Europa. Solo in Italia esistono 6800 Scuole di Calcio che svolgono attività con il Settore Giovanile e Scolastico della FIGC e che assicurano la partecipazione a oltre 450 000 tra bambini e bambine. L'inizio dell'attività è abbastanza precoce: nella categoria "Piccoli Amici" rientrano bambini di 6-8 anni, nei "Pulcini" di 8-10 anni e negli "Esordienti" di 10-12 anni.

È notevolmente aumentata percentualmente anche la partecipazione delle bambine, in particolare nella nostra zona forse stimolata dalla presenza di una squadra che ha vinto il campionato del 2008. A fronte di una partecipazione così massiva è pertanto prevedibile che si assista a un incremento di dermatiti da contatto da attrezzature utilizzate per questo sport.

Dermatiti su base irritativa con caratteri di vera e propria ustione alla superficie mediale delle cosce vengono riportate dopo contatto con la calce utilizzata per tracciare il campo.

Altre forme su base irritativa sono rappresentate da onicopatia traumatica a carico del II e III dito del piede per impatto traumatico con il pallone, da noduli aflegmasici al dorso dei piedi secondari a reazioni da compressione e da traumi ripetuti in soggetti che utilizzano scarpe troppo aderenti, e infine da abrasioni cutanee a livello dei gomiti e delle ginocchia in soggetti che giocano su campi artificiali e vengono a contatto con queste superfici in sedi cutanee non protette.

I parastinchi possono provocare sia una dermatite lichenificata su base irritativa sia una dermatite allergica da contatto (Powell e Ahmed, 2010; Sommer et al., 1999: Vincenzi et al., 1992; Weston e Morelli, 2006) con interessamento pretibiale bilaterale (Fig. 16.1). L'aptene responsabile è in tutti i casi segnalati e nel caso da noi osservato la resina urea formaldeidica.

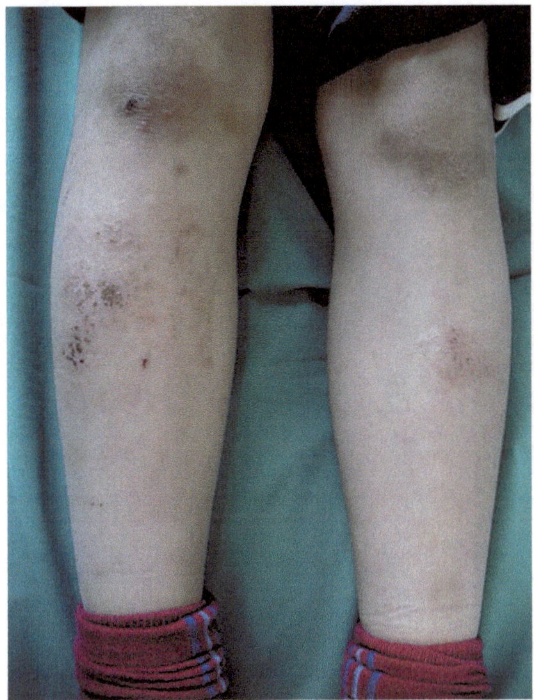

Fig. 16.1 Dermatite da contatto da parastinchi in calciatore "pulcino" di 8 anni

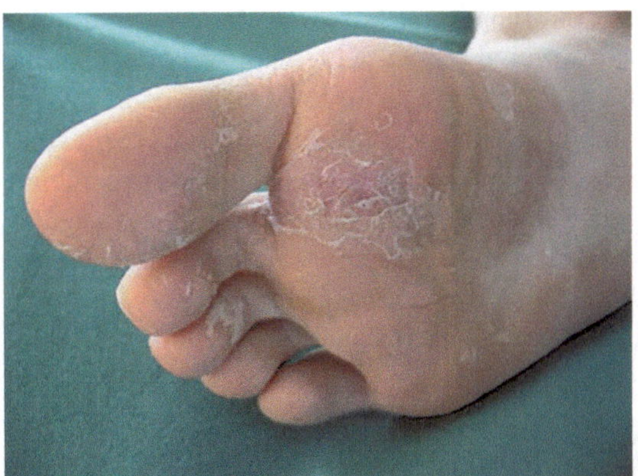

Fig. 16.2 Dermatite da contatto da scarpe da calcio in "esordiente" di 12 anni

Anche le scarpe da calcio come altre calzature sportive possono indurre dermatite allergica da contatto (DAC). Un caso da noi osservato in un bambino di 11 anni (Fig. 16.2) presentava caratteristiche cliniche compatibili con la dermatite plantare giovanile e come tale era stato precedentemente inquadrato in altra sede. Tuttavia il nesso di casualità con l'utilizzo di scarpe da calcio ha indotto il pediatra a inviare il ragazzo presso il nostro ambulatorio dove è stato sottoposto a patch test (Fig. 16.3) che hanno evidenziato sensibilizzazione al rivestimento interno della scarpa e a MBT, MBT mix dietiltiourea e a disperso blu 124.

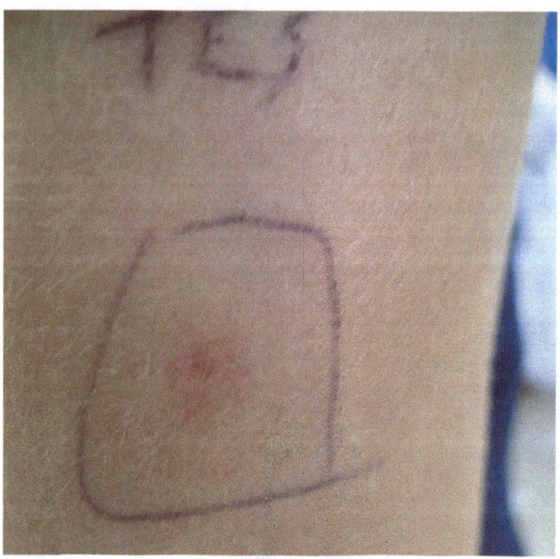

Fig. 16.3 Patch test positivi con frammento interno di scarpa

16.2.3 Tennis

Si possono osservare reazioni irritative post-traumatiche quali onicopatia con ematoma subungueale all'alluce e/o al II dito indotta da movimenti intermittenti di *stop and go* e collusione del dito più lungo con la scarpa. Inoltre emorragie puntiformi al palmo delle mani sono osservabili in atleti che impugnano la racchetta con forza.

Non vi sono segnalazioni di DAC da resine epossidiche presenti in alcune racchette in bambini (l'unico caso segnalato riguarda un soggetto adulto).

Abbiamo osservato un caso di dermatite allergica da contatto disidrosiforme provocata dal grip (Fig. 16.4) utilizzato per impugnare meglio la racchetta in un ragazzo di 12 anni che praticava il tennis a livelli agonistici con allenamenti giornalieri di 2 ore. L'aptene responsabile è risultato il mercaptobenzotiazolo. La sostituzione con nastro in cotone non adesivo ha portato alla risoluzione della dermatite.

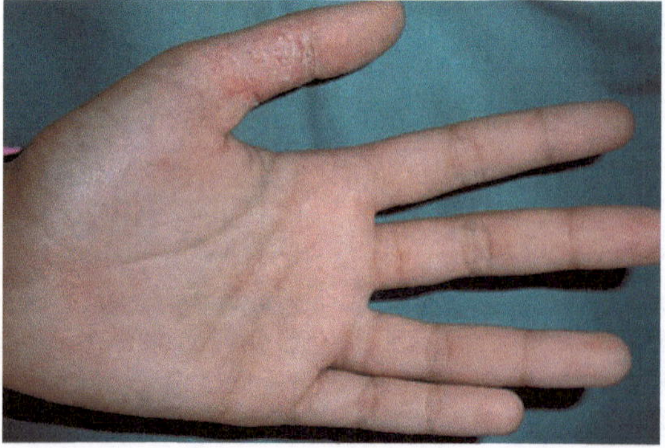

Fig. 16.4 Dermatite da contatto disidrosiforme da grip per racchetta da tennis

16.2.4 Ping pong

Lesioni con bordi eritematosi o purpurici, circolari di 12-15 mm possono essere prodotte da palle tirate a forte velocità quando colpiscono la cute.

16.2.5 Squash

Altri additivi della gomma, parfenilendiamina (PPD) e isopropilparafenilendiamina (IPPD), sono risultati gli apteni sensibilizzanti in casi di DAC a livello del palmo delle mani provocate da palle da squash.

16.2.6 Pallacanestro, pallavolo e baseball

Una particolare forma di dermatite irritativa, denominata *basketball pebble fingers* e caratterizzata da petecchie e abrasioni al palmo e ai polpastrelli, è provocata da irritazione meccanica della palla ed è evitabile con l'applicazione di emollienti topici.

Le palle da pallacanestro in gomma possono provocare eczema allergico da contatto al palmo delle mani in particolare ai polpastrelli e alla base del pollice (Rodriguez-Serna et al., 2002). I patch test sono risultati positivi per additivi della gomma (tiuram mix, MBT e MBT mix) e per un frammento della palla. Un altro caso descritto in letteratura riguarda una giovane di 15 anni nella quale l'eczema indotto da componenti della gomma si è manifestato a livello del volto. La sostituzione con palle in cuoio può evitare recidive della dermatite.

Un discreto numero di segnalazioni riguarda fasciature e protezioni per caviglie e ginocchia e in questi casi gli allergeni responsabili erano rappresentati dalle resine formaldeidiche usate come adesivi (Tabella 16.1). Abbiamo osservato un caso

Tabella 16.1 Revisione della letteratura e casistica personale di DAC e DCI da attività sportiva in età pediatrica

Sport	N.	Età	Sesso	Sede	Quadro clinico	Attrezzatura	DAC (aptene/i)/ DCI	Riferimento bibliografico
Calcio	8	Nd	Nd	Pretibiale	Dermatite lichenificata	Parastinchi	DCI	Weston e Morelli, 2006
	2	Nd	Nd	Pretibiale	Nd	Parastinchi	DCI	Beattie et al., 2006
	1	10	M	Palmo Polsi Pretibiale	Dermatite lichenificata	Guanti Parastinchi	DAC Estratto alcolico Rivestimento interno	Weston e Morelli, 2006
	1	10	M	Pretibiale	Eczema	Parastinchi	DAC Formaldeide Carba mix R urea melamino-formaldeidica R urea formaldeidica Esametilentetramina	Sommer et al., 1999
	1	Nd	Nd	Nd	Nd	Palla	DAC Carba mix	Beattie et al., 2006
	1	8	M	Pretibiale	Eczema	Parastinchi	DAC R urea formaldeidica	Casistica personale
	1	12	M	Piede (pianta)	Eritemato-desquamativo	Scarpa	DAC MBT MBT mix DETU Disperso blu 124	Casistica personale
Palla-canestro	1	9	M	Palmare, tenar e polpastrelli	Eczema recidivante	Palla in gomma	DAC Tiuram mix MBT mix MBT Frammento pallone	Rodriguez-Serna et al., 2002
	1	16	F	Gamba superficie flessoria	Eczema	Protezione per ginocchia	DAC PTBFR PFR	Vincenzi et al., 1992
	2	13 15	F F	Caviglia	Eczema	Fasciatura per caviglia	DAC PTBFR Resine alchilfenoliche (estratto)	Shono et al., 1991
	1	15	F	Volto	Eczema	Palla in gomma	DAC MBT Tiuram mix Dibenzotiazildisolfuro N,N'-difenil-p-fenilendiamina	Moritz et al., 2007
Pallavolo	1	13	F	Mani, dorso, polsi	Eczema	Palla in cuoio	DAC Bicromato di potassio	Casistica personale

(*cont.* →)

Tabella 16.1 *(continua)*

Sport	N.	Età	Sesso	Sede	Quadro clinico	Attrezzatura	DAC (aptene/i)/ DCI	Riferimento bibliografico
Nuoto	1	6	F	Piede e pianta	Eritemato-edematoso doloroso	Fondo piscina in cemento	DCI	Cohen, 2005
	1	5	F	Palmo	Dermatite eritemato-bollosa	Superficie piscina	DCI	Wong e Rogers, 2007
	1	6	F	Glutei	Eczema a disposizione lineare	Costume	DAC Tiuram Benzotiazolo	Kütting et al., 2004
	1	13	M	Palpebre	Eczema	Occhialini	DAC DETU DBTU Neoprene CT	Alomar e Vilaltella, 1985
	1	12	F	Perioculare	Eritemato-desquamativa	Occhialini	DAC Benzoile perossido PFR Fram. gomma interno Fram. gomma esterno	Azurdia e King, 1998
	1		M	Palpebre	Eczema	Occhialini	DAC MBT MBT mix	Beattie et al., 2006
Surfing	1	16	M	Capezzoli	"Ustione"	Tavola	DCI	Bischof, 1995
Immersione	1	Nd	Nd			Muta	DAC Dialchiltiourea mix	Warshaw, 2008
Golf	1	Nd	Nd	Mani	ND	Mazza	DAC MBT MBT mix IPPD	Beattie et al., 2006
Ciclismo	1	15	M	Collo	Eczema	Casco	DAC PFR	Casistica personale
	1	12	M	Mani, dita	Eczema	Manubrio	DAC IPPD	Casistica personale
Motociclismo	1	15	M	Perioculare	Eczema	Maschera	DAC PTBFR	Casistica personale
Tennis	1	12	M	Mani, palmo	Disidrosiforme	Grip	DAC MBT	Casistica personale

DAC, dermatite allergica da contatto; *DBTU*, dibutiltiourea; *DETU*, dietiltiourea; *DCI*, dermatite irritativa da contatto; *IPPD*, fenil-isopropil-parafenilendiamina; *MBT*, mercaptobenzoltiazolo; *PFR*, resina fenolformaldeica; *PTBFR*, resina para-ter-butil- fenolformaldeica; *R*, resina.

di DAC da palla per pallavolo in cuoio con patch test positivo per bicromato di potassio in una ragazza di 13 anni (Fig. 16.5).

16.2.7 Jogging

Un quadro particolare di dermatite irritativa descritto prevalentemente nelle femmine interessa i capezzoli e si presenta con erosioni dolorose sanguinanti provocate da microtrauma ripetuto da sfregamento dei capezzoli contro la maglia indossata senza reggiseno. Può essere evitato applicando vaselina prima dell'attività sportiva.

Emorragie subungueali a carico del II, IV e/o V dito, talora accompagnate da dolore lancinante, sono causate da microtrauma ripetuto sul piede che batte contro il terreno.

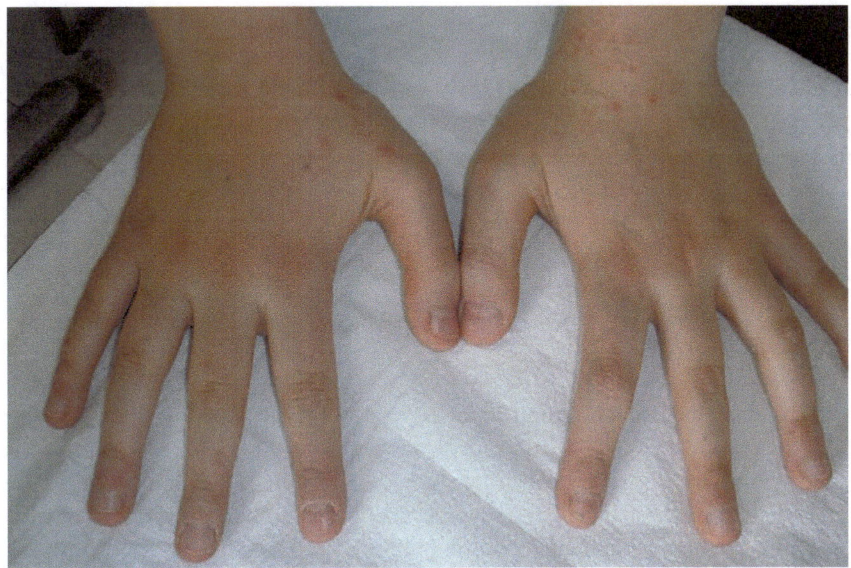

Fig. 16.5 Dermatite da contatto a mani e polsi da palla in cuoio per pallavolo

16.2.8 Sci

Congelamenti localizzati vengono riportati in sciatori per contatto a pelle nuda con parti metalliche delle racchette da sci. Emorragie subungueali all'alluce sono provocate da sfregamento in avanti della parte distale dell'unghia contro lo scarpone.

16.2.9 Golf

Emorragie subungueali a scheggia o lineari possono osservarsi in soggetti che impugnano strettamente la mazza da golf. Un unico caso di DAC al palmo delle mani indotto dall'impugnatura della mazza viene segnalato in una casistica pediatrica di 110 bambini. Gli allergeni responsabili sono risultati additivi della gomma: MBT, MBT mix e IPPD.

16.2.10 Ciclismo e motociclismo

Non vi sono in letteratura segnalazioni di DAC in bambini correlate con questi sport. Il motociclismo in particolare interessa solo marginalmente l'età pediatrica in quanto è solo a partire dall'età di 14 anni che può essere praticato. Abbiamo osservato in un ragazzo un caso di DAC da maschera (utilizzata per motocross) con eczema periocular in particolare al III esterno delle sopracciglia (Fig. 16.6). L'allergene in causa è

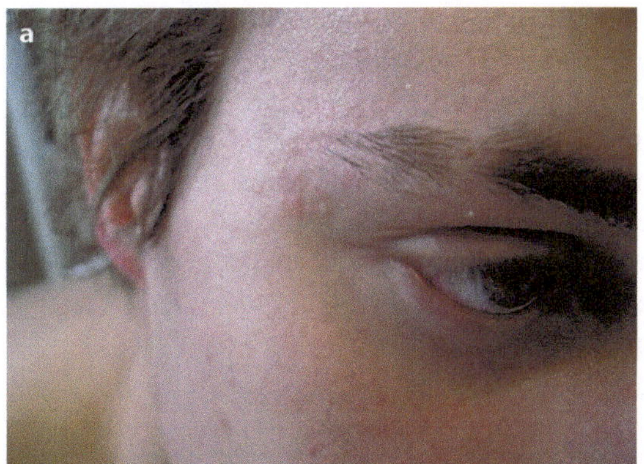

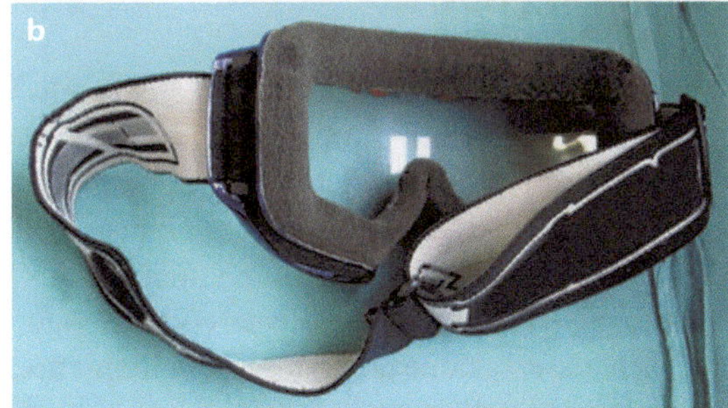

Fig. 16.6 a Dermatite periorbitale da maschera per motociclismo. b Maschera da motociclismo con imbottitura

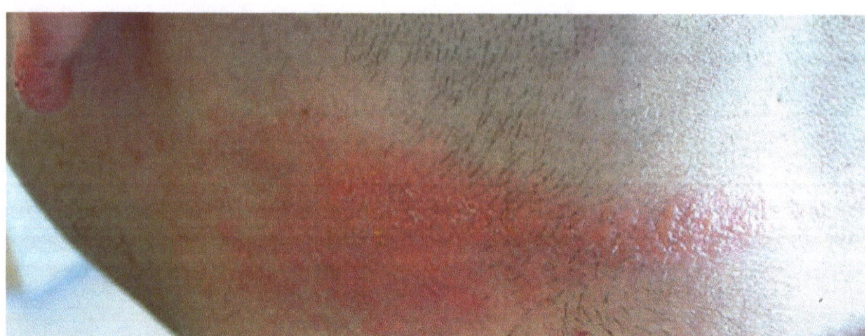

Fig. 16.7 DAC da casco per ciclismo al collo e ai padiglioni auricolari

risultato essere la resina p-terbutilfenolformaldeidica. Una maschera analoga utilizzata dal ragazzo per lo sci non aveva mai provocato reazione.

Per quanto riguarda il ciclismo rappresenta una disciplina che sta raccogliendo sempre più nuovi adepti fra i bambini e potenzialmente può indurre dermatiti da indumenti o da mezzi di protezione.

Abbiamo osservato un caso di DAC da casco con eczema acuto a disposizione lineare al collo e ai padiglioni auricolari (Fig. 16.7) a contatto con il bordo del casco al quale era stato applicato un nastro adesivo per migliorarne l'aderenza alla cute. Il patch test ha evidenziato una positività alla resina p-terbutilfenolformaldeidica e la rimozione del nastro adesivo ha evitato ulteriori riacutizzazioni della dermatite.

16.3 Diagnosi

Un'anamnesi approfondita guidata dal quadro clinico consente nella maggior parte dei casi di sospettare l'eziologia della dermatite. Spesso è il bambino stesso che suggerisce la possibilità che la dermatite sia indotta da attrezzature utilizzate nell'ambito dell'attività sportiva e talvolta giunge alla nostra osservazione portando con sé l'oggetto incriminato (Metelitsa et al., 2004).

Il patch test rappresenta il *gold standard* per individuare le sostanze responsabili della dermatite (Beattie et al., 2006). Spesso l'aptene responsabile viene individuato con la serie standard proposta dalla SIDAPA specie per quanto riguarda le sensibilizzazioni a componenti in gomma o ad adesivi. L'esecuzione di patch test con serie addizionali (per esempio, una serie gomma) si rende necessaria quando si sospettino sensibilizzazioni a sostanze specifiche. È inoltre sempre utile testare frammenti di tessuti, imbottiture di scarpe, "scraping" di palle e di altro materiale sospetto.

16.4 Conclusioni

Le dermatiti da contatto indotte dalla pratica di attività sportiva non sono frequenti, ma devono essere note al dermatologo e al pediatra in quanto un corretto inquadramento diagnostico può consentire di instaurare una terapia mirata per evitare una cronicizzazione della dermatite. L'identificazione della sostanza irritante o sensibilizzante consente altresì di fornire indicazioni sull'esistenza di materiali che consentano di proseguire nella pratica sportiva.

Letture consigliate

Alomar A, Vilaltella I (1985) Contact dermatitis to dibuthylthiourea in swimming goggles. Contact Dermatitis 13:348-349

Azurdia RM, King CM (1998) Allergic contact dermatitis due to phenol-formaldehyde resin and benzoyl peroxide in swimming googles. Contact Dermatitis 38:234-235

Beattie PE, Green C, Lowe G et al (2006) Which children should we patch test? Clin Exp Dermatol 32:6-11

Bischof RO (1995) Surf rider's dermatitis. Contact Dermatitis 32:247

Cohen PR (2005) Pool toes: a sport related dermatosis of swimmers. Int J Dermatol 44:794-795

Goette DK (1984) Raccoon-like periorbital leukoderma from contact with swim goggles. Contact Dermatitis 10:129

Kockentiet B, Adams BB (2007) Contact dermatitis in athletes. J Am Acad Dermatol 56:1048-1055

Kütting B, Brehler R, Traupe H (2004) Allergic contact dermatitis in children – strategies of prevention and risk management. Eur J Dermatol 14:80-85

Metelitsa A, Barankin B, Lin AN (2004) Diagnosis of sport-related dermatoses. Int J Dermatol 43:113-119

Moritz K, Sesztak-Greinecker G, Wantke F et al (2007) Allergic contact dermatitis due to rubber in sport equipment. Contact Dermatitis 57:131-132

Pharis DB, Teller C, Wolf JE (1997) Cutaneous manifestations of sport participation. J Am Acad Dermatol 36:448-459

Powell D, Ahmed S (2010) Soccer shin guard reactions. Allergic and irritant reactions. Dermatitis 21:162-166

Rodriguez-Serna M, Molinero J, Febrer et al (2002) Persistant hand eczema in a child. Am J Contact Dermat 13:35-36

Shono M, Ezoe K, Kaniwa MA et al (1991) Allergic contact dermatitis from para-tertiary-buthylphenol-formaldheyde resin (PTBP-FR) in athletic tape and leather adhesive. Contact Dermatitis 24:281-288

Sommer S, Wilkinson SM, Dodman B (1999) Contact dermatitis due to urea formaldehyde resin in shin-pads. Contact Dermatitis 40:159-160

Ventura MT, Dagnello M, Matino NG et al (2001) Contact dermatitis in students practicing sports: incidence of rubber sensitization. Br J Sports Med 35:100-102

Vincenzi C, Guerra L, Peluso AM et al (1992) Allergic contact dermatitis due to phenol-formaldehyde resins in a Knee-guard. Contact Dermatitis 27:54

Warshaw EM, Cook JW, Belsito DV et al (2008) Positive patch-test reactions to mixed dialkyl thioureas: cross-sectional data from the North American Contact Dermatitis Group, 1994 to 2004. Dermatitis 19:190-201

Weston LW, Morelli JG (2006) Dermatitis under soccer shin guards: allergy or contact irritant reaction? Pediatr Dermatol 23:19-20

Wong LC, Rogers M (2007) Pool palms. Pediatr Dermatol 24:95

Diagnosi della dermatite da contatto

17

Luca Ricci

17.1 Introduzione

La dermatite da contatto (DC) costituisce una delle patologie dermatologiche di più comune riscontro.

Ne è del resto interessato oltre il 10% dei pazienti che afferiscono a un ambulatorio di dermatologia, con una morbilità, sul totale della popolazione, valutata dall'European Environmental Contact Dermatitis Research Group (EECDRG) pari al 4% (Andersen et al., 1987). La DC rappresenta in Italia e nella maggior parte dei Paesi industrializzati circa il 10-20% di tutte le malattie professionali, costituendo la più frequente ergodermatosi (85-95% dei casi). I costi per la collettività derivanti da tale patologia in termini di giornate di lavoro perdute, di indennità pagate dagli istituti assistenziali, di cure a carico del Servizio Sanitario Nazionale e non, e il suo impatto sociale non sono facili da quantizzare, ma in ogni caso risultano estremamente elevati.

Nell'ambito della DC la dermatite allergica da contatto (DAC) sembra essere prevalente rispetto alla dermatite da contatto irritante (DCI), così come emerge dall'indagine epidemiologica condotta in Italia nel decennio 1984-1993 dal Gruppo Italiano Ricerca Dermatiti da Contatto e Ambientali (GIRDCA) su una casistica selezionata di oltre 42 000 casi (Sertoli et al., 1996).

L. Ricci (✉)
Dermatologia Allergologica e Professionale
Dipartimento di Area Critica Medico-Chirurgica
Azienda Sanitaria e Università degli Studi di Firenze
e-mail: luca.ricci@asf.toscana.it

Dal punto di vista patogenetico la DAC è caratterizzata da uno stato di sensibilizzazione di tipo "ritardato" (*delayed hypersensitivity*, ipersensibilità cellulo-mediata di tipo IV secondo la classificazione di Gell e Coombs) nei confronti di sostanze chimiche a basso peso molecolare (apteni o allergeni secondo la terminologia in uso nella letteratura anglosassone) in grado di penetrare lo strato corneo della cute. L'aptene nello strato corneo viene processato dalle cellule di Langerhans epidermiche con successiva migrazione verso i linfonodi locoregionali. A livello dei linfonodi viene presentato dalle cellule di Langerhans ai linfociti T con conseguente proliferazione ed espansione clonale. Le cellule T linfocitarie entrano quindi nel torrente circolatorio e tramite questo raggiungono tutto l'organismo. A una successiva esposizione all'aptene i linfociti T sensibilizzati rilasciano mediatori infiammatori i quali inducono la comparsa di una dermatite localizzata che può persistere anche 3-4 settimane in assenza di terapia (Rycroft et al., 1995).

Nella diagnostica della DAC il patch test o test epicutaneo rappresenta una metodica di fondamentale importanza in quanto, attualmente, risulta essere l'unico test affidabile per individuare le sostanze responsabili della sensibilizzazione da contatto e quindi della dermatite (Sertoli e Fabbri, 1974). La metodica di esecuzione del patch test, ideata circa un secolo fa da Josef Jadassohn, ha subìto nel corso di questi 100 anni numerosi miglioramenti che ne hanno notevolmente aumentato il valore (Lachapelle, 1996). Consiste nell'apposizione per 48 ore in occlusione (con l'ausilio di appositi apparati)

M. Gola, *Dermatologia allergologica nel bambino e nell'adolescente*,

dell'aptene (opportunamente diluito e veicolato) e determina, solo nel soggetto sensibilizzato, la comparsa di una reazione eczematosa in miniatura (eritema, edema, papule, vescicole in varia associazione) in corrispondenza dell'area testata (Sertoli, 1991).

L'importanza del patch test nella diagnostica della DAC appare oggi tale che Sulzberger lo ha collocato al primo posto tra i cinque più importanti progressi in dermatologia del ventesimo secolo (Sulzberger, 1981).

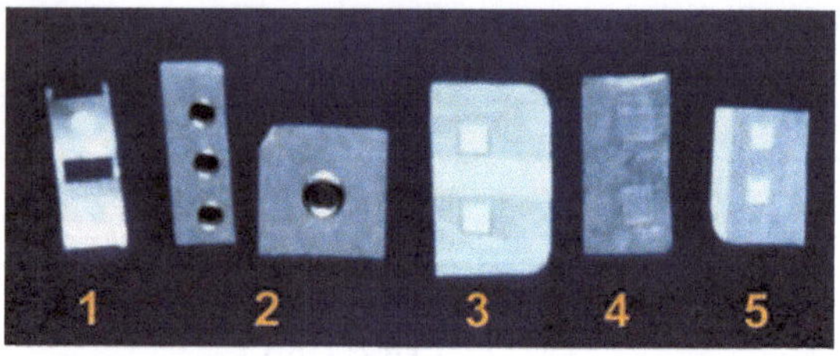

17.2 Materiali e metodo

Il patch test risulta essere dunque una metodica *in vivo* fondamentale nella diagnostica dermato-allergologica in quanto in grado di dimostrare l'esistenza di una sensibilizzazione da contatto e quindi in grado di definire una diagnosi eziologica della dermatite allergica da contatto.

Per la esecuzione del patch test sono necessari due elementi: gli apparati testanti e il materiale aptenico.

Gli *apparati testanti* constano di un supporto costituito da cellette atte a includere il materiale aptenico da testare e dal cerotto necessario per ottenere una corretta adesione degli apparati alla cute del paziente. Esistono in commercio vari tipi di apparati testanti che differiscono fra di loro per varie caratteristiche (Fig. 17.1): dimensioni delle cellette, diversa distanza fra le singole cellette, materiale di cui queste sono costituite (alluminio rivestito di polietilene o carta da filtro). Sono prodotti da varie ditte: "Van der Bend Square Chambers" e "Haye's Test Chambers" da FIRMA, "Finn Chambers on Scampor" da Merck, "IQ Chambers" e "IQ ultra" da Euromedical, "Curatest" da Lofarma.

Il *materiale aptenico* è costituito da sostanze a basso peso molecolare (in grado dunque di indurre sensibilizzazione da contatto) e deve essere formulato in concentrazione (solitamente estrapolata dalla letteratura, tale da non essere troppo elevata per non indurre reazioni irritative o falsamente positive (FP), ma sufficiente per poter elicitare una reazione positiva in soggetti sensibilizzati) e veicolo adeguati.

Fig. 17.1 Apparati testanti (supporto e cerotto). *1*, Al-test. *2*, Finn Chambers on Scanpor (anche Large). *3*, Van der Bend Square Chambers. *4*, IQ Chamber. *5*, Haye's Test Chambers

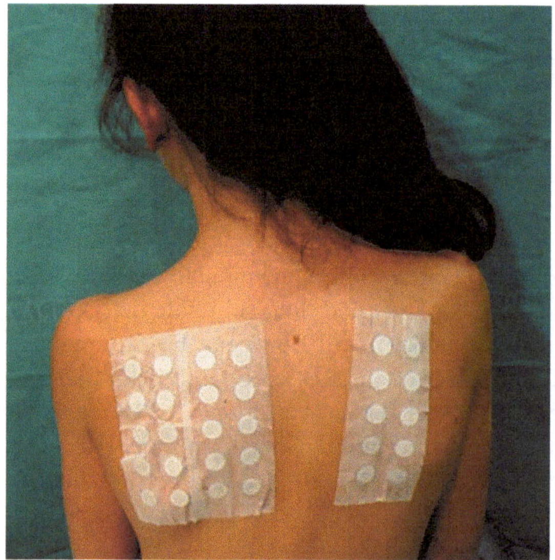

Fig. 17.2 Apposizione degli apparati testanti

I veicoli utilizzati per la formulazione del materiale aptenico possono essere liquidi (come acqua distillata demineralizzata, alcol etilico, acetone, metilchetone, glicerina, olio di oliva) o solidi (come la vasellina filante bianca che ha il vantaggio di essere inerte, ma che al tempo stesso, in quanto idrofobica, ostacola l'incorporazione e la omogeneizzazione di soluzioni in acqua).

Ditte fornitrici di materiale aptenico sono: Brial Germany (Lofarma Italia), Chemotechnique Sweden (Euromedical Italia), FIRMA Italia, Hal Netherlands (Brial integrato) e Hermal Germany (Merck Italia).

Nella pratica clinica il patch test si esegue nella regione posteriore del torace in un'area delimitata dalle seguenti linee (Fig. 17.2):

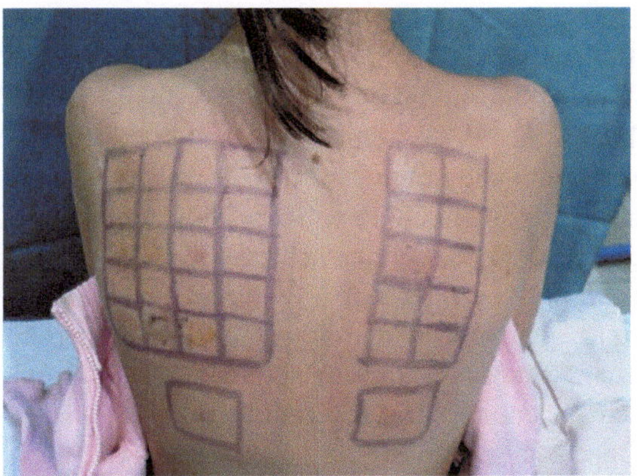

Fig. 17.3 Lettura delle reazione da patch test dopo la rimozione degli apparati testanti

– spina scapolare in alto;
– angolo esterno della scapola lateralmente;
– apofisi laterali delle vertebre medialmente;
– apofisi spinose di T8-T9 in basso.

In alternativa, qualora la zona del torace indicata dovesse essere impegnata da patologie (acne, esiti cicatriziali ecc.), il test può essere eseguito sulla superficie laterale del braccio (regione deltoidea), sulla superficie anteriore delle cosce o sull'addome.

I tempi di apposizione e di lettura dei test devono essere rispettati con rigore ai fini di una corretta esecuzione:

– apposizione dei patch test al tempo zero;
– rimozione e primo controllo dei test dopo 48 ore dall'apposizione;
– secondo controllo dei test a 96 ore dall'applicazione;
– talora terzo controllo a 7 giorni dall'applicazione dei test.

Di fondamentale importanza risulta l'aderenza dei pazienti ad alcune semplici, ma basilari, regole nei giorni di esecuzione dei patch test, in particolare vanno evitate le abluzioni e l'attività fisica.

Per la valutazione delle reazioni da patch test ci si affida all'ispezione delle reazioni (anche con l'ausilio di una lente ×10), alla digitopalpazione e al rilievo dei sintomi soggettivi (prurito, bruciore ecc.) (Fig. 17.3). Nella ricerca è possibile approfondire i rilievi clinici con accertamenti strumentali: corneometria, TEWL, laser doppler flussimetria, colorimetria, ecografia.

Tabella 17.1 Score ottico per la valutazione quali-quantitativa delle reazioni da patch test

- ?+ reazione dubbia (solo eritema)
- + eritema, iniziale presenza di rilievo apprezzabile con la digitopalpazione e di papule
- ++ eritema, rilievo nettamente apprezzabile con la digitopalpazione, papule e vescicole
- +++ confluenza di vescicole in bolle
- – reazione negativa
- FP reazione falsamente positiva
- FN reazione falsamente negativa
- FU reazione da *flare up*

Tabella 17.2 Principali effetti collaterali locali da patch test

- Reazioni da irritazione anche bollose e necrotiche
- Cicatrici e cheloidi
- Discromie (depigmentazione e pigmentazione)
- Effetto tatuaggio
- Fenomeno di Koebner
- Infezioni (batteriche, micetiche e virali)
- Riacutizzazioni ed estensione della dermatite
- Persistenza delle reazioni

Tabella 17.3 Principali effetti collaterali generali da patch test

- Reazioni anafilattoidi fino allo shock
- Aumento o induzione della sensibilità
- Assorbimento di sostanze tossiche (amine aromatiche)

Alle reazioni rilevate verrà attribuito un valore quali-quantitativo determinato sulla base di uno score ottico (Tabella 17.1).

Infine da ricordare che i patch test possono indurre anche effetti collaterali sia locali che generali di cui è necessario tenere conto in particolar modo quando il test viene eseguito su bambini (Tabelle 17.2 e 17.3).

17.3 Selezione degli apteni

La DAC presenta solitamente caratteristiche peculiari dal punto di vista clinico quali il tipo di lesioni elementari che la contraddistinguono, gli aspetti morfologici, la localizzazione delle lesioni e l'evoluzione delle stesse nel tempo. Difatti la loro osservazione e valutazione permettono, assieme a un'accurata raccolta anamnestica, di formulare una corretta diagnosi clinica nella maggior parte dei casi. Grazie alla metodica del patch test è però possibile risalire anche alla/e sostanza/e responsabili della sensibilizzazione confermando la diagnosi clinica e individuando al contempo l'eziologia della DAC. Ciò consente di avviare una serie di provvedimenti preventivi volti a evitare il ripetersi del contatto del soggetto sensibilizzato con l'aptene. Tra le varie problematiche connesse all'uso di questo test, solo teoricamente semplice, un ruolo fondamentale è rappresentato dalla selezione degli apteni da testare.

17.3.1 Serie standard

Il primo approccio consigliato nell'indagine allergologica di un caso di DC di sospetta natura allergica è rappresentato dall'esecuzione di patch test con una serie cosiddetta "standard" di apteni. In essa devono essere comprese tutte quelle sostanze che vengono segnalate con maggiore frequenza come responsabili di sensibilizzazione da contatto nella popolazione generale (Fabbri e Sertoli, 1978). L'allestimento della prima serie "standard" si fa risalire alla fine degli anni '30 a opera di Bonnevie in Svezia, dove è rimasta in uso fino alla metà degli anni '50. L'impiego di una serie standard comporta evidenti vantaggi dal punto di vista pratico in quanto permette di avere un'ampia probabilità di individuare le sostanze responsabili della DAC ed è utile inoltre, quando si studiano casistiche consistenti, per verificare dal punto di vista epidemiologico l'andamento nel tempo della sensibilizzazione ai singoli apteni. L'allestimento di una serie standard varia nei diversi Paesi o aree geografiche in quanto deve tenere conto dei fattori locali che condizionano le probabilità di contatto con sostanze a possibile attività sensibilizzante: verranno così presi in considerazione composizione di manufatti e prodotti di largo uso, frequenza del loro impiego (indumenti, farmaci, cosmetici ecc.), attività lavorative prevalenti, tipo e diffusione di vegetali e piante, abitudini di vita e condizioni sociali in generale (Bruynzel et al., 1995). Una buona serie "standard" richiede anche un continuo aggiornamento (Lachapelle et al., 1997), che deve essere effettuato sulla base delle variazioni della frequenza della sensibilizzazione ai singoli apteni nel tempo (come risulta da indagini epidemiologiche) e della verifica tecno-merceologica nell'impiego e nella presenza di sostanze chimiche in prodotti di largo uso (Andersen et al., 1988). Un contributo fondamentale in tal senso viene fornito dai vari gruppi di ricerca sulle DC che si sono costituiti a livello nazionale e internazionale a partire dagli anni '60, tramite l'esecuzione di indagini policentriche, ricerche mirate, periodici incontri di aggiornamento.

In Italia si è costituita nel 1999 la Società Italiana di Dermatologia Allergologica Professionale e Ambientale (SIDAPA) che ha ereditato l'attività svolta fin dagli anni '80 dal GIRDCA. Citiamo alcuni esempi che avvalorano la continua necessità di aggiornamento di una serie standard: la trementina o acqua ragia naturale, della quale si è registrato un notevolissimo calo di sensibilizzazioni a partire dalla fine degli anni '80 in relazione alla sua progressiva sostituzione come solvente di vernici con sottoprodotti della raffinazione del petrolio ("white spirit") meno sensibilizzanti e costosi, è stata esclusa dalla serie standard consigliata dal GIRDCA dal 1989; il benzile p-idrossibenzoato, componente della miscela parabeni, il cui impiego è stato vietato in farmaci e cosmetici dagli anni '90 per la sua mutagenicità, è stato rimosso dalla serie standard Europea. Al contrario, l'impiego crescente come conservante in prodotti cosmetici e per l'igiene personale del Kathon CG (miscela di derivati isotiazolinonici), dotato di spiccata attività allergizzante come confermato dalla crescente frequenza di sensibilizzazioni riscontrate in studi mirati e su casistiche selezionate, ne ha determinato la sua inclusione dal 1989 nella serie standard consigliata dal GIRDCA.

Per svariati motivi pratici, qui di seguito elencati, il numero di apteni incluso in una serie standard deve essere necessariamente limitato e solitamente risulta compreso tra le 20 e le 30 unità:

1. disponibilità media di superficie cutanea sfruttabile nella regione posteriore del torace per l'esecuzione dei test in tutti i pazienti: gli apparati testanti sono infatti costituiti da strisce di

5-10 cellette così da poter essere apposti con maneggevolezza;
2. necessità che gli apteni siano sufficientemente distanziati tra di loro affinché nel caso di reazioni multiple o particolarmente intense siano comunque individuabili le sostanze responsabili, evitando per quanto possibile il fenomeno del cosiddetto "*angry back*";
3. praticità di esecuzione per l'operatore;
4. contenimento dei costi, trattandosi di un'indagine di screening, per rendere più favorevole il rapporto costo/beneficio.

È ovvio che l'impiego di un numero così limitato di apteni, se da una parte rappresenta una caratteristica positiva di una serie standard, dall'altra ne è anche un suo limite. Difatti le serie standard sono in grado di evidenziare sensibilizzazioni mediamente tra il 40 e il 50% sulla globalità dei pazienti sottoposti ad esame. Del resto bisogna tenere conto del fatto che, oltre alla composizione della serie, anche la selezione della casistica (accesso dei pazienti alle strutture specialistiche tramite la medicina di base o tramite la preventiva selezione della casistica a opera del dermatologo; competenza dei centri per le forme di sospetta origine professionale; conduzione di inchieste mirate ecc.) influenza notevolmente tali percentuali. In realtà, se teniamo conto non del totale dei pazienti consecutivi ma del totale delle reazioni positive riscontrabili, si può evincere che le serie standard, con le ovvie variazioni legate alla loro composizione, sono in grado di evidenziare circa l'80-85% del totale delle sensibilità, a prescindere dalla loro rilevanza (Mennè et al., 1992; Francalanci et al., 1998) (Tabella 17.4).

Tabella 17.4 Serie standard consigliata dalla SIDAPA 2012 (tutti gli apteni in vaselina salvo diversa indicazione)

- Profumi mix II 14%**
- Tiuram mix
- Potassio bicromato 0,5%
- Balsamo del Perù 25%
- Fenilisopropil p-fenilendiamina 0,1%
- Kathon CG 0,01%*
- p-Fenilendiamina base 1%
- Lanolina alcoli 30%
- Colofonia 20%
- Neomicina solfato 20%
- Budesonide 0,01%
- Resina epossidica 1%
- Formaldeide 1%
- Mercaptobenzotiazolo 2%
- Resina p-ter-butilfenolformaldeidica 1%
- Nichel solfato 5%
- Idrocortisone 21-acetato 1%
- Profumi mix sorbitan sesquioleato 8%
- Disperso blu 124 1%
- Parabeni mix
- Benzocaina 5%
- Cobalto cloruro 1%
- Dibromodicianobutano 0,3%
- Lyral 5%
- Mercaptobenzotiazolo mix
- Vaselina

* in acqua.
** lyral 2,5%, citral 1%, farnesolo 2,5%, citronellolo 0,5%, esil cinnamaldeide 5%, cumarina 2,5%.

17.3.2 Serie addizionale

Nella pratica clinica risulta evidente quindi che in un certo numero di casi, e cioè in quei soggetti che presentano dati anamnestici e un quadro clinico suggestivo di DAC, ma nei quali la serie standard abbia dato risultato negativo o comunque non soddisfacente per una diagnosi eziologica della dermatite stessa, è necessario approfondire con ulteriori accertamenti allergologici. Ciò appare indispensabile per fornire anche in questi casi una risposta soddisfacente non solo ai fini eziologici e dunque diagnostici, ma anche ai fini preventivi e medico-legali; a tal fine risulta necessario procedere con l'esecuzione di patch test con altri apteni non compresi nella serie standard (*no standard substances*). Tenuto conto che la serie standard, pur nella sua utilità, rappresenta solo il punto di partenza nell'indagine allergologica di una sospetta DAC, l'allestimento di serie addizionali di apteni selezionati deve avvenire tra le migliaia di sostanze note per la loro attività sensibilizzante, e tale scelta rappresenta un impegnativo banco di prova per il dermato-allergologo. Per l'allestimento di una serie addizionale è necessaria una precisa individuazione dei possibili contatti a rischio sia in ambito professionale che extraprofessionale (Francalanci et al., 2001).

Le differenti modalità di approccio alla soluzione di questo problema possono essere così individuate:

1. una serie addizionale può essere ottenuta con la compilazione da parte del paziente di un "diario" inerente tutte le attività svolte e i relativi contatti con materiali e prodotti durante la specifica mansione cui risulti addetto, ovvero dalla effettuazione di un sopralluogo sul posto di lavoro da parte dei tecnici competenti (dell'INAIL, dei servizi di prevenzione delle strutture sanitarie locali ecc.) e dall'acquisizione delle schede tecniche di sicurezza (SDS) relative ai materiali cui risulti esposto. In ambito extraprofessionale, oltre al diario dei contatti e delle abitudini di vita del soggetto, sarà indispensabile acquisire i prodotti usati quotidianamente e in particolare quelli dotati di etichetta riportante la composizione (per esempio, farmaci ed, eventualmente, cosmetici). Sarà così possibile individuare i componenti ad attività sensibilizzante nota ed eventualmente, con la collaborazione delle ditte produttrici, acquisire quelli non disponibili nelle comuni collezioni di materiale diagnostico per provvedere poi alla loro preparazione per l'esecuzione di patch test. In casi selezionati il test epicutaneo potrà essere eseguito anche con il materiale testato come tale (per esempio, frammenti di tessuto). Questa modalità, che è considerata ottimale, talora purtroppo risulta non attuabile o attuabile solo in parte per diversi motivi (scarsa collaborazione del datore di lavoro o del paziente, etichettatura non chiara o assente ecc.) e in ogni caso estremamente impegnativa per il paziente e il medico;
2. un secondo e più pratico approccio è rappresentato dall'impiego di "serie addizionali" di apteni già selezionate per specifici rischi sia in ambito professionale che extraprofessionale. Tali apteni sono in parte disponibili nei cataloghi delle ditte produttrici di materiale diagnostico per l'esecuzione di patch test e rappresentano quelle sostanze che risultano essere più comunemente responsabili di DAC nei relativi settori. Anche in questo caso i dati clinici e anamnestici oltre alle conoscenze tecno-merceologiche dell'operatore hanno grande importanza nella scelta degli apteni, ma tali serie commerciali possono non coincidere completamente con il rischio reale del paziente (tali serie possono non essere aggiornate, contenere apteni obsoleti ecc.). In tal caso può accadere che vengano testate sostanze cui il paziente non è esposto o peggio ancora ignorarne altre di più rara diffusione ma importanti nel caso specifico. L'impiego di serie addizionali è ampiamente riportato in letteratura e soprattutto ne viene analizzata l'utilità in singoli settori specifici professionali e non;
3. una terza modalità di integrazione della serie standard consiste nella esecuzione di patch test con un numero limitato di apteni (5-6), cosiddette "mini-serie", che rappresentano, anche sulla scorta dei dati epidemiologici, la causa più frequente di DAC per i singoli settori oggetto di indagine.

17.3.3 Serie integrative e serie specifiche

Quest'ultima rappresenterebbe la modalità di indagine più idonea e facile da realizzare, soprattutto quando devono essere testate alcune particolari categorie di persone e in particolare quando oggetto dell'indagine allergologica sono pazienti in età pediatrica.

La SIDAPA a tal proposito ha già allestito un certo numero di serie denominate "integrative" e specifiche (pubblicate sul sito web della Società: www.sidapa.org) che consiglia di impiegare nell'esecuzione di indagini allergologiche mediante patch test per particolari categorie professionali e non, per fattori di rischio e per particolari distretti cutanei (Ricci et al., 2002). Le serie integrative sono costituite esclusivamente dagli apteni "essenziali" per ogni specifico settore professionale e non, tralasciando quelli segnalati solo sporadicamente in letteratura e quelli che risultano positivi nella routine clinica in percentuale inferiore allo 0,5%. Queste ovviamente sono da intendersi complementari alla serie standard SIDAPA che dovranno necessariamente integrare. Nelle serie specifiche, invece, sono stati inclusi tutti gli apteni ritenuti rilevanti, compresi quelli presenti nella serie standard SIDAPA. Ognuna delle serie consigliate, tuttavia, dovrà essere eventualmente integrata a sua volta anche con ulteriori apteni qualora ne emerga la necessità da un'attenta indagine anamnestica. L'allestimento di queste serie integrative e specifiche è il risultato dello sforzo collettivo e critico compiuto principalmente dai membri del Consiglio Direttivo della SIDAPA, ma anche dalla collaborazione di gruppi di ricerca afferenti alla Società che hanno fornito i risultati di esperienze personali e di indagini e studi trasversali.

L'esatta incidenza della dermatite da contatto nella popolazione infantile non è nota. In passato si riteneva che fosse un'evenienza rara per una scarsa esposizione dei bambini nei confronti di sostanze a capacità aptenica e per una bassa suscettibilità, legata ad "immaturità", del sistema immunitario (Bruckner et al., 2000). In realtà, studi recenti hanno evidenziato una percentuale di reazioni positive da patch test, in bambini affetti da dermatite, dal 15 al 52%, dimostrando che la sensibilizzazione da contatto rappresenta un problema importante anche in età pediatrica (Seidenari et al., 2005).

Gli apteni che più spesso risultano responsabili di DAC nella popolazione infantile sono (Woehrl et al., 2003; Worm et al., 2007):

1. nichel solfato e cobalto cloruro: per il frequente contatto con manufatti metallici presenti anche nell'abbigliamento dei bambini e della prima infanzia;
2. timorosal: conservante presente fino a pochi anni fa nei vaccini, cui i bambini sono sottoposti già dai primi mesi di vita, e nel liquido di lavaggio per le lenti da contatto;
3. Kathon CG: la più frequente tra le reazioni da patch test nei confronti di conservanti presenti in prodotti cosmetologici in uso anche tra la popolazione infantile (saponi, creme per il corpo ecc.);
4. neomicina: antibiotico presente in molti prodotti topici "da automedicazione" spesso utilizzati soprattutto in bambini atopici;
5. propolis: sostanza resinosa prodotta dalle api presente in numerosi preparati cosmetici e fitoterapici;
6. balsamo del Perù e profumi mix: entrambi contenuti in prodotti per l'igiene personale;
7. mercurio e rame: principali componenti delle amalgame dentarie;
8. coloranti dispersi (quali disperso blu 106 e disperso rosso 1) per il frequente utilizzo di fibre sintetiche nel confezionamento di indumenti per bambini

Letture consigliate

Andersen KE, Benezra C, Burrows D et al and The European Environmental and Contact Dermatitis Research Group (1987) Contact dermatitis. A review. Contact Dermatitis 16:55

Andersen KE, Burrows D, Cronin E et al (1988) Recommended changes to standard series. Contact Dermatitis 19:389-391

Bruckner AI, Weston WI, Morelli JG (1995) Does sensitization to contact allergens begin in infancy? Pediatrics 105:3

Bruynzel DP, Andersen KE, Camarasa JG et al (1995) The European standard series. Contact Dermatitis 33:145-148

Fabbri P, Sertoli A (1978) New haptens in the etiology of contact dermatitis. In: Ricci M, Fauci AS, Arcangeli P, Torzuoli P (eds) Developments in clinical immunology. Academic Press, London-New York-San Francisco, pp 241-248

Francalanci S, Giorgini S, Ricci L et al (2001) Patch testing by additional series of allergens: results of a 3-year period. Ann Ital Dermatol Allergol 55:99

Francalanci S, Giorgini S, Ricci L et al (2001) Patch testing by additional series of allergens: results of further experiences. Am J Contact dermatitis 12:203-207

Francalanci S, Sertoli A, Ricci L et al (1998) Patch test by integrative series of haptens. Boll Dermatol Allergol Profess 13:63

Francalanci S, Sertoli A, Ricci L et al (1999) Patch testing with additional series of allergens. Contact Dermatitis 41:46

Lachapelle JM (1996) A century of patch testing. Jadassohn Centenari Congress, London 9-12 October 1996, p 18 (abstract)

Lachapelle JM, Ale S, Freeman S et al (1997) Proposal for a revised international standard series of patch tests. Contact Dermatitis 36:121-123

Mennè T, Dooms-Goossens A, Wahlberg JE et al (1992) How large a proportion of contact sensitivities are diagnosed with the European standard series? Contact Dermatitis 26:201-202

Ricci L, Francalanci S, Sertoli A et al (2002) Patch test con serie addizionali di apteni: risultati complessivi del periodo 1996-2000. Ann Ital Dermatol Allergol 56:40-43

Rycroft RJG, Mennè T, Frosch PJ (1995) Textbook of contact dermatitis, 2nd edn. Springer Berlin Heidelberg New York

Seidenari S, Giusti F, Pepe P et al (2005) Contact sensitization in 1094 children undergoing patch testing over a 7-year period. Pediatric Dermatology 22:1-5

Sertoli A (1991) Dermatologia allergologica professionale e ambientale. Il Pensiero Scientifico Editore, Roma

Sertoli A, Fabbri P (1974) I test epicutanei nella diagnostica e nella ricerca allergoimmunologica. Teorema Edizioni, Firenze, pp 257-303

Sertoli A, Francalanci S, Acciai MC et al (1996) Indagine epidemiologica GIRDCA (Gruppo Italiano Ricerca sulle Dermatiti da contatto e Ambientali) sulle dermatiti da contatto in Italia (1984-1993). Generalità sull'inchiesta e dati globali su 42839 casi (nota III). Boll Dermatol Allergol Profess 11:175-193

Sertoli A, Francalanci S, Acciai MC et al (1996) Indagine epidemiologica GIRDCA (Gruppo Italiano Ricerca sulle Dermatiti da contatto e Ambientali) sulle dermatiti da contatto in Italia (1984-1993). Generalità sull'inchiesta e dati globali su 42839 casi (nota IV). Boll Dermatol Allergol Profess 11:195-211

Sertoli A, Francalanci S, Acciai MC et al (1996) Indagine epidemiologica GIRDCA (Gruppo Italiano Ricerca sulle Dermatiti da contatto e Ambientali) sulle dermatiti da contatto in Italia (1984-1993). Generalità sull'inchiesta e dati globali su 42839 casi (nota V). Boll Dermatol Allergol Profess 11:213-228

Sulzberger M (1981) Important advances in clinical dermatology. Schoch Letter 31, 10, item 14

Woehrl S, Hemmer W, Focke M et al (2003) Patch testing in children, adults, and the elderly: influence of age and sex on sensitization patterns. Pediatric Dermatology 20:119-123

Worm M, Abere W, Agathos M et al (2007) Patch testing in children – recommendations of the German Contact Dermatitis Research Group (DKG). JDDG 5:107-109

La rilevanza delle reazioni da patch test

18

Domenico Bonamonte, Caterina Foti, Gianni Angelini

18.1 Introduzione

Per la diagnosi di dermatite allergica da contatto sono necessarie alcune conferme, quali la dimostrazione mediante i patch test dell'avvenuta sensibilizzazione, l'accurata interpretazione delle reazioni ai patch test e la valutazione della rilevanza clinica delle stesse reazioni positive. Questi parametri, peraltro interdipendenti, possono presentare alcune difficoltà (Angelini et al., 2009; Beattie et al., 2006; Belsito, 2004).

18.2 Interpretazione delle reazioni positive

Poiché la rilevanza clinica deve essere valutata soltanto in presenza di reazioni positive indubbie (da ++ o +++), è necessario qualche accenno sulla valutazione quali-quantitativa delle stesse. È bene innanzitutto ricordare che l'eritema e l'edema "da soli" sono parametri di intensità e non di qualità: essi, infatti, sono segni clinici di un processo infiammatorio comune sia a un meccanismo patogenetico diretto di natura irritativa che a uno indiretto cellulo-mediato di matrice allergica. Perché una reazione venga etichettata come sicuramente allergica, è pertanto necessario che l'eritema e l'edema siano accompagnati da vescicole e papule morfologicamente apprezzabili. Le reazioni con solo eritema e/o edema, etichettabili come dubbie (?+) o deboli (+), devono essere valutate con particolare attenzione e comunque devono essere ripetute a distanza di tempo. Per un più completo studio sull'argomento si rimanda alle specifiche "linee guida" della SIDAPA (Società Italiana di Dermatologia Allergologica, Professionale ed Ambientale) (Angelini et al., 2009).

18.3 Rilevanza clinica delle reazioni positive

In presenza di una reazione positiva ai patch test è sempre necessario valutarne la rilevanza clinica, allo scopo di fornire al paziente utili indicazioni di prevenzione.

Gli studi al riguardo sono molto scarsi (Ale e Maibach, 1995; Bonamonte et al., 2004; Bruze, 1990; de Groot, 1999; Lachapelle, 1997) e peraltro fra loro discordanti: mancano pertanto dati uniformi su definizione e *scoring* della rilevanza clinica delle reazioni positive; alcuni autori riportano criteri di valutazione piuttosto discutibili o talora errati. Va peraltro sottolineato il dato che nella gran parte dei lavori clinici sulla dermatite allergica da contatto i riferimenti alla rilevanza sono assenti.

18.3.1 Scoring della rilevanza

È indubbio che la valutazione della rilevanza di una reazione allergica sia il momento più difficile

D. Bonamonte (✉)
Unità di Dermatologia e Venereologia
Dipartimento di Scienze Biomediche e Oncologia Umana
Università degli Studi "Aldo Moro" di Bari
e-mail: d.bonamonte@dermatologia.uniba.it

M. Gola, *Dermatologia allergologica nel bambino e nell'adolescente*,

e a un tempo più importante nella gestione di un paziente con sensibilizzazione da contatto: l'esperienza e lo spirito di curiosità del dermatologo sono a ogni modo dei fattori essenziali per la soluzione del problema. Di seguito si propone uno *scoring* della rilevanza abbastanza semplice e basato su dati certi e incontrovertibili, tralasciando quindi quegli schemi che introducono concetti di "dubbio", "probabilità" e "possibilità" (Bonamonte et al., 2006).

La rilevanza è la capacità di un sistema diagnostico-informativo (nel caso specifico i patch test) di selezionare ed evidenziare tutti i dati essenziali per le necessità del paziente. La rilevanza di una reazione allergica può essere distinta in "presente", "passata" e "ignota" (Tabella 18.1).

– *Rilevanza presente.* Si riferisce ai sintomi clinici "in atto" che hanno portato alla visita dermatologica e all'esecuzione dei patch test. Gli stessi sintomi pertanto datano da giorni ad alcune settimane.
– *Rilevanza passata.* È relativa a eventi clinici del passato che non sono correlati a quelli in atto. Fra i due eventi c'è quindi un lungo intervallo di tempo.
– *Rilevanza presente e passata.* Non è infrequente l'evenienza dello stesso contatto nocivo ripetuto nel tempo, in maniera continua o discontinua. In questa occasione le due possibilità, passata e presente, sono coesistenti.
– *Rilevanza ignota.* Comprende tutte le altre possibili evenienze non considerate nei precedenti punti. La reazione positiva può aver slatentizzato una passata sensibilizzazione a un allergene (in genere ubiquo), che può non essersi mai accompagnata a segni clinici obiettivi. Al riguardo, gli esempi sono vari. In età pediatrica l'evenienza più comune è quella della positività al timerosal: la sensibilizzazione a questo merculiale (presente in vaccini), infatti, non si accompagna quasi mai a segni clinici. Una sovrapponibile situazione è stata da noi osservata anche in età adulta in ambiente occupazionale: l'esecuzione dei patch test in lavoratori con anamnesi remota e presente sicuramente negativa per dermatite da contatto ha rilevato in una percentuale variabile (più alta in caso di lavoratori edili) di casi di reazioni positive a sostanze dello specifico settore lavorativo. Questa evenienza può essere intesa come una sorta di "tolleranza clinica" o "*hardening* clinico": pur sensibilizzatosi, per motivi vari (soglia di sensibilizzazione molto alta, allergene presente nell'ambiente in quantità non capaci a elicitare la dermatite, assenza di successivi contatti con l'allergene dopo quello iniziale sensibilizzante) il soggetto può non presentare mai manifestazioni cliniche.

Tabella 18.1 Proposta di *scoring* della rilevanza clinica

1. *Presente* Relativa a sintomi clinici *in atto*, e perciò datanti da settimane o alcuni mesi, che hanno motivato la visita dermatologica
2. *Passata* Relativa a eventi clinici del *passato*, non direttamente correlati ai problemi clinici in atto
3. *Presente + Passata* Relativa a una situazione di *dermatite allergica da contatto* datante da molto tempo con andamento *cronico-recidivante*
4. *Ignota* Relativa a slatentizzazione di passata sensibilizzazione a un allergene (in genere ubiquo), *non accompagnata a segni clinici* anamnesticamente riferiti

18.3.2 Valutazione della rilevanza clinica

La tabella 18.2 riporta i "punti chiave" per un'accurata valutazione della rilevanza. In base alle specifiche reazioni positive – e limitatamente all'età pediatrica – bisogna approfondire l'anamnesi presente e remota. A livello clinico, la sede "iniziale" della dermatite deve corrispondere a quella dello specifico contatto nocivo. Saranno di aiuto anche peculiari quadri clinici indotti da particolari allergeni. In presenza di unica reazione positiva si tenga conto della possibile recidiva o dell'aggravamento della dermatite. Bisogna riconsiderare le varie modalità di contatto cutaneo diretto, aeromediato, sistemico, ectopico. Di pratico aiuto saranno inoltre le liste dettagliate circa l'ubiquità degli apteni.

Tabella 18.2 Punti chiave per un'accurata valutazione di rilevanza

1. Approfondire l'anamnesi presente e remota
2. Importanti ausili clinici
a. corrispondenza fra sede della dermatite e sede di esposizione b. peculiari quadri clinici da specifici allergeni
3. Considerare eventuale recidiva o aggravamento della dermatite in seguito a patch test
4. Riconsiderare le modalità di contatto (diretto, aerotrasmesso, sistemico, ectopico)
5. Consultazione di liste dettagliate sull'ubiquità degli allergeni
6. Ricorrere a test addizionali (ROAT)

In caso di patch test positivo a una sostanza contenuta in un prodotto che il paziente sta usando (cosmetico, farmaco topico), si può ricorrere al test d'uso (ROAT, *repeated open application test*) allo scopo di accertarsi che la quantità di sostanza contenuta nello stesso prodotto sia sufficiente a elicitare la dermatite. Talora sarà necessaria l'analisi chimica del prodotto incriminato per evidenziare eventuali impurezze, ovviamente non riportate nella composizione.

18.4 Allergeni e rilevanza

L'incidenza di allergia da contatto in età pediatrica varia, secondo le statistiche, dal 13 al 50% circa (Bonamonte et al., 2010; Heine et al., 2004; Shah et al., 1997; Simonsen et al., 2011; Weston, 1997). Gli allergeni più comuni sono timerosal, nichel solfato, cromo, cobalto, gomma (acceleranti il processo di vulcanizzazione), fragrance mix, balsamo del Perù, neomicina, mercaptobenzotiazolo, resina *p-ter*-butilfenolformaldeidica. In base a un nostro studio su 1899 bambini di età compresa fra 0 e 12 anni, testati per dermatite da contatto, il 72,9% presentava una dermatite da contatto irritante e il 27,1% una dermatite allergica da contatto. La percentuale di sensibilizzazione aumentava con l'età, da 2,5% nel primo anno di vita fino al 34% ai 12 anni; i livelli più significativi si osservavano dopo i 5 anni. Nei primi 6 anni di vita è stata riscontrata un'alta proporzione di reazioni positive al timerosal, mentre il nichel era l'allergene predominante negli anni successivi. La percentuale di sensibilizzazione al nichel era più alta nelle donne rispetto ai maschi.

Dall'analisi dei dati della letteratura emerge che le percentuali di rilevanza per ogni singola sostanza possono essere diverse da un Paese all'altro (tenuto conto della diversa distribuzione degli apteni) e variano in base al sistema di *scoring* impiegato. È ovvio comunque che l'incidenza di rilevanza sia minore per le sostanze a più larga diffusione, come per esempio i metalli. Per quel che riguarda il timerosal, è opinione comune che la rilevanza sia molto bassa.

18.5 Sedi cutanee e rilevanza

Tenuto conto del rapporto sede/esposizione, le aree cutanee la cui rilevanza è di più difficile valutazione sono il viso e le mani. Nel primo caso, oltre alle sostanze che ne vengono a diretto contatto, si deve tener conto anche degli agenti aerotrasportati e di quelli usati sul cuoio capelluto (shampoo). Il viso può essere inoltre interessato in occasione di contatto sistemico.

La rilevanza in caso di dermatite da contatto delle mani, sia pure poco frequente in età pediatrica, rappresenta un vero problema per il dermatologo allergologo.

18.6 Dermatite atopica e rilevanza

A disposizione si hanno pochi dati riferiti agli *atopy patch test* con i *Dermatophagoides* mix (Davis et al., 2002; Pigatto et al., 1997). In soggetti con dermatite atopica l'incidenza di reazioni positive al mix varia dal 29 al 100% dei casi. La stessa incidenza sembra peraltro aumentare con la concentrazione del mix. Essa appare tuttavia alta anche nei controlli (soggetti senza diatesi atopica), laddove è compresa fra 0 e 27% circa. Da nostri dati (non pubblicati) su *atopy patch test* con *Dermatophagoides* mix alla concentrazione del 30%, in soggetti atopici e sani, è emerso che l'incidenza è addirittura più alta nei soggetti di controllo. Questi dati possono essere legati al fatto che il mix è usato a concentrazioni tali da presentare un'alta reattività e una bassa rilevanza. Quest'ultima infatti si aggira negli atopici intorno al 5-10%. È opinione comune, infatti, che, salvo in un piccolo gruppo di pazienti, la rimozione degli acari della polvere dall'ambiente non allevia la dermatite atopica.

18.7 Conclusioni

La valutazione della rilevanza clinica di una reazione positiva ai patch test non è sempre facile e necessita di standardizzazione relativamente al sistema di *scoring*. È auspicabile che gli studiosi nel campo riservino maggiore attenzione al problema, di indubbia importanza ai fini di un'accurata e non stressante prevenzione. In particolar modo in età pediatrica, etichettare un bambino come "allergico" a una o più sostanze d'impiego topico, infatti, significa dover sottoporre quel soggetto sin da piccolo a regole medico-preventive che potrebbero gravare in qualche modo sul suo iter formativo extraprofessionale e/o professionale.

Letture consigliate

Ale SI, Maibach HI (1995) Clinical relevance in allergic contact dermatitis. Dermatosen 43:119-121

Angelini G, Bonamonte D, Cristaudo C et al (2009) Linee guida SIDAPA su dermatite da contatto. Ann Ital Dermatol Allergol 63:45-87

Beattie PE, Green L, Lowe G, Dewis-Jones MS (2006) Which children should we patch test? Clin Exp Dermatol 32:6-11

Belsito DV (2004) Patch testing with a standard allergen ("screening") tray: rewards and risks. Dermatol Ther 17:231-239

Bonamonte D, Foti C, Angelini G (2004) Contact dermatitis in pediatric age. G Ital Derm Venereol 139:15-29

Bonamonte D, Foti C, Carpentieri A, Angelini G (2010) Dermatite allergica da contatto in età pediatrica. Ann Ital Dermatol Allergol 64:1-7

Bonamonte D, Foti C, Mundo L, Angelini G (2006) La rilevanza clinica nella dermatite allergica da contatto: proposta di scoring. Ann Ital Dermatol Allergol 60:41-46

Bruze M (1990) What is a relevant contact allergy? Contact Dermatitis 23:224-225

Davis MDP, Richardson DM, Ahmed DDF (2002) Rate of patch test reactions to a *Dermatophagoides* mix currently on the market: a mite too sensitive? Am J Contact Dermatitis 13:71-73

de Groot AC (1999) Clinical relevance of positive patch test reactions to preservatives and fragrances. Contact Dermatitis 41:224-227

Heine G, Schnuch A, Uter W et al (2004) Frequency of contact allergy in German children and adolescents patch tested between 1995 and 2002: results from the Information Network of Departments of Dermatology and the German Contact Dermatitis Research Group. Contact Dermatitis 51:111-117

Lachapelle JM (1997) A proposed relevance scoring system for positive allergic patch test reactions: practical implications and limitations. Contact Dermatitis 43:275-278

Pigatto PD, Bigardi AS, Valsecchi RH et al (1997) Mite patch testing in atopic eczema: a search for correct concentration. Aust J Dermatol (letter) 38:231-232

Shah M, Lewis FM, Gawkrodger DJ (1997) Patch testing in children and adolescents: five years' experience and follow-up. J Am Acad Dermatol 37:964-968

Simonsen AB, Deleuran M, Johansen JD et al (2011) Contact allergy and allergic contact dermatitis in children – a review of current data. Contact Dermatitis 65:254-265

Weston WL (1997) Contact dermatitis in children. Curr Opin Pediatr 9:372-376

La terapia della dermatite da contatto

19

Giordana Coronella, Samantha Berti, Maria Luisa Battini

19.1 Introduzione

La dermatite da contatto (DC) può essere definita come un'eruzione eczematosa dovuta all'esposizione locale a sostanze irritanti primarie (DCI, dermatite da contatto irritante) o a una risposta allergica a sostanze sensibilizzanti (DAC, dermatite allergica da contatto). Una DCI può verificarsi in chiunque in quanto produce una reazione eczematosa sulla base di un'irritazione, mentre la DAC può comparire solo in soggetti suscettibili in quanto sostenuta da meccanismi immunologici.

Le DCI sono frequenti a ogni età e rappresentano circa l'80% delle dermatiti da contatto; si distinguono in acute e croniche. Le prime si verificano quando la cute viene a contatto con irritanti chimici forti (quali acidi o alcali) e la reazione eczematosa compare entro minuti od ore dall'esposizione all'agente irritante. Si presenta con lesioni a limiti netti, eritemato-vescico-bollose. Generalmente la guarigione avviene in tempi rapidi. Le DCI croniche sono più comuni. Si verificano dopo ripetute esposizioni a bassi livelli di agente irritante, come saponi o shampoo. L'eruzione cutanea si può sviluppare dopo settimane, mesi o addirittura anni, e si presenta con lesioni a limiti sfumati, molto pruriginose, eritemato-squamose, talora ragadizzate o lichenificate.

Le allergie da contatto, fatta eccezione per la prima settimana di vita, sono eccezionali prima dei 6 mesi di vita e rare nei bambini; compaiono più frequentemente negli adolescenti e negli adulti. Probabilmente questo è dovuto ai tempi di contatto, troppo brevi, e alle minori possibilità da parte dei bambini di avvicinarsi ai classici allergeni da contatto (Carder, 2005). Tuttavia recenti studi (Castanedo-Tardan et al., 2011) documentano che la prevalenza della DAC è simile nell'infanzia e nell'età adulta. Anche negli adulti è necessaria una fase di sensibilizzazione di diversi anni (quasi sempre su base professionale) prima che compaia una allergia da contatto. È buona norma evitare che bambini vengano a contatto con sostanze sensibilizzanti (cosmetici, profumi, smalti, saponi, collanti, latice). I più comuni allergeni da contatto in età pediatrica sono il nickel, i componenti della gomma (latice), il timerosal e gli additivi contenuti in medicazioni topiche (Jacob et al., 2008; Zug et al., 2008). In particolare la DAC da steroidi topici dovrebbe essere presa in considerazione in tutti i pazienti che non rispondono o peggiorano con l'uso di questi farmaci. Spesso è diagnosticata in ritardo, soprattutto in quei pazienti con storia di dermatiti croniche trattate per lungo tempo con steroidi topici (Browne e Wilkinson, 2011). Inoltre un altro importante aptene causa di DAC in età pediatrica è la para-fenilendiamina, aggiunta nei tatuaggi all'hennè per ottenere un colore più scuro e per ridurre il tempo di fissazione (Steinkjer et al., 2011). È stato recentemente documentato che la prevalenza della sensibilizzazione da contatto è simile nei pazienti affetti da dermatite atopica e non, a differenza di come si pensava in passato (Belloni Fortina et al., 2011).

S. Berti (✉)
Servizio di Dermatologia Pediatrica
UOS Dipartimentale, Dermatologia,
Azienda USL 11, Empoli
e-mail: samantha.berti@usl11.toscana.it

M. Gola, *Dermatologia allergologica nel bambino e nell'adolescente*,

Si possono definire di origine professionale le DCI e le DAC dei bambini che giocano spesso negli ambienti di lavoro dei genitori, come officine meccaniche (oli, resine, smalti), panifici (farine), cantieri (cemento), concerie (pelli).

19.2 Prevenzione

La prevenzione della DCI prevede l'uso di creme barriera contenenti dimeticone o perfluoropolieteri al 5% (protettive soprattutto nei confronti di irritanti idrosolubili) o di creme idratanti contenenti lipidi ad alto peso molecolare o urea al 5%.

Il più importante aspetto della gestione del paziente affetto da DCI o DAC è l'eliminazione della sostanza responsabile. Inoltre per la DCI è consigliabile: ridurre al minimo il contatto con l'acqua (in quanto induce xerosi cutanea e alterazioni di funzione di barriera), idratare frequentemente con emollienti privi di profumi e utilizzare guanti di cotone. In caso di DAC documentata è fondamentale l'allontanamento dell'aptene responsabile per tutta la vita ed è pertanto importante educare la famiglia anche attraverso l'uso di informazioni scritte. Un recente *brief report* (Jacob e Matiz, 2011) consiglia come prevenzione della sensibilizzazione al nickel, nella prima infanzia, l'utilizzo di tutine e body con bottoni metallici rivestiti in cotone o colorati. È stato dimostrato sperimentalmente che l'esposizione orale al nickel determina una tolleranza e resistenza nei confronti di successive sensibilizzazioni cutanee in pazienti già affetti da DAC da nickel e che pazienti pediatrici, che avevano avuto un contatto con il nickel attraverso gli apparecchi dentari, avevano una minore probabilità di sviluppare successivamente una DAC da nickel. Interessante è la recente descrizione di una sensibilizzazione al nickel indotta dall'utilizzo dei telefoni cellulari negli adolescenti, conosciuta come *mobile phone dermatitis* (Berk e Bayliss, 2011). Anche per la sensibilizzazione al bicromato di potassio e agli additivi della gomma, spesso implicati nella dermatite della pianta dei piedi nei bambini, sarebbe consigliabile l'utilizzo di calzature prive di tali apteni (Darling et al., 2011).

Inoltre i bambini possono essere esposti ad altri allergeni, quali profumi, conservanti, antiossidanti, sia per via orale che cutanea. Numerosi profumi sono commercialmente usati non solo nei prodotti di bellezza o da toilette, ma anche negli alimenti: eugenolo, isoeugenolo, olii essenziali di agrumi, aldeide cinnamica. Un'altra possibile esposizione orale ai profumi si può verificare attraverso i dentifrici (aldeide cinnamica, menta). Negli alimenti si possono poi ritrovare conservanti (parabeni, glicole propilenico) e antiossidanti (metabisolfito di sodio e formaldeide).

I pazienti affetti da dermatite atopica sono più facilmente soggetti a sviluppare una dermatite da contatto (di tipo IV) nei confronti del latice, che deve essere considerato un fattore di rischio per lo sviluppo di una risposta di tipo I nei confronti dello stesso allergene. L'esposizione al latice inizia già nella prima infanzia attraverso le tettarelle, i ciucci e i giocattoli di gomma (Guillet et al., 2005).

19.3 Terapia

La terapia delle dermatiti da contatto prevede come primo approccio, una volta individuato l'agente responsabile, l'allontanamento di quest'ultimo, che risulta terapeutico nel giro di 2-3 settimane. Durante questo periodo, tuttavia, vista la frequente severità e acuzie delle dermatiti da contatto, soprattutto di quelle di tipo allergico, si rende spesso necessaria una terapia sintomatica che dovrebbe essere iniziata il prima possibile per ridurre l'infiammazione e il prurito.

Nelle DCI si utilizzano cortisonici topici di media-alta potenza.

Nelle DAC acute possono essere d'aiuto impacchi lenitivi e bagni antisettici (per esempio, con permanganato di potassio alla diluizione di 1:10 000), ma la terapia con corticosteroidi è il trattamento di prima scelta (Bruckner e Weston, 2002). Se la dermatite coinvolge più del 10% della superficie corporea sono indicati gli steroidi sistemici. Si somministra solitamente prednisone per via orale alla dose di 1-2 mg/kg/die fino a una dose massima di 60 mg per 7-10 giorni con una riduzione graduale in un periodo di 2-3 settimane.

La dose dovrebbe essere scalata del 25% ogni 4 giorni, ma è importante mantenere la terapia per un periodo abbastanza lungo tale da evitare episodi di rebound.

Nelle forme localizzate sono spesso sufficienti i corticosteroidi topici a media potenza per 2-3 settimane (Tabella 19.1) associati ad antistaminici per via orale, in quanto le DC sono intensamente pruriginose. La terapia locale deve essere utilizzata fino alla scomparsa delle lesioni.

Tabella 19.1 Classi di potenza dei corticosteroidi topici (7 classi, dalla più alta alla più bassa)

Classe 1 – superpotenti
• Clobetasolo propionato 0,05% • Diflucortolone valerato 0,3%
Classe 2 – molto potenti
• Betametasone dipropionato 0,05% pomata* • Mometasone furoato 0,1% unguento* • Fluocinonide 0,05% • Desossimetasone 0,05%
Classe 3 – potenti
• Betametasone dipropionato 0,05% crema* • Alcinonide 0,1% • Betametasone valerato 0,1% • Diflucortolone valerato 0,1% • Metilprednisolone aceponato 0,1%
Classe 4 – media potenza A
• Mometasone furoato 0,1% crema* • Budesonide 0,025% • Triamcinolone acetonide 0,1% • Fluocinolone acetonide 0,025% pomata* • Alclometasone dipropionato 0,1%
Classe 5 – media potenza B
• Idrocortisone butirrato 0,1% • Fluocinolone acetonide 0,025% crema* • Betametasone benzoato 0,1%
Classe 6 – potenza minima A
• Clobetasone butirrato 0,05% • Flumetasone pivalato 0,01% • Flucortin butilestere 0,75%
Classe 7 – potenza minima B
• Idrocortisone acetato 0,5%

* Il veicolo nel quale lo steroide è incorporato può determinare un cambiamento di classe di potenza. Veicoli con proprietà occlusiva, come unguenti e pomate, potenziano l'effetto dello steroide.

I corticosteroidi topici di media potenza più utilizzati sono: idrocortisone butirrato 0,1%, budesonide 0,025%, triamcinolone acetonide 0,1%, fluorcinolone acetonide 0,025%, mometasone furoato 0,1%. Vanno applicati 1-2 volte al giorno per un periodo il più breve possibile, soprattutto nell'infanzia, dove gli effetti collaterali indesiderati si possono verificare più facilmente sia a livello cutaneo che sistemico. Tali effetti collaterali sono tuttavia minimi se ne viene fatto un uso appropriato e per periodi brevi. Gli steroidi topici hanno azione antinfiammatoria, antiproliferativa, immunosoppressiva e vasocostrittrice. Si usano solitamente corticosteroidi topici in crema, mentre nelle forme croniche lichenificate è consigliabile l'uso di unguenti.

Nei periodi di remissione delle manifestazioni cutanee, sulla cute xerotica, sono utili applicazioni di creme emollienti e idratanti e l'uso di saponi poco aggressivi (*syndet*) allo scopo di ricostituire la barriera cutanea danneggiata.

Nelle forme subacute e croniche dovrebbero essere evitati i corticosteroidi sistemici dati i possibili effetti collaterali a lungo termine. In base alle sedi corporee interessate corticosteroidi topici a bassa e media potenza applicati 2 volte al giorno sono l'alternativa terapeutica più ragionevole. In queste forme cliniche sono farmaci di seconda scelta gli inibitori topici della calcineurina, quali il tacrolimus 0,03% (indicato fra 2 e 15 anni di vita) e il pimecrolimus 1% (Bruckner e Weston, 2002).

Gli antistaminici H1 vengono usati secondo raccomandazioni e dosi pediatriche. Gli antistaminici non sono stati testati né approvati prima dei sei mesi di vita. Gli antistaminici H1 di prima generazione (idrossizina, desclorfeniramina, prometazina, ciproeptadina) hanno attività colinergica, passano la barriera ematoencefalica e possono determinare come effetti collaterali eccitazione, sonnolenza, mal di testa, stanchezza, nausea, secchezza delle mucose e, in caso di sovradosaggio, convulsioni.

L'idrossizina è usualmente l'agente di prima scelta tra quelli di prima generazione e viene somministrata, in età pediatrica, alla dose di 10-20 mg 1-2 volte al giorno per un periodo sufficiente a controllare il prurito. La ciproeptadina viene utilizzata nei bambini fra 2 e 6 anni alla dose di 2 mg ogni 8-12 ore (dose massima 12 mg/die); fra 7 e 14 anni alla dose di 4 mg ogni 8-12 ore (dose massima 16 mg/die). Gli antistaminici di seconda generazione (astemizolo, loratadina, cetirizina, oxatomide, ketotifene) e quelli di terza generazione (levocetirizina, desloratadina) esercitano una maggiore azione antinfiammatoria e non inducono disturbi sul sistema nervoso centrale. La cetirizina viene somministrata alla dose 0,2 mg/kg/die in un'unica somministrazione (1 goccia = 0,5 mg). La desloratadina viene utilizzata alla dose di 1,25 mg 1 volta/die nei bambini di 2-5 anni; 2,5 mg 1 volta/die nei bambini di 6-11 anni; 5 mg nei bambini di età superiore a 12 anni. Qualora un singolo agente sia inefficace a controllare il prurito si possono associare antistaminici di diversa classe, combinando un antistaminico sedativo per la notte con uno di seconda o terza generazione al mattino.

L'alitretinoina, un nuovo farmaco della famiglia dei retinoidi, può essere utilizzata negli adulti affetti da eczema cronico severo delle mani non responsivo agli steroidi topici potenti. Viene utilizzata alla dose di 20-40 mg/die per un periodo variabile da 1 a 5 mesi (Petersen e Jemec, 2009; Kubica et al., 2011). Come tutti i retinoidi orali, anche l'alitretinoina è teratogena, non prescrivibile quindi in gravidanza. Inoltre la prescrizione medica è limitata a centri ospedalieri e universitari di dermatologia con servizio di dermatologia allergologica.

19.4 Dermatite da contatto irritante dell'area del pannolino

È la forma più frequente e diffusa di DCI dell'età pediatrica (Pigatto et al., 2010). Numerosi fattori irritativi concorrono all'insorgenza del quadro clinico: contatto con il pannolino stesso (occlusione e frizionamento, aumento della temperatura, umidità e macerazione), contatto con feci e urine (sviluppo di ammoniaca per scissione dell'urea da parte della flora microbica fecale e azione di enzimi digestivi), sostanze chimiche irritanti (deodoranti, conservanti). La DCI dell'area del pannolino va posta in diagnosi differenziale con dermatite atopica, dermatite seborroica, psoriasi, candidosi, acrodermatite enteropatica. Ciò che la contraddistingue clinicamente è la comparsa di un eritema verniciato spesso somigliante a una ustione, talora con papule, edema e desquamazione delle superfici convesse (glutei, cosce, addome, pube, grandi labbra e scroto). Le pieghe sono generalmente risparmiate. Il rash può aumentare e diminuire nell'arco della giornata in base al rapporto secchezza/umidità, al frizionamento e alla frequenza dei cambi del pannolino. Quando l'eritema comincia a risolvere può assumere un aspetto raggrinzito, tipo pergamena. Eccezionalmente si può avere il quadro della dermatite di Jacquet con papule erosive con aspetto a cratere. La DCI è autolimitante e tende a scomparire con l'uso del vasino.

La prevenzione della DCI dell'area del pannolino consta prevalentemente di: frequente cambio del pannolino, lavaggio con detergenti non aggressivi, impiego di prodotti topici emollienti (emulsioni A/O) e creme barriera (ossido di zinco 10-20%, biossido di titanio, vaselina bianca e sostanze idrorepellenti come dimeticone o altri siliconi). Le salviette detergenti sono permesse, ma il loro uso dovrebbe essere occasionale. Per le forme di dermatite che non risolvono con l'attenzione all'igiene e con l'uso di emollienti o creme barriera, si possono utilizzare corticosteroidi a basso dosaggio (idrocortisone acetato 1%) per breve periodo. Sono controindicati i corticosteroidi a media e alta potenza, soprattutto i fluorurati. Nel caso si sospetti la colonizzazione da parte di *Candida* si devono utilizzare antimicotici topici (in particolare derivati imidazolici – clotrimazolo, miconazolo, econazolo, bifonazolo, sertaconazolo – e naftitina).

19.5 Fitodermatiti

I bambini sono potenzialmente esposti a piante nocive mentre giocano nei giardini o nei parchi. Oltre al contatto con piante tossiche-irritanti, alcuni soggetti sviluppano un'ipersensibilità specifica nei confronti di alcuni apteni delle piante. Le eruzioni cutanee da piante possono essere irritanti, allergiche e fototossiche (fitofotodermatiti). Un'accurata diagnosi è essenziale per stabilire la terapia.

Molte piante sono causa di dermatite irritativa attraverso il contatto con sostanze chimiche (per esempio i tiocianati della mostarda e la capsaicina del peperoncino), peli oppure spine. Il trattamento di queste forme prevede l'allontanamento dell'agente irritante, l'uso di corticosteroidi topici e di antistaminici H1 per via orale.

Nel caso di una DAC da piante la terapia richiede l'uso di corticosteroidi sistemici e topici ad alta potenza, perché, pur essendo autolimitante, è spesso severa. Nelle aree geografiche in cui l'edera (per esempio, l'*Hedera helix* e *Rhus* negli Stati Uniti) è endemica, è giustificato l'uso di metodi fisici per l'abbattimento delle piante ed è inoltre consigliabile l'uso di creme barriera.

Le fitofotodermatiti potrebbero essere interamente prevenute da una parte evitando di utilizzare le piante responsabili nelle aree di gioco, asili, piscine, e dall'altra educando i bambini al riconoscimento delle piante fototossiche. Tra le più importanti ricordiamo le ombrellifere, le rutacee (bergamotto) e le moracee (fico). Il trattamento è sintomatico e talora il dolore è il maggior sintomo e, nei casi gravi, può essere necessario l'uso di analgesici. Le bolle possono essere di grandi dimensioni e richiedere un'aspirazione del liquido e la successiva applicazione di impacchi di permanganato di potassio e di garze vaselinate. Gli steroidi topici rappresentano un ausilio minimo, per cui più spesso si deve ricorrere all'uso di steroidi sistemici. L'iperpigmentazione può essere l'esito inestetico più importante e può persistere per mesi o anni.

Letture consigliate

Belloni Fortina A, Romano I, Peserico A et al (2011) Contact sensitization in very young children. J Am Acad Dermatol 65:772-779

Berk DR, Bayliss SJ (2011) Cellular phone and cellular phone accessory dermatitis due to nickel allergy: report of five cases. Ped Dermatol 28:327-331

Browne F, Wilkinson SM (2011) Effective prescibing in steroid allergy: controversies and cross-reactions. Clin Dermatol 29:287-294

Bruckner AL, Weston WL (2002) Allergic contact dermatitis in children: a practical approach to management. Skin Therapy Lett 7:3-5

Carder KR (2005) Hypersensitivity reactions in neonates and infants. Dermatol Ther 18:160-75

Castanedo-Tardan MP, Matiz C, Jacob SE (2011) Contact dermatitis in children – a review of current opinions. Acta Dermosifiliogr 102:8-18

Darling MI et al (2011) Sole dermatitis in children: patch testing revisited. Ped Dermatol. In press

Guillet G, Guillet MH, Dagregorio G (2005) Allergic contact dermatitis from natural rubber latex in atopic dertmatitis and the risk of latex type I allergy. Contact Dermatitis 53:46-51

Jacob SE, Burk CJ, Connely EA (2008) Patch testing: another steroid-sparing agent to consider in children. Pediatric Dermatol 25:81-87

Jacob SE, Matiz C (2011) Infant clothing snaps as a potential source of nickel exposure. Pediatr Dermatol 28:338-339

Kubica E et al (2011) Oral alitrenoin in chronic refractory hand eczema: a "real life" case-series of 12 patients. Eur J Dermatol 21:454-456

Petersen B, Jemec GBE (2009) Alitertinoin-its use in intractable hand eczema and other potential indications. Drug Des Devel Ther 21:51-57

Pigatto P, Martelli A, Marsili C, Fiocchi A (2010) Contact dermatitis in children. Ital J Pediatr 36:2-4

Saary J, Qureshi R, Palda V et al (2005) A systematic review of contact dermatitis treatment. J Am Acad Dermatol 53:845-55

Steinkjer B, Stangeland KZ, Mikkelsen CS (2011) Contact allergy to henna tattoos. Tidsskr Nor Laegeforen 131:581-582

White IR (2006) Allergic contact dermatitis. In: Harper J, Oranje A, Prose N (eds) Textboook of pediatric dermatology. Blackwell, Oxford pp 349-356

White JML, Goon ATJ, Jowsey IR et al (2007) Oral tollerance to contact allergens: a common occurrence? A review. Contact Dermatitis 56:247-254

Zug KA et al (2008) Contact allergy in children referred for patch testing: North American Contact Dermatitis Group data, 2001-2004. Arch Dermatol 144:1329-1336

Altri quadri clinici di interesse in dermatologia allergologica

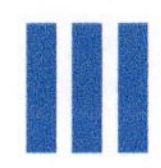

Orticaria: aspetti generali e allergologici

20

Nicoletta Cassano, Domenico Bonamonte, Gino Antonio Vena

20.1 Aspetti clinici e classificazione

L'orticaria è una risposta infiammatoria della cute e delle mucose a stimoli di vario tipo (Henz et al., 1998; Cassano e D'Argento, 1999; Patrizi et al., 2001). Da un punto di vista clinico è caratterizzata dalla presenza di pomfi, rilievi solidi circoscritti, di colorito dal rosa pallido al rosso acceso, che possono comparire in qualsiasi sede cutanea e avere numero, forma e dimensioni variabili. Nei bambini hanno una maggiore tendenza ad assumere morfologia bizzarra e figurata. I pomfi si associano a sintomatologia pruriginosa, che è talora assente nei bambini, soprattutto nei primi mesi di vita. Tipicamente i pomfi sono fugaci, risolvendo in genere in poche ore (comunque non oltre le 24), senza lasciare alcun reliquato. È tuttavia possibile nei bambini molto piccoli osservare esiti lievemente ipercromici legati a modesto stravaso ematico. Sono lesioni atipiche eccezionali, che comunque si osservano quasi esclusivamente nei soggetti più piccoli, quelle vescico-bollose ed emorragiche; queste ultime tendono a localizzarsi a livello delle estremità. Il termine di orticaria si trova sempre associato a quello di angioedema, così che si parla genericamente di *sindrome orticaria-angioedema*. In sostanza, l'angioedema ha la stessa genesi del pomfo, da cui si distingue principalmente per la localizzazione nel derma profondo, nel sottocute o nella sottomucosa. L'*angioedema* è un edema pallido o di colorito roseo che risolve generalmente in 24-72 ore; più spesso localizzato al volto (particolarmente a livello palpebrale o labiale), può manifestarsi in altre sedi cutanee o mucose e può accompagnarsi a parestesie, senso di tensione locale, dolore, sensazione simil-pruriginosa o impotenza funzionale, piuttosto che a vero e proprio prurito. L'edema delle estremità nel bambino può associarsi ad acrocianosi. Si ritiene che la comparsa di angioedema coinvolga oltre la metà dei pazienti con sindrome orticaria-angioedema e, pur potendo insorgere in maniera isolata (in circa il 10% dei casi), si associa molto più frequentemente ai pomfi. La sindrome orticaria-angioedema include potenzialmente una varietà di sintomi sistemici in dipendenza dell'intensità e della localizzazione del processo infiammatorio. Il coinvolgimento delle mucose delle prime vie aeree può causare la comparsa di raucedine e sintomi respiratori, quello delle mucose del tratto gastrointestinale e crampi addominali, quello della glottide può portare ad asfissia. Altro quadro grave è rappresentato dallo shock anafilattico legato a collasso cardiocircolatorio.

Un primo approccio classificativo dell'orticaria è basato sul criterio evolutivo che consente di distinguere l'orticaria in acuta se dura da meno di sei settimane e in cronica quando continua oltre tale limite. In genere, il decorso cronico con sintomi spontanei, in assenza di correlazione con stimoli fisico-ambientali, caratterizza delle forme in cui è molto più difficoltosa la formulazione di una diagnosi eziologica, per

G.A. Vena (✉)
Unità di Dermatologia e Venereologia
Dipartimento di Scienze Biomediche e Oncologia Umana
Università degli Studi "Aldo Moro" di Bari
e-mail: g.vena@dermatologia.uniba.it

Tabella 20.1 Classificazione dell'orticaria secondo le linee guida EAACI/GAALEN/EDF/WAO e indagini/procedure consigliate

Gruppo	Sottotipi	Indagini e procedure consigliate
Orticaria spontanea	Orticaria acuta	In base all'anamnesi
	Orticaria cronica	Esame emocromocitometrico completo, VES, PCR, astensione dall'uso di farmaci sospetti (per es., FANS) Eventuali altri esami, in base al sospetto clinico: ricerca di foci infettivi, test allergologici, autoanticorpi, ormoni tiroidei, test per orticaria fisica, dieta oligoallergenica, triptasi, biopsia
Orticaria fisica	Orticaria da freddo	Test con cubetto di ghiaccio (con acqua fredda o vento freddo) Eventuali altri esami: esame emocromocitometrico completo, VES, PCR, crioproteine, ricerca di foci infettivi
	Orticaria ritardata da pressione	Test con stimolo pressorio (0,2-0,4 kg/cm^2 per 10-20 min)
	Orticaria da caldo localizzata	Test con acqua calda
	Orticaria solare	Fototest con UV e luce visibile a diverse lunghezze d'onda Esclusione di altre condizioni associate a fotosensibilità
	Orticaria dermografica	Elicitazione del dermografismo con oggetto idoneo alla produzione standardizzata dello stimolo frizionale Eventuali altri esami: esame emocromocitometrico completo, VES, PCR
	Orticaria/angioedema da vibrazione	Apposizione di un vibratore elettrico o del corpo di un comune mixer da cucina sull'avambraccio per 5 min
Altre forme	Orticaria acquagenica	Impacchi con garze imbevute di acqua di rubinetto o distillata a 35-36 °C per 30 min
	Orticaria colinergica	Esercizio fisico o bagno in acqua calda (40-41 °C per 10-15 min)
	Orticaria da contatto	Open test, patch test, scratch test, prick test, test intradermici, test d'uso, ricerca IgE specifiche
	Orticaria/anafilassi da sforzo	Esercizio fisico Prick test e ricerca IgE specifiche (nelle forme dipendenti da alimenti specifici)

Da*:* Zuberbier et al. (2009a), adattata e modificata.
FANS, farmaci antinfiammatori non steroidei; *PCR*, proteina C reattiva; *VES*, velocità di eritrosedimentazione.

cui nella maggior parte dei casi si parla di forme apparentemente "idiopatiche". La classificazione dell'orticaria proposta dalle recenti linee guida internazionali sull'orticaria (EAACI/GAALEN/EDF/WAO) è riportata nella Tabella 20.1, che riassume anche le indagini consigliate per ciascuna forma clinica (Zuberbier et al., 2009a). Sempre secondo tali linee guida, l'orticaria vasculitica non deve essere più considerata una variante di orticaria, ma è a tutti gli effetti una vasculite normo- o ipocomplementemica, contraddistinta dal reperto istologico di leucocitoclasia e dalla possibilità di un interessamento multisistemico. Altre forme incluse nel capitolo dell'orticaria per motivi storici, ma che sono entità a sé stanti, sono l'orticaria pigmentosa, l'orticaria papulosa e l'orticaria da freddo familiare. Quest'ultima è inclusa nel gruppo delle sindromi autoinfiammatorie ereditarie, dette anche febbri periodiche familiari. Un'altra condizione che va tenuta distinta è l'angioedema non istamino-mediato, come quello da deficit ereditario o acquisito di C1-INH.

Non sono disponibili informazioni precise sul decorso dell'orticaria infantile, ma alcune recenti osservazioni suggeriscono che in circa la metà dei bambini si assiste alla risoluzione dei sintomi entro 5 anni dall'esordio e che le bambine con più di 10 anni di età presentano una prognosi meno favorevole (Sahiner et al., 2011).

20.2 Epidemiologia e correlazione con atopia

L'orticaria è una malattia piuttosto frequente, sebbene sia difficile tracciare delle stime precise sulla sua reale incidenza. Gli episodi di orticaria acuta, isolati o recidivanti, sono molto più frequenti delle forme croniche e fisiche, soprattutto nel bambino. La prevalenza di orticaria cronica infantile tende ad aumentare progressivamente nell'arco dell'adolescenza.

I dati epidemiologici cumulativi riguardanti l'orticaria infantile sono piuttosto scarsi. Si ritiene che la sua frequenza sia compresa tra il 2,1 e il 6,7%, senza predilezione di sesso, e sia inferiore nei bambini al di sotto dei 5 anni.

L'orticaria è spesso considerata un disordine atopico, sebbene questa affermazione non risulti supportata da dati precisi o da correlazioni clinico-patogenetiche (Henz et al., 1998; Cassano e D'Argento, 1999). Alla luce delle attuali acquisizioni, l'atopia potrebbe rappresentare un reale fattore di rischio almeno per alcune particolari varianti, come, ad esempio, l'orticaria acuta di natura alimentare, l'orticaria da contatto immuno-mediata, la sindrome allergica orale e le reazioni di intolleranza a farmaci antinfiammatori non steroidei. Una possibile associazione con la diatesi atopica è stata riscontrata anche per il dermografismo sintomatico, l'anafilassi da sforzo, l'orticaria colinergica e l'orticaria da caldo localizzata. Per altre forme di orticaria i dati sono insufficienti per asserire un rapporto diretto con l'atopia o la dermatite atopica. L'associazione tra orticaria e atopia nel bambino è ancora dibattuta e controversa. Una storia personale di atopia sembra essere comunque più frequente nell'orticaria acuta rispetto a quella cronica e, in particolare, la diatesi atopica può incidere sul rischio di sviluppo di reazioni anafilattiche.

20.3 Eziopatogenesi

L'orticaria è una malattia molto complessa ed eterogenea, considerando la molteplicità dei possibili fattori eziopatogenetici, la difficoltà di individuazione degli agenti causali o scatenanti e la tuttora incompleta conoscenza dei meccanismi operanti nella dermatosi. Infatti, i ben noti meccanismi di ipersensibilità immediata, legati allo sviluppo di IgE specifiche contro un determinato allergene, rendono in realtà conto soltanto di una minoranza di casi di orticaria, per lo più acuta. Nella gran parte dei casi, invece, i processi patogenetici coinvolti sono di natura diversa e spesso non ben definibile. Nel determinismo della reazione, giocano un ruolo di primo piano l'attivazione e degranulazione di mastociti e basofili, che possono essere indotte da diversi meccanismi immunologici e non (Tabella 20.2), con conse-

Tabella 20.2 Meccanismi coinvolti nell'attivazione di mastociti e basofili e principali esempi

Meccanismi immunologici
– Ipersensibilità di tipo I o immediata (mediata da IgE o anche IgG4). Esempi: orticaria allergica da farmaci, alimenti o veleno di imenotteri, orticaria da contatto immunologica – Ipersensibilità di tipo III (mediata da immunocomplessi e con formazione di anafilotossine C3a e C5a). Esempi: forme di orticaria (anche vasculitiche o simil-vasculitiche) da virus epatitici, farmaci o emoderivati – Autoimmunità (mediata da autoanticorpi anti-Fcε RIα, controverso il ruolo di autoanticorpi anti-IgE)
Meccanismi extra-immunologici
– Attivazione diretta dei mastociti cutanei o attività mastocitolitica diretta. Esempi: enzimi proteolitici; composti ad alto peso molecolare; peptidi attivi; farmaci (clortetraciclina, polimixina B, codeina, curaro, tubocurarina, amfetamine, atropina); alimenti ricchi di tiramina (formaggi fermentati, cioccolata, vino, fegato di volatili ecc.); altri alimenti istamino-liberatori (crostacei, mitili, fragole, agrumi ecc.) – Attivazione diretta del complemento. Esempi: fattori infettivi, mezzi di contrasto iodati – Alterazione del metabolismo dell'acido arachidonico (inibizione della cicloossigenasi con iperproduzione dei leucotrieni). Esempi: aspirina e farmaci antinfiammatori non steroidei

guente liberazione di istamina e di numerosi altri mediatori.

L'orticaria può essere inoltre influenzata da fattori endocrini e psichici e da tutte le condizioni che agiscono in qualche modo sul tono vascolare (alcol, sforzo fisico, febbre).

Nell'ultima decade è stato individuato un ulteriore meccanismo patogenetico operante in alcuni casi di orticaria cronica, legato alla presenza di autoanticorpi funzionali diretti contro il recettore ad alta affinità per le IgE (Greaves, 2000; Zuberbier et al., 2009a). Le tecniche diagnostiche relative all'orticaria cronica autoimmune sono ancora poco standardizzate. Il test intradermico con siero autologo è in realtà soltanto un test di screening, indicativo della natura cosiddetta "autoreattiva" dell'orticaria, ovvero della presenza di sostanze circolanti capaci di indurre istamino-liberazione, non necessariamente di natura autoanticorpale. Recenti studi hanno dimostrato che il test con siero autologo risulta positivo in un'alta percentuale di casi di orticaria cronica infantile (38-47%).

La possibilità di individuare l'agente eziologico nell'orticaria infantile varia dal 21 all'83%, a seconda delle diverse casistiche (Boguniewicz, 2005; Jirapongsananuruk et al., 2010; Sackesen et al., 2004; Volonakis et al., 1992). Questa variabilità è verosimilmente legata all'eterogeneità nei criteri utilizzati per la selezione dei pazienti, per l'identificazione della causa e per l'attribuzione della sua rilevanza clinica. Alcuni studi epidemiologici retrospettivi in bambini affetti da orticaria indicano che i fattori fisici sono i più comuni responsabili di orticaria cronica, mentre le infezioni lo sono per quella acuta. Pur nella difficoltà di identificazione di una causa nell'orticaria cronica, alcuni autori ritengono che la percentuale dei casi con una causa riconoscibile sia più alta tra i pazienti pediatrici rispetto agli adulti. Come succede nell'adulto, una diagnosi eziologica risulta più agevole nelle forme acute. In uno studio prospettico condotto su 57 bambini con orticaria acuta di età compresa tra 1 e 36 mesi si è evidenziato un fattore causale nel 91% dei casi (nell'81% infezioni, per lo più virali, associate o meno ad assunzione di farmaci, e nel 10% ad alimenti) (Mortureux et al., 1998). Da una recente analisi retrospettiva è emerso che le infezioni respiratorie rappresentano i fattori scatenanti più frequentemente coinvolti nell'orticaria acuta del bambino (Konstantinou et al., 2011). Gli stessi autori hanno rilevato una fluttuazione stagionale degli episodi di orticaria acuta, in correlazione all'andamento delle infezioni respiratorie virali.

20.3.1 Principali fattori eziologici

Numerosi fattori causali o scatenanti possono essere coinvolti nel determinismo della malattia (Allen et al., 2006; Cassano e D'Argento, 1999; Sackesen et al., 2004; Sullivan, 1999; Volonakis et al., 1992).

Secondo alcune casistiche, gli *alimenti* rappresentano il fattore causale di orticaria acuta nel 15% dei bambini di età compresa tra 6 mesi e 6 anni. Numerosi alimenti o additivi alimentari sono in grado di provocare orticaria-angioedema, di solito in forma acuta e ricorrente, manifestazioni a livello gastrointestinale e anafilassi. Le reazioni avverse ad alimenti possono essere allergiche o pseudoallergiche. Nell'orticaria allergica alimentare infantile, gli alimenti in causa variano notevolmente in base all'età: ad esempio, fino ai due anni il latte vaccino è l'alimento maggiormente incriminato, mentre con il progredire degli anni assumono più importanza la frutta secca, le uova, il pesce, il frumento, la soia, le arachidi e altri legumi. Queste stesse sostanze possono essere mascherate in alcuni preparati industriali o nell'attività di ristorazione o in ambito domestico, mettendo a repentaglio la vita di pazienti allergici ignari della presenza di tali allergeni occulti. Altri alimenti agiscono attraverso modalità extra-immunologiche, esibendo, ad esempio, proprietà mastocitolitiche dirette: crostacei, mitili, fragole, agrumi, oppure sostanze contenenti tiramina (formaggi fermentati, vino, cioccolata). Provocano reazioni pseudoallergiche anche gli additivi alimentari; quelli più spesso in causa sono i coloranti artificiali, i derivati dell'acido benzoico, la vanillina, i salicilati e i solfiti. Gli alimenti sono anche implicati nella sindrome allergica orale che è causata da frutta e ortaggi in soggetti sensibilizzati a pollini a causa della reattività crociata tra pollini e alimenti di origine vegetale; esiste anche una possibile reazione crociata tra latice e alcuni frutti (Warshaw, 1998) (Tabella 20.3).

Tabella 20.3 Sensibilizzazione crociata tra aeroallergeni e alimenti: esempi paradigmatici

Betulla (*birch pollen syndrome*)
– *Alimenti cross-reagenti*: carota, mela, mandorla, ciliegia, finocchio, frumento, noce, nocciola, pesca, pesca-noce, pera, prugna, patata, sedano – *Altri (meno frequenti)*: albicocca, coriandolo, kiwi, pastinaca, pepe, pomodoro, prezzemolo, prugna secca, semi di soia
Latice (*latex fruit syndrome*)
– *Alimenti cross-reagenti*: avocado, banana, castagna, kiwi, patata, pomodoro, crostacei – *Altri (meno frequenti)*: albicocca, ananas, arachide, barbabietola, carota, ciliegia, cocco, fico, fragola, frutto della passione, litchi, mango, mandorla, mela, melone, nespola del Giappone, nocciola, origano, papaya, pepe, pera, pesca, pesce, spinacio, uva

Nei soggetti sensibilizzati, il legame dell'allergene alimentare alle IgE specifiche presenti sui mastociti della mucosa orale scatena una reazione immediata (entro 30 minuti), caratterizzata da prurito e angioedema a livello di labbra, lingua, palato e faringe, di solito localizzata, ma talvolta estesa anche ad altri apparati. In quest'ultima circostanza, la sintomatologia relativa include asma, algie addominali, vomito, edema della glottide, fino allo shock anafilattico. Sono state anche segnalate cross-reazioni tra aeroallergeni e alimenti di origine animale, come quella esistente tra acari della polvere e crostacei o lumache.

Alcuni *farmaci* possono dar luogo a reazioni IgE-mediate, altri provocano risposte di ipersensibilità di tipo III, e altri ancora determinano un'attivazione diretta, non immune, dei sistemi effettori della reazione orticariosa. La molecola più spesso incriminata nelle forme allergiche è la penicillina; l'orticaria da penicillina può raramente assumere andamento cronico, in virtù della possibile presenza del farmaco in maniera occulta nel latte o in prodotti caseari. L'acido acetilsalicilico è invece la sostanza che più spesso induce orticaria pseudoallergica, e può anche esacerbare i sintomi di una forma cronica. In questo caso, a differenza di quanto accade nelle forme allergiche, non è necessaria una precedente esposizione alla sostanza e l'insorgenza della reazione si può avere in un tempo variabile da alcuni minuti fino a 24 ore dopo l'assunzione. Non bisogna inoltre dimenticare che i salicilati possono essere contenuti naturalmente in alcuni alimenti e, in qualità di additivi, in insaccati, salse, latte e suoi derivati, e che talora pazienti intolleranti all'aspirina reagiscono anche ad alcuni additivi. Anche i vaccini, seppur raramente, possono provocare reazioni allergiche o pseudoallergiche nei confronti di varie sostanze in essi contenute: tracce di antibiotici, antigeni microbici, gelatina, uovo e derivati, eccipienti.

Pur essendo in grado di provocare orticaria cronica, le *infezioni* rappresentano la causa più frequente di orticaria acuta nel bambino, soprattutto quelle a carico delle prime vie respiratorie e gastrointestinali, di origine virale e batterica. Altri autori hanno documentato la possibilità di associazione di orticaria infantile con infezioni del tratto urinario (soprattutto da *Escherichia coli*), infezioni da *Chlamydia pneumoniae*, *Helicobacter pylori*, cytomegalovirus, virus di Epstein-Barr e *Mycoplasma pneumoniae*. L'infezione dovuta a quest'ultimo è stata recentemente riscontrata in ben un terzo di bambini ospedalizzati per orticaria acuta refrattaria a terapia antistaminica a Taiwan (Wu et al., 2009). Gli agenti infettivi, virali o batterici, possono avere un ruolo importante in alcune forme di orticaria fisica, come quella dermografica e l'orticaria da freddo. Le infestazioni da parassiti sono una causa meno frequente di orticaria, per lo meno nei Paesi occidentali. Sono stati segnalati episodi di orticaria anche in concomitanza di epatite virale. Nella pratica clinica è comunque piuttosto problematico valutare la rilevanza clinica dei foci infettivi subclinici o delle infezioni acute, nelle quali sussiste spesso l'assunzione concomitante di farmaci.

La *puntura di imenotteri* induce la comparsa di lesioni pomfoidi locali o diffuse. In soggetti allergici può scatenare un'orticaria acuta con sintomi sistemici più o meno gravi fino a giungere allo shock anafilattico. È stata anche osservata la comparsa di orticaria, angioedema, febbre e artralgia in seguito a ripetute punture d'insetto. Gli antigeni presenti nel veleno di differenti insetti possono cross-reagire tra loro. La terapia desensibilizzante si attua con una soluzione opportunamente diluita contenente l'antigene, ma, prima di eseguirla, va valutato attentamente il rapporto rischio/beneficio.

L'orticaria da *inalanti* (pollini, acari, derivati epidermici degli animali, muffe, antigeni alimentari o chimici come il latice) è molto rara; si presenta generalmente in soggetti atopici, spesso associata a rinite e asma.

20.3.2 Associazioni con malattie sistemiche

Talvolta, l'orticaria, per lo più cronica e/o vasculitica, può rappresentare l'epifenomeno di patologie di vario tipo, soprattutto di natura infettiva o di tipo autoimmunitario, come ad esempio la tiroidite autoimmune. Un'associazione peculiare nel bambino è quella con la malattia di Still. La sindrome CINCA (*chronic infantile neurological cutaneous and articular*), conosciuta anche con l'acronimo di NOMID (*neonatal onset multisystemic disease*) è una malattia rara, talora familiare, caratterizzata da un rash orticarioide a esordio precoce, artralgie, deformità ossee, dismorfismo facciale, febbre, linfoadenopatia e disturbi neurologici (sordità progressiva e alterazione del visus). La sindrome CINCA è una malattia autoinfiammatoria causata da un'alterazione del gene codificante la proteina criopirina, come anche la sindrome di Muckle-Wells e l'orticaria da freddo familiare. Sono malattie a trasmissione autosomica dominante, che causano amiloidosi e sono contraddistinte da un rash orticarioide piuttosto che da una vera e propria orticaria.

20.4 Diagnosi

La diagnosi clinica dell'orticaria è assolutamente agevole e non necessita solitamente di particolare esperienza. In caso di pomfi persistenti per più di 24 ore e infiltrati, che lasciano esiti ipercromici o purpurici, va esclusa la possibilità di un'orticaria vasculitica, contraddistinta dai tipici reperti istologici di una vasculite leucocitoclastica. In queste situazioni può pertanto rendersi necessario un prelievo bioptico per confermare il sospetto clinico. L'eziologia dell'orticaria vasculitica è sconosciuta nella maggior parte dei casi. Si può associare a connettivopatie, malattia da siero, crioglobulinemia, malattie linfoproliferative, neoplasie o a infezioni croniche, spesso virali; più raramente sono in causa farmaci. Se presenti lesioni purpuriche palpabili o emorragiche va inoltre posta diagnosi differenziale con l'edema emorragico del neonato, la porpora di Shönlein-Henoch e altre vasculiti. L'angioedema ereditario va considerato in diagnosi differenziale qualora sia presente angioedema isolato, in assenza di lesioni cutanee. Nell'angioedema ereditario, l'edema si localizza preferibilmente al volto, alle mani e ai piedi, talvolta con interessamento mucoso e algie addominali. La sintomatologia viene scatenata da traumi, interventi chirurgici e assunzione di alcuni farmaci.

La diagnosi eziologica dell'orticaria è molto complessa (Allen et al., 2006; Cassano e D'Argento, 1999; Demoly e Bousquet, 2002; Zuberbier et al., 2009a). Il primo passo per porre una diagnosi eziologica è un'attenta anamnesi. Se questa non risulta dirimente si rende necessaria una serie di indagini *in vivo* e *in vitro*. Il prick test e la ricerca di IgE sieriche specifiche verso allergeni confermano la patogenesi allergica IgE-mediata. La loro positività deve però assolutamente correlare con la clinica per definirsi rilevante. Ciò si estende anche all'orticaria alimentare in cui si può correre il rischio di inutili e pericolose restrizioni dietetiche se si perde di vista la rilevanza clinica. La rilevanza va ancora più attentamente valutata nei piccoli atopici, tenuto conto del frequente riscontro di reazioni positive ai test cutanei o di presenza di IgE specifiche nei confronti di vari allergeni. Il prick test è un test semplice, poco costoso e utile perché fornisce risultati in maniera immediata e può essere eseguito a qualsiasi età. Un test cutaneo positivo ha un valore predittivo relativamente positivo, ma un alto valore predittivo negativo. Il test con l'alimento fresco (*prick-by-prick)* ha un'affidabilità maggiore rispetto al test con l'estratto commerciale. La determinazione delle IgE specifiche è un esame di secondo livello, anche perché molto più costoso dei test cutanei, ma presenta alcuni importanti vantaggi, come ad esempio la maggiore gamma di allergeni disponibili e la possibilità di esecuzione durante la terapia antistaminica. Le diete diagnostiche possono essere utilizzate nelle forme croniche, con sintomi continui. Anche per questa modalità è necessario utilizzare particolare cautela in una fase così delicata come quella evolutiva, limitandone il ricorso, soltanto se necessario, a casi selezionati e mantenendo sempre un giusto equilibrio nutrizionale. La responsabilità di un alimento sospetto potrà essere confermata dal test di provocazione orale in doppio cieco controllato nei confronti del placebo, che rappresenta il *gold standard*. Questo test è essenziale anche per la diagnosi di intolleranza agli additivi alimentari.

La diagnostica allergologica *in vivo* e *in vitro* in campo farmacologico è un problema piuttosto complesso ed è disponibile solo per un numero limitato di farmaci, che provocano reazioni IgE-mediate e che si comportano come antigeni completi. I rischi di gravi reazioni limitano notevolmente il ricorso ai test cutanei o al test di provocazione orale con il farmaco in causa, per cui si effettuano nei casi in cui siano ritenuti indispensabili, in ambiente equipaggiato in maniera idonea per far fronte a eventuali situazioni d'emergenza. Nei restanti casi, il *challenge* orale si effettua con farmaci alternativi. Anche per quanto riguarda le cutireazioni è raccomandabile agire con estrema prudenza, soprattutto se l'anamnesi è positiva per il farmaco da testare, eseguendo preliminarmente l'*open test* con aptene non diluito e poi lo *scratch test* con aptene diluito. In caso di negatività, si può continuare con il prick test a diluizioni scalari e, se quest'ultimo è negativo, con le intradermoreazioni, anch'esse a diluizioni scalari. Il grado di sensibilità e il valore predittivo dei test cutanei variano, a seconda del farmaco, da eccellenti (penicilline, miorilassanti, sieri eterologhi, enzimi) a soddisfacenti (vaccini, ormoni, protamina, oppiacei, tiopental) fino a scarsi/ignoti (anestetici locali, paracetamolo, sulfamidici, mezzi di contrasto iodati, chinolonici, farmaci antinfiammatori non steroidei, cefalosporine e altri antimicrobici).

Nei pazienti con orticaria cronica l'iter diagnostico può risultare molto più indaginoso e complesso. Gli esami andranno eseguiti in modo mirato in base ai rilievi anamnestici e alla valutazione clinica. Nella Tabella 20.1 sono riportati gli esami raccomandati di prima istanza nelle principali forme di orticaria dalle linee guida internazionali (Zuberbier et al., 2009a).

20.5 Terapia

La terapia razionale dell'orticaria prevede l'eliminazione della *noxa* causale nelle forme a eziologia nota. Nelle forme persistenti in cui non è possibile evidenziare la causa, si deve ridurre il più possibile l'esposizione a fattori scatenanti aspecifici e se si sospetta un'eziologia alimentare si può consigliare di eseguire una dieta ipoallergenica equilibrata. Per il controllo dei sintomi il trattamento di prima scelta è rappresentato dagli antistaminici. In generale, oggi si preferisce utilizzare i farmaci di nuova generazione in virtù del loro migliore profilo di sicurezza, come anche ribadito dalle linee guida che considerano questi farmaci la terapia di prima scelta dell'orticaria (Zuberbier et al., 2009b). Tutti gli antistaminici anti-H1 registrati in Italia sono indicati per l'uso dai 12 anni in poi; quelli indicati al di sotto dei 12 anni sono elencati nella Tabella 20.4. L'uso di molecole di vecchia generazione può essere riservato soltanto a casi selezionati. In forme refrattarie alla terapia con antistaminici di nuova generazione a dose standard, in assenza di evidenze definitive, può essere preso in considerazione l'uso di dosi più alte degli stessi antistaminici (ad esempio, il doppio rispetto al dosaggio comunemente raccomandato).

In caso di sintomi sistemici particolarmente gravi si può ricorrere alla terapia con corticosteroidi sistemici per un breve periodo; peraltro, essi non trovano indicazione in forme non complicate, considerando la tossicità e il rischio di *rebound* sintomatologico dopo sospensione e anche la frequente associazione tra orticaria e infezioni. Nell'anafilassi grave, la terapia d'elezione è l'adrenalina diluita 1:1000 per via intramuscolare alla dose di 0,01 ml/kg. L'adrenalina per via inalatoria

Tabella 20.4 Antistaminici anti-H1 approvati in Italia per l'uso nei bambini con meno di 12 anni di età

Principio attivo	Dosaggio
Vecchia generazione	
Ciproeptadina cloridrato	2-6 anni: 2 mg due o tre volte al dì all'inizio; adattamento successivo in base a risposta e taglia (non superando 12 mg al dì) 7-14 anni: 4 mg due o tre volte al dì all'inizio; adattamento successivo in base a risposta e taglia (non superando 16 mg al dì)
Dimetindene maleato	≥ 1 mese: circa 0,1 mg/kg al dì
Ketotifene fumarato	6 mesi-3 anni: 0,05 mg/kg due volte al dì > 3 anni: 1 mg due volte al dì
Oxatomide	0,5 mg/kg per assunzione, due volte al dì 15-35 kg: 15 mg due volte al dì; > 35 kg: 30 mg due volte al dì
Nuova generazione	
Cetirizina	1-2 anni: 2,5 mg due volte al dì 2-6 anni: 2,5 mg due volte al dì oppure 5 mg al dì in unica somministrazione 6-12 anni, ≤ 30 kg: 5 mg al dì in unica somministrazione 6-12 anni, > 30 kg: 10 mg al dì in unica somministrazione o in due dosi refratte
Desloratadina	1-5 anni: 1,25 mg al dì 6-11 anni: 2,5 mg al dì
Levocetirizina	2-6 anni: 1,25 mg due volte al dì 6-12 anni: 5 mg al dì
Loratadina	2-12 anni ≤ 30 kg: 5 mg una volta al dì > 30 kg: 10 mg al dì

può controllare l'edema mucoso, ma non ha effetti sistemici.

Data la rarità delle forme croniche severe, non sono di solito necessari presidi terapeutici alternativi, come accade di contro più spesso per l'adulto.

20.6 Orticarie fisiche

Le orticarie fisiche generalmente esordiscono in giovane età, anche se nei bambini molto piccoli sono difficilmente riscontrabili (Cassano e D'Argento, 1999; Henz et al., 1998). Spesso sono associate tra loro più forme di orticaria fisica, oppure si manifestano assieme a orticaria cronica spontanea. Le manifestazioni vengono regolarmente riprodotte da stimoli fisici specifici e sono limitate alla zona esposta allo stimolo. Hanno abitualmente un decorso cronico, ricorrente o intermittente. Il tempo di latenza tra applicazione dello stimolo e comparsa delle lesioni risulta variabile, in genere breve, tranne nell'orticaria da pressione. I singoli episodi possono essere seguiti da un periodo refrattario e, ad eccezione di quelli dell'orticaria ritardata da pressione, hanno una durata di circa 30-60 minuti. Le indagini diagnostiche sono di facile esecuzione tranne che nella forma solare (vedi Tabella 20.1).

L'*orticaria dermografica* è la forma più frequente nei bambini. È caratterizzata da pomfi pruriginosi, spesso lineari, che insorgono nelle sedi cutanee sottoposte a frizione e lieve pressione, incluso il grattamento; si localizzano per lo più a livello degli arti e del tronco immediatamente dopo lo stimolo e hanno una breve durata; generalmente non si hanno sintomi extracutanei. Il dermografismo sintomatico può manifestarsi in concomitanza di assunzione di particolari farmaci e di varie condizioni patologiche (distiroidismo, mastocitosi, parassitosi, sindrome ipereosinofila, dermatite allergica da contatto, infezioni, fenilchetonuria).

L'*orticaria da freddo acquisita* può essere idiopatica o secondaria a infezioni, criopatie o altre condizioni, mentre l'orticaria solare può associarsi a lupus eritematoso o a protoporfiria eritropoietica.

Gran parte delle forme di orticaria fisica può essere controllata in maniera variabile con antistaminici. L'orticaria da pressione è invece meno sensibile agli antistaminici, mentre risponde in genere ai corticosteroidi orali. Per il dermografismo è proponibile l'impiego di terapia con UVB. L'induzione della tolleranza può essere tentata in alcuni forme (solare, da caldo localizzata, vibratoria, da freddo acquisita idiopatica). Gli antibiotici orali (penicillina, tetracicline) si sono dimostrati utili in alcuni casi di orticaria da freddo.

20.7 Altre forme di orticaria

L'*orticaria colinergica* predilige gli adolescenti e giovani adulti. È un'orticaria riflessa indotta dall'aumento della temperatura corporea legata a esercizio fisico, sudorazione, stress emotivi, ingestione di cibi caldi e, soprattutto nel bambino, iperpiressia. Il quadro clinico tipico è caratterizzato da piccoli pomfi molto pruriginosi localizzati agli arti superiori, al tronco e alle cosce a insorgenza immediata e di breve durata; si può talora instaurare un periodo refrattario che può durare fino ad alcuni giorni. È possibile una sintomatologia sistemica con cefalea, nausea o vertigini. La recente associazione tra orticaria colinergica e anidrosi/ipoidrosi acquisita idiopatica suggerirebbe il ruolo fisiopatologico delle ghiandole sudoripare.

L'*orticaria/anafilassi da sforzo* viene distinta in due entità cliniche: una forma indipendente dall'assunzione di alimenti e un'altra, molto più frequente, dipendente da alimenti. In quest'ultimo caso, la correlazione con gli alimenti può essere specifica o non specifica. Si manifesta dopo circa 5-30 minuti dallo sforzo fisico, spesso in seguito ad assunzione di cibo, e dura da 1 a 3 ore. La liberazione di istamina è il momento patogenetico fondamentale; essa può essere innescata dall'esercizio fisico mediante vari possibili meccanismi. Nelle forme indotte da alimenti specifici, è fondamentale il ruolo di reazioni IgE-mediate. Tra gli alimenti più frequentemente implicati spicca il frumento; recentemente si è dimostrato che l'allergene implicato è la gliadina omega-5. Nelle forme dipendenti dagli alimenti si raccomanda di evitare l'esercizio fisico per almeno 3-4 ore dopo il pasto.

L'*orticaria acquagenica* è una forma estremamente rara, talvolta familiare, che si manifesta con piccoli pomfi a disposizione perifollicolare in seguito al contatto della cute con acqua, a prescindere dalle sue caratteristiche chimico-fisiche; il periodo di latenza è di circa 30 minuti e le lesioni sono di breve durata.

L'*orticaria da contatto* insorge nella sede del contatto con sostanze chimiche presenti in farmaci, alimenti, cosmetici, bevande, pollini. Sul piano fisiopatologico si distinguono tre meccanismi:

1. non immunologico, con degranulazione mastocitaria aspecifica causata da agenti vari come piante (ortica), animali (celenterati) e sostanze chimiche (formalina, acido sorbico);
2. IgE-mediato, che richiede una precedente sensibilizzazione nei confronti dell'antigene;
3. incerto (in alcune forme si associano elementi evocatori di fenomeni immunologici e non).

Solitamente le manifestazioni si limitano alla sede del contatto; quando l'orticaria si generalizza, cosa che può accadere per le forme IgE-mediate nel caso di particelle volatili come il latice, deve essere temuta l'insorgenza di broncospasmo e di anafilassi. La forma più frequente nel bambino è l'orticaria da contatto con alimenti, che predilige i soggetti atopici, localizzata prevalentemente in regione periorale associata talora ad angioedema labiale; presenta un meccanismo patogenetico IgE-mediato. Non bisogna dimenticare la possibilità di reazioni crociate tra sostanze che condividono caratteristiche di antigenicità, per esempio il latice e alcuni frutti (vedi Tabella 20.3). Nell'allergia al latice sono considerati importanti fattori di rischio l'atopia e la frequente esposizione all'antigene per motivi professionali o extra-professionali (numero elevato di interventi chirurgici, come accade nei bambini con spina bifida) (Cassano e D'Argento, 1999; Henz et al., 1998; Zuberbier et al., 2009).

Letture consigliate

Allen KJ, Hill DJ, Heine RG (2006) Food allergy in childhood. MJA 185:394-400

Amin S, Tanglertsampan C, Maibach HI (1997) Contact urticaria syndrome. Am J Contact Dermatitis 8:15-19

Boguniewicz M (2005) Chronic urticaria in children. Allergy Asthma Proc 26:13-17

Cassano N, D'Argento V (1999) Orticaria. In: Angelini G, Vena GA (eds) Dermatologia professionale e ambientale, vol. 3. ISED, Brescia, pp 875-914

Demoly P, Bousquet J (2002) Drug allergy diagnosis work up. Allergy 57(Suppl 72):37-40

Greaves MW (2000) Chronic urticaria in childhood. Allergy 55:309-320

Henz BM, Zuberbier T, Grabbe J et al (eds) (1998) Urticaria. Springer-Verlag, Berlin

Jirapongsananuruk O, Pongpreuksa S, Sangacharoenkit P et al (2010) Identification of the etiologies of chronic urticaria in children: a prospective study of 94 patients. Pediatr Allergy Immunol 21:508-514

Konstantinou GN, Papadopoulos NG, Tavladaki T et al (2011) Childhood acute urticaria in northern and southern Europe shows a similar epidemiological pattern and significant meteorological influences. Pediatr Allergy Immunol 22:36-42

Mortureux P, Leaute-Labreze C, Legrain-Lifermann V et al (1998) Acute urticaria in infancy and early childhood: a prospective study. Arch Dermatol 134:319-323

Patrizi A, Trestini D, Neri I (2001) Orticaria infantile. In: Lotti TM (ed) L'orticaria. Nuovi concetti e nuove terapie. UTET Periodici, Milano, pp 85-90

Sackesen C, Sekerel BE, Orhan F et al (2004) The etiology of different forms of urticaria in childhood. Pediatr Dermatol 21:102-108

Sahiner UM, Civelek E, Tuncer A et al (2011) Chronic urticaria: etiology and natural course in children. Int Arch Allergy Immunol 156:224-230

Sullivan PB (1999) Food allergy and food intolerance in childhood. Indian J Pediatr 66 (1 Suppl): S37-S45

Volonakis M, Katsarou-Katsari A, Stratigos J (1992) Etiologic factors in childhood chronic urticaria. Ann Allergy 69:61-65

Warshaw EM (1998) Latex allergy. J Am Acad Dermatol 39:1-26

Wu CC, Kuo HC, Yu HR et al (2009) Association of acute urticaria with *Mycoplasma pneumoniae* infection in hospitalized children. Ann Allergy Asthma Immunol 103:134-139

Zuberbier T, Asero R, Bindslev-Jensen C et al (2009a) EAACI/GA(2)LEN/EDF/WAO guideline: definition, classification and diagnosis of urticaria. Allergy 64:1417-1426

Zuberbier T, Asero R, Bindslev-Jensen C et al (2009b) EAACI/GA(2)LEN/EDF/WAO guideline: management of urticaria. Allergy 64:1427-1443

21 Allergia al latice

Rossano Valsecchi, Paolo Leghissa, Claudia Bancone

21.1 Introduzione

Il latice è un liquido lattiginoso che si ottiene dall'*Hevea brasiliensis*, albero molto diffuso in Malesia, Indonesia e Thailandia. Importato dai primi esploratori dall'America Centrale nel XV secolo, l'*Hevea brasiliensis* divenne un prodotto industriale alla fine del XVIII secolo. L'uso del latice nell'Antica Mesoamerica è documentato sin dal 1600 a.C.. Gli articoli in gomma naturale più antichi provengono da Veracruz (Messico) e consistono in dodici palloni di gomma (Hosler et al., 1999). Il primo paio di guanti in gomma a uso chirurgico fu prodotto nel 1890 dalla Goodyear Rubber Company la quale, nel 1839, aveva scoperto la "vulcanizzazione", un processo che utilizza lo zolfo per stabilizzare e rendere più efficaci le proprietà elastiche della gomma naturale (Ownby, 2002). Costituenti essenziali del latice sono:

- le particelle di gomma (goccioline sferiche di catene di cis-1,4 poliisoprene avvolte in uno strato di fosfolipoproteine). Nel 1989 furono identificate e sequenziate due proteine importanti per la sintesi del cis-1,4 poliisoprene: la preniltransferasi (38 KDa) che catalizza la sommazione delle unità di isoprene, e il *rubber elongation factor* (14,6 KDa), cofattore necessario per l'attività della cis-preniltransferasi;
- i corpi lutoidi (importanti per la coagulazione del latice e costituenti il 20-25% del volume): l'heveina (4,7 KDa) e la preheveina (20 KDa) sono le proteine maggiori dei corpi lutoidi;
- le particelle di Frey Wyssling (rappresentano il 3% circa del volume del latice) il cui ruolo non è stato ancora del tutto chiarito;
- il citosol costituito da carboidrati, acidi organici, aminoacidi e proteine importanti per la sintesi dell'isoprene (Denis e Light, 1989).

Da un punto di vista generale il latice è composto per il 65% da H_2O, il 33% da poliisoprene, il 2% da resine e l'1,8% da proteine.

Nel 1813 Adam Elias von Siebold suggerì per primo l'uso di guanti in latice per ridurre il rischio di infezioni e nel 1852 una ditta francese creò il primo catalogo di guanti anatomici in latice (Ownby, 2002).

La conoscenza del processo di produzione del guanto in latice è importante per l'interpretazione dell'allergia che ne può derivare. I passaggi del ciclo tecnologico prevedono: raccolta, centrifugazione, coagulazione, vulcanizzazione e aggiunta della polvere come lubrificante. Il latice appena raccolto va rapidamente incontro ad autocoagulazione per esposizione all'aria, al deterioramento e alla contaminazione batterica, e occorre pertanto aggiungere preservanti e anticoagulanti come l'ammoniaca. Successivamente vengono addizionati acceleranti, antiozonizzanti, antiossidanti, emulsionanti, stabilizzanti, coloranti, biocidi, ritardanti, profumi ed elasticizzanti. Ruolo importante è quello svolto dagli acceleranti che controllano il grado, l'uniformità e la completezza del processo di vulcanizzazione (tiurami, carbammati, mercaptobenzotiazolo).

Per meglio inquadrare il problema dell'allergia al latice da un punto di vista clinico è opportuno

R. Valsecchi (✉)
UO di Dermatologia
Ospedali Riuniti di Bergamo
e-mail: patrier@libero.it

M. Gola, *Dermatologia allergologica nel bambino e nell'adolescente*,

focalizzare l'attenzione su: definizione, allergeni, clinica e fattori predisponenti, latice e reattività crociata, diagnosi, prevenzione e terapia.

21.2 Definizione

L'allergia al latice si caratterizza per la presenza di anticorpi IgE latice-specifici e sintomi clinici consistenti in una reazione IgE-mediata da manufatti in gomma naturale. Da sottolineare che pazienti con dati laboratoristici che indicano la presenza di IgE latice-specifiche senza rilevanza clinica possono avere anticorpi cross-reattivi di nessun significato clinico. D'altra parte, pazienti con manifestazioni anafilattoidi ma senza l'evidenza di IgE specifiche per il latice, possono essere semplicemente reattivi verso altri allergeni ambientali. Per una corretta definizione di allergia al latice si deve pertanto evidenziare la presenza di IgE specifiche (mediante test *in vivo* e/o *in vitro*) e la relativa sintomatologia clinica (Ownby et al., 1994).

21.3 Allergeni specifici

Nel corso degli ultimi 20-25 anni sono stati clonati e sequenziati numerosi allergeni del latice, mentre altri sono stati solo parzialmente caratterizzati (Nel e Gujulura, 1998). Le prime metodiche di *immuno-blotting* e di inibizione sono state in larga parte sostituite da metodologie di biologia molecolare. Un sostanziale progresso nella caratterizzazione molecolare e immunologica degli allergeni del latice si deve alla possibile "produzione ricombinante" che permette di ottenere una grande quantità di molecole perfettamente riproducibili. Gli "allergeni ricombinanti" (Rauef-Heinsoth et al., 2007) hanno permesso di studiare e meglio comprendere le basi molecolari delle reazioni immunologiche. Gli allergeni del latice meglio identificati e caratterizzati sono attualmente 13, etichettati da Hev b1 ad Hev b13 (Tabella 21.1). Il latice contiene circa 250 polipeptidi, 56 dei quali sono stati identificati come allergeni; il peso molecolare di queste strutture proteiche varia da 4 a 200 KDa. I profili antigenici differiscono tra prodotti finiti e materiale ancora grezzo: il processo di lavorazione (per esempio, l'aggiunta di ammoniaca) può infatti determinare un arricchimento selettivo di proteine chimico- e calore-resistenti; alcune strutture proteiche possono infatti essere denaturate oppure complessate in nuove specificità antigeniche.

Hev b1 (o *rubber elongation factor*) è un allergene latice-specifico con peso molecolare di 14,6 KDa e anticorpi IgE specifici per tale antigene sono presenti nel 30% dei lavoratori sanitari con allergia al latice (Liss et al., 1997). Hev b1 e Hev b3 sembrano essere gli allergeni maggiori per bambini con anomalie congenite e allergia al latice, assieme

Tabella 21.1 Allergeni del latice

Allergene	P.m. (KDa)	Nome generico	Ruolo fisiologico
Hev b1	14,6	*Rubber elongation factor*	Biosintesi gomma
Hev b2	35,1	Beta-1,3-glucanasi	Proteina-difesa
Hev b3	22,3	Proteina piccole particelle	Biosintesi gomma
Hev b4	50-57	Componente microelica	Proteina-difesa
Hev b5	16	Proteina acidica	?
Hev b6.01	20	Proheveina	Proteina-difesa
Hev b6.02	4,7	Heveina	(coagulazione latice)
Hev b6.03	14	Proheveina domain C-terminale	
Hev b7.01	42,9	Proteine patatina-like	Proteina-difesa
Hev b7.02			Inibitore biosintesi gomma
Hev b8	13,9	Profillina-latice	Proteina strutturale
Hev b9	47,7	Enolasi-latice	Enzima
Hev b10	26	Dismutasi Mn-superossido	Antiossidante
Hev b11	33	Endochitinasi cl. 1	Proteina-difesa
Hev b12	9	*Proteina lipid-transfert*	Proteina-difesa
Hev b13	42,9	Proteina nodulo primario	Enzima

all'Hev b7 (Yeang et al., 1996). Allergeni quali Hev b7, 8, 9, 10, 11, 12 e 13 devono essere tenuti in considerazione per testare eventuali cross-reattività latice-frutta (Brehler et al., 1997) oppure latice-polline/piante (Cremer et al., 2007).

Di recente Hev b7 è stato identificato come terzo allergene spina bifida-specifico. D'altra parte vi sono bambini con allergia al latice, senza spina bifida o senza storia di interventi chirurgici, nei quali gli allergeni maggiormente rilevanti sono la proheveina (Hev b 6.01) e la heveina (Hev b 6.02). Questi bambini potrebbero essere stati esposti a prodotti in gomma naturale di tipo non-medicale, come bende elastiche, palloncini, giocattoli di gomma (Worth, 2000).

Il processo di sensibilizzazione al latice può avvenire per esposizione cutanea, mucosale, parenterale, aerosolica (Weissman e Lewis, 2002).

21.4 Manifestazioni cliniche

Le reazioni allergiche alla gomma coinvolgono immunoreazioni di tipo I e di tipo IV secondo la classificazione di Gell e Coombs (Tabella 21.2).

Le immunoreazioni di tipo IV sono causate dal contatto con le sostanze chimiche utilizzate nel processo di lavorazione o di sterilizzazione della gomma naturale e la manifestazione più frequente è l'eczema da contatto.

L'*eczema da contatto allergico* è il risultato di una reazione di ipersensibilità ritardata causata soprattutto da additivi con potere accelerante, antiossidante e vulcanizzanti aggiunti alla gomma naturale durante il processo di lavorazione (Shah e Chowdhury, 2011).

L'*eczema da contatto irritante* è una reazione comune ai prodotti di gomma, in particolare ai guanti; è caratterizzato da cute secca, prurito, talvolta bruciore, fissurazioni ragadiformi localizzate per lo più alle estremità digitali delle mani. L'eczema da contatto irritante può svilupparsi pochi minuti dopo l'esposizione oppure dopo ore e, nel caso del latice, le ripetute esposizioni possono portare a vere reazioni allergiche.

Nelle *immunoreazioni di tipo I* c'è una risposta anticorpale IgE-mediata e le manifestazioni cliniche possono essere: asma, rinite, rinocongiuntivite, orticaria, nausea, addominalgie, ipotensione, anafilassi. Per tali manifestazioni cliniche è possibile una stadiazione in cinque diversi stadi (Tabella 21.3).

L'*orticaria* è senza dubbio la manifestazione clinica più comune della ipersensibilità immediata al latice e riflette una reazione IgE-mediata. I pomfi possono fare la loro comparsa non solo nella sede del primitivo contatto ma su tutto l'ambito cutaneo (Figg. 21.1-21.3). Nei bambini l'allergia al latice può essere rivelata da semplici sintomi come prurito, eritema e modesto edema labiale dopo contatto con il succhiotto o con palloncini di gomma, oppure alle prime esperienze stomato-odontologiche.

L'*anafilassi* è la forma clinica più severa della ipersensibilità alle proteine del latice; è caratterizzata dalla combinazione di sintomi cutanei, respiratori e cardiovascolari. L'intervallo tra esposizione e insorgenza dei sintomi è breve; in taluni casi sono presenti sintomi prodromici, in altri si

Tabella 21.3 Allergia al latice: stadi clinici delle reazioni di tipo I

Stadio I	Orticaria localizzata nella sede di contatto
Stadio II	Orticaria generalizzata con angioedema
Stadio III	Orticaria associata ad asma, rinite, congiuntivite e sintomi gastroenterici
Stadio IV	Orticaria con anafilassi
Stadio V	Asma cronica e danno polmonare permanente

Tabella 21.2 Allergia alla gomma

Tipo di reazione	Clinica	Meccanismo immunologico	Diagnosi	Fattori causali
Immediata (tipo I)	Orticaria Asma Angioedema Rinocongiuntivite	IgE-mediato	Prick test, RAST	Allergeni del latice
Ritardata (tipo IV)	Eczema	Linfociti T	Patch test	Additivi della gomma

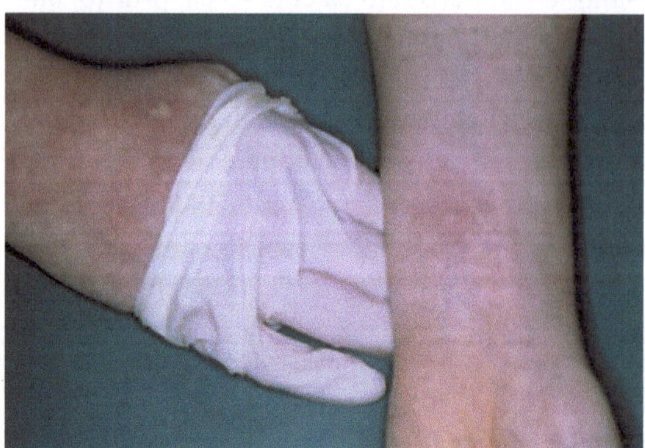

Fig. 21.1 Orticaria da contatto guanto-latice

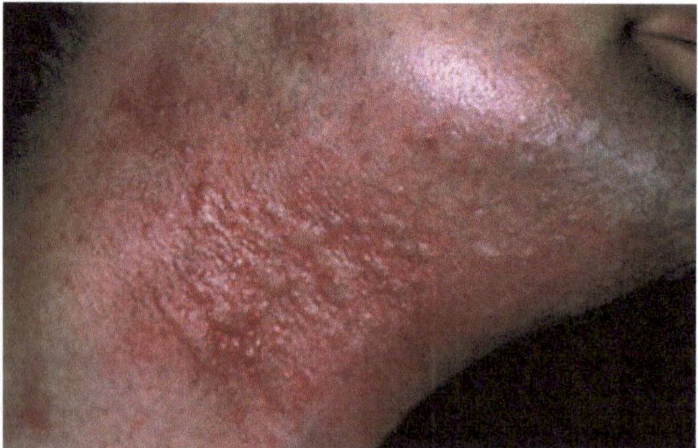

Fig. 21.2 Pomfi in sede diversa rispetto al primitivo contatto

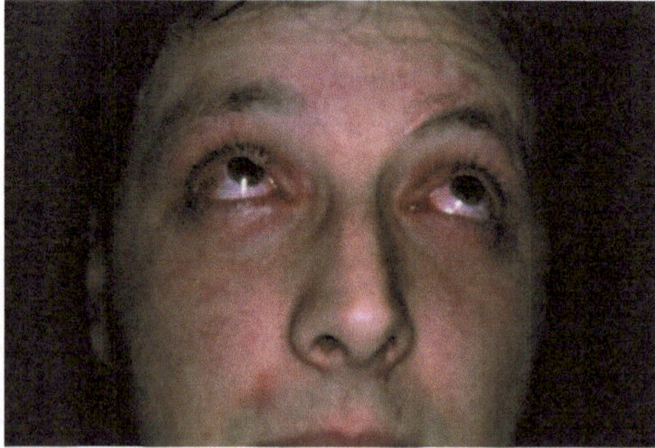

Fig. 21.3 Manifestazioni oftalmiche dopo contatto con latice

osservano *ab initio* le manifestazioni più gravi. L'anafilassi intraoperatoria rappresenta una reazione allergica estremamente seria al latice e a volte resta misconosciuta, venendo confusa con reazioni avverse ad altre terapie somministrate nel corso dell'anestesia (Mertes et al., 2003).

Il latice si può comportare anche come un *aeroallergene*; infatti la rinocongiuntivite e l'asma possono essere determinate dagli allergeni del latice complessati con la polvere d'amido usata come lubrificante. Le proteine del latice possono aderire alla polvere di amido creando un complesso proteina-polisaccaride che, inalato, può causare una flogosi acuta bronchiale e polmonare. Indagini svolte in diversi ospedali hanno evidenziato concentrazioni di aggregati latice-particelle di polvere decisamente elevate (Newson e Shaw, 1997) e nelle stanze prive di ventilazione i dati erano ancor più elevati. Il primo contatto con il latice si può avere nelle sale-parto degli ospedali dove i neonati vengono esposti attraverso la cute e/o le mucose ai guanti in latice delle levatrici, degli infermieri e dei medici. Anche i bambini prematuri sono ad alto rischio per la possibile esposizione al latice che si aerodisperde nelle sezioni ospedaliere a loro dedicate; inoltre ci può essere esposizione a bottiglie e tettarelle in gomma (Worth, 2000). Recenti evidenze, tuttavia, documentano un trend in riduzione dei casi di allergia al latice nell'ambiente sanitario in generale quale conseguenza della sostituzione, per le visite, del guanto in latice con il guanto in vinile e creazione di percorsi *latex free* nei vari ospedali (Niggemann, 2010).

L'allergia alla gomma naturale è stata un serio problema dopo gli anni '70, quando la domanda del guanto in latice era decisamente aumentata. Durante l'ultimo decennio si è osservato un rallentamento nelle segnalazioni di nuovi casi e questo si deve, in particolare, all'adozione di guanti a basso tenore proteico e senza polvere lubrificante. Nella popolazione generale si stima che la prevalenza dell'allergia al latice sia inferiore all'1%. Esistono gruppi a rischio per la ipersensibilità al latice nei quali la prevalenza dell'allergia rispetto alla popolazione generale è più elevata: gli operatori sanitari (Valsecchi et al., 2000), i lavoratori dell'industria della gomma (Tarlo et al., 1990), i parrucchieri (Valsecchi et al., 2003), i pazienti con spina bifida o altre anomalie congenite, in particolare del tratto urogenitale, e gli atopici (Cremer et al., 2007). Per quanto riguarda la popolazione pediatrica generale, la prevalenza dell'allergia al latice è stimata intorno allo 0,2-0,8%. Sebbene tale prevalenza sia bassa, vi sono gruppi di pazienti ad alto rischio per lo sviluppo di anticorpi IgE latice-specifici: il 72% dei piccoli pazienti con spina bifida, il 20,8% dei bambini atopici e i 2/3 dei bambini con problemi vescicali sono sensibilizzati al latice (Monitto et al., 2010). Le ripetute esposizioni alla gomma naturale durante le numerose procedure chirurgiche per difetti ortopedici, urologici e neurologici e le manovre di cateterismo sono ritenute le principali cause per il rischio di sensibilizzazione alle proteine del latice nei bambini con spina bifida. In questi pazienti il rischio di anafilassi intraoperatoria al latice è 500 volte superiore rispetto alla popolazione generale (Taylor e Erkek, 2004). È stato osservato che il 30-80% circa dei bambini sensibilizzati al latice sono atopici.

Piccoli pazienti con altre anomalie congenite necessitano, in più occasioni, di interventi chirurgici similari, ma non evidenziano lo stesso incremento di sensibilizzazione al latice (Eiwegger et al., 2006). L'esatto meccanismo immuno-allergico che compete ai piccoli con spina bifida non è del tutto chiarito. Quale possibile causa è stata suggerita un'alterazione nella risposta immunologica: tra le sostanze che si liberano durante la reazione immuno-allergica vi sono le citochine che agiscono modulando l'intensità e la durata della reazione stessa. È noto che i feti, rispetto a bambini e adulti, hanno una diversa secrezione citochinica in risposta a talune infezioni: il feto ha una predominanza di cellule Th2 che lo protegge dalle risposte immunologiche materne. Tale predominanza nel feto e nel neonato predispone i piccoli pazienti a particolari reazioni immunoallergiche. Durante le prime settimane di vita si assiste a uno *switch* con predominanza di cellule Th1. Tale *switch*, tuttavia, non si verifica in tutti i soggetti e ciò determina una particolare reattività verso alcune strutture proteiche comprese quelle del latice. Il mancato "viraggio" Th2→Th1 è per lo più dovuto alla combinazione di fattori genetici e ambientali e ciò si può verificare nei bambini affetti da spina bifida (Niggemann, 2010).

È possibile affermare che l'atopia e la ripetuta esposizione agli allergeni della gomma naturale attraverso procedure chirurgiche multiple rappresentano importanti condizioni per lo sviluppo di anticorpi di isotipo IgE latice-specifici. Nei pazienti adulti con insufficienza renale cronica la prevalenza dell'allergia al latice sembra essere pari all'1,1%, sovrapponibile pertanto a quella della popolazione generale adulta (Kalpakliolu et al.,1998).

21.5 Latice e reattività crociata

Le possibili cross-reazioni più note sono: *latex-fruit syndrome* e latice-piante/polline. L'*Hevea brasiliensis* è botanicamente correlata con molte piante tropicali e subtropicali e sono state osservate IgE frutto-specifiche in bambini allergici al latice, in particolare per papaia, mango, avocado, banana, castagna, frutto della passione, fico, melone, kiwi, ananas, pesca, albicocca, pomodoro. Vale la pena ricordare che in generale l'allergia a frutta, vegetali e legumi compare di solito dopo il secondo anno di vita, quando la maggior parte di questi alimenti viene introdotta nella dieta. L'allergia agli alimenti costituisce, pertanto, un problema dinamico in funzione dell'età del bambino. L'avocado, per esempio, è il frutto che con maggior frequenza è coinvolto nella *latex-fruit syndrome* e questo per una stretta relazione nella sensibilizzazione avocado-latice, identificata dalla presenza di una endochitinasi di classe 1 (proteina 31000 MW) (Brehler et al., 1997). Il medesimo epitopo antigenico è stato poi evidenziato anche nella castagna e nella banana. Le patatine sono proteine evidenziate in alcune piante come patata e pomodoro; la patatina del pomodoro (Sol t 1) e la patatina del latice sono proteine deputate alla "difesa", il che ricollega alla possibile cross-reazione (Blanco, 2003). In merito alle manifestazioni cliniche, la sindrome latice-frutta si esprime nel 50% circa dei casi con reazioni sistemiche e il rimanente 50% si distribuisce tra orticaria-angioedema e sindrome orale-allergica. Tali percentuali possono variare a seconda del consumo dei vari alimenti nelle diverse aree geografiche. L'allergia alla castagna, per esempio, è diagnosticata con minor frequenza in Germania rispetto alla Spagna e all'Italia. Esistono, infine, reazioni crociate latice-polline e piante; per esempio la gomma naturale condivide alcuni epitopi antigenici con il polline di graminacee, composite e betulla.

21.6 Prevenzione

Il latice, impiegato nella produzione di numerosi manufatti utilizzati in ambito sanitario (guanti, maschera facciale, cannule per intubazione, cateteri vescicali e adesivi per elettrodi) e domestico (palloni, succhiotti, caschi, maschere per piscina, adesivi), rappresenta un allergene pressoché ubiquitario a cui un individuo è esposto sin dalla prima infanzia. Gli oggetti in latice costituiscono pertanto una potenziale fonte di sensibilizzazione per gli individui suscettibili e un possibile pericolo per i soggetti sensibilizzati.

La prevenzione dell'allergia e, conseguentemente, la gestione del paziente allergico, richiedono la conoscenza di dati epidemiologici, la definizione di un corretto iter diagnostico e la disponibilità di informazioni e strumenti adeguati a evitare l'esposizione o, quantomeno, a contenere gli effetti avversi. Tali aspetti vanno necessariamente ricollegati ai diversi gruppi a rischio rappresentati, in ambito pediatrico, da bambini con malformazione del tubo neurale, anomalie del tratto genitourinario (estrofia vescicale*),* vescica neurologica e anomalie anorettali (atresia anale). Interventi chirurgici ripetuti, soprattutto nei primi mesi di vita quando predominano la risposta Th2 e la diatesi atopica, sono fattori di rischio significativo, osservati anche nella popolazione pediatrica generale (Degenhardt et al., 2001).

La prevenzione dell'allergia al latice si basa in primo luogo su interventi di prevenzione primaria da realizzare, ove possibile, tramite la sostituzione dei manufatti in latice con manufatti sintetici (cloroprene, nitrile, poli-isopropene, poliuretano) o con l'adozione di guanti in latice privi di polvere, intervento che riduce di oltre 100 volte la concentrazione di allergeni areodispersi responsabili soprattutto delle forme da inalazione (Tabella 21.4). Nei primi anni '80 si è assistito a un notevole incremento in ambito sanitario dell'impiego di guanti in latice che ha condizionato un aumento della produzione senza tuttavia un adeguamento dei prodotti, almeno inizialmente, a specifici standard di qualità. Erano quindi disponibili sul mercato guanti in latice di tipo "chirurgico" e per "visita" contenenti polvere lubrificante e con elevato contenuto

Tabella 21.4 Presidi in latice in uso presso il Pronto Soccorso e relative sostituzioni

Dispositivo	Costituente	Sostitutivo
Guanti	Latice	Polimeri sintetici
Maschere facciali in gomma nera	Latice	PVC*
Palloni	Latice	PVC/Neoprene
Bracciali misure varie	Latice	Copertura in tela
Raccordi deflussori	Latice	PVC
Siringhe con pistone-gomma nera	Latice	Pistone-PVC
Pallone Ambu	Latice	PVC/Neoprene

* Polivinilcloruro.

di additivi della gomma (acceleranti, vulcanizzanti) e proteine del latice. Dalla seconda metà degli anni '80, a seguito dell'aumentata segnalazione di patologie da latice, è cresciuta l'attenzione delle case produttrici di guanti e degli operatori sanitari verso la qualità dei prodotti. Accanto al miglioramento delle tecniche produttive si è assistito alla sostituzione del lubrificante interno, inizialmente costituito da talco (silicati o ossidi di magnesio), con amido di mais deproteinizzato. È infine degli anni '90 la diffusione di guanti in polimeri sintetici (vinile, nitrile, neoprene e altri materiali). Gli attuali orientamenti scientifici ormai pressoché unanimemente condivisi, indicano di prediligere, laddove venga ancora ritenuto necessario il loro impiego, guanti in latice privi di polvere lubrificante e a basso contenuto di proteine (Crippa et al., 2006).

Altro aspetto fondamentale della prevenzione è il riconoscimento degli individui suscettibili all'allergia al latice. Le domande volte a indagare un'eventuale allergia dovrebbero diventare di *routine* durante l'anamnesi condotta dal medico (edema o prurito alle labbra in occasione di visita odontoiatrica o gonfiando palloncini; edema o prurito alle mani, rinorrea, starnutazione, tosse stizzosa, respiro sibilante o dispnea dopo contatto con manufatti in latice; reazioni avverse in caso di anestesia; interventi chirurgici invasivi ecc.). Di volta in volta andrebbe verificata l'eventuale associazione con edema o prurito alle labbra dopo ingestione di taluni alimenti (banana, kiwi, avocado, castagna, pomodori).

L'impiego precauzionale di manufatti *latex-free* deve riguardare i bambini affetti da spina bifida o da anomalie del tratto urogenitale. Nei bambini con spina bifida, infatti, dato l'alto rischio per allergia al latice, dovrebbe essere evitata totalmente l'esposizione fin dalla nascita. Questi bambini e, in generale, quelli che sono stati sottoposti a numerosi interventi chirurgici, devono essere avviati al controllo allergologico soprattutto prima di nuove procedure invasive. Nei bambini ad alto rischio che devono essere sottoposti a interventi chirurgici o manovre strumentali, l'attuazione di test trova indicazione anche in presenza di anamnesi negativa (individuazione dei soggetti sensibilizzati).

Per quanto concerne i soggetti con sensibilizzazione nota, la prevenzione è volta a evitare la comparsa dei sintomi (manifestazioni cutanee, respiratorie, sistemiche): contatto con manufatti in latice, ingestione di alimenti cross-reagenti, interventi/procedure sanitarie che comportino contatto con latice (prevenzione secondaria) (Gentili et al., 2006). Nella gestione dei bambini allergici, i genitori devono essere edotti sui prodotti, gli alimenti e le situazioni che possono scatenare le reazioni allergiche e sulle modalità di intervento preventivo e di urgenza anche fornendo loro mezzi necessari (liste, guanti, farmaci ecc.).

Le misure di prevenzione devono essere portate a conoscenza (anche coinvolgendo il pediatra di libera scelta) dei centri in cui il bambino viene accolto (asili, scuole, centri vacanza ecc.) e in occasione di eventuali manovre invasive o comportanti contatti mucosali (su bambini allergici, sensibilizzati o ad alto rischio) che devono essere effettuate con strumenti e modalità *latex-free*. In generale, nella gestione della popolazione allergica, la diagnosi deve essere certificata al fine di prevenire esposizioni incongrue.

21.7 Diagnosi

L'attuale algoritmo diagnostico dell'allergia al latice prevede un'attenta raccolta anamnestica, test cutanei *in vivo*, la ricerca di IgE latice-specifiche e, se necessario, un test di provocazione con guanto in latice.

Di fondamentale importanza è una raccolta anamnestica la più completa possibile. Si considera suggestiva per allergia alla gomma naturale qualsiasi manifestazione clinica, come rinite, congiuntivite, orticaria, angioedema, asma, anafilassi, verificatasi dopo esposizione a prodotti di gomma naturale o nel corso di procedure chirurgiche, così come reazioni immediate conseguenti all'ingestione di alimenti cross-reagenti con il latice. L'anamnesi è particolarmente rilevante nei soggetti ad alto rischio.

21.7.1 Test *in vitro*

Gli anticorpi IgE latice-specifici possono essere ricercati mediante CAP-RAST, Ala-STAT FEIA e Hy-TEC. Il test *in vitro* più usato è il CAP-RAST la cui sensibilità è pari al 78% e specificità pari al 90% circa. Ala-STAT e CAP-RAST possono produrre il 25% di risultati falsamente negativi e Hy-TEC il 27% di falsi positivi. Recentemente la FDA ha approvato un'altra metodica *in vitro*, la Immunolite 2000 3 g Allergy. Tale test ha dimostrato una maggiore sensibilità rispetto ai precedenti, pur evidenziando false negatività pari al 15% rispetto al test cutaneo (Biagini et al., 2006).

21.7.2 Test *in vivo*

Una storia clinica suggestiva per ipersensibilità al latice deve essere confortata dal test cutaneo (prick test). Tenendo presente che la sorgente allergologica è sempre l'estratto lattiginoso dell'*Hevea brasiliensis* occorre valutare alcune variabili che possono incidere sul contenuto proteico e quindi sugli allergeni presenti nell'estratto: la modalità di raccolta, la conservazione e la lavorazione. La proporzione tra proteine della fase di raccolta e la fase finale è molto diversa; questo vale sia per gli estratti standardizzati del commercio sia per l'eluato, che si ottiene immergendo 1 g del guanto sospetto in 5 ml di soluzione salina per 20 minuti; dopo la rimozione la soluzione viene diluita a 1/1000, 1/100 e 1/10 (Fig. 21.4). In Europa gli estratti standardizzati del commercio sono:

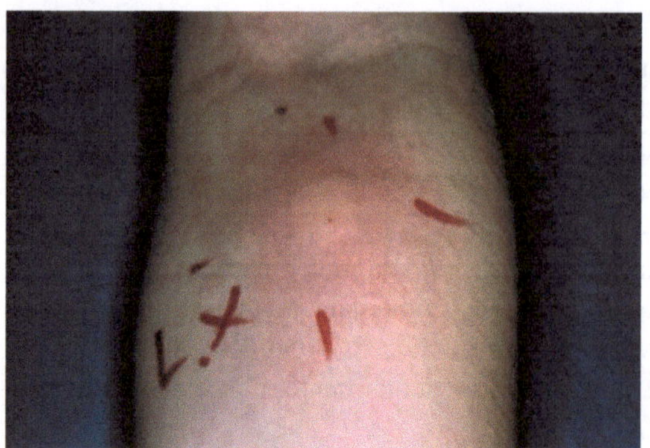

Fig. 21.4 Prick test con eluato: reazione pomfoide con pseudopodi

- Stallergenes (Francia);
- ALK-Abellò (Spagna);
- Lofarma (Italia).

Un algoritmo diagnostico per i bambini con spina bifida suggerisce che la positività anamnestica per manifestazioni cliniche dopo contatto con prodotti in gomma naturale è sufficiente per porre diagnosi di allergia al latice. I test sono necessari se i bambini sono asintomatici (di preferenza il test cutaneo). La presenza di fattori di rischio quali atopia e ripetute procedure chirurgiche è sufficiente per considerare tali pazienti sensibilizzati.

Il test di provocazione viene considerato generalmente il test decisivo anche se riproducibilità, standardizzazione e criteri per la positività del *challenge* sono talvolta deboli. Ad ogni buon conto, il test di provocazione con latice non deve essere proposto nei bambini.

21.8 Terapia

I pazienti con nota allergia a latice devono evitarne l'esposizione, anche se i manufatti in materiale alternativo (vinile o neoprene) non sempre sono disponibili e non sempre producono lo stesso *feeling*. I pazienti che devono essere sottoposti a procedure chirurgiche frequenti necessitano di materiale *latex-free*. L'alta prevalenza di allergia al latice nei gruppi a rischio non solo giustifica, ma richiede una pronta profilassi che escluda qualsivoglia contatto con la gomma naturale. I bambini che appartengono a tali gruppi e quelli già sensibilizzati, devono essere trattati in ambiente *latex-free*, soprattutto durante l'induzione dell'anestesia e nel corso dell'intervento chirurgico. In particolare, i neonati con spina bifida dovrebbero essere accuditi in ambiente *latex-free* sin dalle prime ore di vita. Una terapia di pronto intervento prevede:

- antistaminico (citerizina 2,5-10 mg; desloratadina 1,25-5 mg);
- prednisone 1-2 mg/kg; betametasone 0,1-0,2 mg/kg;
- adrenalina autoiniettabile (Fast Jekt) .

21.8.1 Immunoterapia

Tale approccio terapeutico può essere utile nei pazienti con manifestazioni cliniche IgE-mediate nei quali l'allontanamento dal latice risulta difficile o impossibile. Sulla scorta degli studi e delle evidenze cliniche attuali è possibile affermare che la latice-immunoterapia può essere una valida strategia terapeutica, pur ricordando che alcuni trial clinici sottolineano il possibile rischio di eventi avversi (Rolland e O'Hehir, 2008). La tecnologia del DNA ricombinante ha permesso una migliore caratterizzazione immunologica e una più fine conoscenza degli allergeni del latice preludendo ad una immunoterapia più selettiva e sicura.

Letture consigliate

Biagini RE, MacKenzie BA, Sammons DL et al (2006) Latex specific IgE: performance characteristics of the Immulite 2000 3 g. Allergy assay compared with skin testing. Ann Allergy Asthma Immunol 97:196-202

Blanco C (2003) Latex-fruit syndrome. Curr Allergy Asthma Rep 3:47-53

Brehler R, Theissen U, Mohr C et al (1997) Latex-fruit syndrome: frequency of cross-reacting IgE antibodies. Allergy 52:402-410

Cremer R, Lorbacher M, Hering F, Engelskirchern R (2007) Natural rubber latex sensititazion and allergy in patients with spina bifida, urogenital disorders and oesophaeal atresia compared with a normal pediatric population. Eur J Pediatr Surg 17:194-198

Crippa M, Belleri L, Mistrello G et al (2006) Prevention of latex allergy among helathcare workers and in general population: latex protein content in devices commonly used in hospitals and general practice. Int Arch Occup Environ Health 79:550-557

Degenhardt P, Golla S, Wahn F et al (2001) Latex allergy in pediatric surgery is dependent on repeated operations in the first year of life. J Pediatric Surg 36:1535-1539

Denis MS, Light DR (1989) Rubber elongation factor from Hevea brasiliensis. Identification, characterization and role in rubber biosynthesis. J Biol Chem 264:18608-18617

Eiwegger T, Dehlinke E, Schwindt J et al (2006) Early exposure to latex products mediates latex sensitization in spina bifida but not in other diseases with comparable latex exposure rates. Clin Exp Allergy 36:1242-1246

Gentili A, Lima M, Ricci G et al (2006) Secondary prevention of latex allergy in children: analysis of results. Ped Med Chir 28:83-90

Hosler D, Burkett SL, Tarkanian MJ (1999) Prehistoric polymers: rubber processing in ancient Mesoamerica. Science 284:1988-1991

Kalpakliolu AF, Aydin G, Ozdemirn N (1998) Prevalence of latex sensitivity among patients with chronic renal failares – a new risk factor? Allergy 53(Suppl):50(P120) (abstract)

Liss GM, Sussman GL, Deal K et al (1997) Latex allergy: epidemiological study, of 1351 hospital workers. Occup Environ Med 54:335-342

Mertes PM, Laxenaire MC, Alla F (2003) Anaphylactic and anaphylactoid reactions occurring during anesthesia in France in 1999-2000. Anesthesiology 99:536-545

Monitto CL, Hamilton RG, Levey E et al (2010) Genetic predisposition to natural rubber latex allergy differs between health care workers and high-risk patients. Anesth Analg 110:1310-1317

Nel A, Gujulura C (1998) Latex allergens: identification and use in clinical and experimental studies, including cross-reactivity with food and pollen allergens. Ann Allergy Asthma Immunol 81:388-398

Newson SWB, Shaw M (1997) A survey of starch particle counts in the hospital environment in relation to the use of powdered latex gloves. Occup Med 47:155-158

Niggemann B (2010) IgE-mediated latex allergy. An exciting and instructive piece of allergy history. Pediatr Allergy Immunol 24:997-1001

Ownby DR (2002) A history of latex allergy. J Allergy Clin Immunol 110:S27-32

Ownby DR, Ownby HE, Mc Cullough JA et al (1994) The prevalence of anti-latex IgE antibodies in 1000 volunteer blood donors. J Allergy Clin Immunol 19:282-288

Rauef-Heinsoth M, Brunning T, Rihs HP (2007) Recombinant latex allergens. Revue Française All Immunol Clin 47:123-125

Rolland JM, O'Hehir RE (2008) Latex allergy: a model for therapy. Clin Exp Allergy 38:898-912

Shah D, Chowdhury MMU (2011) Rubber allergy. Clin Dermatol 29:278-286

Tarlo SN, Wong L, Roos J, Booth N (1990) Occupational asthma caused by latex in a surgical glove manufacturing plant. J Allergy Clin Immunol 5:626-631

Taylor JS, Erkek E (2004) Latex allergy: diagnosis and management. Dermatol Ther 17:289-301

Valsecchi R, Leghissa P, Cortinovis R et al (2000) Contact urticaria from latex in healthcare workers. Dermatology 201:127-131

Valsecchi R, Leghissa P, Zerbinati N (2003) Contact urticaria from latex in hairdressers. Eur J Inflamm 1:143-144

Weissman DN, Lewis DM (2002) Allergic and latex specific sensitization route, frequency, and amount of exposure that are required to initiate IgE production. J Allergy Clin Immunol 110:557-563

Worth J (2000) Neonatal sensitization to latex. Medical Hypotheses 54:729-733

Yeang HY, Cheong KF, Sunderasan E et al (1996) The 14.6 kd (REF, Hev b1) and 24 kd (Hev b3) rubber particle proteins are recognized by IgE from spina bifida patients with latex allergy. J Allergy Clin Immunol 98:628-639

22 Fotodermatosi

Giuseppe Monfrecola, Gabriella Fabbrocini

22.1 Introduzione

Le fotodermatosi rappresentano un ampio gruppo di patologie caratterizzate da abnorme sensibilità alla luce naturale o artificiale. Alcune di esse possono colpire in ogni epoca della vita, altre hanno maggiore propensione a interessare specifiche fasce di età fra cui quella pediatrica (Bernhard et al., 2007).

Le fotodermatosi in età pediatrica vengono classificate in (Horkay et al., 2008):

- *dirette*: quelle provocate dall'azione diretta della luce sulla cute (eritema e ustioni solari);
- *mediate*: quadri patologici in cui le radiazioni luminose provocano reazioni solo in presenza di sostanze fotosensibilizzanti che raggiungono la cute per via topica o per via sistemica (farmaci, cosmetici, piante, sostanze chimiche);
- *autoimmuni*: un tempo classificate come idiopatiche ma che, alla luce delle conoscenze attuali, riconoscono una patogenesi immunologica (dermatite polimorfa solare, orticaria solare, prurigo attinica, *hydroa* vacciniforme, eruzione primaverile giovanile);
- *genofotodermatosi*: malattie nelle quali la diminuita tolleranza alla luce è conseguenza di un difetto genetico (porfirie, xeroderma pigmentoso, sindromi di Bloom, di Cockayne, di Rothmund-Thomson, di Kindler, *trichothiodistrofia*, albinismo, fenilchetonuria);
- *dermatosi fotoaggravate*: patologie cutanee o sistemiche le cui manifestazioni vengono aggravate o condizionate dalla luce (lupus eritematoso sistemico, dermatomiosite, herpes simplex, malattia di Darier, vitiligine).

L'assorbimento di radiazioni luminose da parte di una molecola cutanea o di una sostanza fotosensibilizzante contenuta nella cute costituisce il presupposto fotochimico per il verificarsi di qualsivoglia effetto biologico (Mallory, 1990).

Il sole emette una gamma di radiazioni distinte in base alla lunghezza d'onda (λ): sulla superficie del nostro pianeta giungono solo *radiazioni* (REM) *non-ionizzanti* a partire da 290 nm. Grazie alla loro maggiore energia fotonica, i raggi ultravioletti (UV = 290-400 nm) condizionano la maggior parte degli effetti cutanei; per convenzione l'UV viene ulteriormente suddiviso in *corto* o UVB (290-320 nm) e *lungo* o UVA (320-400 nm); l'UVA si distingue a sua volta in UVA2 (320-340 nm) e UVA1 (340-400 nm). Le lunghezze d'onda al di sopra dei 400 nm e fino a 760 nm caratterizzano la luce visibile (VIS). La proporzione delle REM non-ionizzanti che impattano sulla cute umana è la seguente: 10% UV (di cui 0,5% UVB e 9,5% UVA), 40% VIS e 50% IR (Kolmel, 1990; Kollias, 1997).

L'energia dei singoli fotoni è inversamente proporzionale alla loro lunghezza d'onda: ciò significa che, anche se quantitativamente poco rappresentato, l'UVB ha un'energia fotonica superiore a quella dell'UVA i cui fotoni, a loro volta, sono più ricchi di energia rispetto a quelli del VIS. Viceversa la capacità di penetrazione delle REM nei tessuti è direttamente proporzionale alla lunghezza d'onda: in altre parole il VIS penetra nella cute più

G. Monfrecola (✉)
Sezione di Dermatologia Clinica, Allergologica e Venereologica, Dipartimento di Patologia Sistematica
Università degli Studi Federico II di Napoli
e-mail: monfreco@unina.it

M. Gola, *Dermatologia allergologica nel bambino e nell'adolescente*,

profondamente dell'UVA (che riesce comunque a raggiungere il derma), mentre l'UVB interessa quasi esclusivamente il comparto epidermico (Anderson, 1993).

Nel corso dell'evoluzione la specie umana ha acquisito *meccanismi naturali di fotoprotezione*:

- capacità di ispessimento dell'epidermide dopo ripetute fotoesposizioni;
- produzione di melanine fotoprotettive (eumelanine);
- efficienza di sistemi enzimatici (SOD, catalasi ecc.) in grado di contrastare l'azione di specie di ossigeno reattive;
- efficienza di sistemi enzimatici riparatori del danno agli acidi nucleici;
- assunzione con la dieta di sostanze antiradicaliche (vitamina E, vitamina C, ubichinone, licopene, β-carotene ecc.);
- risposta immunitaria;
- eventuali altre difese al momento ancora sconosciute.

Gli individui di pelle scura sono certamente più resistenti all'azione dei raggi solari, mentre quelli con capelli rossi ed efelidi sono persone a rischio. I rutili producono prevalentemente feomelanine, cioè melanine rosse che non hanno capacità fotoprotettiva e sono fototossiche. Le sole caratteristiche fenotipiche non sono utili nel predire il grado di rischio. In altre parole, il colore dei capelli o degli occhi non può essere assunto come indicatore di rischio attinico, a meno che non si tratti di persone con capelli rossi ed efelidi (Shono, 1985; Gilchrest et al., 1998; Sarna e Swartz, 1998). Più attendibile è la classificazione in *fototipi* che non si fonda su parametri fenotipici ma su dati anamnestici (Tabella 22.1). L'unico dato che consente, in maniera incontrovertibile, di stabilire il grado di sensibilità alla radiazione UV di ciascun individuo è la determinazione della *minima dose eritemigena* (MED, *minimal erythemal dose*), ovvero la minima dose di UV in grado di evocare una risposta eritemigena ben percettibile e a bordi netti (Murphy, 2004). Questo test può essere effettuato utilizzando un simulatore solare o una comune lampada a UVB a banda larga (290-320 nm) e irradiando con dosi progressive (incremento di √2 rispetto alla dose precedente) sei aree cutanee non abbronzate di 1-2 cm di lato o di diametro. La lettura deve essere fatta dopo 24 ore. In genere la MED con UVB, per soggetti di fototipo II o III, si colloca intorno ai 30-50 mJ/cm^2 (Figg. 22.1-22.4).

Tabella 22.1 Classificazione dei fototipi

Fototipo I	Si scotta sempre	Non si abbronza mai
Fototipo II	Solitamente si scotta	Si abbronza raramente
Fototipo III	Si scotta raramente	Solitamente si abbronza
Fototipo IV	Non si scotta mai	Si abbronza sempre

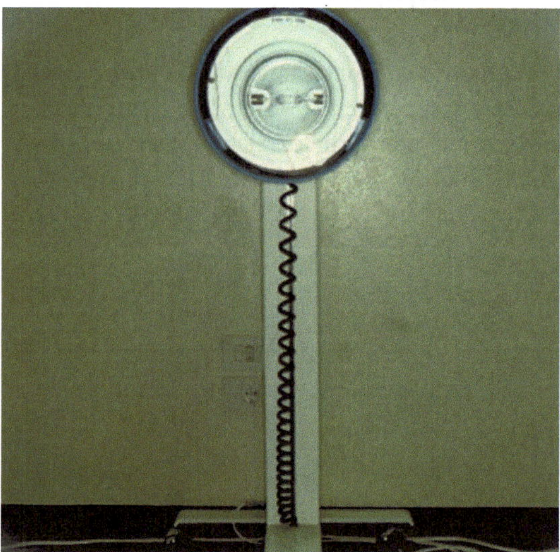

Fig. 22.1 Simulatore solare

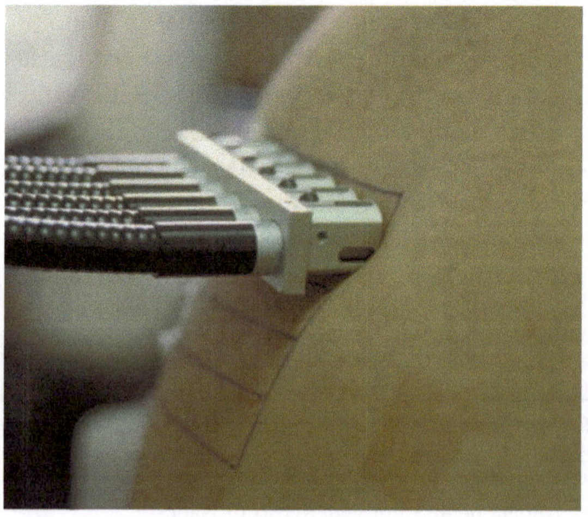

Fig. 22.2 Simulatore solare

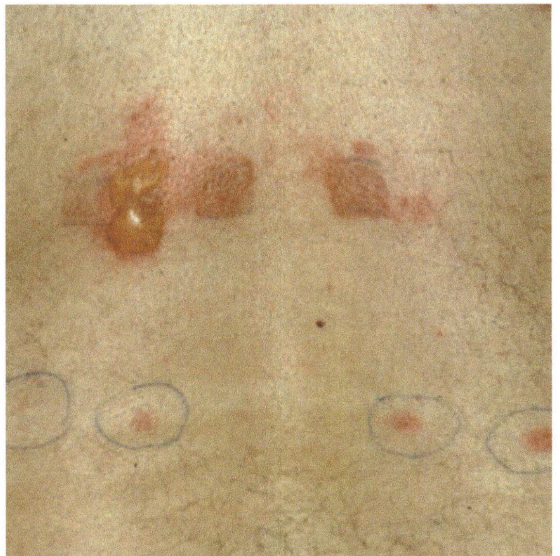

Fig. 22.3 Risposta al test

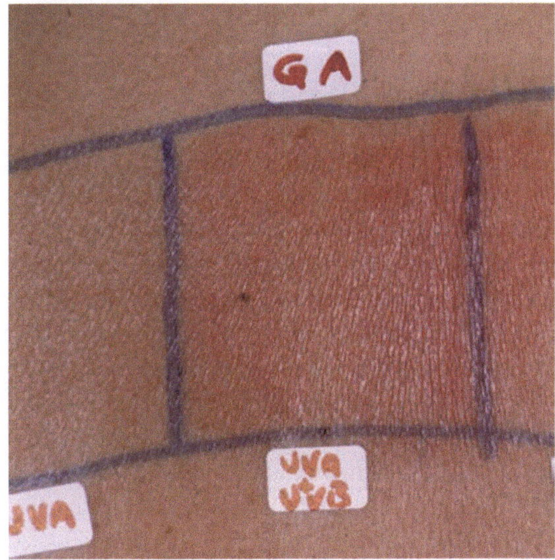

Fig. 22.4 Positività a UVA e UVB

22.2 Fotodermatosi dirette

La reazione cutanea più comune è rappresentata dall'*eritema solare* o da vere e proprie ustioni attiniche. Per eritema solare si intende il classico arrossamento, accompagnato da bruciore, che esordisce dopo 12-24 ore dall'esposizione al sole e la cui intensità dipende fondamentalmente dall'irradianza solare, dalla durata dell'esposizione e dal fototipo. In genere, in assenza di ulteriori fotoesposizioni, l'eritema tende a persistere 48-72 ore per poi regredire spontaneamente con una lieve desquamazione. Nei soggetti bruni, dopo 3-4 giorni dall'esordio dell'eritema compare la pigmentazione. Se la fotoesposizione è stata particolarmente intensa e prolungata possono anche comparire bolle e flittene a contenuto sieroso, accompagnate da notevole bruciore. Le successive erosioni guariscono ricoprendosi di croste. Nelle prime fasi dopo la guarigione la cute si presenta rosea e particolarmente delicata: nuove fotoesposizioni anche di breve durata possono riacutizzare il quadro eritematoso. In soggetti a carnagione chiara possono residuare e persistere le efelidi.

La prevenzione dell'eritema solare si attua evitando la diretta esposizione al sole di bambini al di sotto di un anno di vita. In ogni età dell'infanzia, si consiglia l'impiego di filtri solari di elevata sostantività e da applicare ripetutamente nella giornata.

Il trattamento dell'eritema solare dipende dalla sua gravità: in genere non è necessaria alcuna terapia, ma in alcuni casi può essere utile applicare garze imbevute di acqua fredda o creme cortisoniche. Nella fase desquamativa sono utili emulsioni idratanti. Nei casi più gravi si possono anche somministrare cortisonici per via orale. Creme o soluzioni antisettiche o antibiotiche e antibiotici per via orale possono essere impiegati in caso di bolle-flittene.

22.3 Fotodermatosi mediate da fotosensibilizzazione esogena

Si tratta di reazioni alla cui patogenesi concorrono luce solare e sostanze fotosensibilizzanti che possono raggiungere la cute per via topica o sistemica (Lim, 2007). Possono essere colpiti soggetti di ogni età e sesso; le reazioni da fotosensibilità esogena sono più frequenti in individui di etnia caucasica. Le sostanze chimiche con attività fotosensibilizzante sono quelle in grado di assorbire

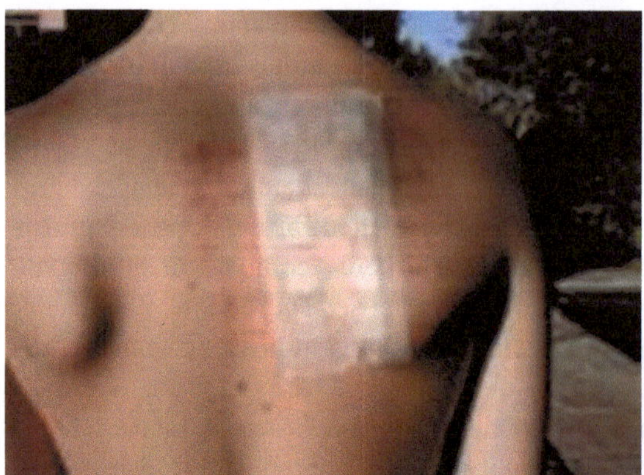

Fig. 22.5 Esecuzione del fotopatch test

l'energia luminosa per poi cederla a molecole cutanee alterandone la funzione. Fotosensibilizzanti possono essere farmaci (Stern e Wintroub, 2007), cosmetici e vegetali (soprattutto quelli contenenti psoraleni, in genere appartenenti alle famiglie delle *Umbelliferae* e *Rutaceae*).

I meccanismi patogenetici in gioco possono essere di natura fotoallergica o fototossica.

La *fotoallergia*, già poco comune nell'adulto, è rara nel bambino; essa rappresenta un tipo particolare di ipersensibilità cellulo-mediata in cui l'energia luminosa è necessaria per produrre un fotoantigene in grado di evocare una risposta immunitaria sovrapponibile a quella dell'allergia da contatto. Le sostanze fotoallergizzanti sono a basso peso molecolare, solitamente liposolubili e con assorbimento prevalente nell'UVA. Le manifestazioni cliniche della reazione fotoallergica sono caratterizzate da un quadro eritemato-edemato-vescicolare interessanti aree fotoesposte anche se, in alcuni casi, le lesioni possono interessare anche le zone non esposte alla luce solare. Prurito o bruciore sono i sintomi di accompagnamento. La *diagnosi* è basata su anamnesi, aspetto clinico e positività ai *fotopatch test*, che si praticano applicando due serie di fotoapteni identiche sui due lati del dorso e irradiando dopo 24 ore con UVA (5-10 J/cm^2) solo una delle serie (Fig. 22.5). La lettura nelle 24 e 48 ore successive sarà positiva per fotoallergia se la risposta eritemato-vescicolosa si sarà verificata solo per uno o più apteni della serie fotostimolata e non nell'altra. L'allontanamento del fotoallergene e l'impiego di cortisonici topici o, in casi particolarmente intensi, sistemici, portano alla risoluzione del quadro clinico (Foti et al., 2009; Kerr e Ferguson, 2010).

Tabella 22.2 Farmaci fotosensibilizzanti

Antibiotici: tetracicline, fluorochinoloni, acido nalidixico, ceftazidima, trimetoprim, sulfonamidi
Antiaritmici: cordarone, chinidina
Antimalarici: chinina
Antimicotici: griseofulvina, ketoconazolo
FANS (sia sistemici che topici): derivati dell'acido propionico (acido tiaprofenico, ibuprofene, ketoprofene, naproxene), acido mefenamico, ossifenbutazone, fenilbutazone
Antipertensivi e diuretici: furosemide, clorotiazide, idroclorotiazide
Antitumorali: 5-fluorouracile, dacarbazina, methotrexate, vinblastina, flutamide, bleomicina
Ipolipemizzanti: sulfaniluree, clorpropamide, tolbutamide, clofibrato
Psoraleni: 8-MOP, 5-MOP
Sedativi e ansiolitici: fenotiazine, clorpromazina, tioridazina, alprazolam, lordiazepossido
Antidepressivi triciclici: imipramina
Antiallergici: prometazina
Coloranti: eosina, fluoresceina, blu di metilene, rosa bengala

La *reazione fototossica* può potenzialmente verificarsi in ogni persona e in tutte le età della vita purché vengano a determinarsi alcune condizioni: intensa irradianza luminosa ed elevata concentrazione del fotosensibilizzante a livello cutaneo. Il sistema immunitario non entra a far parte del momento patogenetico che è, quindi, legato solo alla dose-dipendenza. L'UVA naturale o artificiale (lampade) è la radiazione elicitante la quasi totalità delle reazioni fototossiche. I farmaci riportati nella Tabella 22.2, somministrati per via sistemica e/o per via topica, sono in gioco nel determinismo di tali reazioni. Tuttavia in età puberale, soprattutto per le ragazzine, è possibile che reazioni fototossiche si verifichino per applicazione di cosmetici contenenti essenze vegetali o di preparazioni "fatte in casa" con oli o succhi di vegetali contenenti *furocumarine* (bergamotto, limone ecc.) e successiva esposizione al sole allo scopo di favorire la pigmentazione. Per ciò che riguarda i bambini-ragazzini in trattamento per acne, solo le tetracicline sono dotate di reale capacità fototossica, mentre retinoidi o benzoilperossido possono rendere la cute più sensibile ai raggi solari per l'azione sul corneo (minore capacità di blocco dell'UV), ma non perché sostanze fotosensibilizzanti in senso chimico.

Le manifestazioni, caratterizzate da intenso arrossamento e vivace bruciore, sono limitate alle sedi direttamente fotoesposte in caso di fotosensibilizzante sistemico, mentre sono tipicamente localizzate alle aree cutanee sede di applicazione (volontaria o accidentale) del fotosensibilizzante topico. All'eritema rosso intenso può accompagnarsi un certo edema e, in casi molto gravi, anche comparsa di bolle o flittene. Nei casi più comuni, dopo 48-72 ore si verificano desquamazione e iperpigmentazione persistente per settimane.

Data l'elevata incidenza nei bambini, un cenno particolare merita la cosiddetta *fitofotodermatite* (reazione fototossica da contatto con vegetali). Nella gran parte dei casi si tratta di contatto con il latex di fico (*Ficus carica*) seguito da esposizione al sole, in altri è dovuto al contatto con altre piante contenenti furocumarine. La reazione, che compare dopo una latenza di 6-24 ore con picco a 24-36 ore, può variare dal semplice eritema a lesioni eritemato-edematose a quelle eritemato-vescico-bollose accompagnate da bruciore. L'aspetto delle manifestazioni è quanto mai bizarro in dipendenza dal tipo e dall'estensione del contatto, ma in genere prevalgono le lesioni "striate" agli arti. Tipica è l'iperpigmentazione residua che può durare anche alcuni mesi.

La diagnosi è fondamentalmente clinico-anamnestica. La reazione fototossica va sospettata in presenza di un quadro a tipo "ustione solare" a insorgenza acuta con tipica localizzazione alle aree fotoesposte e limite netto rispetto alle zone corporee protette. L'anamnesi dovrà focalizzarsi sull'assunzione o applicazione, nelle ore precedenti l'evento, di antidolorifici/antinfiammatori o essenze vegetali, oppure sull'accidentale contatto con vegetali fototossici (agrumi, fichi) seguito da esposizione al sole o a lettini abbronzanti. In altri casi, il sospetto sorge in presenza di macule iperpigmentate ben delimitate e precedute da vivace eritema. I fototest non sono utili per la diagnosi di reazione fototossica.

In casi di lieve entità non è necessario alcun trattamento. In presenza di eritema intenso o di bolle valgono le stesse regole indicate nel paragrafo dedicato all'eritema solare. I residui iperpigmentati scompaiono lentamente, ma necessitano di applicazione di filtri solari che ne evitino l'accentuazione. Qualora il bambino dovesse comunque assumere un farmaco potenzialmente fotosensibilizzante, basterà limitare le esposizioni al sole e consigliare l'impiego costante di creme solari.

22.4 Fotodermatosi autoimmuni

22.4.1 Dermatite polimorfa solare

Si tratta di un'affezione piuttosto comune nell'adulto e meno frequente nel bambino, la cui esatta eziologia non è stata ancora elucidata, ma che diverse evidenze tendono ad assimilare a una risposta allergica di tipo ritardato indotta da UV (Fig. 22.6). Contrariamente a ciò che accade in persone sane, la dermatite polimorfa solare (DPS) è contraddistinta dalla persistenza di cellule di Langerhans anche dopo irradianza con REM non-ionizzanti; ciò comporta che, mentre normalmente la fotoesposizione determina una riduzione della risposta cellulo-mediata, nella DPS l'ipersensibilità ritardata resta invariata e viene rivolta verso fotoapteni endogeni. La DPS colpisce preferenzialmente individui di carnagione chiara e di ogni età, anche se rara negli anziani, con un rapporto maschi/femmine di 1:4. Le manifestazioni possono essere di diverso aspetto: nella maggior parte dei

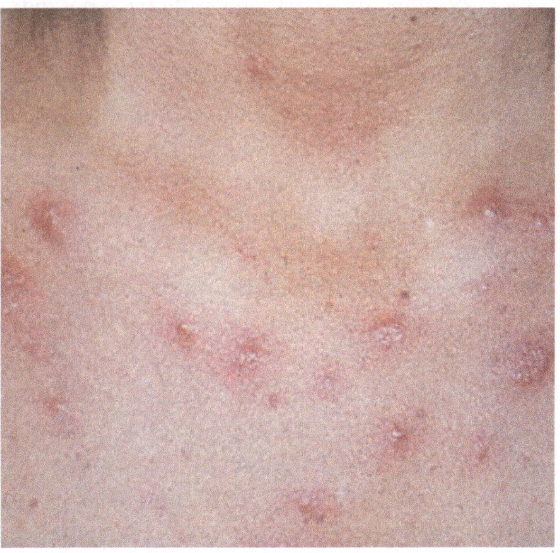

Fig. 22.6 Dermatite polimorfa solare

casi la DPS si presenta come un'eruzione caratterizzata da papule (da 1 a 3-4 mm) eritematose, confluenti ed estremamente pruriginose, localizzate alle aree fotoesposte con un limite abbastanza netto fra superfici scoperte e protette dai vestiti o dai capelli. In genere vengono colpiti: viso, padiglioni auricolari, parti alte del tronco, nuca e collo, superficie estensoria degli arti superiori e dorso dei piedi. In una percentuale minore di casi si possono osservare lesioni papulo-vescicolari, placche eritematose (talvolta emorragiche), lesioni "a bersaglio".

L'esordio dei segni e dei sintomi può avvenire dopo poche ore dalla fotoesposizione o, più di frequente, dopo 2-3 giorni. Anche la durata e l'intensità dell'irradiazione possono variare, in dipendenza dalla gravità della malattia, da pochi minuti a diverse ore, sia in primavera che in estate. Le manifestazioni cutanee tendono a persistere per alcuni giorni per poi regredire spontaneamente in assenza di nuove fotoesposizioni. In alcuni casi è possibile il verificarsi del cosiddetto "fenomeno dell'*hardening*": ripetute e graduali fotoesposizioni portano alla regressione delle lesioni e a una sorta di resistenza che si protrae fino a quando la cute viene esposta ai raggi solari. La DPS del bambino può andare incontro a spontanea risoluzione, ma alcuni casi hanno la tendenza a persistere per molti anni con diversa intensità.

Dal punto di vista istologico si osserva un marcato infiltrato linfocitario perivascolare composto da linfociti T con prevalenza di CD4+ nelle prime 6 ore e di CD8+ dopo 72 ore.

La DPS viene diagnosticata sulla base dei dati clinico-anamnestici e del fototest provocativo; la MED è solitamente nei limiti della norma. Nella gran parte dei casi la positività (comparsa di lesioni isomorfe in sede di fototest) è per l'UVA, in altri casi solo verso l'UVB o verso UVB+UVA. Per escludere l'eventualità del lupus eritematoso sistemico, è buona norma eseguire in tutti i pazienti con sospetta DPS gli esami di laboratorio.

Il trattamento delle lesioni in atto si basa sull'applicazione di creme cortisoniche. La prevenzione può essere realizzata con filtri solari ad ampio spettro e con esposizioni graduali in modo da favorire l'*hardening*. Per bambini di età superiore ai 7-8 anni, con DPS particolarmente fastidiosa e ricorrente, si possono ottenere buoni risultati con sedute di fototerapia con UVB a banda stretta: tre sedute settimanali per 5-6 settimane nel corso della tarda primavera sono in grado di rendere la pelle tollerante al sole dell'estate.

22.4.2 Orticaria solare

È una forma di orticaria da causa fisica che colpisce adolescenti e giovani adulti e, seppur raramente, anche bambini (Braun-Falco e Plewig, 2002; Monfrecola et al., 2000).

L'orticaria solare (OS) rappresenta circa l'8,3% delle orticarie fisiche e il 3,3% di tutti i casi di orticaria (Monfrecola et al., 2000). Il meccanismo patogenetico che porta alla genesi dell'OS è verosimilmente legato alla presenza nella cute o nel sangue di una qualche sostanza esogena o endogena in grado di assorbire determinate lunghezze d'onda (cromoforo) diventando un allergene in grado di evocare una risposta immunitaria di tipo I (Holze, 1998).

Le manifestazioni cutanee possono variare dalla sola sensazione di bruciore/prurito con eritema alla comparsa di pomfi di ampie dimensioni o al vero e proprio edema diffuso delle superfici fotoesposte. La reazione cutanea è immediata e compare dopo pochi minuti di fotoesposizione per poi regredire nel giro di qualche ora se il soggetto si sottrae alla luce. Le manifestazioni e i sintomi dell'OS spesso compaiono anche se la luce filtra attraverso il vetro di una finestra lasciando presupporre che UVA e/o VIS siano responsabili dello scatenamento. Molti pazienti riferiscono che nelle ore successive alla risoluzione della reazione, anche senza terapia, la cute mostra una sorta di aumentata tolleranza ai raggi solari.

L'istologia è quella delle orticarie non vasculitiche.

La diagnosi si basa sui dati clinico-anamnestici confortati dal fototest provocativo e, nel bambino, da esami di laboratorio atti a escludere eventuali porfirie (in particolare la protoporfiria eritropoietica). Le IgE risultano aumentate nel 33% dei casi (Monfrecola et al., 2000).

In genere si irradiano tre aree quadrate di 4-5 cm di lato con UVB 10 mJ/cm^2, UVA 5 mJ/cm^2 e VIS 10 mJ/cm^2. In caso di comparsa, subito dopo la seduta irradiativa, di eritema/edema e quindi una volta individuata/e la/le lunghezza/e d'onda elicitanti, si potrà determinare la *minima dose urticarigena* (MUD, *minimal urticarial dose*) irradiando con dosi progressivamente più basse altre aree. La MUD consente di stabilire la soglia di reattività e potrà essere di aiuto nel monitorare l'andamento della malattia e la sua risposta ai trattamenti.

In alcuni casi in cui il sospetto diagnostico sia anamnesticamente molto forte, ma il fototest persistentemente negativo, si può avere conferma solo dopo esposizione del paziente al sole naturale: verosimilmente in tali casi è solo l'effetto combinato di tutte le lunghezze d'onda dello spettro solare a determinare la risposta eritematopomfoide.

Il trattamento dell'OS è comune a quello di altri tipi di orticaria e si basa sull'impiego di corticosonici e antistaminici. Più importante è l'approccio preventivo, dato che l'OS è una patologia che incide marcatamente sulla qualità della vita dei pazienti. I filtri solari risultano utili solo nelle OS da UVB o da UVA puro e soprattutto con MUD molto elevata; in altre parole con bassa fotosensibilità. Gli antistaminici assunti prima delle fotoesposizioni possono essere di aiuto. Migliori risultati si possono ottenere con trattamenti fototerapici "desensibilizzanti" che sfruttano il fenomeno dell'*hardening*, ma soprattutto stimolano le risposte fotoprotettive naturali quali pigmentazione e ispessimento del corneo. In genere risposte soddisfacenti (aumentata tolleranza al sole) si ottengono mediante trattamenti con UVA, graduando le dosi e somministrando prima delle prime 3-4 sedute irradiative blandi dosaggi corticosonici. Il monitoraggio della risposta viene fatto mediante ripetizione periodica della MUD; una volta raggiunto un accettabile grado di tolleranza, il paziente andrà sollecitato a esporsi quotidianamente al sole naturale per mantenere lo stato di refrattarietà nel periodo estivo. Nei casi severi si è dimostrata utile la somministrazione intravenosa di immunoglobuline (IVIG) (Adamski et al., 2011).

22.4.3 Prurigo attinica

Si tratta di una rara affezione, conosciuta anche come prurigo estivale, che esordisce nel corso della prima decade di vita, colpisce con maggior frequenza soggetti di etnia indio-americana ed è spesso associata all'HLA-DR4 (sottotipo DRB1*0407 nel 60-70 % dei casi).

La prurigo attinica (PA) è una malattia presente durante l'intero periodo dell'anno, con picchi di maggiore gravità durante la primavera e l'estate: il sole rappresenterebbe il fattore precipitante solo nel 46% dei casi. È caratterizzata da una iperproduzione di TNFα da parte dei cheratinociti nei pazienti con PA esposti alle radiazioni UV. Dopo alcune ore dalla fotoesposizione, si osserva un'eruzione pruriginosa caratterizzata da papule eritematose e anche da vescicole che nelle ore o nei giorni successivi danno luogo alla prurigo con noduli e placche maggiormente evidenti sulle aree fotoesposte, ma presenti anche in zone coperte. Una delle sedi tipicamente coinvolte nel bambino è la punta del naso dove possono permanere piccoli residui cicatriziali. Cheilite, soprattutto del labbro inferiore, e congiuntivite possono essere parte del quadro clinico. La malattia tende al miglioramento spontaneo nell'adolescenza.

La diagnosi differenziale si pone con la DPS che risparmia le aree coperte e non persiste nei mesi autunnali o invernali. Inoltre nella PA non si verifica il fenomeno dell'*hardening*. Qualche difficoltà interpretativa si può incontrare con la dermatite atopica fotoaggravata, tenendo però presente che nella PA mancano la lichenificazione e l'interessamento flessurale. Le porfirie possono essere escluse mediante esami di laboratorio.

Il fototest provocativo e iterativo è positivo per l'UVA. La MED è generalmente normale anche se, in alcuni casi, è stata riportata al di sotto dei valori soglia.

La terapia si avvale di steroidi topici, emollienti e antistaminici per il prurito. I filtri solari non sono di aiuto, così come β-carotene o clorochina. La migliore misura preventiva è rappresentata dalla fototerapia con UVB a banda stretta, 3-5 volte a settimana cominciando con 2/3 della MED e proseguendo con incrementi del 10%. La terapia più efficace si avvale del talidomide, ma il suo utilizzo è fortemente limitato dalla tossicità e dalla ripresa della sintomatologia con l'interruzione del trattamento (Ross et al., 2008).

22.4.4 Hydroa vacciniforme

È una rara fotodermatosi con esordio nell'infanzia e tendenza alla risoluzione spontanea nel corso dell'adolescenza. Tende a colpire maggiormente soggetti di sesso maschile. L'eziopatogenesi dell'hydroa vacciniforme (HV) è sconosciuta; si è ipotizzato che possa trattarsi della riattivazione da parte della radiazione solare del virus di Epstein-Barr.

In primavera o estate, da pochi minuti a 24 ore dopo la fotoesposizione, sulle aree cutanee scoperte (tipicamente, dorso del naso, zigomi, dorso delle mani e superfici estensorie degli avambracci) compaiono edema e prurito, seguiti da papule eritematose che si trasformano rapidamente in vescicole tese e dolenti. In casi particolarmente gravi, le vescicole possono avere contenuto emorragico e apparire ombelicate. La successiva formazione di croste lascia come esito cicatrici depresse. Può essere accompagnata da manifestazioni sistemiche, come febbre e malessere generale. Il quadro istologico evidenzia una degenerazione focale dei cheratinociti con spongiosi e infiltrato perivascolare di mononucleati, mentre le lesioni più avanzate mostrano necrosi epidermica con marcato edema endoteliale.

La diagnosi è prevalentemente clinica. Anche per l'HV la diagnosi differenziale impone la ricerca di porfirine o indagini per il LES. Il fototest iterativo con UVA è in grado di evocare la comparsa di vescicole ma, così come si è accennato per la DPS, nella pratica riesce difficoltoso sottoporre un bambino al fototest quotidiano per 7-10 giorni.

La fotoprotezione con filtri ad ampio spettro e indumenti può dare buoni risultati nella prevenzione, che può giovarsi anche di sedute di UVB a banda stretta. Altri rimedi (antimalarici, β-carotene, canthaxantina, azatioprina) hanno solo valore aneddotico. Maggiore efficacia sembra avere la somministrazione orale di acidi grassi polinsaturi 3 (ω-3PFA) (Durbec et al., 2011).

22.4.5 Eruzione primaverile giovanile

Colpisce ragazzi in età preadolescenziale e, verosimilmente, è più comune di quanto riportato in letteratura. Secondo molti rappresenterebbe solo una variante della DPS con cui condivide aspetto clinico (papule e/o vescicole e prurito) e istologico; l'unica differenza consiste nel fatto che questa malattia colpisce solo i padiglioni auricolari. La condizione è autorisolvente e non lascia esiti cicatriziali. La terapia può giovarsi dell'uso di glucocorticoidi. La prevenzione può essere attuata applicando filtri solari ad ampio spettro e indossando cappelli a falda larga in estate (van Ewijk e Marees, 2011).

Letture consigliate

Adamski H, Bedane C, Bonnevalle A et al (2011) Solar urticaria treated with intravenous immunoglobulins. J Am Acad Dermatol 65:336-340

Anderson RR (1993) Optics of the skin. In: Linn HV, Soter NA, Dekker M Clinical photomedicine, New York, pp 19-36

Bernhard GD, Pathak MA, Kochevar IE, Parrish JA (2007) Abnormal reaction to ultraviolet radiation. In: Fitzpatrick Dermatology in general medicine, 7 edn. McGraw-Hill, New York, pp 1481-1507

Braun-Falco O, Plewig G (2002) Malattie da esposizione ambientale o da traumi in dermatologia. Springer, Milano, vol I, pp 521-569

Durbec F, Reguiaï Z, Léonard F et al (2012) Efficacy of -3 polyunsaturated fatty acids for the treatment of refractory hydroa vacciniforme. Pediatr Dermatol 29:118-119

Foti C, Bonamonte D, Cassano N et al (2009) Photoallergic contact dermatitis. G Ital Venereol 144: 515-525

Gilchrest BA, Prk H, Eller MS, Yaar M (1998) The photobiology of the tanning response. In: Nordlund JJ, Boissy RE, Hearing VJ et al (eds) The pigmentary system. Oxford University Press, New York

Hölzle E (1999) The idiopathic photodermatoses: solar urticaria. In: Hawk JLM (ed) Photodermatology. Arnold, London, pp 113-126

Horkay I, Emri G, Varga V, Simics E, Remenyik E (2008) Photosensivity skin disorders in childhood. Photodermatol Photoimmunol Photomed 24:56-60

Kerr A, Ferguson J (2010) Photoallergic contact dermatitis. Photodermatol Photoimmunol Photomed 26:56-65

Kollias N (1997) Absorption Mechanism of human melanin in the visible, 400-720 nm. G Invest Dermatol 89:384-388

Kolmel KF (1990) Investigation of skin by ultraviolet spectroscopy. Br J Dermatol 122:209-216

Lim HW (2007) Abnormal responses to ultraviolet radiation: photosensitivity induced by exogenous agents. In: Fitzpatrick Dermatology in general medicine, 7 edn. McGraw-Hill, Milano, pp 1589-1598

Mallory SB (1990) Sunburn and sunreaction. Adolesc Med 1:375-384

Monfrecola G, Masturzo E, Balato F, Ayala F (2000) Solar urticaria: a report on 57 cases. Am J Contact Dermatitis 11:89-94

Murphy GM (2004) Investigation of photosensitive disorders. Photodermatol Photoimmunol Photomed 20:305-311

Ross G, Foley P, Baker C (2008) Actinic prurigo. Photodermatol Photoimmunol Photomed 24:272-275

Sarna T, Swartz HA (1998) The phisycal properties of melanins. In: Nordlund JJ, Boissy RE, Hearing VJ, King RA, Ortonne J The pigmentary system. Oxford University Press, New York

Shono S (1985) The relationship of skin color UVB induced erythema and melanogenesis. J Invest Dermatol 84:265-267

Stern RS, Wintroub BU (2007) Cutaneous reactions to drugs. In: Fitzpatrick Dermatology in general medicine 7 edn. McGraw-Hill, New York, pp 1633-1642

Van Ewijk R, Marees CH (2011) Juvenile spring eruption. Ned Tijdschr Geneeskd 155:A2417

Allergie e intolleranze alimentari: il punto di vista del dermato-allergologo

23

Angelo Massimiliano D'Erme, Nicola Milanesi, Massimo Gola

23.1 Introduzione

È innegabile che le conoscenze e le esperienze sulle *reazioni avverse ad alimenti* (RAA) sono ancora oggi, per il clinico, uno dei problemi più difficili da affrontare. Le reazioni conseguenti all'assunzione di alimenti in età adulta, ma soprattutto in età pediatrica, presentano notevole complessità interpretativa per il grande numero dei possibili alimenti responsabili (non vi è infatti un alimento vegetale o animale che non sia stato associato a una reazione avversa) e per le più disparate manifestazioni cliniche che variano da sintomi lievi e aspecifici fino allo shock anafilattico. Inoltre tali reazioni avverse presentano svariati meccanismi patogenetici (immunologici e non immunologici, tossici ecc.) e si accompagnano a disturbi fisici e psicologici talora recidivanti colpendo molteplici organi bersaglio. Per i possibili effetti cumulativi (dose-dipendenza) talvolta tali reazioni possono anche insorgere più tardivamente (fino a 5 giorni dopo l'ingestione dell'alimento).

Infine, le reazioni possono presentare eterogeneità fenotipica per la cross-reattività tra epitopi allergenici alimentari e allergeni pollinosici (per esempio, mela e betulla), per la possibile contaminazione ambientale e industriale degli alimenti, per le problematiche emergenti che riguardano l'impiego e la diffusione degli alimenti transgenici (OGM).

A.M. D'Erme (✉)
Dermatologia Allergologica e Professionale
Dipartimento di Area Critica Medico-Chirurgica
Azienda Sanitaria e Università degli Studi di Firenze
e-mail: a.m.derme@gmail.com

Assai di frequente molti pazienti riferiscono come "allergia alimentare" una sintomatologia non meglio precisata ma caratterizzata da sintomi vari come nausea, vomito, disturbi dell'alvo e orticaria, talora più inconsueti come astenia, cefalea, disturbi dell'equilibrio, difficoltà al dimagrimento, irritabilità, acne e dermatite atopica.

L'allergia alimentare durante l'infanzia è un argomento che suscita notevole interesse non solo nei medici, ma anche da parte di genitori ed educatori. Il motivo di tanto clamore va ricercato innanzitutto nel crescente dilagare del problema negli ultimi anni. L'aumento della frequenza di RAA ha stimolato lo studio sulla patogenesi e su nuove terapie. Tuttavia, il ricorso dei pazienti o dei familiari ai mass media (giornali, televisione, internet) crea spesso grande confusione.

L'immaturità del sistema immunitario e dei processi digestivi può in parte spiegare la comparsa dei primi episodi di allergia alimentare in età pediatrica oltre alla comparsa di rari e gravissimi casi di shock anafilattico da alimenti. La diagnosi di tali reazioni è spesso sovrastimata: in virtù di questo assistiamo ad atteggiamenti scorretti da parte di sanitari e familiari (Sloan e Powers, 1986). Infatti rigide diete di esclusione di vari alimenti, soprattutto in momenti di crescita, possono risultare dannose allo stato generale del bambino (Strobel, 1993).

23.2 Inquadramento delle RAA

La complessità dei quadri delle RAA, ovvero *qualsiasi reazione indesiderata conseguente all'inge-*

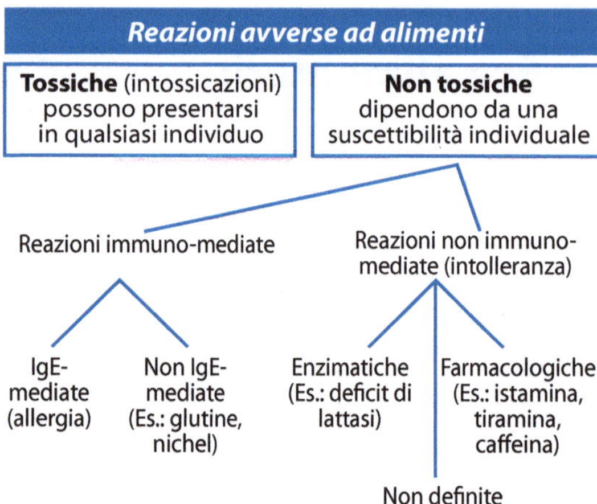

Fig. 23.1 Inquadramento delle reazioni avverse agli alimenti (modificata da Johansson et al., 2001)

stione di un alimento o di un cibo, ha indotto nel 1995 una commissione dell'European Academy of Allergy and Clinical Immunology (EAACI) a proporre una classificazione di tali reazioni sulla base di meccanismi patogenetici (Bruijnzeel-Komen et al., 1995).

Una corretta diagnosi di allergia alimentare deve avere come fondamento una dettagliata anamnesi e associare metodiche diagnostiche *in vivo* e *in vitro*, differenti e più o meno complesse.

Il National Institute of Allergy and Infectious Diseases ha suddiviso le RAA in *reazioni tossiche* e *reazioni non tossiche* (Fig. 23.1) (NIAID-Sponsored Expert Panel, 2010). Le prime sono dovute a tossine presenti naturalmente in alcuni cibi (per esempio, nei funghi), che possono derivare da una non corretta conservazione (microinquinamento batterico o fungino) o da contaminazione chimica volontaria o involontaria. Possono insorgere in qualsiasi individuo che assuma tali alimenti: non sono quindi determinate da una sensibilità individuale e sono dose-dipendenti. Le reazioni non tossiche, invece, dipendono da una particolare suscettibilità del paziente ad alcuni alimenti o cibi e possono essere suddivise in forme immunologiche e non immunologiche. Le forme immunologiche possono essere a loro volta suddivise in IgE-mediate (*allergia alimentare*) e non IgE-mediate, cioè mediate da un altro meccanismo immunitario umorale o cellulare come, per esempio, quello T-linfocitario. Le forme non immunologiche (*intolleranza alimentare*) comprendono un gruppo eterogeneo di reazioni avverse conseguenti all'ingestione di un alimento o cibo e possono essere il risultato di deficit enzimatici (per esempio assenza o ridotta presenza di lattasi intestinale, saccaridasi, lipasi), dell'azione, in soggetti predisposti, di molecole ad attività farmacologica contenute negli alimenti (tiramina, istamina, additivi) o rilasciate dai mastociti intestinali per effetto degli alimenti stessi (fragole, cioccolato) o prodotti dalla flora batterica intestinale (tonno, sardine) o, infine, riferibili a meccanismi non ancora definiti (come per esempio reazioni da additivi alimentari quali acido salicilico, benzoico ecc.).

Tabella 23.1 Criteri generali differenziali nell'ipersensibilità alimentare

Allergia	Intolleranza
Piccole quantità	Grandi quantità
Risposta rapida	Risposta lenta
Pochi alimenti	Molti alimenti e diversi
Meccanismi immunologici	Meccanismi non noti

Una *task force* dell'EAACI ha introdotto nel 2001 il concetto di *ipersensibilità agli alimenti*, preferendo il termine di "reazioni da ipersensibilità non allergica", piuttosto che da intolleranza o pseudo-allergiche, per tutte quelle reazioni non riconducibili a un meccanismo immunologico (Johansson et al., 2001). Le caratteristiche generali che differenziano le due forme sono riassunte nella Tabella 23.1. Appare molto importante il tempo di insorgenza della reazione dopo l'ingestione dell'alimento, solitamente breve per l'allergia e prolungato per l'intolleranza, la quantità dell'alimento necessaria per scatenare la reazione (scarsa per l'allergia e abbondante per l'intolleranza), la persistenza nel tempo per l'allergia rispetto all'intolleranza, la mancanza di test validati scientificamente per la diagnosi dell'intolleranza rispetto all'allergia identificabile al giorno d'oggi con metodiche attendibili e standardizzate sia *in vivo* che *in vitro*.

23.3 Epidemiologia

Un gran numero di soggetti, circa il 20-25% della popolazione generale, riferisce, almeno una volta nella vita, una possibile reazione avversa correlata a un alimento o cibo. La complessità delle RAA e la carenza di validi strumenti diagnostici fanno sì che la loro prevalenza sia in realtà difficilmente valutabile. In generale tali reazioni sono sovrastimate e la reale prevalenza è stimata intorno all'1,4-2,4%. Su 10 pazienti che riferiscono RAA, solo una o due diagnosi sono autentiche. In età infantile prevalgono le forme IgE-mediate, calcolabili intorno al 4-5% della popolazione nel primo anno di vita, che tendono poi a diminuire con il passare degli anni. In circa il 75% dei bambini allergici la sensibilizzazione diminuisce, o diventa clinicamente non apparente, entro il 6° anno di età.

23.4 Aspetti patogenetici

L'allergia alimentare può presentarsi con varia sintomatologia per i diversi meccanismi patogenetici e per i diversi organi o apparati interessati dal processo. Si riconoscono infatti forme IgE-mediate (come l'orticaria, la sindrome orale allergica e l'anafilassi), forme con meccanismo immunologico di tipo ritardato, cioè cellulo-mediate (come la proctite o l'enterocolite da proteine alimentari, il morbo celiaco con la dermatite erpetiforme), e forme miste (come la dermatite atopica, la gastroesofagite ed enterite eosinofila e l'asma bronchiale).

L'allergia che riconosce reazioni di tipo I di solito è legata a proteine resistenti al calore e alla digestione (latte, uovo, pesce ecc.) venute in contatto con il bambino durante un ipotetico periodo di immaturità immunologica. Tuttavia è ormai accettato il ruolo della barriera mucosa gastrointestinale (pH, stato delle cellule immunitarie residenti) e l'azione della flora batterica intestinale nel condizionare la tolleranza orale.

Le altre forme sembrano riferirsi a una sensibilizzazione a proteine meno stabili attraverso il tratto respiratorio (come quelle dei pollini). Gli anticorpi prodotti verso questi allergeni reagiscono in maniera crociata con epitopi analoghi di allergeni di origine vegetale (per esempio, come l'allergene Bet v1 penetrato attraverso le vie respiratorie, per la sua analogia strutturale con l'allergene della mela Mel d1 è in grado di determinare sintomi a carico del cavo orale).

Nell'età infantile gli alimenti che più facilmente causano reazioni avverse sono: il latte, le uova, il pesce e i crostacei, le arachidi, le nocciole e la farina. L'allergia alla nocciola tende a rimanere abbastanza stabile nel tempo, quella al latte invece tende a risolversi spontaneamente entro i 5 anni di vita, specialmente nelle forme IgE-mediate (Fleischer et al., 2005).

23.5 Procedure diagnostiche

A tutt'oggi non è sempre facile effettuare una diagnosi precisa e precoce di allergia alimentare e instaurare un'idonea terapia per evitare ricadute o cronicizzazione della sintomatologia clinica o diete di eliminazione pericolose.

Occorre infatti considerare che non solo la dieta rappresenta un fenomeno complesso, ma anche l'alimento è costituito da varie componenti, potenziali responsabili della reazione da diagnosticare. Tali componenti variano quantitativamente e qualitativamente a causa delle modificazioni fisicochimiche subite inizialmente: i processi di produzione, di preparazione commerciale e di conservazione e i trattamenti termici ne possono alterare la composizione e la struttura chimica. A queste modificazioni "esterne" fa poi seguito l'interazione individuale dell'organismo con l'alimento: alcuni fattori locali (microflora intestinale, lesioni mucose, tempo di transito, funzionalità del complesso gastroenterico e delle ghiandole annesse, GALT ecc.) condizionano la quantità e la qualità delle sostanze assorbite, le quali inoltre incontrano già nella mucosa sistemi di riconoscimento e di "processazione" sia in senso enzimatico che immunologico spesso differenti da individuo a individuo.

La problematica delle RAA è sempre più alimentata da una parte dagli organi di informazione e dall'altra da una sempre maggiore sensibilità della popolazione verso i problemi dell'ecologia che vede nello sviluppo industriale, nello sfruttamento intensivo delle coltivazioni e nella continua crescente invasione della chimica un possibile pericolo, problematica che crea un ulteriore impatto sui genitori. Basti pensare al mondo dell'agricoltura: pesticidi mescolati al terreno o spruzzati sulle colture, anticrittogamici, antiparassitari, concimi chimici usati smodatamente; alla catena alimentare: sostanze ormonali e antibiotici somministrati negli allevamenti intensivi agli animali da macello oltre agli agenti antimuffa nelle farine e a tutto quel miscuglio di sostanze chimiche che viene aggiunto al cibo (additivi alimentari).

Accanto al rischio ecologico, l'introduzione nella catena alimentare delle piante transgeniche (tecnologia già in uso da oltre 15 anni) e quindi degli alimenti transgenici ha sicuramente contribuito ad aumentare il rischio di sviluppare una RAA. Si è incominciato così a sospettare che l'esposizione, giorno dopo giorno, ad alcuni cibi anche comuni potrebbe causare reazioni e malattie croniche di difficile diagnosi, cosicché il termine di intolleranza alimentare ha progressivamente assunto nel tempo un significato sempre più vasto, tanto che la classificazione delle "reazioni non tossiche non immunologiche" ha oggi più un valore schematico, dato che in alcuni casi più meccanismi possono contribuire a provocare l'insorgenza della reazione e alcuni di questi appaiono ancora oggi del tutto sconosciuti. Il fatto poi che non esista una sintomatologia realmente caratteristica, specifica per l'allergia o per l'intolleranza, rende una diagnosi differenziale a volte molto complicata e persino frustrante. L'esame obiettivo in molti casi non aggiunge elementi indicativi per giungere a una corretta diagnosi e quindi la raccolta dei dati anamnestici deve essere condotta con particolare accuratezza.

I sistemi diagnostici disponibili, pur avendo alcuni un'ottima sensibilità e specificità, non riescono a identificare tutte le possibili cause. Quello che viene considerato ancora oggi il *gold standard* per la diagnosi di RAA, vale a dire lo scatenamento in doppio cieco controllato con placebo (DBPCFC, *double blind placebo controlled food challenge*), è oggettivamente difficile da applicare come metodica di routine, per i costi elevati, la difficile logistica coinvolta e la possibilità di falsi negativi in presenza di effetti cumulativi. Quindi, le procedure di diagnostica differenziale nelle RAA dovrebbero raggiungere due scopi fondamentali:

1. separare le RAA da tutti i sintomi e le condizioni morbose che, basate su differenti meccanismi patologici, non sono strettamente riferibili all'assunzione di alimenti;
2. separare l'allergia propriamente detta dalle intolleranze alimentari o reazioni da ipersensibilità non allergica, cioè reazioni avverse non mediate da meccanismi immunologici.

23.6 Allergia alimentare

La diagnosi e il trattamento dell'allergia ad alimenti appaiono, al giorno d'oggi, ragionevolmente compresi, anche se la correlazione fra la clinica e i risultati di laboratorio rimane comunque essenziale in quanto una certa percentuale di pazienti risulta positiva alle prove allergologiche verso alcuni allergeni alimentari che non mostrano poi evidenze cliniche di attività, e la presenza di un test positivo per IgE specifiche non è equivalente a una diagnosi di "allergia attiva" (Macchia et al., 2011). Vi sono poi alcuni pazienti che reagiscono clinicamente all'esposizione allergenica solo quando certi alimenti sono assunti in combinazione con l'esercizio fisico (anafilassi da sforzo associata ad allergia alimentare) oppure in periodi di pollinosi: per esempio, i pazienti che sono sensibili alla mela, la possono mangiare tranquillamente durante tutto l'anno, tranne che durante il periodo di pollinazione della betulla – SAO, sindrome allergica orale – (soggetti pollinosici). In questo campo comunque la conoscenza è sufficientemente approfondita ed esistono metodi attendibili e standardizzati per identificare gli allergeni sensibilizzanti (test *in vivo* e *in vitro*) e i risultati del trattamento terapeutico, quando applicato propriamente, sono molto soddisfacenti (Sischer, 2006).

La diagnosi di allergia alimentare si basa prima di tutto su un'attenta storia clinica volta all'individuazione di possibili cibi responsabili, alla valutazione della quantità di cibo ingerito, alla possibile associazione con altri fattori (esercizio fisico, farmaci ecc.). Nelle forme IgE-mediate i *prick test* rappresentano un mezzo sicuro e abbastanza affidabile per evidenziare eventuali sensibilizzazioni (Acciai et al., 1991). Non bisogna scordare che un test positivo evidenzia solo una sensibilizzazione ed è compito del medico stabilirne poi la rilevanza clinica; analogamente la negatività del test conferma solo l'assenza di una reazione IgE-mediata, ma non l'"innocenza" di quell'alimento. Inoltre va sottolineato che nella valutazione di una possibile allergia a frutta o a verdura spesso gli estratti antigenici commerciali non sono in grado di svelare eventuali positività, a causa dell'estrema labilità dell'allergene responsabile: in questi casi si può allora utilizzare l'alimento fresco (*prick by prick*). Il dosaggio sierico delle IgE specifiche (RAST) permetterà poi di confermare e quantificare l'entità dell'allergia. In conclusione, le prove allergologiche cutanee e il dosaggio delle IgE specifiche rappresentano indagini di aiuto nel chiarire il ruolo di alcuni alimenti come responsabili della reazione (Sampson, 2001).

Nel caso in cui, nonostante la negatività dei test cutanei, vi sia un forte sospetto clinico di allergia alimentare e sicuramente nelle forme non IgE-mediate è sempre necessario ricorrere al test di provocazione orale (TPO), anche conosciuto come *double-blind placebo-controlled food challenge* (DBPCFC), che è attualmente considerato l'unico test in grado di consentire una diagnosi di certezza. Il test viene eseguito dopo un periodo di esclusione del cibo incriminato dalla dieta, somministrando quantità crescenti dell'alimento da testare partendo ovviamente da dosi molto basse, a intervalli di tempo di 10-20 minuti. In caso di assenza di reazioni avverse il cibo viene reinserito nella dieta. Sfortunatamente il TPO è un test che può talora esporre il paziente a reazioni immediate anche gravi, fino all'anafilassi, per cui la sua esecuzione, che spesso incontra la resistenza dei genitori, può essere anche impedita dalla mancanza di ambienti e strutture idonee all'esecuzione di questo esame rischioso (Bindslev-Jensen et al., 2004).

23.7 Allergia alimentare e dermatite atopica

Tra i quadri clinici che possono essere collegati all'allergia alimentare in età pediatrica sicuramente un cenno a parte merita la dermatite atopica (DA), la più comune affezione dermatologica dell'infanzia e dell'adolescenza, in continuo aumento negli ultimi venti anni. Il legame tra DA e allergia alimentare è fonte di grandi controversie nella pratica clinica e nella letteratura medica: sono infatti dibattuti il ruolo dell'alimentazione nella patogenesi della malattia e la capacità da parte di alcuni alimenti di causare le manifestazioni cutanee di tipo eczematoso proprie della DA.

Comunemente i bambini con DA, più che gli adulti, hanno una prevalenza molto più alta rispetto alla popolazione normale di allergia alimentare, quantificabile intorno a valori del 30-40% (Eigenmann et al., 1998; Thompson e Hanifin, 2005; Rowlands et al., 2006; Thompson, 2006). Inoltre scoperte recenti riportano che una sensibilizzazione precoce ad alimenti sembrerebbe essere più frequentemente associata con la DA.

Comuni alimenti, in particolare latte vaccino, uova ecc., possono provocare riaccensione della DA, in particolare nei bambini sensibilizzati. Studi clinici hanno mostrato che più del 50% delle DA infantili possono essere esacerbate da determinati alimenti, con peggioramento dell'eczema, o causare la comparsa anche di sintomatologia immediata.

È possibile riscontrare tre tipi di reazioni ad allergeni alimentari nei soggetti affetti da DA (Heratizadeh et al., 2011):

- sintomi di tipo immediato;
- reazioni ritardate di tipo eczematoso;
- reazioni miste.

Al tempo stesso, però, la maggior parte degli studi che hanno cercato di definire il legame esistente tra alimentazione e atopia non è stata in grado di distinguere le manifestazioni cliniche IgE-mediate che si sovrappongono al quadro clinico dalle vere riacutizzazioni eczematose tipiche della DA (Heine et al., 2006).

Di conseguenza l'approccio alla gestione della dieta del bambino con DA resta molto delicato da affrontare per ogni medico. Infatti, pur non dovendo trascurare l'eczema indotto da un alimento, al tempo stesso è importante tenere presente che una dieta inutile basata su una diagnosi non corretta può portare nei pazienti affetti da DA un'importante malnutrizione oltre a un ulteriore aggravamento psicologico e relazionale.

Nel *position paper* riguardante le reazioni eczematose alimentari in soggetti con DA l'EAACI sottolinea l'importanza, soprattutto in questi soggetti, di un corretto percorso per la diagnosi di reazioni alimentari che tenga in considerazione l'anamnesi, il grado di sensibilizzazione e la rilevanza clinica della sensibilizzazione stessa. Ovviamente quest'ultima può essere valutata con certezza solamente attraverso il *challenge* orale (Werfel et al., 2007).

23.8 Allergia alimentare e orticaria

L'orticaria è un'altra diffusa dermatosi che può frequentemente presentare, in età pediatrica, una causa alimentare. Come riportato in due recenti studi sulle cause di orticaria acuta in bambini giunti al pronto soccorso, uno dei quali condotto in Italia, è stata rilevata una causa alimentare in circa il 15% dei bambini tra i 6 mesi e i 6 anni (Ricci et al., 2010). L'eziologia alimentare segue in prevalenza quella infettiva e, secondo alcuni studi, anche quella farmacologica (Ricci et al., 2010; Liu et al., 2008). Tra i cibi implicati più di frequente sono riportati le uova, il latte vaccino (soprattutto nel primo anno di vita), il pesce, la frutta, gli arachidi e il pomodoro.

Invece nello studio italiano sono stati evidenziati due picchi di prevalenza dell'allergia alimentare con episodi di orticaria: il primo sotto i 2 anni e correlato ad allergia a latte e uova, il secondo dopo i 5 anni e causato in prevalenza dall'assunzione di noccioline. L'episodio orticarioide può rappresentare, anche se raramente, un sintomo prodromico di reazioni di anafilassi e deve essere pertanto trattato con attenzione e prudenza estrema.

Va ricordato che, per la nota eterogeneità eziologica dell'orticaria, è importante comunque analizzare tutti gli aspetti clinico-anamnestici dettagliatamente e non soffermarsi solo sui dati allergologici per quanto spesso enfatizzati dallo stesso paziente.

Secondo le più recenti linee guida e i dati presenti in letteratura, la valutazione allergologica non è raccomandata come metodica di routine in bambini con orticaria che non presentino contemporaneamente un'evidente storia di allergia (Ricci et al., 2010; Zuberbier et al., 2009; Liu et al., 2008).

23.9 Ipersensibilità non allergica agli alimenti

Considerando i progressi fatti negli ultimi anni nella comprensione dei meccanismi che regolano le reazioni allergiche sembrava auspicabile aspettarsi la disponibilità di un test semplice, affidabile e verificato anche per l'identificazione dell'intolleranza alimentare. Questo non è avvenuto. Cercare di capire il perché di questo "ritardo" richiede una certa conoscenza della gamma di possibili risposte organiche e dei fattori che possono influenzarle.

Innanzitutto, avere a che fare con l'*intolleranza alimentare* è fonte di enorme confusione anche perché, per la popolazione in generale, ciascun alimento che produce una reazione strana e inaspettata rappresenta un alimento verso cui la persona è "allergica" (Gola, 2001; Sullivan 1999; David, 2000; Pascual et al., 2000). In secondo luogo, la presenza di meccanismi multipli, organi bersaglio multipli e variabili esterne multiple impedisce in questo ambito la programmazione della diagnosi in un unico test (Dear, 2001; Schafer et al., 2001). L'intolleranza alimentare è salita alla ribalta in questi ultimi anni non solo nelle pubblicazioni scientifiche, ma anche in quelle divulgative, in relazione alle sempre più pressanti istanze ecologiche; non c'è stato però come riscontro a questo crescente interesse uno sviluppo di mezzi diagnostici, cosicché la diagnosi appare spesso basata su dati empirici, pesantemente condizionata dal rapporto emotivo medico-paziente e dalle convinzioni e aspettative di entrambi.

È innegabile che saranno necessari ricerche e studi rigorosi sui vari aspetti dell'intolleranza alimentare che permettano di validare l'attendibilità clinica di un test specifico ma anche di superare una certa tendenza della comunità scientifica a escludere a priori i risultati di test che appaiono validi individualmente, anche se non sembrano in grado di spiegare tutti i parametri osservati. D'altro canto, uno studio che mostri un grado significativo di attendibilità e che sia clinicamente verificabile, anche se in un *range* applicativo limitato, dovrebbe poter essere utilizzato per una più comprensibile valutazione di tutta la gamma di disturbi riferibili all'intolleranza alimentare, così da provvedere almeno uno strumento in più per affrontare meglio questo complicato problema. Il paziente non chiede un'etichetta, bensì una terapia che lo liberi dal sintomo o, quantomeno, gli permetta di sopportarlo.

23.10 Prevenzione ed educazione

È necessario ricordare che la dieta di un bambino deve essere la più varia e completa possibile al fine di consentire un normale sviluppo psicofisico. Pertanto l'eliminazione di un determinato alimento dalla dieta deve essere considerata un provvedimento da prendere solo al termine di un accurato percorso diagnostico. Per facilitare la gestione del bambino allergico al di fuori della famiglia, in alcuni paesi sono stati introdotti dei "certificati alimentari" redatti dal medico curante e utilizzati dal personale scolastico, sulla base dei quali vengono preparati i singoli pasti consumati a scuola. In questo modo, mentre da una parte si garantisce la sicurezza del bambino e la tranquillità dei genitori, dall'altra si riducono i costi legati alla preparazione di pasti diversi quando non siano realmente necessari (Guarderas, 2001).

La maggior parte degli studi effettuati ha infatti dimostrato che solo in una percentuale molto esigua di casi l'allontanamento dal pasto di un determinato alimento è stato in grado di produrre un significativo miglioramento della sintomatologia. Una rigida dieta di esclusione dovrebbe essere pertanto limitata a quei pazienti in cui i test diagnostici abbiano evidenziato un effettivo ruolo causale dell'alimento in questione, evitando le diagnosi *self-made* dei genitori che tendono con estrema facilità ad attribuire al cibo ogni riacutizzazione della malattia.

Inoltre l'allergia alimentare determina implicazioni sociali e ripercussioni psicologiche nel bambino che sente gli stessi bisogni e desideri dei suoi coetanei. Le famiglie di bambini con allergia alimentare devono essere *educate* a gestire la dieta piuttosto che avvertirla come una semplice e pura restrizione. Inoltre bisogna prestare attenzione all'inserimento del bambino tra i compagni, nel gioco e nell'attività fisica.

Un necessario approfondimento riguarda la gravidanza e l'allattamento. Attualmente la comunità scientifica mondiale non raccomanda particolari restrizioni alimentari durante questi due periodi di vita. In particolare l'allattamento va sempre confermato e stimolato con esclusione di casi specifici che presentino un'allergia clinicamente significativa verso le proteine del latte. Lo svezzamento dovrebbe essere regolarmente eseguito tra il 4° e il 6° mese di vita. Un ritardo nell'introduzione di cibi oltre il sesto mese non sembra portare a un miglioramento di alcune patologie cutanee, tra cui la stessa dermatite atopica (Birch et al., 2010; Zutavern et al., 2008).

Concludendo, è fondamentale che il medico spieghi con accuratezza ai genitori la natura di questa patologia illustrando tutti i possibili fattori scatenanti. Spesso vi è una forte focalizzazione sul cibo quale apparente causa di svariati quadri clinici. È stato tuttavia dimostrato che questa eccessiva focalizzazione può determinare un grave ritardo nell'attuazione di tutte quelle misure di "cura" della cute dell'atopico che giocano un ruolo chiave nella prevenzione delle recidive della malattia.

Letture consigliate

Acciai MC, Brusi C, Francalanci S et al (1991) Skin tests with fresh foods. Contact Dermatitis 24:67-68

Bindslev-Jensen C, Ballmer-Weber BK, Bengtsson U et al (2004) Standardization of food challenges in patients with immediate reactions to foods. Position paper from the European Academy of Allergology and Clinical Immunology. Allergy 59:690-697

Birch EE, Khoury JC, Berseth CL et al (2010) The impact of early nutrition on incidence of allergic manifestations and common respiratory illnesses in children. J Pediatr 156:902-906

Bruijnzeel-Komen C, Ortolani C, Aas K et al (1995) Adverse reactions to food. European Academy of Allergology and Clinical Immunology Subcommittee. Allergy 50:623-635

David TJ (2000) Adverse reactions and intolerance to foods. Br Med Bull 56:34-50

Dear KL (2001) Food intolerance and allergy in gastrointestinal disorders. Hosp Med 62:731-734

Eigenmann PA Sicherer SH, Borkowski TA et al (1998) Prevalence of IgE mediated food allergy among children with atopic dermatitis. Pediatrics 101:8

Fleischer D, Conover-Walker MK, Matsui EC et al (2005) The natural history of tree-nut allergy. J Allergy Clin Immunol 115:1076-1080

Gola M (2001) Le intolleranze alimentari. Regional Meeting of ISD and Dermatological Alpine Conference. Cortina d'Ampezzo, 4-10 Febbraio

Guarderas JC (2001) Is it food allergy? Differentiating the causes of adverse reactions to food. Postgrad Med 109:125-134

Heine RG, Verstege A, Mehl A et al (2006) Proposal for a standardized interpretation of the atopy patch test in children with atopic dermatitis and suspected food allergy. Pediatr Allergy Immunol 17:213-217

Heratizadeh A, Wichmann K, Werfel T (2011) Food allergy and atopic dermatitis: how are they connected? Curr Allergy Asthma Rep 11:284-291

Johansson SG, Hourihane JO, Bousquet J et al (2001) A recise nomenclature for allergy. An EAACI position statement from the EAACI nomenclature task force. Allergy 56:813-824

Liu TH, Lin YR, Yang KC et al (2008) First attack of acute urticaria in pediatric emergency department. Pediatr Neonatol 49:58-64

Macchia D, Capretti S, Cecchi L et al (2011) Position statement: diagnostica *in vivo* e *in vitro* nell'adulto delle allergie alimentari IgE mediate. Giornale Italiano di Allergologia e Immunologia Clinica, pp 357-372

NIAID-sponsored Expert Panel, Boyce JA, Assa'ad A, Burks AW et al (2010) Guidelines for the diagnosis and management of food allergy in the United States: report of the NAID-sponsored expert panel. J Allergy Clin Immunol 126(Suppl):S1-58

Pascual CY, Crespo JF, Perez PG et al (2000) Food allergy and intolerance in children and adolescents, an update. Eur J Clin Nutr 54(Suppl):75-78

Ricci G, Giannetti A, Belotti T et al (2010) Allergy is not the main trigger of urticaria in children referred to the emergency room. J Eur Acad Dermatol Venereol 24:1347-1348

Rowlands D, Tofte SJ, Hanifin JM (2006) Does food allergy cause atopic dermatitis? Food challenge testing to dissociate eczematous from immediate reactions. Dermatologic Therapy 19:97-103

Sampson HA (2001) Utility of food-specific IgE concentrations in predicting symptomatic food allergy. J Allergy Clin Immunol 107:444-451

Schafer T, Bohler E, Ruhdorfer S et al (2001) Epidemiology of food allergy/food intolerance in adults: associations with other manifestations of atopy. Allergy 56: 1172.

Sischer SH (2006) Advances in allergic skin desease, anaphylaxis and hypersensitivity reactions to food, drugs and insects. J Allergy Clin Immunol 118: 170-177

Sischer SH (2006) Food allergy. J Allergy Clin Immunol 117:470-475

Sloan AE, Powers ME (1986) A perspective on popular perceptions of adverse food reactions to food. J Allergy Clin Immunol 78:127-133

Strobel S (1993) Epidemiology of food sensitivity in childhood with special reference to cow's milk allergy in infancy. In: Burr HL (ed) Epidemiology of clinical allergy. Karger, Basel

Sullivan PB (1999) Food allergy and food intolerance in childhood. Indian J Pediatr 66(1 Suppl):37-45

Thompson MM (2006) Patterns of care and referral in children with atopic dermatitis and concern for food allergy. Dermatologic Therapy 19:91-96

Thompson MM, Hanifin JM (2005) Effective therapy of childhood atopic dermatitis allays food allergy concerns. J Am Acad Dermatol 53:214-219

Werfel T, Ballmer-Weber B, Eigenmann PA et al (2007) Eczematous reactions to food in atopic eczema: position paper of the EAACI and GA2LEN. Allergy 62:723-728

Zuberbier T, Asero R, Bindslev-Jensen C et al (2009) Dermatology Section of the European Academy of Allergology and Clinical Immunology; Global Allergy and Asthma European Network; European Dermatology Forum; World Allergy Organization. EAACI/GA(2)LEN/EDF/WAO guideline: management of urticaria. Allergy 64: 1427-1443

Zuberbier T, Asero R, Bindslev-Jensen C et al (2009) Dermatology Section of the European Academy of Allergology and Clinical Immunology; Global Allergy and Asthma European Network; European Dermatology Forum; World Allergy Organization. EAACI/GA(2)LEN/EDF/WAO guideline: definition, classification and diagnosis of urticaria. Allergy 64:1417-1426

Zutavern A, Brockow I, Schaaf B et al LISA Study Group (2008) Timing of solid food introduction in relation to eczema, asthma, allergic rhinitis, and food and inhalant sensitization at the age of 6 years: results from the prospective birth cohort study LISA. Pediatrics 121:e44-52

24 Allergie e intolleranze alimentari: il punto di vista del pediatra

Giuseppe Napoli†, Marco Bertagnon

24.1 Introduzione

L'utilizzo eccessivo di alcuni termini, tanto in ambito medico quanto nel linguaggio corrente, fa perdere a una determinata terminologia il suo reale significato etimologico. È diventata, così, un'abitudine parlare di allergie alimentari anche qualora le manifestazioni cliniche non siano direttamente conseguenti a una risposta del sistema immunitario.

Cosa sia veramente un'allergia e quali siano le cause che scatenano una determinata reazione piuttosto che un'altra è qualcosa di piuttosto univoco. Essere allergico, semplicemente, significa essere sensibilizzati a uno specifico allergene e reagire in maniera parossistica a un qualunque tipo di contatto, che sia epidermico, da ingestione, o di altra natura.

In particolare, si intende per *allergia alimentare* (AA) ogni tipo di reazione avversa ad alimenti, in cui sia possibile evidenziare un meccanismo patogenetico immunologico specifico.
Secondo l'European Academy of Allergy and Clinical Immunology (EAACI), una delle istituzioni maggiormente accreditate nel panorama scientifico, le reazioni agli alimenti possono essere distinte in base ai meccanismi patogenetici sottostanti e si identificano in base alla tossicità. Vengono qui di seguito schematizzate le reazioni più frequenti:

- *tossiche*: causate da sostanze nocive contenute negli alimenti ingeriti (per esempio, intossicazione da funghi, ciclopeptidi, muscarine, funghi eduli, tossine di certi pesci, cianuri nei noccioli di frutta, solanine nelle patate, ossalati negli spinaci ecc.);
- *tossiche gatroenteriche*: causate da tossine batteriche contenute in cibi avariati;
- *non tossiche*: dipendenti da un'abnorme risposta individuale ad alcuni componenti di alimenti igienicamente sani e tossicologicamente non nocivi. Le reazioni non tossiche vengono poi distinte in *allergiche* e *non allergiche*. Una recente classificazione, riassunta nella Tabella 24.1, suddivide ulteriormente le forme allergiche in *IgE-mediate* e *non IgE-mediate*.

Nella classificazione proposta, però, alcuni punti salienti meritano, a nostro avviso, un'attenta analisi. Innanzitutto è confermato che le allergie possono essere sia *IgE-* che *non IgE-mediate*, per cui anche le reazioni di ipersensibilità derivate da reazioni non tossiche *non IgE-mediate* sono allergie. Ad esempio, la celiachia cellulo-mediata, che è un tipo di allergia alimentare non IgE-mediata, è pertanto un'allergia alimentare. In più, è importante segnalare che la reazione immediata alla prima introduzione del latte di formula è un caso tipico di allergia alimentare IgE-mediata.

Alle reazioni non immuno-mediate appartengono, invece, le *intolleranze alimentari* (IA). Per intolleranza alimentare si intende una reazione avversa ad alimenti di tipo non tossico e non immunologicamente mediata. Le IA vengono distinte in:

- *enzimatiche* (per esempio: sintomi gastrointestinali causati da deficit di lattasi): comprendono le intolleranze agli aminoacidi e all'amido;

G. Napoli†
SS di Pediatria Territoriale
Asl 4 Chiavarese, Lavagna

M. Gola, *Dermatologia allergologica in età pediatrica*,

Tabella 24.1 Reazioni non tossiche allergiche

Allergiche		Non allergiche	
IgE-mediate*	Non IgE-mediate		
Atopiche	Non atopiche	Esempi: celiachia, gastroenterite eosinofila, dermatite atopica, alveoliti allergiche	Esempio: fenilchetonuria

* Si tratta di vere e proprie allergie alimentari con meccanismo immunologico.

– *farmacologiche* (per esempio: da amine vasoattive come istamina, tiramina, epinefrina, 5-idrossitriptamina, feniletilamina, metilxantine);
– *da additivi alimentari* (benzoati, nitriti, salicilati): tra i sintomi che accompagnano questa intolleranza il più diffuso è la *cefalea*, con comparsa del dolore a fine pasto o alcune ore dopo, talvolta localizzato anche a una sola zona del capo o a una metà del volto (emicrania), altre volte diffuso accompagnato anche da altri segni clinici quali lieve aumento del battito cardiaco, stato ansioso, diminuzione della pressione arteriosa, orticaria. Si può associare anche alla *sindrome del ristorante cinese*, causata dal *glutammato monosodico*, un derivato dell'acido glutammico utilizzato negli alimenti in forma di sale sodico e presente in salse e concentrati di pomodoro, salse di soia, formaggi, dadi da brodo, e che si manifesta con alterazioni della sensibilità e dolori al capo, al collo, al torace e agli arti superiori. I *solfiti* (diossido di zolfo, acido solforoso, tutti i sali che possono liberare zolfo), presenti in tutti gli alimenti fermentati, dai formaggi ai vini, possono causare una sintomatologia che si manifesta con accessi asmatici di lieve entità, orticaria, cefalea e arrossamento del volto;
– *metaboliche*: deficit di 6-GPD, deficit di tripsinogeno, deficit di lipasi;
– *da idiosincrasia*: reazione ai salicilati, da anafilotossina, da additivi alimentari;
– *altri meccanismi*: morbo celiaco, dermatite erpetiforme.

È necessaria tuttavia una precisazione riguardo le reazioni avverse alimentari dei bambini che si presentano nella prima infanzia, dopo lo svezzamento. A questo proposito, bisogna rilevare che è abbastanza raro che il bambino manifesti reazioni di tipo aspecifico e, nel caso si verificasse un'ipersensibilità alimentare specifica, il bambino plausibilmente presenterà reazioni piuttosto violente con vomito, orticaria e accesso asmatico, la cui causa andrà accuratamente indagata dal medico specialista.

Tabella 24.2 Sintomi che possono essere associati alla presenza di intolleranze alimentari

	Sintomi
Sistema nervoso centrale	Cefalee ricorrenti (emicrania), difficoltà di concentrazione, torpore mentale, equilibrio alterato, umore variabile, astenia ricorrente
Apparato genitourinario	Irritazioni vaginali, cistiti ricorrenti
Apparato respiratorio	Congestione nasale, rinite, sinusite, asma, bronchiti ricorrenti, otite
Cute	Eczema, eruzioni cutanee, orticaria, prurito, pallore facciale, acne, psoriasi, gonfiore mattutino di palpebre e mani
Muscolo scheletrico	Dolenzia articolare ricorrente, crampi muscolari, mialgie
Apparato gastrointestinale	Nausea, aerofagia, meteorismo, diarrea improvvisa, gastralgia, sindrome del colon irritabile, morbo di Crohn
Generali	Linfoadenopatia tonsillare, obesità, anoressia, fatica cronica, attacchi di panico

Nella Tabella 24.2 sono riassunti i sintomi prevalentemente associabili a intolleranze alimentari.

24.2 Allergia da alimenti

Le allergie alimentari, come abbiamo già accennato, si manifestano sempre tramite meccanismo immunologico; in buona sostanza infatti, lo sviluppo di un'allergia alimentare viene causato dall'alterazione di una risposta immunitaria, attraverso la produzione di specifici anticorpi IgE che si attivano reattivamente a proteine alimentari, riconosciute come allergeni.

Si indicano come *allergeni* specifiche glicoproteine con una massa molecolare da 10 000 a 40 000 dalton; spesso però, anche molecole di dimensioni inferiori possono essere responsabili di stimolazioni allergiche. Ciò avviene per lo più come conseguenza di determinate condizioni – quali la cottura o taluni processi digestivi dei cibi – che vanno ad alterare la composizione chimica dell'alimento stesso. A livello intestinale, in cui avviene l'assorbimento degli alimenti, funzionano barriere selettive che mirano a bloccare l'allergene presente negli alimenti. Tali barriere non sono ancora ben sviluppate nei primi mesi di vita, e pertanto – soprattutto in occasione della prima alimentazione – vengono assorbite grandi quantità di proteine che non causano reazioni grazie a una buona tolleranza da parte del sistema immunitario. Nel bambino predisposto viene a mancare lo sviluppo della tolleranza verso le proteine alimentari e le reazioni immunitarie che si scatenano provocano sintomi allergici.

Gli allergeni sono gli *alimenti* implicati nelle reazioni allergiche immediate. I più frequenti sono il latte, le uova, le arachidi, il pesce, i crostacei, il grano, la soia, il pomodoro, le noci. Alcune proteine allergeniche maggiori sono state già identificate, come la caseina, la lattoglobulina del latte, la ovoalbumina, l'ovomucoide e la ovotransferrina dell'uovo, l'antigene M del merluzzo, le proteine Ara delle arachidi. Nel germe di grano alcune componenti del chicco che inducono la produzione di IgE sono l'albumina, la globulina, la gliadina, l'agglutinina; nel kiwi l'antigene maggiore è l'actinidina.

Anche alimenti che inducono liberazione di *istamina* (albume, fragole, pomodori, cioccolata, frutta secca, caffè, legumi) possono dare orticaria, soprattutto se assunti in grandi quantità. Provocano orticaria anche alimenti che contengono elevate quantità di istamina (formaggi fermentati, pesce conservato, alcuni pesci freschi, selvaggina, insaccati di maiale e di bue, vino, birra, estratto di lievito, dadi da brodo, banane, lamponi, cioccolato), così come quelli che hanno elevate quantità di salicilati possono essere causa di orticaria cronica. Alcuni alimenti e integratori alimentari che contengono coloranti sintetici (per esempio, tartrazina) possono anch'essi causare orticaria cronica con asma e anche cefalee.

Le *manifestazioni cliniche* delle AA possono interessare la cute (orticaria, eczema, dermatite atopica), le mucose (angioedema), l'occhio (congiuntivite), l'apparato respiratorio (rinite, asma bronchiale) e l'apparato gastroenterico (con dolori addominali, diarrea, vomito) e arrivare fino allo shock anafilattico. I primi sintomi di AA che si manifestano durante o dopo il pasto sono prurito e gonfiore alle labbra e al palato (l'ingestione di alcuni alimenti contenenti nichel solfato si può accompagnare anche a sintomatologia cutanea come dermatite e prurito).

24.3 Diagnosi

Quando al pediatra o al medico di base sorge il sospetto di allergia alimentare o intolleranza alimentare, è necessario che indirizzino il paziente allo specialista allergologo-immunologo per l'esecuzione dei *test allergologici cutanei* (*prick test*), consistenti nel poggiare sulla cute dell'avambraccio una goccia contenente l'allergene da testare seguita da una piccola scarificazione con l'ago. In caso di reazione IgE-mediata dopo pochi minuti comparirà un eritema con pomfo caratterizzato da prurito.

I *test sierologici* consistono nel dosaggio delle IgE specifiche verso un determinato allergene. Possono essere usate sia metodiche radioimmunologiche (RAST) che immunoenzimatiche.

Il *test orale di scatenamento* è un test in doppio cieco contro placebo. Si somministrano quantità note di allergene in dosi gradualmente crescenti e si verifica la comparsa o meno di sintomi clinici di allergia. I vantaggi di questo test sono il diminuito rischio di reazione da dose massiva e la facile disponibilità in commercio dei reagenti. Il test non viene effettuato nei casi di sintomatologia anafilattica o in situazioni patologiche particolari, come la diarrea cronica con malassorbimento in cui è

Tabella 24.3 Allergia e intolleranza alimentare: diagnosi differenziale

Allergia	Intolleranza
Fase di sensibilizzazione presente	Fase di sensibilizzazione assente
Sintomatologia specifica	Sintomatologia non specifica
Anamnesi familiare positiva	Anamnesi familiare negativa
	Molto frequente
Modesta componente psichica	Grande componente psichica

necessario attendere la completa risoluzione dell'alterazione istologica della mucosa intestinale prodotta dall'alimento sospetto. Nel bambino, specie se lattante con manifestazione clinica grave, si preferisce attendere il raggiungimento del primo anno di vita per eseguire il test in quanto solitamente raggiunge uno stato di tolleranza (Tabella 24.3).

24.4 Prevenzione

L'*allattamento materno* rimane la strategia più efficace per prevenire l'insorgenza di allergie in età pediatrica. Negli ultimi anni è sempre più evidente scientificamente il ruolo sostenuto dalla nutrizione nei primi mesi di vita sullo sviluppo delle AA in bambini con presenza di uno o più familiari con allergia. L'effetto protettivo del latte materno è stato messo in relazione con la scarsa quantità di proteine alimentari che verrebbero trasferite al bambino, mentre gli anticorpi presenti nel latte materno avrebbero la capacità di modulare le risposte immunitarie.

Le norme per la *prevenzione delle allergie alimentari* possono essere così riassunte:
- la dieta di esclusione in gravidanza non è consigliata e priva di rilievo scientifico;
- è consigliato l'allattamento (qualora sia possibile) esclusivo al seno per i primi 4-5 mesi;
- è consigliata l'introduzione di alimenti solidi, cioè lo svezzamento, non prima del quinto mese;
- nei lattanti con definito rischio atopico (genitori con malattia allergica) è raccomandato l'uso del latte con una formula ipoallergenica;
- le arachidi, le noci e alcuni tipi di pesce (merluzzo, platessa) dovrebbero essere introdotti nella dieta del bambino dopo i tre anni di età.

24.5 Terapia

Quale latte usare? Nel caso di un bambino con diagnosi di allergia si pone il problema di quale latte usare al posto di quello materno. I migliori risultati di prevenzione sono stati ottenuti utilizzando latte con formule ipoallergeniche. Numerosi trial clinici hanno permesso di stabilire che usando formule a base di idrolizzati proteici estensivi di caseina e/o di sieroproteine associati a uno svezzamento dopo il quinto mese, si ottiene un buon successo terapeutico rispetto a latte con formule a base di idrolizzati proteici parziali che non garantiscono una sufficiente ipoallergenicità e pertanto non dovrebbero essere impiegati in terapia.

Quando si evidenzia o si sospetta una IA una dieta adeguata con l'esclusione dei cibi in causa è il primo passo verso il recupero della tolleranza immunologica.

Nella terapia si possono usare tre diverse strategie di nutrizione clinica:
1. *esclusione dalla dieta di uno o pochi alimenti (dieta a eliminazione)*: è la forma di dietoterapia più seguita in età pediatrica dopo che uno *screening* di laboratorio e un'anamnesi alimentare abbiano escluso un alimento o una serie di alimenti sospetti dall'alimentazione del bambino. Il miglioramento clinico si ha dopo 1-2 settimane;
2. *dieta ipoallergenica*: è costituita dall'introduzione di un solo tipo di carne, un cereale (riso, mais, avena ecc.), un frutto e/o un vegetale, grassi insaturi (per esempio, olio d'oliva o di mais), acqua, zucchero con supplementazione di vitamine e oligoelementi. Deve essere seguita solo per un breve periodo, al massimo 10 giorni, durante il quale devono scomparire completamente i sintomi clinici (quindi si procede al test di provocazione);

3. *dieta elementare*: è composta da aminoacidi di sintesi, oli ricchi di acidi grassi essenziali, maltodestrine, vitamine, minerali e oligoelementi. Impiegata in casi di polinterferenza alimentare, viene somministrata con sondino nasogastrico ed è riservata a casi ospedalieri.

Nel valutare gli effetti clinici delle diete ipoallergeniche è necessario considerare che ogni alimento è costituito da varie componenti sia proprie che derivanti dai processi di produzione, preparazione e conservazione a cui viene sottoposto, a volte provenienti anche da contaminazioni microbiche. Tutte queste componenti sono possibili cause di reazioni avverse agli alimenti e non sempre la loro presenza è riconosciuta nell'alimento in esame. Alcune di queste diete sono progettate per trattare efficacemente le IA, altre, come la dieta ipoistaminica (con eliminazione dalla dieta di alimenti che favoriscono la liberazione di istamina che è in grado di provocare le stesse manifestazioni cliniche dell'allergia, ma con patogenesi non immunologica) sono adatte per il controllo e la riduzione dei sintomi in alcune forme cliniche (come la cefalea o l'orticaria) quando ancora non sono state individuate le cause.

Molti sintomi determinati dalle IA sono dovuti alla liberazione in circolo a livello della cute e delle mucose dell'istamina. Ogni soggetto ha la propria dotazione di istamina, che viene in parte sintetizzata da alcuni tessuti e in parte proviene dall'esterno con l'alimentazione o prodotta da parte della flora batterica intestinale. Introducendo dei cibi per i quali si ha un'allergia o un'intolleranza alimentare si ottiene un aumento della dotazione di istamina a seguito delle reazioni allergiche. L'istamina in eccesso liberata determina la classica reazione di ipersensibilità con sintomi ben definiti (per esempio, difficoltà respiratoria, arrossamento cutaneo, gonfiore, pomfi, prurito e dilatazione capillare). Importante sarà per l'allergologo o il nutrizionista eliminare dalla dieta il consumo di alimenti che possono contenere istamina e regolarizzare e riequilibrare la flora batterica intestinale per cercare di limitare la produzione e l'assorbimento anomalo. I cibi da evitare per periodi di solito non superiori alle tre settimane sono indicati in Tabella 24.4.

Tabella 24.4 Cibi che producono un eccesso di istamina

Cibi ricchi di istamina	Cibi istamino-liberatori
Cibi conservati (insaccati, pesci, carni, vegetali)	Albume d'uovo
Formaggi fermentati	Carne di maiale
Crostacei	Cioccolata
Pomodori, spinaci e crauti	Fragole
Vino e birra	Molluschi
	Cibi ad alto contenuto di salicilati
	Banane per il contenuto di serotonina
	Uva, cavolo, patate e formaggi stagionati

Un altro tipo di dieta molto seguita nella nutrizione clinica è la *dieta di rotazione:* prevede di garantire all'organismo un periodo di tempo nel quale viene evitato il contatto con l'allergene presente nel cibo responsabile della sintomatologia clinica. In pratica viene concesso all'organismo un periodo di tempo in cui riposa dalle sollecitazioni e dallo sforzo imposto dal contatto con un cibo verso il quale ha sviluppato una reazione avversa. Questo consente di diminuire l'intensità della reazione stessa e il recupero della tolleranza. Una volta reintrodotto l'alimento, al nuovo contatto tra l'antigene (allergene), le mucose del digerente e il sistema immunitario si avrà una reazione in certa misura inferiore a quella che si sarebbe avuta se lo stimolo fosse stato costante.

Generalmente, la dieta di rotazione va seguita per un periodo che va da 3 a 6 mesi e in presenza della scomparsa della reazione avversa o di un netto miglioramento dei sintomi può essere impostata una graduale reintroduzione del cibo a cui il soggetto risultava intollerante.

Uno degli effetti positivi della dieta di rotazione rispetto a quella di eliminazione è il controllo delle reazioni infiammatorie senza perdita di tolleranza nei confronti dell'alimento.

24.5.1 Dieta di rotazione del latte e prodotti latto-caseari

Quando si ha la certezza di un'intolleranza accertata al lattosio, causata da un deficit intestinale di lattasi, è importante che il paziente (bambino o adulto) sia a conoscenza degli alimenti da evitare per il loro contenuto di lattosio o di altri zuccheri così da evitarne l'assunzione durante la dieta a rotazione.

L'*intolleranza ai prodotti latto-caseari* è molto frequente. Negli ultimi tempi si è osservato un aumento quasi esponenziale delle *reazioni avverse al lattosio*, probabilmente anche a causa della presenza di questo zucchero in alimenti non caseari (quali salumi, merendine, caramelle ecc.) con conseguente sua maggiore assunzione in quantità superiori a quelle contenute in una semplice tazza di latte.

Il latte vaccino rappresenta uno dei primi alimenti, dopo il latte materno, con cui l'uomo viene a contatto, spesso quando l'apparato digerente non ha ancora raggiunto la maturità fisiologica e non è in grado di esercitare la funzione di barriera selettiva tra il mondo esterno rappresentato dagli alimenti e l'interno dell'organismo. Quando viene a mancare questa funzione di assorbimento-selezione del latte vaccino e/o alimenti ricchi di lattosio che entrano nella prima alimentazione dell'infante, la causa è quasi sempre rappresentata da una carenza dell'enzima *lattasi* (prodotto in buona parte dai batteri saprofiti dell'intestino) deputato alla degradazione del lattosio (zucchero disaccaride) in galattosio e glucosio, e come tale assorbito dalle cellule intestinali. L'intolleranza si manifesta anche tardivamente in età adulta, specie in pazienti che hanno contratto gastroenteriti di origine infettivo-microbica, ma anche in pazienti con abbassamento delle difese immunitarie anche causate da stress psicofisici oltre che da traumi di varia natura.

L'*intolleranza al lattosio* può manifestarsi in diverse forme, con asma o eczema, disequilibrio intestinale e conseguente produzione di gas intestinali, colon irritabile, diarrea o anche stipsi, cefalee (emicranie), alitosi, ma può anche condizionare quelle forme di patologia respiratoria molto comuni nei bambini come faringiti, riniti e bronchiti.

24.5.2 Intolleranza al fruttosio

Il fruttosio è lo zucchero contenuto nella frutta, nelle verdure, nel miele e nel saccarosio, viene utilizzato per la preparazione del latte artificiale, di numerosi alimenti per l'infanzia e come dolcificante per le bevande. L'intolleranza a questo zucchero è causata dalla carenza nel fegato, intestino tenue e rene, di un enzima, la *fruttosio 1-fostato-aldolasi*. In assenza di tale enzima, il fruttosio si accumula nelle cellule del fegato, dei tubuli renali e dell'intestino tenue. La malattia è trasmessa ereditariamente da genitori portatori sani del difetto genetico, e si manifesta in bambini che hanno ereditato il gene alterato da entrambi i genitori. I disturbi iniziano durante lo svezzamento con l'inserimento nell'alimentazione di frutta, verdure, miele. I sintomi possono manifestarsi più precocemente se il bambino è alimentato con latte artificiale contenente saccarosio, con vomito, diarrea, pallore, crisi ipoglicemica con sudorazione, convulsioni, fino allo stato di shock. La diagnosi precoce e il trattamento hanno un esito favorevole per il bambino: eliminando il fruttosio dalla dieta si assiste a una rapida regressione dei sintomi clinici.

24.6 Il mancato "consensus"

Per ogni manuale clinico, al fine di validare i metodi e le teorie proposte è richiesto l'accordo finale *data based* tra gli specialisti del settore da cui far derivare rassicuranti e tutelanti linee guida.

Nell'ambito delle intolleranze alimentari, presupponendone l'esistenza, non troviamo a tutt'oggi una collocazione nosografica che, escludendo la diagnosi differenziale con le allergie, le identifichi in modo autonomo.

L'evidenza clinica va sicuramente oltre i dati forniti dalle varie diagnosi strumentali di laboratorio che cercano di far convergere sull'osservazione di fenomeni biologicamente anomali un insieme di sintomi funzionali, orfani di una spiegazione eziopatogenetica adeguata.

Dal mondo della ricerca sono emersi nuovi elementi illuminanti sui meccanismi in grado di giustificare la varietà delle espressioni cliniche caratteristiche delle intolleranze.

La *"low-grade" inflammation* intesa come concausa di processi che portano ad adipochine, citochine- e insulino-resistenza, come pure lo stress ossidativo dovuto a un'aumentata produzione e/o a una ridotta capacità di eliminazione dei radicali liberi, quantificabile dal ROM test, permette di determinare fotometricamente la concentrazione ematica dei derivati o metaboliti reattivi dell'ossigeno (ROS, *reactive oxygen species*) e, in particolare, degli idroperossidi, marcatori e amplificatori del danno cellulare da radicali liberi. L'integrazione di questi due approcci con il BAP test (*biological antioxidant potential*), che consente di determinare l'efficienza della barriera antiossidante plasmatica, l'insieme delle proteine, delle vitamine e di altre sostanze in grado di contrastare la reattività dei radicali liberi e dei ROS, riporta le intolleranze ai loro effetti biochimici. Questi nuovi approcci si rivelano tra le più giustificate argomentazioni a fronte dei dubbi accademici, e si candidano a facilitare il confronto con le allergie in piena autonomia e senza contraddizioni.

Infine, con l'avvento dell'epigenetica, che attribuisce ad azioni esterne la modifica funzionale del DNA senza alterazione strutturale dei suoi nucleotidi, si configura il nuovo ruolo del cibo inteso come fattore nutrizionale scatenante (FNS) in grado di determinare modifiche fenotipiche a proiezione transgenerazionale che, a differenza delle mutazioni, lasciano spazio alla reversibilità.

Da qui trae nuova motivazione l'intervento terapeutico, anche inteso come semplice allontanamento dei fattori scatenanti individuati, nella prospettiva di un pieno recupero dell'integrità individuale.

24.7 Conclusioni

Le allergie e le intolleranze alimentari si diagnosticano con una dieta di restrizione e con test di provocazione, fondati su una buona conoscenza degli alimenti. Il riconoscimento dell'alimento in causa può migliorare la prospettiva di vita del paziente, tuttavia se gli alimenti coinvolti sono molti può diventare difficile, nell'alimentazione quotidiana, seguire una dieta a eliminazione o piuttosto a rotazione; può, a questo punto, diventare utile un trattamento farmacologico di supporto con antistaminici o un supporto immunologico con un vaccino.

Letture consigliate

Bruijnzaraeel-Koomen C, Ortolani C, Aas K et al (1995) Adverse reactions to food. Allergy 50:623-635

Del Toma E (1995) Dietoterapia e nutrizione clinica. Il Pensiero Scientifico, Roma

Gatti PM (1999) Le allergie alimentari: teorie di base, clinica pratica, orientamento diagnostico. EDRA, Milano

Pizzutelli S (2001) Allergologia per il pediatra. Editeam, Cento (Ferrara), pp 281-290

Savino F (2006) La dieta del bambino allergico: aspetti nutrizionali delle formule convenzionali e non. In: Atti dell'8° Congresso Nazionale SIAIP. Società Italiana di Allergologia e Immunologia Pediatrica - Reggio Calabria, 5-8 aprile 2006

Sicherer SH (2006) Food allergy. J. Allergy Clin Immunology 117(Suppl):470-475

Vascotto M, Beltrami V (2001) Allergie e intolleranze alimentari. In: Mattei R (a cura di) Manuale di nutrizione clinica. Franco Angeli, Milano

Cute e glutine

25

Antonella Tammaro, Alessandra Narcisi,
Severino Persechino, Anthony Gaspari

25.1 Introduzione

Frequentemente si osservano manifestazioni dermatologiche nei pazienti affetti da malattie a carico del piccolo intestino, in particolare le malattie infiammatorie intestinali e soprattutto la malattia celiaca. Queste dermopatie sembrano essere correlate sia alla perdita della funzione assorbitiva e della motilità intestinale, che ai cambiamenti immunologici e ormonali indotti da queste malattie intestinali. L'aumentata permeabilità intestinale che si osserva nel paziente celiaco comporterebbe infatti un aumento del passaggio transmembrana di antigeni esogeni ed endogeni, con l'induzione di una risposta immunologica, che condizionerebbe l'insorgenza di malattie immuno-mediate.

Il dermatologo riveste quindi un ruolo fondamentale nella gestione delle dermatosi del paziente celiaco sia se la diagnosi è già accertata, sia nel paziente con forme atipiche di celiachia non ancora diagnosticate.

25.2 Celiachia, allergia alle proteine del grano e sindrome di ipersensibilità al glutine

L'introduzione di cereali contenenti glutine nell'alimentazione quotidiana è avvenuta circa 10 000 anni fa, con l'invenzione dell'agricoltura, creando le condizioni favorevoli per l'insorgenza e la diffusione delle malattie relative al contatto con questo componente proteico, le più conosciute delle quali sono: l'allergia alle proteine del grano e la malattia celiaca.

Le frazioni proteiche dei cereali sono principalmente quattro: le albumine, le glutenine, le prolamine e le gliadine. Le prolamine assumono un nome differente nei diversi cereali: gliadine nel grano, ordeine nell'avena, secaline nella segale e zeine nel mais. Il glutine rappresenta la frazione idrosolubile della farina ottenuta da diversi cereali (frumento, orzo e segale); contiene prevalentemente due componenti: la frazione gluteninica idrosolubile, e la frazione prolaminica alcool-solubile. Caratteristica comune a tutte queste sostanze prolaminiche è l'elevato contenuto in glutammina (>30%) e prolina (>15%). Le prolamine del frumento sono suddivise in α-, β-, γ-, ω-gliadine, con un peso molecolare che varia da 30 000 a 75 000 Da; la gliadina A è la componente più importante delle α-gliadine e sembra essere la frazione più direttamente responsabile dell'insorgenza della malattia celiaca.

L'*allergia alle proteine del grano* dipende dalla produzione di immunoglobuline di tipo E (IgE) contro sequenze di aminoacidi ripetute presenti nelle frazioni proteiche del grano. Il contatto con questo componente provoca il rilascio di mediatori chimici da mastociti e basofili, e lo sviluppo di sintomi respiratori, cutanei a tipo allergia da contatto e intestinali. Queste forme di allergia sono in continuo aumento, perché i derivati delle proteine del grano sono presenti nella composizione di numerosi prodotti di utilizzo comune nella vita moderna in forma insolubile.

A. Tammaro (✉)
UOC Dermatologia, Facoltà di Medicina e Psicologia
Azienda Ospedaliera Sant'Andrea di Roma
Università degli Studi La Sapienza, Roma
e-mail: tammaroantonella@gmail.com

M. Gola, *Dermatologia allergologica nel bambino e nell'adolescente*,

La *malattia celiaca* è caratterizzata da una grande varietà di forme, da quella classica a quella silente, alle forme potenziali. È un'enteropatia cronica, causata da un'inappropriata risposta immune cellulare, mediata da linfociti T, contro il glutine. Nei bambini la celiachia è una delle malattie croniche a maggiore frequenza. Si manifesta in seguito all'introduzione di cibi contenenti glutine nella dieta del bambino; infatti i primi sintomi della forma tipica si manifestano di norma tra il 7° e il 24° mese di vita. Le manifestazioni della forma atipica, invece, non essendo legate a evidenti segni di malassorbimento, interessano bambini più grandi, tra i 5 e i 7 anni di età.

Da risultati di studi epidemiologici recenti, effettuati su pazienti in età pediatrica (11-14 anni di età) emerge che nel nostro Paese la *prevalenza* della malattia celiaca è molto elevata: 1 caso ogni 180 soggetti. Negli Stati Uniti e in Europa è stata stimata una prevalenza dell'1%. Un ampio studio multicentrico italiano ha dimostrato l'esistenza di sette nuovi casi di celiachia per ogni diagnosi accertata, dimostrando che è una malattia sottodiagnosticata.

La malattia celiaca è caratterizzata da malassorbimento intestinale e atrofia parziale o completa dei villi intestinali, che migliora con dieta priva di glutine. La forma tipica si manifesta con diarrea e fortissimi dolori addominali, prevalentemente in età pediatrica tra i sei mesi e i due anni di vita, dopo l'introduzione di glutine nella dieta. Si possono associare altri sintomi, quali scarsa crescita, distensione addominale, astenia, inappetenza e irritabilità. Accanto a queste sono descritte forme atipiche, che esordiscono più tardi, in genere in età scolare, con dolori addominali ricorrenti, stipsi ostinata o sintomi extraintestinali, quali bassa statura, ritardo puberale, anemia sideropenica, alopecia, stomatite aftosa, osteoporosi, difetti dello smalto dentario, ipertransaminasemia, epilessia. Esistono poi forme denominate silenti, che si verificano quando l'enteropatia glutine-sensibile si riscontra in pazienti apparentemente sani, ma facenti parte di gruppi a rischio, come i parenti di primo grado di pazienti celiaci o pazienti affetti da diabete mellito di tipo I. Una forma potenziale di celiachia può essere invece diagnosticata in quei pazienti che presentano positività degli anticorpi anti-endomisio (EMA) o anti-transglutaminasi (TGA) o la predisposizione genetica, HLA-DQ2 o DQ8, ma una mucosa intestinale con architettura normale o lievemente alterata. Il meccanismo più probabile attraverso cui la gliadina innesca la malattia è quello immuno-mediato; nei pazienti celiaci, infatti, è presente un'inappropriata risposta immunitaria T-cellulare al glutine ingerito e alle prolamine in esso contenute. Nel paziente celiaco si osserva un'aumentata permeabilità intestinale dovuta all'aumentata espressione della zonulina, peptide intestinale coinvolto nella regolazione delle *tight junctions*.

Una volta superata la barriera intestinale la gliadina interagisce con un enzima extracellulare, la transglutaminasi tessutale (tTG), che catalizza una reazione calcio-dipendente di deaminazione di uno specifico residuo glutamminico, convertendo la glutammina in acido glutammico carico negativamente. Dopo aver subìto questa modifica la gliadina acquisisce una forte affinità per le molecole HLA-DQ2 e DQ8 poste sulla superficie delle cellule presentanti l'antigene (APC) ai linfociti T. L'attivazione linfocitaria porta alla selezione di cloni specifici per la gliadina con produzione di anticorpi verso la gliadina stessa e di autoanticorpi verso la tTG e verso complessi proteici tTG-gliadina che, analogamente a quanto avviene in altre patologie autoimmuni, innescherebbero i meccanismi del danno tessutale.

Recentemente è stata descritta una nuova forma di intolleranza al glutine, nella cui patogenesi non sono implicati né meccanismi allergici né autoimmunitari: l'ipersensibilità al glutine, che presenta un'incidenza del 6% nella popolazione generale, di circa sei volte superiore a quella della malattia celiaca. Questi pazienti sviluppano sintomi simili a quelli propri della malattia celiaca dopo l'ingestione di prodotti contenenti glutine, ma in genere di entità meno severa e non accompagnati dalla produzione di autoanticorpi anti-endomisio o anti-transglutaminasi, né da alterazioni tipiche della celiachia nella mucosa intestinale alla gastroduodenoscopia. Possono essere presenti sintomi intestinali, come dolore addominale, dispepsia e diarrea, e sintomi extraintestinali, come cefalea, astenia, dolori muscolari o articolari, eczema, depressione, anemia. La diagnosi è attualmente ottenuta per esclusione e il paziente beneficia di una dieta priva di glutine, con rapida scomparsa dei sintomi e ripresa degli stessi se il glutine viene assunto di nuovo.

La perdita della funzione di barriera intestinale, tipica di entrambe le affezioni, permetterebbe il passaggio aberrante di antigeni esogeni ed endogeni, con la conseguente attivazione del sistema immune. Nella sindrome di ipersensibilità al glutine l'immunità innata che per prima si attiva sembrerebbe limitare il fenomeno infiammatorio. Nel celiaco invece si assisterebbe a una perdita della tolleranza immunitaria per un probabile deficit delle cellule T regolatorie, con conseguente attivazione dell'immunità adattativa, la produzione degli autoanticorpi e l'induzione del danno mucosale. Questo meccanismo spiegherebbe anche lo sviluppo frequente di altre patologie immuno-mediate nel paziente celiaco, in particolare il diabete mellito di tipo I, forme di artriti reattive, connettivopatie, la malattia di Sjögren, tireopatie autoimmunitarie, epatiti autoimmuni, la colangite sclerosante, la cirrosi biliare primitiva, l'anemia perniciosa, la dermatite erpetiforme e altre patologie dermatologiche.

25.3 Principali dermopatie associate alla malattia celiaca

Numerose manifestazioni extraintestinali si possono associare alla malattia celiaca. Tra queste le manifestazioni cutanee sono sicuramente tra le più importanti. In letteratura troviamo descritte, nel paziente celiaco: la dermatite erpetiforme, la dermatosi a IgA lineari, l'orticaria, l'edema ereditario angioneurotico, la vasculite cutanea, l'eritema nodoso, l'eritema elevatum diutinum, l'eritema migratorio necrolitico, la psoriasi, la vitiligine, la malattia di Behçet, il lichen planus orale, la dermatomiosite, la porfiria, l'alopecia areata, l'ipertricosi lanuginosa acquisita, alcune forme di ittiosi, la pellagra, la cutis laxa acquisita, la sindrome della mole acquisita e del nevo gigante congenito.

25.3.1 Dermatite erpetiforme

La dermatite erpetiforme, una malattia vescicolare della pelle, è una patologia ereditaria di natura autoimmune, descritta per la prima volta nel 1884 da Louis Duhring. Studi epidemiologici recenti hanno dimostrato un'incidenza maggiore nel Nord Europa (0,4-2,6% su 100 000 persone/anno), anche se nell'età infantile sembra essere più frequente nei Paesi mediterranei. Si può manifestare a qualsiasi età, in seguito all'ingestione di glutine, principalmente tra i 15 e i 40 anni. In età infantile è più rara, e si manifesta in genere tra il decimo mese e i sei anni di vita. La dermatite erpetiforme ha un'incidenza nei bambini intorno all'1%. Negli adulti si osserva una prevalenza nel sesso maschile, mentre in età pediatrica il rapporto femmine:maschi è di circa 2:1. Sia la malattia celiaca che la dermatite erpetiforme hanno una forte componente genetica (come dimostrato dalla prevalenza in gemelli monozigoti), una componente autoimmunitaria, come dimostrato dall'associazione con alleli del complesso maggiore di istocompatibilità HLA-DQ2, HLA-DQ8 e una componente ambientale, che giustifica la patogenesi multifattoriale della malattia.

Clinicamente la dermatite erpetiforme è caratterizzata dalla comparsa di gettate subentranti, per mesi o anni, di eruzioni cutanee polimorfe e simmetriche, costituite prevalentemente da papule eritematose disposte a grappolo sormontate da una vescicola, simmetricamente distribuite sulle superfici estensorie degli arti, le spalle, le ascelle, i gomiti e le ginocchia; meno frequentemente può interessare il cuoio capelluto, il collo e il volto. Poiché questa eruzione è intensamente pruriginosa, si associano erosioni ed escoriazioni provocate dal grattamento. Generalmente queste lesioni risolvono senza esiti cicatriziali, con macule pigmentate. Il quadro clinico non è uniforme e possono coesistere lesioni in differenti stadi evolutivi.

Una manifestazione non comune di questa dermatosi è una porpora palmoplantare, più frequente in età pediatrica, clinicamente caratterizzata dalla presenza di petecchie rosso-violacee a livello delle palme delle mani e delle piante dei piedi. L'estremità dominante sembra in genere più colpita, suggerendo che ripetuti microtraumi possano elicitare la comparsa di tali lesioni (fenomeno di Koebner).

Nei bambini, inoltre, si possono associare sintomi generali, come diarrea, vomito e difficoltà di crescita.

Il coinvolgimento mucoso è raro e può manifestarsi con vescicole, macule eritematose o erosioni della mucosa orale e della lingua, accompagnate da una sensazione di bruciore. Infine in questi pazienti sono state descritte alterazioni dentarie: alterazioni del colore dei denti, della struttura dello smalto (evidenziabili con escrescenze e piccole depressioni), della superficie (che appare ruvida e con striature o escavazioni) e della forma dei denti.

Istopatologicamente la dermatite erpetiforme è caratterizzata dalla presenza di microascessi di granulociti neutrofili e fibrina all'apice delle papille dermiche, con conseguente distacco dermoepidermico. All'immunofluorescenza diretta si evidenziano depositi granulari di IgA alla giunzione dermoepidermica, prevalentemente in corrispondenza dell'apice delle papille.

La patogenesi di questa dermatosi non è stata ancora completamente chiarita, sia per la componente cutanea che per quella intestinale. Una delle ipotesi maggiormente condivisa è quella autoimmune, come sostenuto dal fatto che la dermatite erpetiforme si associa ad altre malattie autoimmuni (tiroiditi associate alla presenza di anticorpi antimicrosomiali, diabete mellito di tipo I (IDDM), malattia di Addison, alopecia areata, vitiligo, sindrome di Sjögren, artrite reumatoide, lupus eritematoso sistemico) e alla presenza di un infiltrato intraepiteliale di linfociti T attivati e macrofagi, che potrebbero produrre citochine proinfiammatorie, responsabili della patogenesi delle lesioni intestinali e cutanee, e che permangono anche quando il paziente segue una dieta priva di glutine. Le IgA, invece, il cui ruolo non è ancora completamente chiarito, scompaiono dopo dieta priva di glutine e ricompaiono in tempi brevi quando questo viene reintrodotto. Attualmente la dermatite erpetiforme viene considerata come la manifestazione cutanea di una ipersensibilità al glutine. Infatti, nella totalità dei pazienti affetti da questa dermopatia è presente un'enteropatia glutine-dipendente, anche se per identificarla può essere necessario effettuare numerose biopsie intestinali (digiuno). La dieta priva di glutine conduce inoltre alla remissione completa delle lesioni cutanee in un periodo che va da un mese a tre anni, con scomparsa dell'atrofia dei villi alla biopsia intestinale in un periodo variabile da 12 a 18 mesi, e delle IgA nella cute in un periodo più lungo.

Le basi immunologiche per lo sviluppo della dermatite erpetiforme sono intimamente legate alla patogenesi dell'ipersensibilità al glutine e della malattia celiaca. Nei pazienti affetti da dermatite erpetiforme, il maggiore autoantigene è rappresentato dalle transglutaminasi epidermiche (eTG), omologhe nel dominio enzimatico alle tTG; la loro principale funzione è il *cross-linking* e il mantenimento dell'integrità dell'*envelope* corneo. Sono espresse prevalentemente nell'epidermide, nel piccolo intestino e nel cervello. Nei pazienti affetti da dermatite erpetiforme sono stati individuati sia anticorpi IgA specifici per le eTG sia quelli che reagiscono sia contro eTG che contro tTG: ciò è spiegato dal fatto che queste proteine contengono degli epitopi comuni ancestralmente conservati, che potrebbero giustificare l'associazione di queste due patologie, per un fenomeno di mimicrismo molecolare.

Gli autoanticorpi coinvolti nella patogenesi della malattia celiaca e della dermatite erpetiforme (anti-endomisio, anti-transglutaminasi, antigliadina) sono prevalentemente di tipo IgA, mentre quelli di tipo IgG possono essere riscontrati nei pazienti con ipersensibilità al glutine e con deficit di IgA. La deposizione tissutale di IgA nei pazienti con dermatite erpetiforme porta all'induzione di una risposta infiammatoria, con lo sviluppo di un infiltrato neutrofilico e conseguente vescicolazione. Eventi ambientali intercorrenti (infezioni, farmaci, sostanze tossiche) possono essere coinvolti nella patogenesi di questa dermatosi. Questo spiegherebbe anche perché non tutti i pazienti celiaci, ma solo una modesta percentuale (4-24% a seconda delle casistiche), presentino nella loro vita l'insorgenza della dermatite erpetiforme.

25.3.2 Dermatosi a IgA lineari

Questa dermatosi è caratterizzata da un'eruzione di bolle di grandi dimensioni a cupola tesa, a contenuto sieroso, su cute aflegmasica o eritematosa, disposte frequentemente a rosetta, e da lesioni vescicolose con disposizione a grappolo. È attualmente considerata un'entità distinta dalla dermatite erpetiforme e dal pemfigoide bolloso. L'incidenza di una enteropatia glutine-dipendente in pazienti affetti da dermatosi a IgA lineari, descritta in letteratura, varia dallo 0 al 24%.

25.3.3 Orticaria

L'orticaria è una patologia reattiva cutaneo-mucosa a stimoli diversi per l'intervento di mediatori biochimici. Clinicamente è caratterizzata da pomfi pruriginosi e fugaci; quando vengono colpite le palpebre, le labbra o i genitali esterni si configura il quadro dell'edema angioneurotico (edema di Quincke) o angioedema.

Nel 1987 Hautekeete et al. hanno per primi descritto l'associazione tra malattia celiaca e orticaria cronica, che risulta ancora controversa. Da studi di letteratura è stata inoltre descritta una remissione dell'orticaria in pazienti celiaci sottoposti a dieta priva di glutine. La patogenesi di questa associazione non è stata completamente chiarita, ma sicuramente l'aumentata permeabilità intestinale caratteristica del paziente celiaco permette il passaggio transmembrana di differenti macromolecole antigeniche, con la formazione di complessi immuni e l'attivazione del sistema immune, innato e adattativo e l'induzione di danno citotossico della mucosa e di reazioni allergiche urticarioidi.

25.3.4 Edema ereditario angioneurotico

Patologia a carattere autosomico-dominante, causata da una mancanza geneticamente determinata del C1-inibitore. Clinicamente è caratterizzata dalla comparsa, nel giro di qualche ora, di edema acuto localizzato del sottocute, non pruriginoso, soprattutto al volto, e interessante con varia pericolosità le mucose: faringo-laringea, intestinale (coliche, vomito, diarrea fino allo shock), genitourinaria (ritenzione di urine). L'episodio scompare in circa 4 giorni.

Questo deficit è stato descritto in associazione a diverse malattie immuno-mediate, compresa la malattia celiaca. La patogenesi di questa associazione è ancora sconosciuta, anche se è stata descritta una iperattivazione della via alternativa del complemento in entrambe le patologie.

25.3.5 Psoriasi

La psoriasi è una genodermatosi caratterizzata dalla presenza, nella sua forma tipica, di lesioni eritemato-squamose dei gomiti, delle ginocchia, della regione sacrale e del cuoio capelluto. È ormai nota l'associazione con geni del sistema maggiore di istocompatibilità, in particolare HLA Cw*0602, e con loci di suscettibilità genetica denominati PSORS, che necessiterebbero di una concomitante presenza di fattori ambientali scatenanti perché si verifichi l'eruzione psoriasica nei soggetti predisposti.

Recenti studi hanno descritto un miglioramento di psoriasi di grado moderato in pazienti affetti da celiachia, dopo 3-6 mesi di dieta priva di glutine, in assenza di altri trattamenti farmacologici. La prevalenza della malattia celiaca, stimata recentemente in una coorte di pazienti psoriasici, sembra essere del 4,34%.

La relazione tra queste due patologie rimane comunque ancora controversa e necessita di maggiori chiarimenti, ma numerose ipotesi sono state proposte per cercare di chiarire la possibile patogenesi comune: l'anomala permeabilità intestinale presente nel paziente celiaco agirebbe da fattore scatenante per la psoriasi; una maggiore attivazione di linfociti T con un'aumentata produzione di citochine Th1 e diminuita produzione di citochine Th2, che caratterizzano sia il paziente psoriasico che il paziente celiaco; la carenza di vitamina D, nota in entrambi i gruppi di pazienti.

La patogenesi non è nota ma, come per le altre manifestazioni immunologiche, è possibile ipotizzare che la maggiore permeabilità della barriera intestinale del paziente celiaco permetta il passaggio di antigeni esogeni ed endogeni, capaci di stimolare una risposta immunologica.

25.3.6 Vitiligo

La vitiligine è una malattia immuno-mediata clinicamente caratterizzata da chiazze ipo-amelanotiche, di forma rotondeggiante od ovalare, a limiti netti.

La relazione tra vitiligo e malattia celiaca risulta controversa: ne sono stati infatti descritti casi sporadici e non sono stati individuati *marker* sierologici che possano spiegare questa associazione.

25.3.7 Malattia di Behçet

La malattia di Behçet è una forma di vasculite caratterizzata dalla comparsa di afte orali e genitali recidivanti, uveite, artrite e tromboflebiti, con il coinvolgimento di numerosi organi e apparati. I maschi presentano una maggiore incidenza della malattia rispetto alle femmine, e l'età di insorgenza è tra i 10 e i 30 anni. Si può ipotizzare che entrambe le malattie possano essere il risultato di fenomeni di reazione crociata tra autoantigeni e fattori scatenanti ambientali per il fenomeno di mimicrismo molecolare.

25.3.8 Dermatomiosite

È una patologia autoimmune con manifestazioni cutanee (rash eliotropico, papule di Grotton, emorragie puntiformi periungueali) e muscolari.

La forma giovanile ha una prognosi più favorevole, ma la disabilità appare notevole. La sua patogenesi è in parte attribuibile a fenomeni di citotossicità cellulo-mediata contro antigeni muscolari e di immunità umorale con la deposizione di complessi immuni. Entrambe le patologie sembrano avere una forte associazione con gli alleli HLA-DR3/DR5/DR7.

25.3.9 Alopecia areata

È una patologia cronico-recidivante autoimmune clinicamente caratterizzata da chiazze di alopecia di forma circolare a margini regolari, con esito non cicatriziale. La prevalenza della malattia celiaca è di 1:85 nei pazienti con alopecia areata. Sono stati descritti casi di risoluzione del quadro clinico dopo introduzione di una dieta priva di glutine, che probabilmente è in grado di indurre una normalizzazione della risposta immune.

25.3.10 Ittiosi

Le ittiosi costituiscono un gruppo eterogeneo di disordini ereditari caratterizzati da un'accentuata desquamazione e accumulo di squame, dovute a disturbi della cheratinizzazione.

In letteratura troviamo pochi casi di pazienti affetti da ittiosi e concomitante diagnosi di celiachia, ma le ragioni di questa associazione non sono note.

25.3.11 Cutis laxa

È un gruppo eterogeneo di patologie ereditarie o acquisite, clinicamente caratterizzate da notevole lassità cutanea che danno al paziente affetto un aspetto senescente in giovane età. La causa va ricercata in fenomeni distruttivi delle fibre elastiche, di probabile genesi immuno-mediata in quanto sono stati descritti depositi dermici di IgA nei tessuti colpiti. In letteratura sono stati descritti casi di associazione tra cutis laxa e celiachia, poiché esisterebbe una cross-reazione tra la glutenina e l'elastina, che presentano sequenze aminoacidiche comuni con produzione di autoanticorpi.

25.4 Glutine e cute

Nella mucosa rettale di soggetti celiaci è stata dimostrata una risposta infiammatoria successiva all'instillazione locale di gliadina. Una simile risposta è stata evidenziata nella mucosa orale di soggetti celiaci dopo instillazione locale di gliadina. Anche la mucosa nasale di soggetti affetti è in grado di attivare una risposta immunitaria al contatto con questa frazione proteica.

Partendo dall'evidenza che soggetti affetti da celiachia presentano reazioni cutanee eczematose dopo contatto con farine e cosmetici contenenti glutine in concentrazioni maggiori di quelle consentite, è necessario effettuare ulteriori studi per valutare se nella cute di questi soggetti si sviluppi una dermatite irritativa o una vera e propria dermatite cronica da contatto, conseguenti al contatto con la gliadina, così come avviene nella mucosa orale e rettale.

Letture consigliate

Abenavoli L et al (2007) The skin as a mirror of small intestine. Recenti Prog Med 98:339-346

Abenavoli L et al (2009) Celiac disease: from gluten to skin. Expert Rev Clin Immunol 5:789-800

Abenavoli L, Proietti I, Leggio L et al (2006) Cutaneous manifestations in celiac disease. World J Gastroenterol 12:843-852

Bolotin et al (2011) Dermatitis herpetiformis. J Am Acad Dermatol 64:1017-1024

Collin P, Reunala T (2003) Recognition and management of the cutaneous manifestations of celiac disease: a guide for dermatologists. Am J Clin Dermatol 4:13-20

Hautekeete ML, De Clerck LS, Stevens WJ (1987) Chronic urticaria associated with coeliac disease. Lancet 17:1-15

Lahteenoja H, Maki M, Viander M et al (2000) Local challenge of oral mucosa with gliadin in patients with celiac disease. Clin Exp Immunol 120:38-45

Loft DE, Marsh MN, Sandle GI et al (1989) Studies of intestinal lymphoid tissue XII. Epithelial lymphocyte and mucosal responses to rectal challenge in celiac sprue. Gastroenterology 97:29-37

Ojetti V, Sanchez JA, Guerriero C et al (2003) High prevalence of celiac disease in psoriasis. Am J Gastroenterol 98:2574-2575

Ouaka-Kchaou A, Ennaifer R, Elloumi R et al (2008) Autoimmune diseases in celiac disease: effect of gluten exposure. Therap Adv Gastroenterol 1:169-172

Rousset H (2004) A great imitator for the allergologist: intolerance to gluten. Eur Ann Clin Immunol 36:96-100

Sapone A et al (2011) Divergence of gut permeability and mucosal immune gene expression in two gluten-associated conditions: celiac disease and gluten sensitivity. BMC Medicine 9:23-34

Tatham AS (2008) Allergens in wheat and related cereals. Clin Exp Allergy 38:1712-1726.

Torre P, Fusco S, Quaglia F et al (2002) Immune response of the celiac nasal mucosa to locally instilled gliadin. Clin Exp Immunol 127:513-518

Troncone R, Greco L, Mayer L et al (1996) In siblings of celiac children, rectal gluten challenge reveals gluten sensitization not restricted to celiac HLA. Gastroenterology 111:318-324

Reazioni avverse cutaneo-mucose a farmaci

26

Paolo Lisi, Leonardo Bianchi, Luca Stingeni

26.1 Introduzione e definizione

La diagnosi di reazione avversa a farmaci (RAF) della cute e/o delle mucose non è in genere agevole, soprattutto in età pediatrica. La ragione di ciò è da ricercare nel fatto che la diagnosi è spesso retrospettiva, è eminentemente clinica e impone conoscenze dermatologiche consolidate. Le manifestazioni cutaneo-mucose, infatti, sono numerose, assai variegate e poco peculiari, salvo nei casi di eritema fisso, argiria e, forse, sindrome di Stevens-Johnson (Fig. 26.1) e necrolisi epidermica tossica. Le procedure clinico-anamnestiche, infine, dovrebbero essere condivise, al fine di uniformare le valutazioni epicrisiche. Ciò permetterebbe, tra l'altro, un confronto più costruttivo dei risultati degli studi epidemiologici.

Con il termine di RAF cutaneo-mucose, che da tempo ha sostituito quello precedente di tossidermia, si indicano le alterazioni morfologiche e funzionali della cute, degli annessi cutanei e/o delle mucose visibili, non volute e inattese, causate dalla somministrazione di farmaci alle dosi abitualmente impiegate (Lisi, 2002). Tra le RAF cutaneo-mucose, pertanto, sono incluse anche quelle conseguenti all'uso topico di medicamenti che, oltre agli effetti indesiderati locali (dermatiti da contatto, mucositi da contatto), possono indurre manifestazioni diffuse per assorbimento percutaneo e quindi passaggio in circolo del medicamento. Queste ultime non saranno qui prese in considerazione, perché descritte in un altro capitolo di questo libro.

P. Lisi (✉)
Sezione di Dermatologia Clinica, Allergologica e Venereologica
Dipartimento di Specialità Medico-Chirurgiche e Sanità Pubblica
Università degli Studi di Perugia
e-mail: plisi@unipg.it

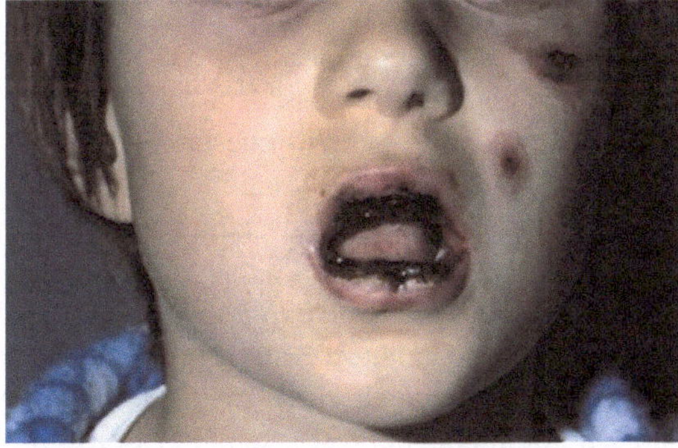

Fig. 26.1 Sindrome di Stevens-Johnson da fenitoina sodica

26.2 Epidemiologia

Nei bambini le RAF hanno frequenza minore rispetto agli adulti, verosimilmente in relazione all'uso più contenuto dei farmaci sistemici in questa epoca della vita (Segal et al., 2007; Star et al., 2011). Nei neonati, tuttavia, non debbono essere sottovalutati alcuni possibili effetti indesiderati come, ad esempio, le petecchie provocate da acido acetilsalicilico assunto dalla madre prima del parto o le manifestazioni cutaneo-mucose da farmaci eliminati tramite il latte materno, come procainamide, ranitidina, eritromicina, isoniazide.

I dati sull'incidenza delle RAF in età pediatrica sono piuttosto discordanti, spesso poco attendibili e non di rado sovrastimati, anche perché le direttive dell'Organizzazione Mondiale della Sanità (OMS) sono sovente disattese, compresa quella di classificarle in certe, probabili o possibili. Abitualmente o quasi, infatti, le manifestazioni cliniche insorte durante la somministrazione di farmaci sono considerate da molti come RAF, pur esistendo in letteratura studi che hanno documentato dopo accurate indagini allergodiagnostiche che solo il 4-24% delle reazioni inizialmente considerate RAF era tale (Segal et al., 2007; Na et al., 2010). Ne è conferma la cosiddetta "orticaria da farmaci" dei bambini, che in questa epoca della vita rappresenta una delle reazioni avverse più comuni in corso di somministrazione di farmaci. Noi, infatti, riteniamo che nella maggior parte dei casi si tratti di una *coincidental reaction*, cioè una "reazione di concomitanza", quasi sempre di natura biotica (virale o batterica) (Lisi, 2004). Questa nostra opinione, del resto, sembra essere suffragata dai risultati di alcuni studi che hanno documentato che solo il 10% dei bambini ritenuti allergici ai beta-lattamici aveva test cutanei e/o RAST positivi e che nel 90% dei bambini con test negativi la reintroduzione del farmaco non era seguita da recidiva dell'orticaria (Ponvert et al., 1999; Park et al., 2000).

Una metanalisi di undici anni fa (Impicciatore et al., 2001) ha documentato che l'incidenza delle RAF è condizionata dalla modalità di selezione dei pazienti, risultando pari al 9,5% (4,35-16,78%) nei bambini ospedalizzati, al 2,09% (0,59-4,10%) in quelli ricoverati in ospedali pediatrici e all'1,46% (0,75-2,7%) nei bambini in trattamento ambulatoriale. Elevata è l'incidenza delle reazioni fatali o che minacciano la vita, oscillando tra il 12% delle RAF insorte durante un ricovero e il 39% di quelle che causano ospedalizzazione. Tra i possibili fattori di rischio, vanno ricordati i trattamenti polifarmacologici, la familiarità per allergia a farmaci, le infezioni intercorrenti, l'immunodeficienza virale acquisita e forse l'età dei pazienti. Relativamente a quest'ultima, le RAF da antibiotici sarebbero più frequenti prima dei 6 anni di vita, mentre quelle da farmaci antinfiammatori non steroidei (FANS) dopo gli otto anni. La frequenza delle RAF, invece, non sembrerebbe essere condizionata da sesso e costituzione atopica (Segal et al., 2007; Castro-Pastrana et al., 2011).

In corso di RAF la cute è l'organo più frequentemente interessato (34-94%); seguono, in ordine decrescente di frequenza, l'apparato gastrointestinale, il sistema immune, quello nervoso e l'apparato cardiocircolatorio (Clavenna e Bonati, 2009).

I farmaci più spesso coinvolti sono gli antibiotici (trimetoprim-sulfametossazolo), gli anticonvulsivanti e i FANS. In particolare, tra gli antibatterici quelli che con maggior frequenza inducono reazioni avverse sembrano essere, in rapporto al numero di prescrizioni e in ordine decrescente di frequenza: cefaclor, sulfametossazolo, penicilline e altre cefalosporine (Ibia et al., 2000).

Le RAF da vaccini, invece, sono eventi rari: negli Stati Uniti, tra il 1991 e il 2001, l'incidenza nella popolazione generale è risultata pari a 11,4 casi ogni 100 000 dosi praticate e di questi oltre la metà interessava pazienti in età pediatrica. Anche in questi casi le manifestazioni cutaneo-mucose sono tra le più comuni, seconde solo alla febbre; sono causate soprattutto dai vaccini anti-varicella, anti-difterite, anti-pertosse e anti-tetano, e da quelli anti-meningococco (Zhou et al., 2003; Hawcutt et al., 2011).

26.3 Manifestazioni cliniche

Le patologie indotte dai farmaci sono numerose, ma nella maggior parte dei casi si tratta di eruzioni esantematiche maculo-papulose, sindrome orticaria/angioedema, eritema fisso, fotodermatiti e reazioni a tipo malattia da siero (Sharma e Dhar, 1995; Segal et al., 2007). Accanto a questi quadri clinici, ne esistono altri a prognosi potenzialmente infausta e altri di raro riscontro (Tabelle 26.1 e 26.2). Tra questi ultimi merita di essere richiamata la *sindrome di Seidlmayer*, una peculiare "porpora a coccarda" degli infanti e dei piccoli bambini, per lo più postinfettiva, ma causata anche da farmaci quali acido acetilsalicilico. Le chiazze

Tabella 26.1 RAF cutaneo-mucose a prognosi potenzialmente infausta

RAF	Manifestazioni cutaneo-mucose	Manifestazioni extracutanee	Farmaci in causa
DRESS	Eruzione maculo-papulosa, per lo più morbilliforme (volto, tronco) Prurito Edema del volto Lesioni a "coccarda", pustole	Febbre, faringite, Linfoadenopatie Eosinofilia Organi interni: fegato, reni, polmoni	Anticonvulsivanti (fenitoina, carbamazepina, fenobarbitale) Sulfametossazolo Minociclina
EP	Lesioni papulose (a volte vescico-bollose) a "coccarda" Erosioni flogistiche e dolenti (a volte), per lo più orali	Febbre Cefalea Rinorrea Faringodinia	Anticonvulsivanti Beta-lattamici Sulfametossazolo
SSJ	Macule rossastre, a volte a "coccarda", poi centrate da bolle (vedi Fig. 26.1) Bolle, ampie erosioni e ulcerazioni ricoperte da croste ematiche alle mucose (in prevalenza orale e congiuntivale) Superficie cutanea coinvolta: <10%	Febbre elevata Cefalea Rinorrea Faringodinia Tosse Vomito, diarrea Mialgie, artralgie	Anticonvulsivanti Sulfametossazolo Beta-lattamici
NET	Esantema maculoso Bolle superficiali, ampie, a rapida estensione; ampi distacchi epidermici Interessamento diffuso delle mucose Superficie cutanea coinvolta: >30%	Febbre Anoressia Faringodinia Disturbi respiratori e gastrointestinali Pancitopenia Squilibri idroelettrolitici	Penicillina Anticonvulsivanti Sulfametossazolo FANS
Eritrodermia	Eritema e desquamazione generalizzati (superficie cutanea coinvolta: >90%) Prurito	Febbre Linfoadenopatie Epato-splenomegalia Ittero	Anticonvulsivanti Amoxicillina, ceftriaxone, vancomicina Sulfametossazolo
PEAG	Eritema ed edema diffusi Pustole non follicolari, superficiali, di piccole dimensioni, prevalenti a tronco e pieghe Prurito, bruciore	Febbre Leucocitosi neutrofila ed eosinofila	Beta-lattamici, macrolidi
Anafilassi	Calore, bruciore e/o prurito (cuoio capelluto, meato uditivo esterno, labbra, genitali) Orticaria/angioedema Formicolio al palato molle	Oppressione retrosternale, raucedine Broncospasmo Ipotensione, vertigine, perdita di coscienza Nausea, vomito	Beta-lattamici Sulfametossazolo Anticonvulsivanti Miorilassanti FANS

DRESS, *drug rash with eosinophilia and systemic symptoms* o sindrome da ipersensibilità a farmaci; *EP*, eritema polimorfo; *NET*, necrolisi epidermica tossica o sindrome di Lyell; *PEAG*, pustolosi esantematica acuta generalizzata; *SSJ*, sindrome di Stevens-Johnson.

eritemato-edematose, a centro emorragico, circondate da un alone pallido, di dimensione varia ma per lo più nummulare, sono distribuite sulla superficie estensoria degli arti e sul volto.

Le RAF cutaneo-mucose da vaccini sono in prevalenza localizzate in sede di inoculo: più spesso si estrinsecano con eritema, edema, dolore e/o cociore; più raramente, si osservano reazioni a tipo fenomeno di Arthus (legate alla componente microbica o alla presenza di alluminio), dermatiti eczematose, noduli/nodosità da corpo estraneo (da alluminio), lipoatrofia, sclerosi. Le reazioni sistemiche, per ragioni di spazio, sono riportate sinteticamente nella Tabella 26.3.

Tabella 26.2 RAF cutaneo-mucose rare

RAF	Farmaci in causa
Acanthosis nigricans	Acido nicotinico, amprenavir, insulina, ormone della crescita
Alterazioni degli annessi (alopecia, onicolisi)	Acido valproico, antidepressivi triciclici, carbamazepina, chemioterapici, litio
Dermatite da contatto sistemica	Aminoglicosidi, antistaminici etilendiamino-derivati, sulfametossazolo
Eritema nodoso	Beta-lattamici, fenitoina, macrolidi, sulfonamidi
Eruzioni acneiformi	ACTH, anabolizzanti, corticosteroidi, gonadotropine, isoniazide
Eruzioni lichenoidi	Naprossene, ormone della crescita, sodio valproato
Lupus eritematoso	Carbamazepina, etanercept, fenitoina, propiltiouracile, sulfasalazina
Petecchie, porpora	Anticonvulsivanti
Pseudoporfiria	Acido nalidixico, FANS (naprossene), tetracicline
Sindrome "babbuino"	Ampicillina, mercuriali
Vasculiti	Anticonvulsivanti, sulfametossazolo, fenilbutazone

Tabella 26.3 Reazioni avverse cutaneo-mucose sistemiche da vaccini, in ordine decrescente di frequenza

Anti-varicella
Incidenza: 50/100.000 dosi praticate Manifestazioni: prurito, orticaria/angioedema, anafilassi, eruzioni maculo-papulose, vasculiti, eruzioni varicelliformi
Anti-difterite/pertosse/tetano
Incidenza: 26,2/100.000 dosi praticate Manifestazioni: prurito, orticaria/angioedema, anafilassi, eruzioni maculo-papulose, eritema polimorfo, riesacerbazione di dermatite atopica, sindrome di Nicolau, sindrome di Wells
Anti-morbillo/parotite/rosolia
Incidenza: 16,3/100.000 dosi praticate Manifestazioni: prurito, orticaria/angioedema, anafilassi, eruzioni maculo-papulose, dermatiti eczematose, lichen striato, necrolisi epidermica tossica, porpora
Anti-poliomielite
Incidenza: 15,1/100.000 dosi praticate (Sabin); 13,1/100 000 dosi praticate (Salk) Manifestazioni: orticaria, eruzioni maculo-papulose
Anti-epatite B
Incidenza: 11,8/100.000 dosi praticate Manifestazioni: prurito, orticaria/angioedema, anafilassi, eruzioni maculo-papulose, lichen planus, dermatiti lichenoidi, eruzioni pitiriasi rosea-simili, granuloma anulare disseminato, eritema polimorfo, eritema nodoso, alopecia, LES, vasculiti

26.3.1 Eruzioni esantematiche

Le eruzioni esantematiche sono le RAF cutaneo-mucose più frequenti in età pediatrica. Il loro inquadramento diagnostico può sollevare problemi, soprattutto perché l'aspetto morfologico delle lesioni è molto spesso sovrapponibile a quello degli esantemi biotici riportati nella Tabella 26.4. La diagnosi differenziale, per di più, non può basarsi solo sul dato anamnestico di assunzione di farmaci, in quanto questo non è sempre dirimente, specie se la somministrazione del farmaco è stata effettuata

Tabella 26.4 Eziologia degli esantemi biotici in età pediatrica

Aspetto clinico	Malattie	Agenti eziologici
Morbilliforme	Morbillo Megaloeritema epidemico Mononucleosi infettiva Altre	Morbillivirus Parvovirus B19 Virus di Epstein-Barr Enterovirus (Coxsackie, Echovirus 9)
Scarlattiniforme	Scarlattina Shock tossico Malattia di Kawasaki	*Streptococcus pyogenes* Tossina stafilococcica
Roseoliforme	Rosolia Esantema critico Tifo Sifilide secondaria (roseola) AIDS Altre	Rubivirus Herpes virus umano 6 e 7 *Salmonella typhi* *Treponema pallidum* Virus dell'immunodeficienza umana Enterovirus (Coxsackie, Echovirus 9)

durante il periodo prodromico degli esantemi biotici, caratterizzato da febbre, astenia, malessere, cefalea, mal di gola, corizza e fotofobia. Da non trascurare, inoltre, l'anamnesi farmacologica, essendo essenziale il precedente uso dello stesso principio attivo o di un composto cross-reagente o l'assunzione del farmaco (per lo più una penicillina semisintetica) per 2 settimane circa. Il periodo di latenza per fenitoina, un'altra causa piuttosto comune di eruzioni esantematiche in età pediatrica, è più lungo.

I due quadri clinici più comuni sono quello morbilliforme (Fig. 26.2) e quello scarlattiniforme. Il primo è caratterizzato da macule eritematose di dimensione varia, che non mostrano tendenza a confluire e pertanto rimangono separate da tratti di cute indenne; nel secondo, invece, le macule eritematose sono inizialmente puntiformi, rosso-vive e poi confluiscono in ampie chiazze di tonalità rosso-giallastra. Gli esantemi roseoliformi, polimorfosimili e pustolosi sono più rari.

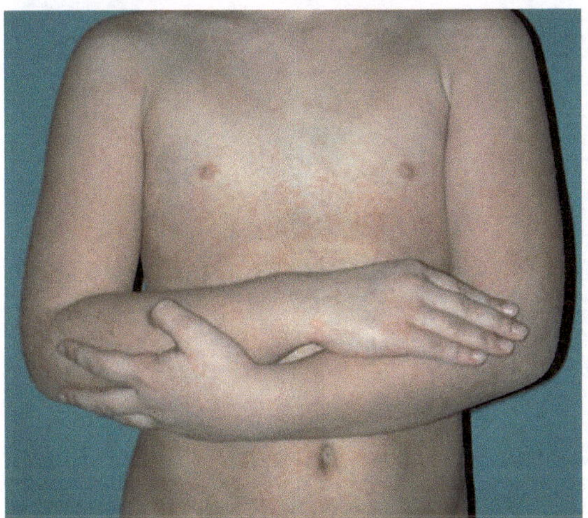

Fig. 26.2 Eruzione esantematica morbilliforme da amoxicillina

La morfologia poco uniforme delle lesioni maculo-papulose (più spesso dovuta alla coesistenza di aspetti morbilliformi e scarlattiniformi, ma anche di lesioni pomfoidi e/o polimorfosimili), la tonalità rosso-vinosa e la distribuzione simmetrica delle manifestazioni, l'esordio prevalente al tronco e la successiva rapida diffusione, l'intenso prurito, la risoluzione con desquamazione pitiriasica e l'esito maculoso brunastro transitorio depongono per un'eziologia medicamentosa. Il coinvolgimento del volto, dei palmi e delle piante, così come la presenza di enantema e di linfadenite, sono più indicativi di infezione virale o batterica. L'esfoliazione palmare e plantare è invece peculiare della scarlattina.

Da non sottovalutare, infine, il fatto che le eruzioni esantematiche possono rappresentare la fase di esordio della sindrome da ipersensibilità a farmaci o DRESS (*drug rash with eosinophilia and systemic symptoms*) (vedi Tabella 26.1); in considerazione di ciò, sarà utile monitorare alcuni indici ematochimici. Al pari, non dovrà essere sottovalutato il fatto che il 95% dei pazienti infettati dal virus di Epstein-Barr e trattati con ampicillina presenta un esantema.

26.3.2 Sindrome orticaria/angioedema

La diagnosi clinica di sindrome orticaria/angioedema acuta non pone problemi, a differenza dell'inquadramento eziologico che tuttavia molto spesso è riconducibile a un'infezione (*Escherichia coli, Chlamydia pneumoniae, Mycoplasma pneumoniae* ecc.). L'orticaria da farmaci, che sembrerebbe essere più frequente nei bambini e negli adolescenti atopici, è per lo più causata da beta-lattamici, ma anche da sulfonamidi e tetracicline. Acido acetilsalicilico, pirazolonici e FANS possono indurre riacutizzazione della sintomatologia nei soggetti con orticaria cronica.

I pomfi, di morfologia per lo più classica (bianco-porcellanacei con alone eritematoso), hanno dimensione varia (da pochi millimetri ad alcuni centimetri), sono fugaci, spesso molto numerosi e molto pruriginosi, possono associarsi a febbre non settica e continuare a recidivare nei 7-10 giorni successivi alla sospensione del farmaco. L'evoluzione emorragica non è rara, soprattutto nelle forme molto acute. Quando i pomfi sono uniformemente eritematosi, di aspetto policiclico e distribuiti in prevalenza su arti e volto, possono mimare un eritema polimorfo.

A volte si associa angioedema, localizzato in prevalenza al volto (Fig. 26.3) e, meno frequentemente, al cavo orale (lingua, orofaringe); il laringe è coinvolto di rado e comunque più spesso nell'angioedema ereditario che in quello acquisito. La sindrome orticaria/angioedema, per di più, può essere riscontrata in corso di altre RAF, come malattia da siero, anafilassi (IgE-mediata) e reazione anafilattoide (da attivazione farmacologica dei mediatori dell'infiammazione).

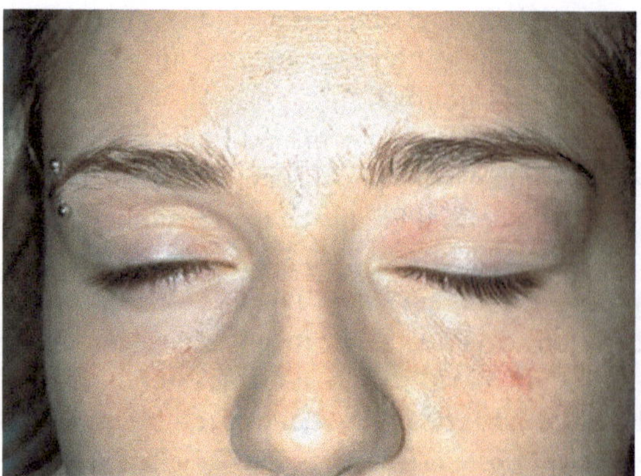

Fig. 26.3 Angioedema palpebrale da amoxicillina

Le manifestazioni hanno esordio brusco e periodo di latenza variabile (da pochi minuti a ore o alcuni giorni) in rapporto alla loro diversa patogenesi (IgE-mediata, da degranulazione diretta dei mastociti) e alla precedente assunzione dello stesso farmaco o di farmaco cross-reagente.

26.3.3 Eritema fisso

È la RAF più peculiare essendo causata solo dai farmaci e avendo morfologia e decorso così tipici da non porre in genere problemi diagnostici, salvo forse quando le lesioni hanno localizzazione mucosa, sono di tipo bolloso o multifocale (Fig. 26.4). Nella quasi totalità dei casi, infatti, si osservano una o più chiazze eritemato-edematose, rotonde od ovali, di tonalità rosso-violacea o rosso-brunastra, cocenti, a limiti netti, a evoluzione per lo più bruno-ardesiaca, recidivanti nella stessa sede quando il paziente riassume lo stesso farmaco o un composto a struttura chimica simile. Le sedi più

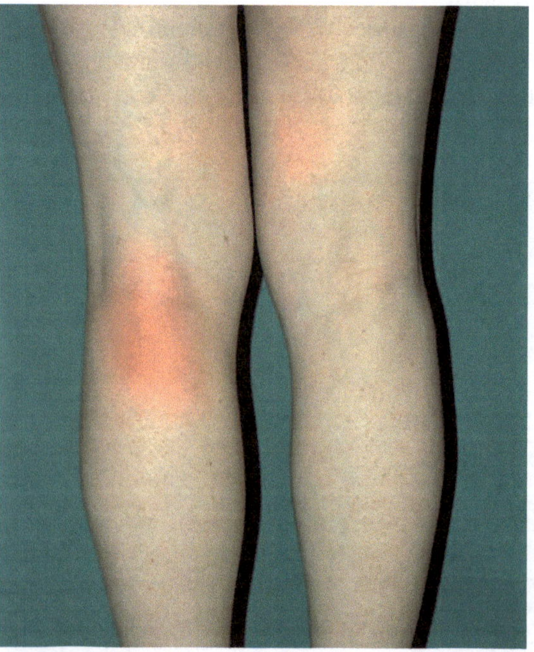

Fig. 26.4 Eritema fisso multifocale degli arti inferiori da sulfametossazolo

frequentemente coinvolte sono quella genitale, specie nei maschi, e i prolabi.

Le manifestazioni, che in genere non si accompagnano a sintomi sistemici, compaiono dopo 30 minuti-8 ore dalla somministrazione del farmaco, ma anche dopo 2-3 giorni, probabilmente in relazione al fatto che la durata di esposizione ai farmaci e, quindi, la possibilità di indurre la sensibilizzazione, sono minori nei bambini rispetto agli adulti.

Le cause più frequenti di eritema fisso sono trimetoprim-sulfametossazolo e i FANS; le tetracicline sono più spesso implicate nelle manifestazioni a localizzazione genitale, mentre la fenitoina in quelle generalizzate (Nussinovitch et al., 2002).

26.3.4 Fotodermatiti

Sono di facile identificazione clinica per la distribuzione simmetrica delle lesioni sulle sedi abitualmente fotoesposte, con risparmio di palpebre superiori, regioni retroauricolari, triangolo sottomentoniero e cuoio capelluto, a differenza di quanto si verifica nei pazienti con dermatite da contatto aerotrasmessa. La loro patogenesi (fototossica da radicali liberi ad azione citotossica o fotoallergica di tipo IV) può essere sospettata anche da un punto di vista clinico. Le reazioni fototossiche, infatti, sono più comuni, sono dose-dipendenti, hanno periodo di latenza breve (da 30-60 minuti a 24 ore) e morfologia clinica piuttosto monomorfa, sono localizzate alle sole fotosedi, si accompagnano a bruciore e risolvono rapidamente, a differenza di quelle fotoallergiche che hanno aspetto più polimorfo, tendono a estendersi nelle sedi coperte dagli indumenti, sono pruriginose e a risoluzione più lenta. Le prime sono in prevalenza eritematose, più o meno edematose, di tonalità rosso-vinosa e comunque più scura rispetto a quella dell'ustione solare, ma a volte sono bollose o si osserva onicolisi; le seconde sono eritemato-papulose e/o vescicolari, più o meno francamente eczematose.

I farmaci più spesso implicati in età pediatrica sono le tetracicline (soprattutto doxiciclina), griseofulvina, sulfametossazolo e FANS (naprossene).

26.3.5 Reazioni a tipo malattia da siero

Nei bambini, dopo 1-2 settimane dall'inizio della somministrazione di cefaclor, ma anche di altri beta-lattamici, sulfonamidi, macrolidi, possono insorgere quadri clinici a patogenesi incerta che richiamano la malattia da siero, una immunoreazione mediata da immunocomplessi (tipo III) che nel passato era causata soprattutto da sieri eterologhi, quali quello di cavallo contenente antitossina difterica.

Il corteo sintomatologico delle reazioni a tipo malattia da siero è meno drammatico di quello della malattia da siero ed è caratterizzato da febbre, edema delle articolazioni spesso dolenti (soprattutto di mani e piedi), tumefazione dei linfonodi, eosinofilia, prurito, pomfi a volte figurati e policiclici, angioedema o, non di rado, esantema morbilliforme.

26.4 Patogenesi

Non è facile documentare la patogenesi immuno-mediata o quella non-immuno-mediata delle RAF cutaneo-mucose, che tuttavia possono essere prospettate anche da un punto di vista clinico. Quelle immuno-mediate, infatti, sono nettamente meno frequenti (6-10% dei casi), non si manifestano alla prima somministrazione del farmaco in quanto hanno periodo di induzione più o meno lungo, non sono prevedibili né dose-dipendenti, hanno in genere decorso e prognosi meno favorevoli. In questi casi le reazioni immuni possono essere mediate da IgE (anafilassi, angioedema, orticaria), anticorpi citolesivi IgG e IgM (pemfigo, porpore trombocitopeniche), immunocomplessi (eritema polimorfo, eritema nodoso, eruzioni esantematiche, malattia da siero, orticaria, porpora palpabile vasculitica) e cellule (dermatite da contatto sistemica, eritema fisso, eritrodermia, eruzioni esantematiche, eruzione lichenoide, fotodermatite, pustolosi esantematica acuta generalizzata e forse DRESS, necrolisi epidermica tossica, sindrome di Stevens-Johnson).

In alcuni casi le RAF non-immuno-mediate sono dovute a sovradosaggio (da errori posologici, da alterazioni dell'assorbimento, della funzionalità renale e/o epatica) o a interazione tra farmaci o tra farmaci e alimenti: queste, a nostro avviso, non dovrebbero essere incluse tra le RAF perché prevedibili. In altri casi, invece, sono da ricondurre ad attivazione diretta delle vie effettrici (angioedema, orticaria), danno diretto cellulare (fotodermatite tossica, necrosi cutanea), idiosincrasia (sindrome lupus eritematoso-simile), alterazioni funzionali degli annessi cutanei (alopecia, iperidrosi, ipertricosi, xerosi), esacerbazione di malattie cutanee preesistenti (acne, orticaria, porfiria, psoriasi).

26.5 Diagnosi

Per la prevalente patogenesi non-immunomediata delle RAF cutaneo-mucose e, di conseguenza, per il contenuto valore diagnostico dei test cutanei (patch test, fotopatch test, prick test e/o test intradermico) e del RAST, per l'esecuzione non sempre deontologicamente corretta del test di scatenamento orale, la diagnosi è eminentemente clinica e si basa sui dati clinico-anamnestici, sull'anamnesi farmacologica (sia recente che pregressa) e, non ultima, sull'esperienza del medico. Le indagini ematochimiche e la biopsia, per di più, hanno in genere scarso valore diagnostico, ma le prime meritano di essere eseguite soprattutto per escludere concomitanti infezioni batteriche e/o virali, frequenti in età pediatrica.

Sulla base di quanto richiamato e limitatamente alle tre più frequenti RAF cutaneo-mucose (orticaria, eruzioni esantematiche ed eritema fisso) abbiamo prospettato di graduare l'imputabilità farmacologica in sei classi di correlazioni clinico-anamnestiche (Lisi e Stingeni, 2010). Questa è da ritenere certa se si è verificata recidiva della sintomatologia cutaneo-mucosa per riassunzione fortuita del farmaco in causa o di un farmaco cross-reagente; è invece molto probabile se le manifestazioni cliniche hanno avuto un periodo di latenza compreso tra poche ore e 3 giorni e sono state scatenate da un farmaco assunto in precedenza o da un farmaco cross-reagente. Se invece il farmaco sospetto non è stato mai utilizzato in precedenza, al pari dei cross-reagenti, l'imputabilità farmacologica è considerata probabile allorquando il periodo di latenza dell'orticaria/angioedema o dell'eruzione esantematica è risultato superiore a 5 giorni oppure dubbia se il periodo di latenza è compreso tra 3 e 5 giorni. E infine le due classi di correlazioni clinico-anamnestiche negative: quella "non correlazioni", se le manifestazioni cliniche hanno avuto un periodo di latenza superiore a 3-4 giorni e se il farmaco sospetto o un cross-reagente era già stato assunto dal paziente, e quella "non precisabile", se non è determinabile il precedente uso del farmaco sospetto.

26.6 Terapia

I primi provvedimenti da adottare sono, ovviamente, la sospensione del farmaco sospetto e la sua sostituzione, quando necessaria, con farmaco alternativo a struttura chimica diversa. Nei casi di fotodermatiti sono pure necessari l'uso prolungato di fotoprotettori topici e l'interruzione della esposizione al sole.

Nella maggior parte dei casi, specie quando la sintomatologia non è molto diffusa, sono sufficienti medicazioni con emollienti e/o corticosteroidi, a volte associate all'impiego sistemico di antistaminici se il prurito è molto intenso. L'uso di questi ultimi trova indicazione nei casi di orticaria, specie se non associati ad angioedema. Nell'angioedema, invece, così come nella vasculite orticarioide, nelle reazioni a tipo malattia da siero, nell'eritema fisso multifocale e nella DRESS, vanno utilizzati corticosteroidi per via sistemica, nonostante manchino evidenze sulla loro efficacia in studi controllati. Nei casi di anafilassi si impongono un trattamento di emergenza con adrenalina (in soluzione 1:1000; 0,01 ml/kg im) e la successiva ospedalizzazione.

Letture consigliate

Castro-Pastrana LI, Ghannadan R, Rieder MJ et al (2011) Cutaneous adverse drug reactions in children: an analysis of reports from the canadian pharmacogenomics network for drug safety (CPNDS). J Popul Ther Clin Pharmacol 18:106-120

Clavenna A, Bonati M (2009) Adverse drug reactions in childhood: a review of prospective studies and safety alerts. Arch Dis Child 94:724-728

Hawcutt DB, Mainie P, Riordan A et al (2012) Reported paediatric adverse drug reactions in the UK 2000-2009. Br J Clin Pharmacol 73:437-446

Ibia EO, Schwartz RH, Wiedermann BL (2000) Antibiotic rashes in children: a survey in a private setting. Arch Dermatol 136:849-854

Impicciatore P, Choonara I, Clarkson A et al (2001) Incidence of adverse drug reactions in paediatric in/out-patients: a systematic review and meta-analysis of prospective studies. Br J Clin Pharmacol 52:77-83

Leaute-Labreze C, Lamireau T, Chawki D et al (2000) Diagnosis, classification, and management of erythema multiforme and Stevens-Johnson syndrome. Arch Dis Child 83:347-352

Lisi P (2002) Le reazioni avverse cutanee da farmaci. In: Giannetti A (ed) Trattato di dermatologia. Piccin Nuova Libraria, Padova, pp 1-40

Lisi P (2004) Orticaria da farmaci: prevalenza e gestione. Ann Ital Dermatol Allergol Clin Sper 58:81-86

Lisi P, Stingeni L (2010) Utilità delle correlazioni clinico-anamnestiche nella diagnosi delle reazioni avverse a farmaci. Ann Ital Dermatol Allergol Clin Sper 64:32-34

Na HR, Lee JM, Jung JW, Lee S-Y (2010) Usefulness of drug provocation tests in children with a history of adverse drug reaction. Korean J Pediatr 54:304-309

Nussinovitch M, Prais D, Ben-Amitai D et al (2002) Fixed drug eruption in the genitalia area in 15 boys. Pediatr Dermatol 19:216-219

Park J, Matsui D, Rieder M (2000) Multiple antibiotic sensitivity syndrome in children. Can J Clin Pharmacol 7:38-41

Ponvert C, Le Clainche L, De Blic J et al (1999) Allergy to betalactam antibiotics in children. Pediatrics 104:e45

Segal AR, Doherty KM, Leggott J, Zlotoff B (2007) Cutaneous reactions to drugs in children. Pediatrics 120:1082-1096

Sharma VK, Dhar S (1995) Clinical pattern of cutaneous drug eruption among children and adolescents in north India. Pediatr Dermatol 12:178-183

Star K, Norén GN, Nordin K, Edwards IR (2011) Suspected adverse drug reactions reported for children worldwide: an exploratory study using VigiBase. Drug Saf 34:415-428

Zhou W, Pool V, Iskander JK (2003) Surveillance for safety after immunization: Vaccine Adverse Event Reporting System (VAERS) – United States, 1991-2001. MMWR Surveill Summ 52:1-28

Miscellanea IV

27 Dermatite atopica e ambiente scolastico

Mirco Pierleoni, Fabio Arcangeli

27.1 Introduzione

Una prima analisi delle questioni che scaturiscono dalle interazioni tra dermatite atopica (DA) e ambiente scolastico può prendere spunto dalle risultanze degli indici statistici che studiano le ripercussioni della malattia sulla qualità di vita del paziente e dei suoi familiari. Tali indici esprimono il concetto, più o meno aderente alle diverse realtà geografiche e culturali, di percezione della propria individualità nella realtà sociale, soprattutto in funzione del proprio desiderio di corrispondere a un sistema di valori e di avvicinarsi a specifici obiettivi. Gli indici più attendibili e utilizzati sono il CDLQI (*Children Dermatology Life Quality Index*) (Lewis e Finlay, 1995), originariamente proposto per i soggetti con DA in età compresa tra 5 e 15 anni, il PGI (*Patient Generated Index*) (Herd et al., 1997), specifico per i momenti più significativi della vita di ogni paziente, e l'FDI (*Dermatitis Family Impact Questionnaire*) (Ricci et al., 2007). Una parte considerevole dei dati finali, ricavati dai suddetti indici, dimostra come i bambini e gli adolescenti affetti da DA possano sperimentare, talvolta insieme ai propri familiari, impedimenti più o meno rilevanti anche nei momenti di vita scolastica. Nel complesso delle varie problematiche emergono soprattutto frequenti problemi di ansia, riduzione della propria autostima e periodi di costante stanchezza psicofisica, non raramente associata a facile irritabilità (Eun e Findlay, 1990; Ricci et al., 2007). Inoltre, proprio per la visibilità della dermopatia e per le sofferenze soggettive, si può dedurre e comprendere come l'impatto della malattia sull'emotività e sull'affettività dei bambini possa costituire, in qualche contesto, un reale ostacolo alla loro maturazione psicoaffettiva (Dennis et al., 2006; Lewis, 2006).

M. Pierleoni (✉)
UO di Dermatologia, Ospedale "Infermi"
Azienda USL di Rimini
e-mail: mircopierleoni@virgilio.it

27.2 I bambini e gli adolescenti nella vita scolastica

Le espressioni cliniche di DA, osservabili tipicamente in forma diversa nel bambino e nell'adolescente, richiedono un'attenta considerazione al fine di individuare e prevenire i diversi e numerosi possibili rischi di disagio. Anche in ambiente scolastico, fra le principali cause di sofferenza dei giovani studenti, viene riconosciuto il tormento prodotto dalla sintomatologia pruriginosa. Essa definisce ogni forma di DA risultando non raramente difficile da trattare e con importanti ripercussioni nello svolgimento delle attività quotidiane e nei rapporti interpersonali. Talora, proprio a causa del prurito insistente, la mancanza di un buon riposo notturno influisce negativamente sulle capacità di attenzione e di concentrazione nell'arco della giornata e quindi sulle performance scolastiche. È diffusa l'abitudine di affrontare questo problema proponendo terapie sintomatiche con farmaci ad azione antistaminica, il cui possibile effetto sedativo non garantisce automaticamente un migliore livello di vigilanza e di attenzione durante la giornata scolastica, rischiando così di produrre un risultato contrario. È per tale motivo, e anche per la scarsa efficacia sintomatica della maggior parte dei farmaci antistaminici non sedativi, che l'impiego di prodotti locali, finalizzato al ripristino della integrità strutturale e funzionale della cute e soprattutto all'attenuazione della flogosi, risulta certamente di maggiore vantaggio per l'attenuazione del prurito (Cork et al., 2003). Il concetto di privilegiare l'azione terapeutica locale nella cura della DA viene tuttavia rimesso in discussione, se non del tutto eluso, qualora si presenti la necessità di dover fronteggiare eventuali altre manifestazioni atopiche coesistenti quali asma e rinite allergica.

Motivi di attenzione e di riflessione sui momenti di vita scolastica del bambino atopico scaturiscono anche dalla registrazione di disdicevoli storie di "emarginazione", dal momento che la malattia è troppo spesso una condizione sconosciuta da compagni e operatori scolastici. Un esempio emblematico è rappresentato dalla variante clinica "nummulare" di DA (Fig. 27.1), non di rado osservabile nei bambini e negli adolescenti. Essa può presentarsi con elementi eczematosi rotondeggianti di aspetto sfumato o intensamente crostoso e con prurito associato di vario grado. Poiché la scoperta di queste lesioni cutanee può ingenerare sospetti e anche timori in merito alla loro presunta natura infettiva e quindi contagiosa (tali lesioni vengono sovente erroneamente interpretate come *tinea corporis* o impetigine), non raramente è richiesto ai genitori un certificato medico di non contagiosità, per consentire al bambino di continuare a frequentare la collettività.

Negli adolescenti, in cui sono più caratteristiche le localizzazioni delle lesioni eczematose in sedi visibili (collo, volto e pieghe antecubitali), si riconoscono legittimi motivi di sofferenza e di imbarazzo. La localizzazione delle lesioni eczematose al volto può essere anche acuita o evocata, specie nelle femmine (Fig. 27.2), dall'applicazione di agenti irritanti da ricercare in particolar modo tra i numerosi prodotti per la cosmesi, oggi sempre più diffusi e utilizzati tra gli adolescenti. L'attuale cultura adolescenziale sempre più frequentemente induce a ricorrere all'uso dei cosmetici: per pulire, allontanare gli odori sgradevoli, profumare, modificare l'aspetto della pelle e conservarla in buono stato. Ovviamente, le lesioni che compromettono l'aspetto estetico vengono vissute dagli adolescenti come una grave minaccia al proprio desiderio di perfezione, un sofferto ostacolo ai propri comportamenti di imitazione o di avvicinamento alle stereotipie estetiche. A ciò si aggiungono i timori di risultare vittime di dileggio da parte dei coetanei e di essere esclusi dalla "vita di gruppo". Il dovere del dermatologo in simili circostanze sarà quello di seguire pazientemente, con visite molto ravvicinate, l'evoluzione della malattia. Il suo intervento dovrebbe offrire una chiara e dettagliata spiegazione dei vari aspetti della malattia e fornire suggerimenti terapeutici e indicazioni appropriate in merito agli accorgimenti da adottare per condurre

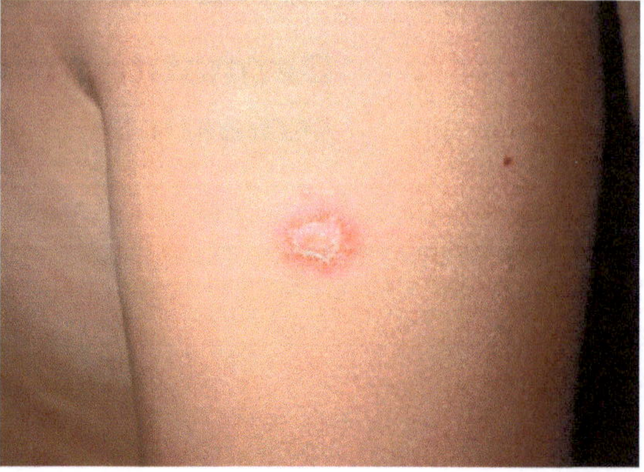

Fig. 27.1 L'eczema nummulare di aspetto crostoso può ingenerare sospetti o timori per una presunta natura infettiva della lesione

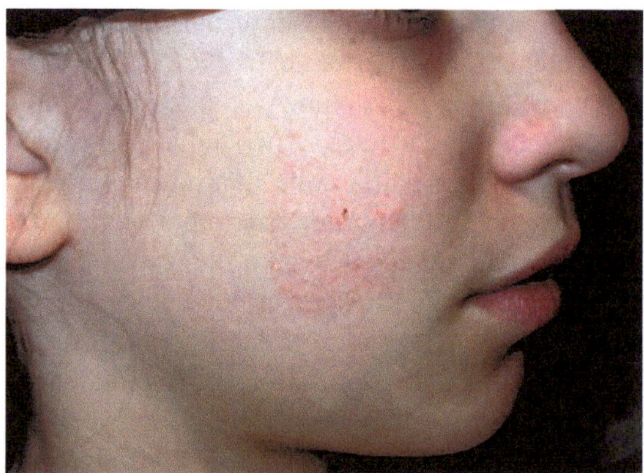

Fig. 27.2 Le lesioni eczematose del volto possono essere acuite o evocate dall'applicazione di prodotti per la cosmesi

un efficace trattamento e per prevenire possibili riacutizzazioni. L'uso dei cosmetici non sarà per questo vietato in modo categorico, ma si potrà, ad esempio, consigliare una preliminare applicazione di creme idratanti per contrastare o mitigare una possibile irritazione. Andranno consigliati prodotti appropriati per la detersione del viso e del corpo, ricordando che tutti i detergenti, anche la sola acqua, influenzano la superficie cutanea, segnatamente nel ridurre la quota lipidica, con compromissione dello stato di idratazione. Sul piano terapeutico si deve agire sia attraverso l'impiego di cure convenzionali (emollienti, steroidi topici) che con il ricorso deciso a soluzioni terapeutiche più aggiornate o di gestione più impegnativa (TIMs, ciclosporina, fototerapia), modulando all'occorrenza, comunque, ogni soluzione terapeutica.

27.3 La scuola e le attività scolastiche

La struttura scolastica e le attività che si svolgono al suo interno possono variamente interferire sull'andamento evolutivo della DA dello studente che ne è affetto. Questa possibilità è ben nota anche ai genitori degli stessi studenti che, unitamente ai propri figli, vivono spesso con profonda preoccupazione la frequenza scolastica, nel timore di non riuscire a trovarvi i requisiti ambientali ottimali. Certamente si riconoscono situazioni diverse se consideriamo studenti afflitti unicamente da DA e studenti in cui si osservano anche altre manifestazioni personali, o solo familiari, di atopia, come rino-congiuntivite allergica o asma. Per i primi sono noti i momenti e le situazioni ambientali capaci di condizionare negativamente l'andamento della malattia: stress emotivi, particolari attività ricreative e sportive che aumentano l'esposizione ad agenti irritanti cutanei, esposizioni a polveri, eccessivo lavaggio delle mani o del corpo, aumento della temperatura corporea, eccessiva sudorazione, uso di cosmetici, contatto con indumenti in lana. Per i secondi, con altre espressioni di atopia, grava ovviamente un maggior timore per il maggior numero di insidie, da ricercare fra i tanti inalanti che possono essere presenti anche in ambiente scolastico.

Il comune e necessario impegno scolastico, richiesto a ogni studente, viene talvolta affrontato in modo particolarmente intenso, fino a essere vissuto come un vero e proprio stress psichico. Tale stress, di variabile entità, può a sua volta aggravare o riacutizzare le manifestazioni cutanee di DA, concorrendo ad alimentare altri disturbi a essa correlati, quali comportamenti di facile irritabilità e sensazione di stanchezza. Si viene così a delineare una sorta di circolo vizioso, che può protrarsi per l'intera durata dell'anno scolastico.

Nello svolgimento dell'attività ginnica scolastica o, comunque, nella pratica di ogni attività ricreativa associata a sforzo fisico, sono consigliati vari accorgimenti per limitare l'azione lesiva che il sudore può esercitare sulla cute, già compromessa ed estremamente sensibile, dei soggetti affetti da DA (Fig. 27.3).

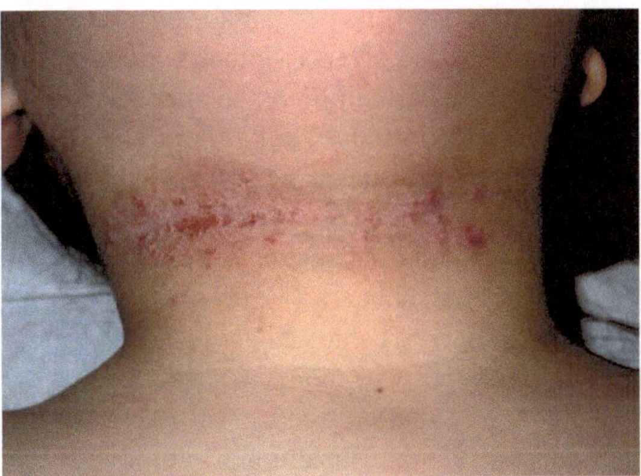

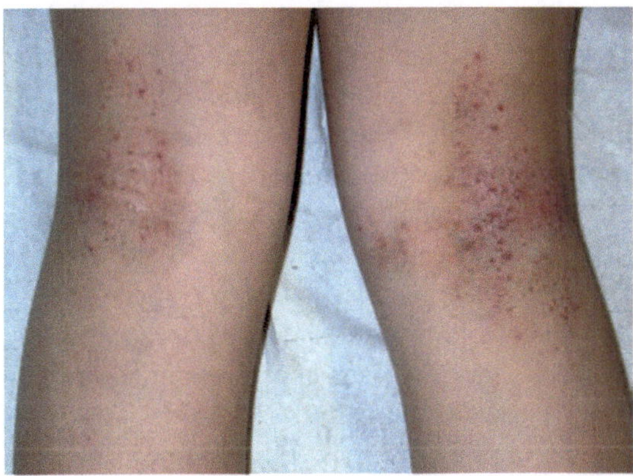

Fig. 27.3 Il sudore può esercitare un'azione lesiva sulla cute già compromessa

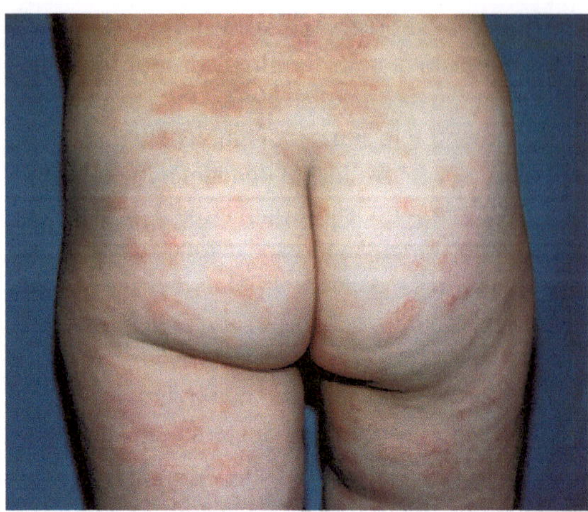

Fig. 27.4 Dermatite eczematosa diffusa richiamata dal contatto con sostanze clorate diluite nell'acqua della piscina

Uno studio giapponese, che individua la possibile produzione di IgE specifiche verso antigeni sudorali, contribuisce a sottolineare l'importanza di certi provvedimenti protettivi (Hide et al., 2002). Durante le attività fisiche il giovane dovrebbe indossare indumenti arieggiati e/o adsorbenti il sudore, possibilmente confezionati in cotone, seta o lino, mai in tessuto sintetico o lana. Nei piedi si trae un considerevole giovamento dall'utilizzo di calze da tennis in cotone spugnoso e di scarpe in tela, o in pelle, leggere e/o aperte, per consentire una ventilazione ottimale della superficie cutanea. In caso di frequentazione della piscina (Fig. 27.4) può essere vantaggioso applicare su tutto il corpo una emulsione oleosa al fine di "impermeabilizzare" la pelle, riducendo così il contatto con le sostanze clorate diluite nell'acqua della piscina, effettuare una doccia di acqua dolce subito dopo il bagno impiegando detergenti non aggressivi e applicando emulsioni emollienti su tutto il corpo. Gli ambienti scolastici in cui si praticano attività sportive non devono celare ricettacoli di polvere (tappeti e moquette), devono essere arieggiati e con bassa temperatura. Poiché l'aumento della temperatura del corpo, anche in assenza di eccessiva sudorazione, può aggravare in generale le lesioni eczematose presenti, è sempre raccomandabile indossare abiti leggeri e ampi. Infine, per la pulizia del corpo, devono essere preferite docce non troppo calde e detergenti specifici per la cute eczematosa, non dimenticando di applicare immediatamente dopo la detersione topici ad azione emolliente. Occorre sottolineare che, se è vero che lo svolgimento delle attività ricreative e soprattutto fisico-sportive può rendersi responsabile di un aggravamento della dermatite eczematosa, non appare giustificato proibire in assoluto queste attività per il solo timore di poter scatenare una seconda manifestazione di malattia atopica quale l'asma. A quest'ultimo proposito, un accenno più specifico merita il problema dell'asma indotto dall'esercizio fisico (cosiddetto asma da sforzo), che sembra interessare il 70-80% dei soggetti asmatici, potendo tuttavia colpire anche soggetti con storia negativa per asma bronchiale (sintomo di reattività bronchiale aspecifica). In passato, l'asma bronchiale era ritenuto una condizione invalidante per l'esercizio sportivo e veniva vissuto con complesso di inferiorità e senso di emarginazione. Oggi, invece, è confermato che lo sport nel bambino asmatico debba essere incoraggiato, in quanto capace, quando praticato nei tempi e nei modi opportuni, di indurre favorevoli adattamenti funzionali dell'apparato respiratorio e cardiocircolatorio (aumento dei volumi polmonari a riposo, aumento della gittata sistolica, migliore recupero dopo sforzo) (Tancredi et al., 2004). Ciò consente al giovane di convivere meglio con la propria malattia e di evitare uno spiacevole senso di emarginazione.

L'ubicazione degli edifici scolastici in aree di maggior inquinamento atmosferico, soprattutto nelle grandi città o in vicinanza di impianti per l'incenerimento di rifiuti urbani, costituisce motivo di apprensione per i soggetti atopici. Occorre sottolineare che, almeno per quanto concerne il secondo problema, la diversa vicinanza delle strutture scolastiche agli impianti di incenerimento non ha mostrato influenza sulla prevalenza della DA negli studenti. Tuttavia, nelle scuole più vicine a tali impianti è stata dimostrata una maggiore incidenza di mal di testa, mal di stomaco, difficoltà di respiro e di stanchezza (Miyake et al., 2005).

Le mense, i bar e i chioschi per la distribuzione degli alimenti, nei vari momenti della vita scolastica, inducono una riflessione sui rischi di assunzione accidentale di allergeni alimentari da parte del soggetto atopico, con possibilità di aggravamento della sua condizione. In realtà questo problema appare forse eccessivamente enfatizzato e temuto, dal momento che sicuramente meno del 10% dei soggetti con DA mostra un reale peggioramento delle manifestazioni cutanee a seguito dell'introduzione di allergeni alimentari e che comunque l'età scolare non è molto interessata dall'allergia alimentare in generale (Barnetson e Rogers, 2002). Tuttavia, nel complesso di tutte le strategie in difesa del giovane studente, anche un tale argomento merita di essere affrontato, con "eventuali" indagini allergologiche, un'appropriata interpretazione dei relativi risultati e una ponderata scelta di contromisure da proporre. Esiste il rischio che gli inutili obblighi e le eccessive restrizioni dietetiche possano indurre un ulteriore peggioramento della qualità di vita del soggetto atopico.

27.4 Conclusioni

Oggigiorno è ampiamente diffusa la consapevolezza del disagio scolastico che numerosi giovani studenti affetti da DA possono attraversare. Sono state puntualmente individuate le diverse situazioni in grado di aggravare il decorso clinico della dermopatia e riconosciute le dinamiche psicologiche che influiscono negativamente sulla qualità della vita scolastica. Da queste conoscenze si dovrebbero ricavare le necessarie indicazioni per tentare di aiutare concretamente i giovani interessati. Un costante impegno di riflessione e di intervento, per offrire adeguate soluzioni, è richiesto oggi ai medici, ai genitori e agli operatori scolastici (Staab et al., 2006).

I medici di medicina scolastica, i dermatologi e i pediatri possono proporre specifici programmi di educazione sanitaria rivolti al corpo insegnante, ai genitori e a tutti coloro che interagiscono, più o meno direttamente, nello svolgimento delle diverse attività scolastiche. La divulgazione di una sorta di decalogo, contenente i principali consigli utili per la cura e la prevenzione dei problemi inerenti la DA in ambiente scolastico, potrebbe configurarsi come lo strumento centrale per campagne di informazione in occasione dell'inizio di ogni anno scolastico oppure al momento dell'inserimento degli studenti nei diversi ordini e gradi di scuola. In tal modo, i genitori potranno conoscere la disponibilità dell'istituzione scolastica a trattare i problemi dei loro figli ed essere invitati ad assumere un ruolo di interlocutori attivi nella gestione della malattia anche nella contingenza della frequentazione scolastica. Attualmente, non è infrequente che il disagio vissuto dai figli non trovi adeguato ascolto nell'ambito della famiglia e che subentri un sentimento di profonda rassegnazione per le difficoltà relazionali o il basso rendimento scolastico. Talvolta la malattia può divenire anche una sorta di alibi per giustificare il mancato raggiungimento di specifici obiettivi o una ridotta autostima, fino a "interferire" con la preparazione scolastica e l'orientamento nel mondo del lavoro. Ovviamente, per la giusta comprensione delle ripercussioni negative sulla vita socio-relazionale ed emotivo-affettiva, che una malattia cronica o di lunga durata può generare, è necessaria la presenza in ambiente scolastico di specifiche figure professionali. In Italia, si discute da anni circa la necessità di istituire nelle varie scuole competenze professionali dedicate ai problemi psicologici dei giovani. Di fatto, in assenza di riferimenti legislativi nazionali, le singole Regioni offrono risposte del tutto autonome, accogliendo talora investimenti dei Comuni, delle ASL o delle stesse Direzioni Scolastiche.

Oltre ai medici e ai genitori, tutti i soggetti attivi nel mondo della scuola (dirigenti scolastici, insegnanti, tecnici di laboratorio e loro collaboratori, responsabili della progettazione delle strutture murarie e degli arredamenti, nonché delle diverse attrezzature didattiche e ricreative, della distribuzione di alimenti e dell'adozione delle misure igienico-ambientali) devono considerare ogni possibile problematica sanitaria correlata alla propria attività. In generale, tra i vari problemi di sanità scolastica, meritano una particolare attenzione anche alcune rilevanti affezioni dermatologiche, quali infezioni e parassitosi cutanee diffusive, ma certamente anche la DA.

Ad ogni soggetto affetto da DA dovrebbe essere garantita, anche in ambiente scolastico, la possibilità di evitare contatti con sostanze potenzialmente irritanti, come per esempio quelle utilizzate nelle pratiche del disegno e della pittura (colori, solventi) o in altre attività di tipo manuale, più facilmente diffuse nelle Scuole Medie Superiori a indirizzo tecnico. Ogni soggetto "sensibile" ad antigeni alimentari dovrebbe essere messo in grado di affrontare in modo adeguato le proprie necessità dietetiche. Si dovrebbero inoltre offrire ambienti liberi da allergeni potenzialmente dannosi per gli atopici (pollini, peli e derivati epidermici di animali, muffe e acari delle polveri domestiche). Infine viene anche ritenuto opportuno da alcuni diffondere specifiche misure igienico-ambientali volte a limitare l'esposizione ad agenti microbici che possono infettare la cute (stafilococco aureo, streptococchi di gruppo A, di gruppo G e di gruppo B, papillomavirus, poxvirus), ai quali il soggetto atopico risulta notoriamente più vulnerabile rispetto alla popolazione generale.

Letture consigliate

Barnetson RS, Rogers M (2002) Childhood atopic eczema. BMJ 324:1376-1379

Cork MJ, Britton J, Butler L et al (2003) Comparison of parent knowledge, therapy utilization and severity of atopic eczema before and after explanation and demonstration of topical therapies by a specialist dermatology nurse. Br J Dermatol 149:582-589

Dennis H, Rostill H, Reed J, Gill S (2006) Factors promoting psychological adjustment to childhood atopic eczema. J Child Health Care 10:126-139

Eun HC, Findlay AY (1990) Measurement of atopic dermatitis disability. Ann Dermatol 2:9-12

Herd RM, Tidman MJ, Ruta DA, Hunter JA (1997) Measurement of quality of life in atopic dermatitis: correlation and validation of two different methods. Br J Dermatol 136:502-507

Hide M, Tanaka T, Yamamura Y et al (2002) IgE-mediated hypersensitivity against human sweat antigen in patients with atopic dermatitis. Acta Derm Venereol 82:335-340

Lewis Jones S (2006) Quality of life and childhood atopic dermatitis: the misery of living with childhood eczema. Int J Clin Pract 60:984-992

Lewis Jones S, Finlay AY (1995) The Children's Dermatology Life Quality Index (CDLQI): initial validation and practical use. Br J Dermatol 132:942-949

Miyake Y, Yura A, Misake H et al (2005) Relationship between distance of schools from the nearest municipal waste inceneration plant and child health in Japan. Eur J Epidemiol 20:1023-1029

Ricci G, Bendandi B, Bellini F et al (2007) Atopic dermatitis: quality of life of young italian children and their families and correlation with severity score. Pediatr Allergy Immunol 18:245-249

Staab D, Diepgen T, Fartasch M et Al (2006) Age related, structured educational programmes for the management of atopic dermatitis in children and adolescents: multicentre, randomised controlled trial. Br Med J 332:933-938

Tancredi G, Midolla F, De Castro G et al (2004) L'idoneità allo sport agonistico nel bambino con patologia respiratoria cronica: valutazione clinica e funzionale. Pneumol Pediatrica 16:14-19

L'adolescente allergico e l'inserimento nel mondo del lavoro

28

Giorgio Pasolini, Patrizia Ghidini

28.1 Idoneità lavorativa

Sul dizionario della lingua italiana la definizione di "idoneità" è riassunta in "qualità di idoneo", ove per "idoneo" si intende chi ha le qualità, i requisiti, i mezzi necessari per fare "quella cosa". In ambito lavorativo il concetto di "idoneità lavorativa", pur non avendo una propria specifica definizione, viene regolato (e interpretato) in base alle leggi vigenti.

Attualmente il giudizio di idoneità alla mansione specifica rappresenta l'atto conclusivo dell'attività di sorveglianza sanitaria sui lavoratori. Tale sorveglianza si attua attraverso:
- controlli preventivi nelle visite pre-assunzione;
- controlli periodici sui lavoratori già assunti. La periodicità dei controlli deve essere valutata in rapporto ai fattori di rischio della specifica mansione e a eventuali pregresse patologie del lavoratore potenzialmente influenzabili dalla mansione specifica stessa.

Il giudizio di idoneità alla mansione può essere espresso (Davies e Rycroft, 2000; Crippa e Pasolini, 2000):
- prima dell'assegnazione a specifici ruoli che possano comportare un pericolo per la salute del lavoratore;
- alla ripresa del lavoro dopo prolungata assenza per motivi di salute;
- prima e dopo lo svolgimento di lavori particolarmente pericolosi in grado di influenzare la salute del lavoratore anche in tempi successivi al termine della mansione specifica.

La norma di riferimento attualmente vigente è il D.Lgs. 626/1994 (e successivi aggiornamenti D.Lgs. 81/2008), che prevede i seguenti punti essenziali:
- il medico competente ha la responsabilità della formulazione di giudizio di idoneità specifica quale atto conclusivo della sorveglianza sanitaria (pre- e post-impiego) nonché della valutazione del rischio;
- la sorveglianza sanitaria si avvale di ogni tecnica valida per lo studio dello stato di salute del lavoratore e la valutazione dell'ambiente di lavoro;
- il medico competente può disporre di ogni strumento che gli consenta di gestire in prima persona tutte le tappe che vanno dalla programmazione della sorveglianza sanitaria alla sua completa esecuzione, per un corretto giudizio finale di idoneità specifica;
- nell'ambito della sorveglianza sanitaria devono essere previste tutte le indagini complementari in rapporto ai rischi identificati nella mansione specifica. La mansione deve essere valutata nella sua specificità e complessità.

L'attuale normativa pone, pertanto, in maggiore risalto la tutela della salute del lavoratore e lascia al medico competente massima libertà sia nell'accertamento sanitario che nella valutazione degli eventuali rischi degli ambienti di lavoro.

Gli scopi del giudizio di idoneità possono oggi essere così riassunti:
- protezione dello stato di salute fisica e psichica del soggetto in relazione all'attività lavorativa;

G. Pasolini (✉)
Divisione di Dermatologia e Venereologia
Spedali Civili di Brescia
e-mail: giorgio.pasolini@spedalicivili.brescia.it

M. Gola, *Dermatologia allergologica nel bambino e nell'adolescente*,

- tutela dello stato di salute, rispetto e stimolo delle motivazioni personali;
- riduzione dell'assenteismo;
- riduzione dei costi gestionali dell'azienda e dei costi assicurativi;
- riduzione della conflittualità e aumento della produttività;
- adempimento degli obblighi di legge in tema di prevenzione e protezione dello stato di salute del lavoratore.

28.1.1 Valutazione dell'idoneità lavorativa

La valutazione dell'idoneità lavorativa richiede pertanto (Davies e Rycroft, 2000; Crippa e Pasolini, 2000):
- un'approfondita conoscenza della mansione e dei rischi lavorativi a essa connessi (con specifico riferimento all'ambiente lavorativo e all'organizzazione del lavoro);
- l'identificazione, la localizzazione e la quantificazione dei fattori di rischio;
- la rimozione o riduzione dei fattori di rischio;
- l'adozione di misure preventive e protettive adeguate;
- un adeguato studio dello stato di salute del lavoratore destinato alla specifica mansione;
- un'informazione adeguata e dettagliata al lavoratore sui fattori di rischio, assoluti o in relazione a eventuale pregressa patologia, e sulle possibili misure preventive e protettive.

Tali dati dovranno essere tenuti in considerazione durante le visite pre-impiego e, soprattutto, nelle visite di controllo periodiche.

Il *giudizio di idoneità è sempre preventivo* e deve garantire l'integrità psicofisica del lavoratore in quella determinata mansione. È finalizzato alla tutela dello stato di salute intesa, secondo l'OMS, come "stato di completo benessere psicofisico e di pieno godimento della capacità sociale". Ha la caratteristica di essere individuale, probabilistico e temporale (Davies e Rycroft, 2000; Crippa e Pasolini, 2000):

1. *giudizio individuale*: vale solo per il singolo individuo, anche se può fornire utili indicazioni per il gruppo omogeneo di soggetti esposti;
2. *giudizio probabilistico*: deriva dalla sintesi di una valutazione congiunta dello stato di salute del soggetto in rapporto alla sua condizione lavorativa. Si articola attraverso diverse gradazioni che vanno dall'idoneità (soggetto sano/ ambiente congruo) alla non idoneità (soggetto "malato"/ambiente incongruo). È ovvio che la non idoneità assoluta temporanea e, soprattutto, quella permanente, acquisita per alterazioni dello stato di salute del lavoratore, conseguono a un giudizio di certezza e non di probabilità;
3. *giudizio temporale*: è valido per un tempo limitato, quello che intercorre fra due controlli periodici, con l'eccezione della non idoneità assoluta permanente per malattia.

Il giudizio di idoneità alla mansione specifica può pertanto essere riassunto come la valutazione del possesso dei requisiti psicofisici e dell'assenza di controindicazioni per lo svolgimento della mansione specifica in relazione alla presenza di rischi professionali, accertati e riportati nel documento di valutazione dei rischi, in funzione della tutela della salute.

Il medico competente oggi deve valutare le condizioni di salute del lavoratore nella loro globalità. Le patologie rilevabili e valutabili non sono pertanto soltanto quelle collegabili, e sempre con evidenza di nesso, con i fattori di rischio specifici, ovvero patologie insorte a seguito della mansione lavorativa specifica.

È possibile che il riscontro di una comune patologia di tipo anche cronico, non incidente su un qualsiasi rischio specifico professionale, induca il medico competente a ritenere che la validità del lavoratore non sia adeguata alla estrinsecazione di energia psicofisica che la sua mansione richiede.

Il medico competente può, inoltre, riscontrare patologie temporanee che possono incidere in qualche modo su alcune operazioni e attività insite nella mansione o che possono essere aggravate dallo svolgimento di un particolare lavoro, anche se non correlabili a un vero e proprio rischio specifico. L'indicazione del medico competente potrà, in tale caso, definire temporanee prescrizioni o non idoneità (Crippa e Pasolini, 2000).

28.1.2 Sorveglianza sanitaria e idoneità lavorativa

La sorveglianza sanitaria può portare a diversi tipi di giudizio di idoneità lavorativa:

- *idoneità lavorativa incondizionata*, valida per il tempo che intercorre fra un controllo sanitario e il successivo. Non esiste ovviamente la possibilità di formulare un giudizio permanente;
- *non idoneità lavorativa permanente o temporanea*, legata a situazioni patologiche che rappresentano una controindicazione alla prosecuzione della mansione specifica in quanto potrebbe potenzialmente aggravare lo stato di salute del lavoratore o rappresentare un pericolo per la sicurezza di terzi o dell'ambiente. L'inidoneità temporanea presuppone la chiara definizione del periodo a cui essa si applica e il necessario controllo al termine del periodo prescritto;
- *idoneità con prescrizione permanente o temporanea* che prevede essenzialmente la prosecuzione dell'attività del lavoratore nella propria mansione nella quale è però necessario identificare gli aspetti che potrebbero esercitare un effetto aggravante sullo stato di salute o rendere necessario l'utilizzo di adeguati mezzi di protezione individuale (DPI, dispositivi di protezione individuale) (Alessio e Farina, 2001).

Il giudizio sulla idoneità si deve, pertanto, articolare nelle seguenti fasi:

1. valutazione dell'ambiente e dell'organizzazione del lavoro;
2. valutazione del lavoratore;
3. confronto e interazione fra i due termini del binomio, ovvero l'ambiente e il lavoratore, dove l'ambiente deve essere inteso come l'insieme del luogo di lavoro e l'organizzazione dello stesso;
4. formulazione del giudizio;
5. scelta dei provvedimenti e/o degli interventi.

Il giudizio di idoneità può quindi concludersi con tre possibili scenari: idoneità alla mansione specifica, idoneità alla mansione specifica con prescrizioni temporanee e/o permanenti, non idoneità alla mansione specifica temporanea o permanente.

L'*idoneità alla mansione specifica* rappresenta il giudizio di piena idoneità.

L'*idoneità alla mansione specifica con prescrizioni* è l'espressione di una idoneità soggetta all'osservazione di precise prescrizioni. Questa situazione può riguardare soggetti la cui patologia, responsabile della parziale idoneità, è intervenuta in costanza di lavoro e quando non è possibile un cambio di mansione. In sede di visita di assunzione questo tipo di idoneità non dovrebbe essere formulabile, in quanto si richiede una incondizionata idoneità a tutte le attività previste dalla mansione.

La *non idoneità* comporta un giudizio di specificità esclusivamente per la mansione lavorativa esaminata. Può essere permanente o temporanea. È *permanente* quando la malattia che ha sostenuto tale giudizio rimane valida per sempre, e in alcuni casi tale giudizio può configurare una condizione di inabilità al lavoro. È *temporanea* quando lo stato di malattia è limitato nel tempo e non coincide necessariamente con una inabilità al lavoro. La non idoneità prevede l'inefficacia di mezzi di protezione individuali.

Non esistono comunque automatismi assoluti che considerino come termini di una equazione prefissata da una parte le malattie e dall'altra l'idoneità. Risulta pertanto evidente che la valutazione dell'idoneità lavorativa coinvolge competenze non limitate alla valutazione del medico del lavoro, ma estese ad altri specialisti in rapporto alla patologia lamentata dal lavoratore, alle situazioni ambientali e al tipo di mansioni (Alessio e Farina, 2001; Crippa et al., 2002).

28.2 Idoneità lavorativa e patologia dermatologica

La collaborazione fra medico del lavoro e dermatologo è indispensabile nella valutazione di lavoratori con preesistenti o acquisite patologie dermatologiche sia nella valutazione prelavorativa che nelle valutazioni periodiche di controllo (Crippa et al., 2002). È, inoltre, previsto dal D.Lgs. 81/2008 che il medico competente possa avvalersi della collaborazione di altri specialisti nella valutazione dello stato di salute del lavoratore.

Per quanto riguarda la patologia dermatologica dovranno essere considerate, in particolare, queste condizioni:

- presenza di patologia dermatologica prima dell'assunzione;
- valutazione della patologia dermatologica preesistente in rapporto alla mansione lavorativa specifica;
- valutazione di condizioni lavorative che possano peggiorare o riacutizzare una patologia dermatologica preesistente in relazione alla specifica mansione e ai fattori di rischio evidenziabili;
- presenza di patologia dermatologica insorta durante l'attività lavorativa;
- valutazione della relazione fra patologia dermatologica insorta durante l'attività lavorativa e mansione specifica tesa a definire la possibile genesi professionale della patologia stessa o l'identificazione di altre concause o fattori favorenti;
- valutazione di aggravamento di una preesistente patologia dermatologica cronica legata a fattori professionali;
- valutazione della patologia dermatologica in rapporto al giudizio di idoneità lavorativa per la mansione specifica sia temporanea, con possibilità di prescrizioni relative alla mansione o ai mezzi di protezione individuale, sia assoluta nei casi più gravi (con inidoneità permanente).

Nella formulazione del giudizio di idoneità in soggetti con patologie cutanee è necessario considerare:

- dati anamnestici di pregresse patologie cutanee;
- la presenza di patologia cutanea di qualsiasi tipo, sia essa cronica o temporanea, che possa essere aggravata o incompatibile, anche momentaneamente, con la specifica attività lavorativa;
- una condizione di atopia, in particolare un eczema atopico pregresso o in atto;
- una pregressa diagnosi di dermatite da contatto irritante (DCI) o dermatite allergica da contatto (DAC), in questo secondo caso con particolare attenzione alle sostanze sensibilizzanti accertate;
- le terapie a cui il paziente può essere sottoposto in modo cronico o temporaneo per patologie dermatologiche;
- una patologia cutanea insorta durante il lavoro che potrebbe avere una genesi professionale o essere comunque in relazione o influenzabile dalla mansione specifica.

È pertanto chiara l'importanza dello specialista dermatologo, in collaborazione con il medico del lavoro (Crippa et al., 2002), per la definizione dei seguenti punti:

- corretta diagnosi della patologia dermatologica;
- definizione di patologia cutanea cronica o intercorrente;
- definizione di patologia cutanea, preesistente o di recente insorgenza, potenzialmente indotta o aggravata dall'attività lavorativa (con la possibilità di definizione di tecnopatia);
- definizione di patologia dermatologica temporaneamente incompatibile con la specifica mansione lavorativa;
- definizione di patologia dermatologica incompatibile con la specifica mansione lavorativa;
- valutazione della corretta terapia per la patologia dermatologica e controllo dell'efficacia della stessa;
- valutazione dei mezzi di protezione individuali in rapporto alla patologia dermatologica, siano essi temporanei o continuativi;
- valutazione delle terapie in atto per patologie dermatologiche, che possano porre in atto limitazioni allo svolgimento di eventuali mansioni lavorative;
- valutazione della prognosi della patologia dermatologica in base alla diagnosi eziologica, alle terapie mirate e all'ambiente lavorativo.

Tali considerazioni, forse dettagliate e prolisse, rappresentano la base legislativa sulla quale è possibile giudicare l'inserimento lavorativo di ciascun soggetto e devono essere prese in considerazione anche nei confronti del paziente affetto da dermatite atopica (DA). Su questi concetti i medici coinvolti, pediatri e dermatologi in particolare, possono consigliare pazienti e familiari nella gestione dei sintomi manifestati e proporre le opportune misure preventive o da intraprendere per un corretto inserimento nell'ambiente lavorativo.

28.3 Idoneità lavorativa e dermatite atopica

Le tecnopatie in soggetti atopici sembrano non risultare superiori in percentuale rispetto ai soggetti non affetti da atopia (Klas et al., 1996). Non vi sono dati certi nel considerare l'atopia come fattore predisponente per lo sviluppo di DCI, DAC o reazioni allergiche IgE-mediate (De Groot, 1990). Tale considerazione potrebbe essere supportata da un'attenta selezione dell'attività lavorativa da parte del paziente atopico o dalla difficoltà di definizione di atopia visti i criteri non sempre univoci. Tuttavia è utile considerare che:

- i soggetti atopici sono a rischio nei confronti di sostanze irritanti o altamente sensibilizzanti presenti soprattutto in alcune attività lavorative;
- la stessa DA può essere peggiorata da fattori occupazionali, legati in particolare all'ambiente lavorativo (Loffler e Effendy,1999; Lammintausta et al., 1992).

Potrebbe, pertanto, sorgere il dubbio sull'opportunità di escludere i soggetti atopici da mansioni lavorative a importante rischio di contatto con sostanze allergizzanti o irritanti. Un comportamento rigido e univoco in relazione a tale dubbio è di difficile definizione; tuttavia, nella valutazione dell'idoneità lavorativa del soggetto atopico devono essere considerati alcuni punti con particolare attenzione:

- a tali pazienti dovrebbero essere possibilmente assegnati compiti non soggetti ad esposizione a sostanze sensibilizzanti o irritanti;
- in alternativa, è necessario valutare l'opportunità di sostituire, per quanto possibile, tali sostanze con altre meno sensibilizzanti o irritanti, e utilizzare tutte le possibili precauzioni e mezzi di protezione individuali per ridurre al minimo il rischio di esposizione;
- informare adeguatamente il lavoratore sui rischi potenziali della propria attività e sulle misure preventive che possono essere adottate in rapporto alla sua patologia;
- sottoporre il lavoratore a periodiche valutazioni cliniche; la frequenza di tali controlli dopo l'assunzione dovrebbe essere preventiva per tutelare il lavoratore affetto da DA.

Esistono tuttavia alcuni lavori particolarmente a rischio per i soggetti affetti da DA. Sarebbe pertanto auspicabile che, anche a livello pediatrico e scolastico, fosse sconsigliata la preparazione di tali pazienti a mansioni per loro potenzialmente dannose.

Nell'ambito dei pazienti affetti da DA possono essere sottolineate alcune considerazioni:

1. a *rischio elevato* sono i soggetti con DA e lesioni localizzate alle mani croniche e/o ricorrenti (Coenraads e Diepgen, 1998). In questi casi sono controindicate attività lavorative che espongono il soggetto a sostanze irritanti o *wet works* (per esempio parrucchieri, addetti alle pulizie, attività che espongono a oli emulsionabili), non solo per la possibilità di DCI, ma anche per l'elevata possibilità di aggravamento della DA stessa (Nilsson et al., 1985). Sono ancora discordanti le opinioni riguardanti il ruolo predisponente della DA nei confronti dello sviluppo di una DAC. È comunque necessario ricordare come la presenza di lesioni alle mani possa facilitare la penetrazione di sostanze esterne potenzialmente sensibilizzanti (Loffler e Effendy, 1999). Altro dato rilevante nei soggetti affetti da DA è la possibile esclusione da lavori in cui vi sia un'alta probabilità di contatto con polveri ambientali. Indipendentemente dalla presenza di specifiche sensibilizzazioni verso dermatofagoidi o polveri ambientali, questi devono essere considerati quali potenziali agenti irritanti in grado di portare a riacutizzazioni della patologia dermatologica (per esempio muratori, carpentieri, falegnami);
2. a *rischio medio-elevato* sono i soggetti con DA pregressa o in atto, ma senza lesioni delle mani in atto (Loffler e Effendy, 1999; Meding e Swanbeck, 1990). In questi soggetti è opportuno adottare provvedimenti preventivi ambientali e individuali che limitino, o evitino se possibile, l'esposizione ad agenti irritanti. È inoltre indicato effettuare periodici ravvicinati controlli di sorveglianza sanitaria (ogni 3 mesi durante il primo anno e ogni 6 mesi successivamente);
3. a *rischio moderato* sono i soggetti con xerosi cutanea, prurito generalizzato, intolleranza alla lana e altri sintomi minori. Anche in tali casi, ove possibile, è consigliabile evitare l'esposizione ad agenti irritanti. Tali soggetti possono essere inseriti nella condizione di "diatesi cutanea atopica" (ASD, *atopic skin diathesis*) identificabile in casi con xerosi cutanea, storia di prurito a contatto con irritanti aspecifici

(sudore, polvere, lana ecc.) e dermografismo bianco. *Inoltre*:

4. non è stato sufficientemente dimostrato un aumentato rischio di DCI nei soggetti atopici con manifestazioni cliniche esclusivamente mucose (Nilsson et al., 1985);
5. è necessario ricordare che i soggetti affetti da DA cambiano più frequentemente lavoro rispetto ai non atopici;
6. i soggetti a rischio elevato, ovvero atopici con lesioni ricorrenti alle mani, potrebbero non tollerare un'occlusione protratta da mezzi di protezione individuale. L'atopia costituisce, quindi, un fattore predisponente all'insorgenza di allergia al latice;
7. l'eczema atopico in fase acuta può inoltre essere spesso complicato da impetiginizzazione secondaria. Il soggetto atopico in fase acuta deve pertanto essere protetto anche dall'esposizione ad agenti potenzialmente infettanti e deve essere valutata la possibilità del rischio di danni a terzi per contaminazione di prodotti manipolati o per contatto interumano (in particolare nel settore sanitario, farmaceutico e alimentare) (Lisi, 1991).

In caso di insorgenza di DAC è necessario che al lavoratore siano affidate mansioni che non prevedano il contatto con le sostanze verso cui è sensibilizzato (Coenraads e Diepgen, 1998). Se ciò non è fosse possibile devono essere assicurati efficaci mezzi protettivi. Nel caso in cui tali prescrizioni non fossero attuabili o sufficienti è prevista la non idoneità per la specifica mansione.

In caso di DCI, un pregresso episodio non può essere considerato una condizione di ipersensibilità e, pertanto, controindicazione assoluta per specifiche mansioni. L'utilizzo di misure protettive nei confronti di agenti irritanti è norma consigliata, indipendentemente dalla presenza di patologia cutanea. Una DCI in fase attiva può, infine, essere adeguatamente trattata con una corretta terapia e allontanando momentaneamente il paziente dal lavoro (Gallacher e Maibach, 1998). In tal caso si tratta solo di non idoneità temporanea alla specifica mansione. Potrebbe essere inoltre da valutare con attenzione la frequenza di recidive di DCI nel singolo lavoratore al fine di un più preciso giudizio di non idoneità temporanea o permanente (sempre in rapporto al corretto utilizzo di mezzi di protezione individuale). È necessaria un'adeguata e dettagliata informazione al paziente sui più comuni fattori di rischio per DCI in relazione alla specifica mansione lavorativa e sul corretto utilizzo dei dispositivi di protezione individuale.

È, infine, necessario ricordare che non esistono protocolli o dati della letteratura univoci che possano definire linee guida in relazione a tali questioni. È pertanto necessaria la massima collaborazione fra medico competente, dermatologo e lavoratore per completare in base a quanto sopra esposto e con "buon senso" l'iter sanitario che porta al giudizio di idoneità lavorativa sempre nell'interesse della professionalità e della salute del lavoratore stesso (Crippa et al., 2002).

Letture consigliate

Alessio L, Farina G (2001) Work capacity evaluation: the final step of health surveillance. Med Lav 92:227-238

Brash J, Schnuch A, Uter W (2003) Patch test reaction patterns in patient with a predisposition to atopic dermatitis. Contact Dermatitis 49:197-201

Coenraads PJ, Diepgen TL (1998) Risk for hand eczema in employees wiyh past or present atopic dermatitis. Int Arch Occup Environ Health 71:7

Crippa M, Belleri L, Gelmi M et al (2002) Skin desorders and job fitness assessment. Med Lav 93:3-10

Crippa M, Pasolini G (2000) Fitness evaluation. In: Kanerva L, Elsner P, Wahlberg JE, Maibach HI (eds) Handbook of occupational dermatology. Springer Berlin Heidelberg New York

Davies NF, Rycroft RJG (2000) Dermatology. In: Cox RAF, Edwards FC, Palmer K (eds) Fitness for work. The medical aspects. Oxford University Press, Oxford

De Groot AC (1990) The frequency of contact allergy in atopic patients with dermatitis. Contact Dermatitis 22:273

Gallacher G, Maibach HI (1998) Is atopic dermatitis a predisposing factor for experimental acute irritant contact dermatitis? Contact Dermatitis 38:1

Klas PA, Corey G, Storrs FJ et al (1996) Allergic and irritant patch test reaction and atopic disease. Contact Dermatitis 34:121

Lammintausta K, Kalimo K, Fagerlund VL (1992) Patch test reactions in atopic patients. Contact Dermatitis 26:234

Lisi P (1991) L'ambiente di lavoro e le dermopatie non professionali. Ann It Derm Clin Sper 45:9-14

Loffler H, Effendy I (1999) Skin susceptibility of atopic individuals. Contact Dermatitis 40:239

Meding B, Swanbeck G (1990) Predictive factors for hand eczema. Contact Dermatitis 23:154

Nilsson E, Mikaelsson, Andersson S (1985) Atopy, occupation and domestic work as risk factors for hand eczema in hospital work. Contact Dermatitis 13:216-223

Valsecchi RI et al (2005) Linee guida su dermatiti da contatto professionali. Annali Italiani di Dermatologia Allergologica Clinica e Sperimentale. Suppl 1

Terapia galenica in dermatologia allergologica

29

Alessio Cappuccini

29.1 Introduzione

La patologia allergica del bambino si avvale della terapia galenica, che offre un prodotto terapeuticamente valido e ancora attuale.

La *dermatite atopica*, o eczema atopico del bambino, è molto frequente (interessa circa il 5% dei bambini al di sotto dei 5 anni d'età) e fa parte della cosiddetta "triade atopica" costituita da febbre da fieno, asma bronchiale ed eczema. È una patologia cutanea infiammatoria, caratterizzata da dermatite eczematosa intermittente o cronica, intensamente pruriginosa, con placche eritematose desquamanti, vescicole, croste, fissurazioni e lichenificazioni. Le lesioni compaiono frequentemente sulle superfici flessorie. Negli stadi acuti si possono manifestare vescicolazione intraepidermica ed eritrodermia generalizzata. Sembra esserci una predisposizione genetica e familiare alla malattia.

La cute di questi soggetti è pallida, secca per riduzione della produzione di sebo e per l'aumento della perdita di acqua per via transcutanea. È frequente osservare uno stato ittiosiforme.

Spesso coesiste una vasocostrizione accentuata e rapida, denunciata anche dalla cosiddetta risposta vascolare paradossa a particolari sostanze, tipo l'istamina. La soglia del prurito è particolarmente bassa e sono spesso percepiti come prurito anche semplici stimoli tattili o termici.

Vi è particolare suscettibilità alle infezioni cutanee, in quanto la maggior parte dei pazienti è portatrice cronica di *S. aureus*.

La diagnosi differenziale va fatta con le seguenti patologie: dermatite seborroica, dermatite irritativa primaria, dermatite allergica da contatto e dermatite infettiva eczematosa.

Un efficace trattamento della dermatite atopica richiede, oltre a una terapia ottimale, il controllo dei fattori precipitanti ambientali, responsabili del ciclo prurito-grattamento-prurito, che perpetua la malattia.

Andranno evitati tutti i fattori ingeribili, da contatto o atmosferici-ambientali, che possano scatenare il prurito e il grattamento. È bene che il bambino eviti gli ambienti polverosi, i livelli estremi di temperatura e umidità, nonché tutte le situazioni stressanti. Molti bambini traggono giovamento dal clima marino, caratterizzato da esposizione al sole, all'acqua salmastra e al clima mite e asciutto. Gli abiti devono essere di cotone e non di lana. Per la cute secca deve essere bandito l'uso di saponi e detergenti che sgrassino la cute troppo energicamente. Gli emollienti cutanei in crema o lozione vanno usati preferibilmente dopo il bagno, meglio se arricchito di olii da bagno (per esempio, Balneum Hermal Complex, Bioclin olio dermatologico, Derman-Oil bagno, Triderm bagno, Eucerin pelle secca olio, Aveeno oil, Aveeno oil doccia lenitivo) e amidi vegetali.

29.2 La terapia galenica

La terapia locale è ovviamente un fondamento terapeutico basilare della dermatite atopica e se ben

A. Cappuccini (✉)
Dipartimento del Farmaco dell'Azienda Sanitaria di Firenze
Farmacia Interna Ospedale Santa Maria Nuova di Firenze
e-mail: alessio.cappuccini@asf.toscana.it

M. Gola, *Dermatologia allergologica nel bambino e nell'adolescente*,

seguita dal piccolo paziente con l'aiuto dei familiari, è foriera di notevoli risultati clinici.

La base della terapia galenica è l'uso continuativo di emollienti cutanei, alternati nelle fasi di acuzie da steroidi topici a bassa potenza. La terapia con glucocorticoidi sistemici è da riservare soltanto alle gravi riacutizzazioni, non responsive al trattamento topico conservativo.

Durante le riacutizzazioni possono essere utili *impacchi* tiepidi (per esempio, acqua di camomilla, acqua borica, soluzione di Burrow [alluminio sottoacetato 8% soluzione acquosa, diluita ulteriormente 1:20], oppure acqua di calce 0,5-1%) che hanno effetto astringente e calmante. Tra una medicazione e l'altra vanno utilizzate lozioni e creme emollienti, cercando di ridurre al minimo l'utilizzo di corticosteroidi topici, che, se usati a lungo (e in particolare quelli alogenati a forte potenza d'azione), possono causare gravi effetti secondari come atrofia cutanea, strie atrofiche, eruzioni rosaceiformi e acneiformi, ipertricosi, discromie, porpore, effetti pro-infettivi locali e tutti gli effetti inibitori sull'asse ipotalamo-ipofisario conseguenti al loro assorbimento sistemico transcutaneo. I corticosteroidi topici preferibili sono quelli a bassa o intermedia potenza (per esempio, idrocortisone 17-butirrato [Locoidon] o metilprednisolone aceponato [Advantan]).

Le preparazioni dermatologiche contenenti un antibatterico o un antibiotico dovrebbero essere evitate, a meno che non sia presente un'infezione cutanea o che questa sia una frequente complicanza.

Si intende per *galenico magistrale* una preparazione farmaceutica a composizione più o meno variabile e complessa, per la quale non è prescritta la registrazione ministeriale e la cui formulazione è affidata alla personale esperienza e sensibilità del medico, nonché all'estro creativo e alla competenza del farmacista preparatore.

I *galenici officinali* sono invece quelli a formula fissa e stabilita dalla Farmacopea Ufficiale Italiana o Europea o di altri Paesi UE e reperibili già pronti in farmacia.

Le preparazioni per applicazione cutanea sono destinate al rilascio locale o transdermico di principi attivi, oppure hanno azione emolliente o protettiva. Devono avere aspetto perfettamente omogeneo ed essere costituite da una base semplice o composta in cui, usualmente, possono essere disciolti o dispersi uno o più principi attivi. La composizione, la base e gli eccipienti usati possono influenzare l'azione della preparazione stessa, come pure l'assorbimento transcutaneo degli eventuali principi attivi contenuti. Le preparazioni dermatologiche possono essere sistemi a una fase, a due fasi o a tre fasi. Secondo la natura e la quantità reciproca degli eccipienti, nonché della tecnica preparativa usata, la preparazione può avere carattere idrofilo o idrofobo. La preparazione può contenere additivi chimici come antimicrobici, antiossidanti e conservanti in genere.

I conservanti possono avere frequenti proprietà allergizzanti. I più comuni sono: acido sorbico, alcool benzilico, clorocresolo, EDTA sale tetrasodico, etilendiamina, idrossianisolobutilato, idrossi-toluene-butilato, parabeni o nipagine (metile, propile o butile para-idrossibenzoati), fenossietanolo, imidazolidinilurea. Altre sostanze usate in campo dermatologico e fortemente allergizzanti sono: lanolina e tutti i suoi derivati, profumi in genere, cera d'api, polisorbati ecc.

In base alle norme di Buona Preparazione dei Medicinali in Farmacia (FU-XI), i *limiti di utilizzazione o di scadenza o di validità* dei galenici sono i seguenti:

1. formulazioni solide, liquide non acquose o con contenuto alcolico non inferiore al 25%: non oltre il 25% del più breve periodo di validità dei singoli componenti utilizzati; tale periodo non può comunque superare i 6 mesi;
2. per tutte le altre formulazioni: utilizzare entro 30 giorni dalla data di preparazione. Questo limite può essere ridotto o superato dal farmacista sulla base di specifiche conoscenze e accorgimenti connessi con la contaminazione microbica del preparato e con le caratteristiche chimico-fisiche dei suoi componenti.

Tutti i galenici possono essere formulati e preparati con o senza conservanti. In quest'ultimo caso, preferibile in terapia allergologica, la formulazione ha comunque una validità non superiore a 30 giorni, tranne il caso di preparazioni anidre o con contenuto alcolico molto elevato.

Il conservante da noi usato è una miscela di nipagine (metile, propile, butile para-idrossibenzoato) solubilizzata in fenossietanolo che viene aggiunta alla fase oleosa in percentuale dello 0,5% sulla quantità totale del galenico, oppure le semplici nipagini sciolte in acqua all'ebollizione. Per "acqua preservata" si fa riferimento ad acqua distillata a cui è stata aggiunta una miscela di nipagine in concentrazione dello 0,1%.

I vantaggi della terapia galenica, in campo allergologico pediatrico, sono innumerevoli e fra questi ricordiamo:

1. possibilità di eliminare completamente qualsiasi sostanza ritenuta o sospettata essere allergizzante per il bambino;
2. semplicità formulativa: il *cold-cream*, usato nell'Ospedale fiorentino di Santa Maria Nuova, contiene soltanto quattro o cinque componenti: acqua distillata, cera d'api, olio di vaselina, olio di mandorle dolci e borace. L'efficacissimo unguento semplice all'olio di mandorle dolci ha soltanto due componenti;
3. concreta e agevole possibilità di creare un galenico dedicato alle caratteristiche cliniche del bambino o allo stadio evolutivo della malattia;
4. possibilità di formulare un galenico contenente uno specifico principio attivo, per esempio: urea, acido salicilico, catrame vegetale di Norvegia, ittiolo ecc.;
5. limitata validità del galenico (generalmente 30 giorni dalla data di preparazione): questa caratteristica è un limite all'utilizzo temporale del galenico, ma anche garanzia di genuinità e freschezza della preparazione e dei suoi singoli componenti;
6. economicità: il prezzo al pubblico, stabilito su tutto il territorio nazionale dal Tariffario Nazionale (D.M. Ministero della Sanità dell'8 agosto 1993), è estremamente competitivo. Purtroppo non è più remunerativo per il farmacista. È anche per questo motivo, nonché per motivi di tipo organizzativo-burocratico, che il galenico non è facilmente reperibile in tutte le farmacie.

Il dermatologo Giorgio Leigheb, già primario della Divisione di Dermatologia dell'Ospedale Maggiore della Carità di Novara, autore del bellissimo libro "La terapia galenica in dermatologia" (1987), afferma che non è giusto ritenere che i galenici non abbiano più alcuna importanza pratica e che siano superati in quanto scomodi, imbrattanti e difficilmente preparabili. Per un farmacista appassionato ed esperto è invece facile incorporare principi attivi in moderni veicoli, realizzando quei prodotti che si definiscono "neo-galenici" o galenici innovativi, oppure creare una crema emolliente cosmeticamente perfetta e specificatamente senza conservanti, o un galenico classico, ancorché attuale e "bellissimo", come la pasta di zinco all'acqua, il *cold-cream* o il glicerolato d'amido.

La moderna galenica mette a disposizione del paziente un galenico che possiede delle ottime caratteristiche organolettiche e cosmetiche. Tali caratteristiche, qualora si tratti di una crema o di una lozione, comprendono: lucentezza, colore bianco-brillante, evanescenza e scarsa untuosità, sofficità, altissimo contenuto di acqua, assenza di odori particolari, facile spalmabilità sulla pelle o sulle mucose, perfetta omogeneità, stabilità emulsiologica nel tempo e al variare della temperatura ambientale. Il farmacista dispone attualmente di moderni eccipienti messi a disposizione dalla moderna industria chimica, nonché di nuove tecniche preparative grazie al turbo-emulsore o al minipime da cucina per piccole quantità di crema. Tali tecnologie permettono di lavorare anche con principi attivit ermolabili.

La *galenica innovativa* potrebbe avere il vantaggio di migliorare organoletticamente preparazioni classiche contenenti principi attivi tossici, usati come antipsoriasici (per esempio, gli unguenti in vaselina di calomelano, catrami, ditranolo, cignolina ecc.), dispersi in vaselina filante, tuttavia un probabile aumento dell'assorbimento transcutaneo di tali principi attivi e conseguentemente della loro tossicità sistemica ha fatto desistere da tali tentativi.

Non va considerata galenica innovativa quella effettuata mescolando un principio attivo direttamente in una base o eccipiente già preformato. I tentativi di mescolare acriticamente su piastra due creme diverse, oppure una crema con un unguento, o di incorporare per semplice agitazione una polvere in una emulsione, portano spesso a pessimi risultati, con instabilità del preparato nel tempo e non corretta dispersione del principio attivo nell'eccipiente.

Un galenico classico o tradizionale ha tuttora un ruolo basilare nella terapia dermatologica, pur avendo una formulazione oramai immutabile nel tempo in quanto perfetta dal punto di vista terapeutico e talvolta anche da quello cosmetico. Gli esempi in merito soni innumerevoli: il *cold-cream*, la pasta di zinco all'acqua, l'unguento semplice all'olio da mandorle dolci, la pasta di Lassar, l'unguento al calomelano ecc.

È innegabile che la terapia galenica abbia ancora oggi un ruolo indispensabile, e non è certo per romantica e anacronistica tradizione che appare essere ancora una delle terapie più variabili e modulabili di caso in caso e di volta in volta. In tale modo è ancora possibile prescrivere al piccolo paziente il "suo" medicamento e ricettare la preparazione farmaceutica più indicata nel preciso stadio clinico in essere.

È un atto altamente professionale, qualitativamente esclusivo del medico e del farmacista, frutto della loro congiunta esperienza, sensibilità ed estro creativo, quello che porta alla ideazione, alla formulazione, alla esecuzione di un galenico ben fatto, efficace e, oserei dire, "bello". Il medico dovrebbe così ritrovare il piacere della ricettazione galenica, e il farmacista quello di creare un galenico perfetto, frutto della sua esclusività professionale.

È certo che l'attività galenica, per essere tale, abbisogna della collaborazione, della passione, del continuo aggiornamento culturale, nonché dell'amicizia e della stima reciproche fra medico e farmacista.

In questo spirito di reciproca collaborazione sono nati presso l'Ospedale fiorentino di Santa Maria Nuova galenici efficaci e di successo clinico, tra cui ricordiamo: il gel peeling alla resorcina 20%, la nitroglicerina in gel, il gel per aftosi buccale a base di desametasone e lidocaina, la permetrina 2,5 e 5% in crema, l'acido salicilico in lipogel e tanti altri.

Nella terapia di patologie cutanee come l'eczema, è molto importante applicare correttamente i principi generali della medicazione topica. In una qualsiasi malattia infiammatoria acuta, per esempio in un eczema rubrum o secernente (madidans), c'è l'indicazione per impacchi tiepidi o freddi di soluzioni acquose acidulate, per esempio di acido borico 3% (acqua borica), acido acetico 1-2% o, meno comunemente, di disinfettanti (potassio permanganato 0,0125-0,025 per mille, argento nitrato 0,5 per mille, Rivanolo- 6,9 diamino-2-etossiacridina cloridrato 1 per mille).

Si può usare in questa fase anche una medicazione a base di *polveratura* inerte (per esempio, ossido di zinco10-15 % in talco e amido di mais, di frumento o di riso) che sembra ridurre la flogosi, favorire l'evaporazione, alleviare il prurito e i processi macerativi, specialmente nelle sedi di "intertrigo". Tra le polveri ricordiamo le seguenti formulazioni:

- talco veneto 45 g
- amido finemente polverizzato 45 g
- zinco ossido 10 g
- talco veneto 40 g
- calcio carbonato 20 g
- magnesio carbonato 20 g
- calcio carbonato 20 g

Non è assolutamente consigliabile usare il mentolo (per esempio, il talco mentolato 1%) in quanto può provocare crisi di laringospasmo nel bambino atopico, già predisposto all'asma.

Nelle fasi subacute sono utilissime le lozioni che hanno un effetto antiflogistico, emolliente, protettivo, rinfrescante e che possono essere utile veicolo per molti principi attivi, tipo i cortisonici locali. Una lozione cortisonica, esclusivamente senza conservanti e quindi realizzabile come galenico, potrebbe essere analoga al Locoidon emulsione cutanea allo 0,1% in idrocortisone acetato.

Si ricorda che un principio preparativo della galenica rimane quello di evitare la concorrenza all'industria farmaceutica, laddove una specialità medicinale o cosmetica sia già in commercio.

La galenica ha in realtà la propria ragion d'essere essenzialmente nella originalità, esclusività e insostituibilità formulativa.

29.3 Formulazioni galeniche

La moderna galenica mette a disposizione del paziente, oltre alle comuni emulsioni O/A e A/O, i gel e i lipogel, preparazioni topiche molto gradevoli e non untuose, nonché cosmeticamente valide.

Un gel di antica tradizione e tuttora valido come idratante nella secchezza delle mani e dei piedi, è il *glicerolato d'amido*, di cui riportiamo la formula (Formulario Nazionale FU-VIII, 1971).

Glicerolato d'amido
- acqua depurata 3 g;
- amido di frumento o mais 7 g;
- glicerina 90 g.

Tale preparazione, di non facile esecuzione, anche se di semplicissima formulazione, deve essere sempre fresca, perché facilmente alterabile.

Le soluzioni acquose o idroalcoliche (in alcool etilico a 70°) di coloranti hanno effetti *disinfettanti*, antimicrobici e antiessudativi, nonché la proprietà specifica di rimanere aderenti e circoscritti all'area colpita o da trattare. I *coloranti* più usati sono:
- eosina soluzione acquosa allo 0,5, 1, 2%;
- violetto di genziana o cristal-violetto soluzione acquosa all'1%;
- fucsina basica soluzione idroalcolica allo 0,3-1%.

Come disinfettante-astringente ed emolliente è possibile usare con cautela, nelle aree di lichenificazione, la vecchia formulazione di vaselina borica 3% unguento (FU-XI).

Nelle fasi meno acute della malattia atopica, possono essere impiegate le *paste*, che sono preparazioni dermatologiche di viscosità molto consistente e aventi un alto contenuto in polveri (50-70%). La base è generalmente la vaselina, contenente varie polveri tra cui: zinco ossido, talco, amido, bentonite, titanio biossido. Le polveri sono incorporate mediante la tecnica della piastra e spatola. Le paste svolgono un'eccellente attività protettiva locale.

La *pasta di Lassar* è tuttora valida come galenico classico e svolge contemporanea azione astringente, antisettica, debolmente cheratolitica (per la presenza dell'acido salicilico). Questo galenico viene usato in diverse patologie cutanee, quali: dermatite atopica, eczemi, pelle secca, dermatite seborroica, acne, psoriasi, emorroidi ed eritema solare. Ne riportiamo di seguito la formulazione (Oskar Lassar, dermatologo tedesco, nativo di Amburgo, 1849-1907).

Pasta di Lassar
- zinco ossido 24 g;
- amido di frumento 24 g;
- acido salicilico 2 g;
- vaselina 50 g.

Una curiosità storica: anche il famoso "Unna", pseudonimo di Paul Gerson, dermatologo tedesco vissuto tra il 1850 e il 1929, creatore del successo commerciale della ditta Beirsdorf (con l'Eucerina e la crema Nivea), nonché inventore di famose formulazioni galeniche (per esempio, Pasta molle di Unna, Pasta di Unna ecc.), era originario di Amburgo, come Oskar Lassar. Unna è attualmente una città di circa 60 000 abitanti, situata nella regione Reno-Westphalia, nei pressi di Amburgo.

Due formulazioni interessanti con proprietà calmanti e protettive sono:

Pasta di Lassar modificata
- zinco ossido 25 g;
- amido di frumento 25 g;
- lanolina 25 g;
- vaselina 25 g.

Pasta di zinco all'acqua
(Formulario Nazionale FU-VIII, 1971)
- zinco ossido 25 g;
- talco veneto 25 g;
- glicerina 25 g;
- acqua depurata 25 g.

Le *creme*, emulsioni stabili di tipo O/A o A/O, hanno proprietà intermedie tra quelle delle lozioni e quelle degli unguenti. La stabilità delle emulsioni nel tempo e al variare della temperatura è resa possibile da moderni ed efficaci sistemi emulsionanti-coemulsionanti-stabilizzanti. Le creme hanno il vantaggio di non lasciare untuosità residua, di essere facilmente lavabili e di poter incorporare facilmente principi attivi.

Nelle forme subcroniche o croniche, qualora vi sia inoltre un'imponente secchezza cutanea, possono essere preferiti gli unguenti o le pomate grasse, contenenti come base la vaselina bianca o la lano-vaselina, laddove la lanolina sia sostituita dai suoi derivati semisintetici e ipoallergenici, come il Lanolide Vevy Europe.

Tra gli *unguenti* più famosi si ricorda l'unguento semplice all'olio di mandorle dolci. È essenziale, per non deteriorare le sostanze eudermiche termolabili contenute nell'olio di mandorle dolci, operare a freddo, oppure a mite calore mediante bagnomaria. Si riportano qui di seguito le formulazioni dell'*unguento semplice all'olio di mandorle dolci* e dello *zinco ossido unguento* (Zinc Ointment B.P. 2001, Calamina Ointment B.P. 2001).

Unguento semplice all'olio di mandorle dolci
- olio di mandorle dolci 30 g;
- vaselina filante 70 g;
- calamina (zinco carbonato basico e ferroico ossido) unguento (Calamina Ointment B.P. 2001);
- calamina finemente setacciata 15 g;
- vaselina bianca 85 g.

Zinco ossido unguento
(Zinc Ointment B.P. 2001)
- zinco ossido finemente polverizzato 15 g;
- vaselina 85 g.

Gli unguenti e le pomate assicurano una protezione meccanica alla cute secca, penetrano bene nelle lesioni ispessite o crostose o lichenificate, favoriscono l'azione topica dei farmaci, sono emollienti, lubrificanti e ammorbidiscono la superficie cutanea, nonché le sovrastanti croste o squame. L'unico difetto è quello che possono essere impermeabilizzanti e quindi risultare maceranti.

Nelle *lesioni lichenificate* è possibile usare, sempre con moderazione, l'ittiolo o l'ammoniosolfoittiolato o l'ictamolo, in impacchi di soluzione acquosa all'1-2% o in vaselina alla stessa percentuale, eventualmente associato a zinco ossido 10% (o a catrame vegetale di Norvegia 0,5% in vaselina filante). Il catrame vegetale è preferibile al *coal-tar* (catrame da carbon fossile), in quanto meno irritante per la pelle.

Una corretta cultura applicativa delle varie forme farmaceutiche topiche, dedicate alla fase clinica in atto, è quindi essenziale per evitare incongrue applicazioni e conseguenti insuccessi terapeutici.

Gli *emollienti* cutanei sono i galenici più usati nella dermatite atopica del bambino. Sotto forma di creme, gel, lozioni o unguenti cutanei hanno un ruolo chiave nel trattamento della secchezza, del prurito e dell'infiammazione cutanea associati all'eczema atopico. Gli emollienti vengono utilizzati per migliorare la sintomatologia e l'aspetto della cute secca, per prevenire screpolature e per ridurre il ricorso a steroidi topici.

L'uso degli emollienti cutanei può migliorare sensibilmente le condizioni della pelle, formando un film lipofilo che previene la disidratazione e il contatto diretto con sostanze allergizzanti o irritanti. Sembra infatti che la compromissione della funzione di barriera della cute giochi un ruolo fondamentale nello sviluppo e nel mantenimento *sine die* dell'eczema atopico.

Anche se le evidenze di efficacia clinica degli emollienti sono scarse a causa dell'esiguità degli studi clinici controllati, la lunga esperienza di impiego terapeutico dimostra la loro efficacia e sicurezza.

Le linee guida internazionali sul trattamento dell'eczema atopico nel bambino ne raccomandano l'uso regolare, con un'applicazione giornaliera *ad libitum* e ripetendo la stessa il maggior numero di volte possibile. Gli emollienti sotto forma di unguenti o creme grasse (per esempio, emulsioni A/O) sono molto efficaci nel migliorare la grave secchezza cutanea e hanno inoltre un effetto più duraturo sulla pelle. Tuttavia il piccolo paziente può preferire preparazioni meno untuose e meno occlusive, tipo creme idrofile O/A, lozioni, geli o lipo-geli. Sarebbe pertanto preferibile, laddove possibile, lasciare al bambino la scelta del "suo" emolliente.

Le formulazioni galeniche degli emollienti sono estremamente semplici. Come già detto precedentemente, il galenico può essere formulato, a scelta del medico prescrittore, con il conservante (in genere nipagine) o senza.

Riportiamo di seguito le *formulazioni emollienti* più usate, sia di galenica classica che di galenica innovativa.

29.3.1 Galenica classica

Cold cream (Farmacopea Britannica 1934)
- borace (tetraborato disodico decaidrato) 1 g;
- cera bianca 8,5 g;
- spermaceti 8,5 g;
- olio di mandorle dolci 57 g;
- acqua depurata 25 g.

- Il borace in acqua si idrolizza, liberando acido borico e ioni sodio che, in presenza degli acidi grassi della cera e dello spermaceti, formano in loco l'emulsionante (lignocerato di sodio ecc.).
- L'acido borico stechiometricamente in eccesso svolge contemporanea azione disinfettante e astringente.

Cold cream (USP XVI e XVIII)
- borace 0,5 g;
- cera bianca 12,5 g;
- spermaceti 12,5 g;
- olio di vaselina 56 g;
- acqua di rose 5 g;
- essenza di rose 0,2 g;
- acqua depurata 14 g.

Cold cream (Dieterich- Medicamenta, 1951)
- cera bianca 8 g;
- spermaceti 8 g;
- olio di mandorle dolci 56 g;
- borace 1 g;
- acqua depurata 28 g;
- cumarina 0,005 g;
- essenza di rose 015 g;
- essenza di Neroli 0,15 g;
- essenza di geranio 1 gtcc;
- essenza di iride fiorentina 1 gtcc;
- essenza di Ylang-Ylang 1 gtcc;
- tintura d'ambra 1 gtcc.

(ovviamente la profumazione può essere omessa)

Cold cream (Formula Ospedale di Santa Maria Nuova di Firenze)
- borace 1 g;
- cera bianca 17 g;
- olio di vaselina 45 g;
- acqua depurata 37 g.

oppure:
- borace 1 g;
- cera bianca 17 g;
- olio di vaselina 35 g;
- olio di mandorle dolci 10 g;
- acqua depurata 37 g.

Crema "Rinfrescante dell'Ospedale di Santa Maria Nuova"
- acido stearico 4 g;
- alcol stearilico 3 g;
- spermaceti 3 g;
- olio di mandorle dolci 10 g;
- glicerolo 6 g;
- sodio idrossido perle 0,28 g;
- nipagine 0,5 g;
- vitamina E-tocoferolo acetato 1 g;
- acqua depurata q.b. a 100 g.

29.3.2 Galenica innovativa

Cetomacrogol crema base O/A
(Codex Fofi-Roma, 1991 e FN FU-XI)
- Cetomacrogol-1000 (INCI Name: Alcool cetilstearilico 20-OE) 1,8 g;
- olio vaselina 6 g;
- alcool cetostearilico 7,2 g;
- vaselina bianca 15 g;
- acqua depurata q.b. a 100 g.

Cetomacrogol crema base grassa O/A
(Codex Fofi- Roma 1991)
- cetomacrogol-1000 4,5 g;
- olio vaselina 15 g;
- alcool cetostearilico 18 g;
- vaselina bianca 37,5 g;
- acqua depurata q.b. a 100 g.

Crema base consistente O/A allo Xalifin-15
- Xalifin-15 (INCI Name: C12-20 Acid PEG-8 Alchyl Ester) 15 g;
- alcool cetostearilico 2,5 g;
- olio vaselina 6,5 g;
- silicone fluido 1 g;
- glicerina 5 g;
- acqua depurata q.b. a 100 g.

Crema consistente alla cera Bellina o neo-ceratum galenii

- Cera Bellina (INCI Name: Polyglyceryl-3 Beeswax) 15 g;
- cetiol S (INCI Name: Dioctilcicloesano) o altro lipide fluido 35 g;
- acqua depurata 50 g.

Crema O/A al TegoCare-450

- TegoCare-450 Evonik (INCI Name: Polyglyceryl-3 Methylglucose Distearate) 3 g;
- Tegin-M Evonik (INCI Name: Glyceryl Stearate) 2 g;
- TegoAlkanol-15 Evonik (INCI Name: Stearyl Alcohol) 1 g;
- TegoSoft CT 10 g;
- olio di mandorle dolci 6 g;
- TegoSof DEC 3 g;
- glicerolo 3 g;
- conservante 0,5 g;
- acqua depurata q.b.a 100 g.

L'*urea*, stabilizzata con acido citrico, viene utilizzata come valido agente idratante, in creme o lozioni, a concentrazioni variabili dal 5 al 20%. È usata, con ottimi risultati, in caso di grave secchezza cutanea, di desquamazione, come pure di ittiosi. Riportiamo la seguente formula:

Crema idratante O/A all'urea 5% o 10%

- TegoCare-150 Evonik (INCI Name: Glyceryl Steareth, Steareth-25, Ceteth-20, Stearyl Alcohol) 8 g;
- urea 5-10 g;
- acido citrico 0,5 g;
- alcool cetilico 1 g;
- silicone fluido 1 g;
- olio di mandorle dolci 5 g;
- olio di vaselina 5 g;
- TegoSoft-CT Evonik (INCI Name: Caprilic-Capric Trigliceride) 5 g;
- glicerolo 3 g;
- conservante (nipagine in fenossietanolo) 0,5 g;
- acqua depurata q.b. a 100 g.

Esempi di creme con recenti emulsionanti primari di tipo siliconico possono essere le seguenti formulazioni:

Crema idratante con AbilCare-85 Evonik (INCI Name: Bis PEG/PPG-16/16 Dimethicone and Caprilic/Capric Triglyceride)

- AbilCare 85 1,5 g;
- Teginacid C (INCI Name: Ceteareth-25) 0,5 g;
- olio di vaselina 2 g;
- olio di mandorle dolci 4,5;
- TegoSoft CT 1 g;
- Tegin G-1100 (INCI Name: Glycol Distearate) 3 g;
- acido stearico 1 g;
- TegoAlkanol-16 (INCI Name: Cetyl Alcohol) 2 g;
- glicerina 5 g;
- glicole propilenico 2 g;
- TegoCarbomer 141 (INCI Name: Carbomer) 0,1 g;
- sodio idrossido soluzione al 10% 0,2 g;
- alcool etilico 5 g;
- acqua preservata q.b. a 100 g.

A/O Extra Moisture Cream

- Abil EM90 (INCI Name: Cetyl PEG/PPG-10/1 Dimethicone) 2 g;
- TegoSoft CT 10 g;
- olio di mandorle dolci 4 g;
- TegoSof DEC 3 g;
- hydrogenated castor oil (olio di ricino idrogenato) 0,4 g;
- cera microcristallina 0,6 g;
- sodio cloruro 0,5 g;
- urea 5 o 10 g;
- conservante 0,5 g;
- acqua distillata q.b. a 100 g.

Emulsione fluida al Cetomacrogol-1000

- Cetomacrogol-1000 5 g;
- alcool cetostearilico 4 g;
- olio di vaselina 6,5 g;
- silicone fluido 0,5 g;
- glicole propilenico 4 g;
- conservante 0,5 g;
- acqua depurata q.b. a 100 g.

Emulsione fluida al TegoCare-450
- TegoCare-450 Evonik 3 g;
- olio di vaselina 6 g;
- olio di mandorle dolci 6 g;
- glicerolo 3 g;
- TegoCarbomer-141 Evonik (INCI Name: Carbomer) 0,2 g;
- sodio idrossido 10% 0,3 g;
- conservante 0,5 g;
- acqua depurata q.b.a 100 g.

Lipo-gel al Sepigel-305
- Sepigel-305 (INCI Name: Polyacrilamide C13-14 Isoparaffine, Laureth-7) 4 g;
- olio di vaselina 10 g;
- conservante 0,5 g;
- acqua depurata q.b. a 100 g.

Lipo-gel al Carbomer
- TegoCarbomer-341ER Evonik (INCI Name: Acrylates-C10-30 Alkyl Acrylates Crosspolymer) 0,1 g;
- TegoCarbomer-340 FD Evonik (INCI Name: Carbomer) 0,1 g;
- glicerolo 2 g;
- olio di vaselina 10 g;
- sodio idrossido 10% 0,6 g;
- conservante 0,5 g;
- acqua depurata q.b. a 100 g.

Skin Repair Cream Gel
- TegoCarbomer 341 ER Evonik 0,6 g;
- glicerina 4,5 g;
- glicole propilenico 4,5 g;
- olio germe di grano 4 g;
- TegoSoft OP (INCI Name: Ethylhexyl Palmitate) 4 g;
- ciclometicone 4 g;
- Sk-Influx Evonik (INCI Name: Blend of Ceramides) 5 g;
- conservante 0,5 g;
- sodio idrossido 10% 1 g;
- acqua distillata q.b. a 100 g.

(Gli ultimi tre gel del presente elenco permettono un'ottima azione emolliente e rinfrescante, unita alla possibilità di solubilizzare eventuali principi attivi in una delle due fasi).

Il seguente *gel acquoso* al Natrosol, facilissimo da preparare, è una base ottimale per solubilizzare principi attivi idrofili (per esempio, lidocaina cloridrato, idrocortisone acetato ecc.) in acqua, ma non ha perfette caratteristiche cosmetiche. Il Natrosol può essere utilizzato anche per gel rettali e gel per cavo orale alla concentrazione dell'1,5%.

Gel al Natrosol-250MR
- Natrosol-250MR (INCI Name: Idrossietilcellulosa a media viscosità) 3 g;
- glicerolo 10 g;
- acqua preservata q.b. a 100 g.

Le formulazioni idratanti o emollienti possono contenere vantaggiosamente anche ceramidi, acido ialuronico o fattori di idratazione naturale-NMF in varie percentuali:
- SkinMimics Evonik (Blend of long chain ceramides);
- SK-Influx Evonik (Blend of ceramides, phytosfingosine and umettants);
- Hyacare Filler CL Evonik (Sodium Hyaluronate Crosspolymer);
- Lactil Evonik (Blend of umettants);
- Umectol Vegetale-Arda Natura (Blend of umettants).

In questi casi potrebbe essere interessante la seguente formulazione:

Skin repair cream gel
- TegoCarbomer 341 ER 0,6 g;
- glicerina 4,5 g;
- glicole propilenico 4,5 g;
- olio di germe di grano 4 g;
- Tegosoft OP Evonik (INCI Name Ethylhexyl Palmitate) 4 g;
- ciclometicone 4 g;
- SK-Influx Evonik 5 g;
- sodio idrossido 10% 1 g;
- conservante 0,5 g;
- acqua distillata q.b. a 100 g.

Come *crema barriera* siliconica suggeriamo la seguente formulazione:

Cetomacrogol-1000 g 2
- alcool cetostearilico 8 g;
- olio di vaselina 10 g;
- silicone fluido 10 g;
- glicerolo 6 g;
- conservante 0,5 g;
- acqua depurata q.b. a 100 g.

Come crema protettiva allo zinco ossido proponiamo la seguente formulazione:

Crema protettiva allo zinco ossido
- Xalifin-15 15 g;
- alcool cetostearilico g.2,5
- olio di mandorle dolci 6,7 g;
- silicone fluido 1 g;
- glicerolo 5 g;
- zinco ossido 5-10 g;
- conservante 0,5 g;
- acqua depurata q.b. a 100 g.

E come pasta protettiva a schermo solare (fisico) totale, la seguente semplice formulazione:

Pasta protettiva a schermo solare (fisico) totale
- zinco ossido 10 g;
- titanio biossido 10 g;
- olio di vaselina 10 g;
- vaselina 70 g.

Ringraziamenti

Si ringrazia sentitamente per la preziosa collaborazione fornita alla stesura del presente capitolo, il Sig. Giorgio Di Giovanni della ditta Evonik Industries GmbH, il Prof. Giovanni Mazzi del Dipartimento Scienze Farmaceutiche dell'Università degli Studi di Firenze, il Prof. Pietro Cappugi della Clinica Dermatologica I dell'Università degli Studi di Firenze e la Dott.ssa Elisa Danti, Coordinatrice della Segreteria Scientifica del Comitato Etico della ASL 10 di Firenze.

Letture consigliate

Behrman RE (2000) Nelson. Trattato di pediatria, 14ª edn. Minerva Medica, Torino, pp 1733-1737

Bettiol F (2004) Il manuale delle preparazioni galeniche, 2ª edn. Tecniche Nuove, Milano

Brusa P, Samaro A (2007) Prontuario pratico di galenica. Casa Editrice Ambrosiana, Milano

Istituto Superiore di Sanità (2008) Farmacopea Ufficiale della Repubblica Italiana, 12ª ed. Istituto Poligrafico dello Stato, Roma

Leigheb G (1987) Terapia galenica in dermatologia. Lombardo Editore, Roma

Martindale (2011) The complete drug reference, 37ª edn. Pharmaceutical Press, London

Ministero della Salute (2001) Clinical evidence (edizione italiana), n. 1, pp 859- 869

O'Neil M (ed) (2011) The Merck Index: an encyclopedia of chemicals, drugs, and biologicals (2011) 14 edn. Wiley, Hobocke

Proserpio G (1995) La neogalenica. Edizioni OEMF, Milano

Medicine non convenzionali: generalità, riflessioni ed esperienze

30

Carlo Di Stanislao

Il falso è suscettibile d'una infinità di combinazioni,
ma la verità ha solo un modo d'essere.
Jean-Jacques Rousseau

30.1 Definizione di Medicine non Convenzionali

In primo luogo è necessaria una premessa relativa alle cosiddette Medicine non Convenzionali (MnC) che, com'è noto, non sono suscettibili di una definizione unica ed esaustiva che comprenda le oltre cento medicine "alternative", "complementari", "dolci", "non convenzionali", "non ufficiali" o "non scientifiche" che sono presenti sullo scenario mondiale odierno. Con il termine di MnC ci si riferisce, in generale, a "quell'insieme di pratiche e di cure eterogenee che, prescindendo dai metodi della medicina scientifica, traggono origine o da tradizioni popolari tramandateci da un lontano passato o da correnti di pensiero filosofico extrascientifico o da ideologie, culture e religioni orientali, e sono accomunate dalla rivendicazione di una maggiore tollerabilità ed efficacia delle pratiche cosiddette naturali in confronto con la artificiosità della medicina scientifica e tecnologica moderna.

Pur nelle differenze esistenti tra le diverse pratiche alcune caratteristiche generali comuni possono essere individuate:

1. il loro "sapere" non deriva in genere da alcuna nozione di anatomia, di fisiopatologia, di patogenesi o di farmacologia nota o dimostrata;
2. la validità dei loro "successi" non è giudicata in base a una valutazione rigorosa, confrontabile e riproducibile, ma solo sulla base della "soddisfazione del singolo fruitore";
3. la loro efficacia è proporzionale alla fiducia e ai convincimenti che vi ripone il terapeuta, e alla suggestione di coloro che a lui si rivolgono instaurando con esso un rapporto immediato e globale;
4. la promessa di curare e/o guarire malattie e malesseri, i più disparati e spesso privi di una diagnosi accurata e documentata, con la stessa pratica o lo stesso "rimedio";
5. la valorizzazione del significato autonomo della malattia da decodificare caso per caso all'interno di una promessa ricomposizione della frattura, causata dalla malattia tra il microcosmo di ogni uomo e il cosmo più vasto;
6. un linguaggio vago ed esoterico, riferito fantasiosamente a leggi e principi della chimica e della fisica, a volte a non meglio precisate "energie vitali" o a termini e concetti mutuati da filosofie indiane, cinesi o tibetane;
7. prevalenza di "successi" in malattie psicosomatiche, prive di sicure basi organiche (digestive, cardiache, respiratorie, dermatologiche), cefalee, dolori osteoarticolari, allergie, disfunzioni sessuali, disturbi psichici e disagi esistenziali.

Non si può ignorare, tuttavia, il fatto che un numero crescente di cittadini nel nostro Paese, al pari di ciò che accade nel resto d'Europa e nel mondo, ricorra a pratiche e terapie non convenzionali in modo indiscriminato e senza alcun controllo medico. "È evidente – ha scritto Lanternari – in questa sorta di "fuga" dalla medicina scientifica

C. Di Stanislao (✉)
Docente di Agopuntura e Medicina Cinese
Facoltà di Medicina e Chirurgia dell'Università di Chieti
Docente di MnC presso i Master del Centro ATM
Dipartimento di Odontostomatologia, Università di Siena
e-mail: dermoaq@libero.it

ortodossa, un segno di contestazione, di insoddisfazione, di denuncia nei confronti di una pratica medica o psichiatrica, che oltre a mostrare perduranti limiti in larghe fasce della fenomenologia nosologica, proprio in relazione agli sviluppi di specializzazioni settoriali, finisce per obliterare la struttura globale dell'individuo e della persona". Va qui ricordato che, paradossalmente, i successi della medicina contemporanea rischiano di essere pagati in termini di insoddisfazione crescente, specie in quei cittadini che diffidano della scienza, che non hanno più speranza di guarire, che non sopportano i limiti della medicina, che confidano nel rimedio naturale "che non fa male" o che sono vittime di frequenti riacutizzazioni della malattia. E questo, insieme ad altri fattori, interagenti tra loro, induce le persone a rivolgersi alle medicine non convenzionali che promettono guarigioni "miracolose" che la scienza non pretende di offrire. Dobbiamo prendere atto realisticamente che stiamo passando da una fase di primato indiscusso delle medicine convenzionali, a una fase nella quale è inevitabile il confronto con un inestimabile ed eterogeneo numero di pratiche (extrascientifiche) non convenzionali. È necessario che i pazienti – ha osservato P. Bellavite in un documento per l'Ordine dei Medici di Verona – possano avere adeguate e aggiornate informazioni sulle varie terapie; bisogna altresì proteggerli dal rischio di venire trattati da individui privi delle necessarie qualificazioni e dall'uso di farmaci inutili o dannosi. E la Commissione per le Medicine non Convenzionali dell'Ordine dei Medici di Brescia, promotore di una indagine tra i propri iscritti, rileva l'esistenza di una "notevole percentuale di pazienti che si rivolgono a non medici ponendo problemi di ordine medico-legale sull'abuso della professione medica". Occorre pertanto prendere atto del problema, studiarne i contenuti e assumere un atteggiamento critico, ma anche aperto, verso le pratiche diagnostiche e terapeutiche di tipo non convenzionale. È inutile nascondersi che non sono pochi i medici che nel nostro Paese esercitano la medicina non convenzionale in maniera esclusiva o in modo complementare alla medicina ufficiale. Professionisti, "ben inseriti" con una "notevole curiosità scientifica che hanno volto la loro attenzione verso metodologie terapeutiche diverse da quelle ufficialmente praticate nella medicina occidentale moderna" e, avendo ottenuto in modo "empirico" alcuni risultati, le hanno introdotte nella loro attività clinica "con evidente soddisfazione professionale". Distingueremo ora due grandi sezioni, la prima relativa alla diagnostica e la seconda alla terapia di tipo non farmacologico e non convenzionale.

30.2 Diagnostica non convenzionale

Va qui premesso che, in generale, il paziente non chiede un'etichetta, chiede una cura che lo liberi dal sintomo o quantomeno gli permetta di sopportarlo. Qualsiasi strumento conduca alla soluzione del singolo caso deve essere accolto senza sospetto, a patto che il movente sia il bene del paziente, con attenzione al dispendio di forze, alla compliance e alla costosità delle cure in rapporto al prevedibile beneficio. Ogni sintomo può prodursi con più di un meccanismo. Occorre considerare la frequenza dei vari percorsi patogenetici, ossia la probabilità che il disturbo lamentato si sia sviluppato attraverso un meccanismo patogenetico piuttosto che un altro. Ma poi occorre considerare tutti i possibili meccanismi. Importante è capire quale percorso patologico abbia fatto quel singolo organismo in quel singolo caso. La maggior parte degli allergologi nega vi possano essere intolleranze alimentari non immuno-mediate, altri allergologi le ammettono. L'argomento quindi è controverso. La distinzione principale comunque sarebbe che l'allergia scatena sintomi in modo qualitativo (anche piccole e sporadiche quantità di alimento scatenano sintomi) mentre le intolleranze darebbero sintomi in modo quantitativo (dipende dalla dose, dalla frequenza di assunzione e dalla eventuale associazione con altri alimenti che rinforzino la reazione): pertanto accertamenti di tipo Sì/No come i test allergologici convenzionali non potrebbero documentarle. Alcuni lavori documentano un certo interesse degli studiosi per questo tipo di problemi alimentari. Cito, a titolo di esempio, un articolo pubblicato tempo fa su *The Lancet* in cui si suppone una patogenesi complessa di attivazione generale dell'immunità (in particolare con azione sulla produzione di IFNγ e TNFα) in caso di intolleranze alimentari di tipo non allergico. Com'è noto, l'intolleranza alimentare è una reazione avversa riproducibile verso uno specifico ingrediente di cibo che non ha base psicologica, mentre l'allergia alimentare è una forma di intolleranza alimentare in cui c'è evidenza che la risposta è causata da una reazione immunologica all'alimento. Altri meccanismi di intolleranza alimentare includono i deficit enzimatici (per esempio, deficit di lattasi), gli effetti farmacologici (per esempio, istamina) e le proprietà tossiche (per esempio, lectine emoagglutinanti) e irritanti (per esempio, spezie). La reale prevalenza di allergie alimentari nei bambini è sconosciuta, sebbene ci sia evidenza di un aumento di incidenza di reazioni allergiche ad alcuni cibi, specie arachidi. La comprensione del perché alcuni bambini siano incapaci di tollerare alcuni cibi (latte vaccino, uovo) o come escano dall'intolleranza, è davvero scarsa. I sintomi di allergia alimentare nei bambini sono diversi e includono vomito, scarsa crescita ponderale, dolore addominale, malassorbimento, tosse, rinite, *wheeze*, eczema atopico, orticaria e angioedema. Nonostante la mancanza di dati oggettivi che sostengano la nozione che l'intolleranza alimentare incida sul comportamento di questi bambini, questa è ferma convinzione di molti genitori e di alcuni professionisti.

Il *gold standard* per la diagnosi di intolleranza alimentare è lo scatenamento orale in doppio cieco controllato con placebo (DBPCFC, *double-blind placebo-controlled food challenge*). C'è spesso scarsa correlazione tra i risultati dei test di provocazione e quelli di SPT (*skin prick test*) e RAST (*radioallergosorbent test for specific food antibodies*). In caso di allergie documentate, l'alimento deve essere eliminato dalla dieta (sorvegliando l'alimentazione nel caso dei bambini per evitare deficit nutrizionali e compromissione della crescita). Alcuni bambini che hanno avuto severe reazioni (anafilassi) con l'ingestione di determinati cibi devono avere a portata di mano adrenalina iniettabile e i genitori o educatori essere istruiti su come utilizzarla. Secondo i sostenitori della intolleranza alimentare extraimmunitaria, che partono dagli studi degli anni '70 del secolo scorso, condotti da Mackarness e Lewith, dosi ripetute di cibo intollerante esauriscono le capacità adattogene individuali (relazione fra asse ipotalamo-ipofisi-surrenalico e sistema psiconeurologico e immunitario), causando accumulo di "veleni" (tossici) in grado di determinare quadri inaspettati come sordità, reumatismo cronico, cefalea, mucosite aerea a ripetizione, dermatite, colite specifica o aspecifica, depressione ecc. Le reazioni avverse seguirebbero il seguente andamento:

1. allarme iniziale (non adattamento e reattività immediata);
2. resistenza (adattamento);
3. esaurimento (disadattamento e perdita di reattività).

Questo modo di interpretare le intolleranze alimentari si serve, per la diagnosi, oltre che di anamnesi ed esame obiettivo, di una serie di test non-convenzionali di diverso tipo e differente validazione. Esistono vari test, *in vivo* e *in vitro*, che sono indicati per le patologie più diverse ma, secondo l'ecologia clinica, in primo luogo per la dermatite atopica e l'atopia più in generale. Esaminiamo brevemente le principali metodiche:

- *test DRIA*: si basa sullo studio delle variazioni del tono muscolare in rapporto all'assunzione di cibi intolleranti. È piuttosto affidabile e ripetevo ;nei risultati, a patto di impiegare strumenti di buona qualità e personale ben qualificato. Il costo della strumentazione (un dinamometro ad alta sensibilità) è piuttosto elevato e rende l'esame costoso. Gli esperti di osteopatia, chiropratica e posturologia affermano che è possibile anche una valutazione diretta e manuale del tono muscolare, senza l'impiego di strumenti di rivelazione. Casistiche ampie e controllate non sono mai state prodotte;
- *test VEGA* (e sue varianti): sviluppatosi a partire dalle osservazioni dell'elettroagopuntura secondo Voll, valuta le variazioni del potenziale elettrico cutaneo in relazione al contatto con alimenti intolleranti. Nonostante il metodo sia criticato per la sua scarsa riproducibilità (i risultati variano a seconda dell'operatore, della strumentazione e delle "sostanze-test" usate), si è tentato di ovviare alle diverse limitazioni costruendo, nel tempo, apparecchiature differenti

(Vega, Mora, Sarmtest 800, Sarmtest 2000), con puntali sempre più maneggevoli e calibrati, in modo da ottenere risultati indipendenti dalla pressione esercitata. Fra le metodiche alternative è l'unico test che può vantare ricerche cliniche ampie e di un qualche significato;

- *test leucocitotossico*: messo a punto da Byrant negli anni Quaranta, si è poi sviluppato in Europa (Inghilterra e Italia) alla fine degli anni Ottanta. Consiste nel documentare, *in vitro*, l'azione citotossica (vacuolizzante) di certi alimenti sui neutrofili del paziente. Nonostante numerose segnalazioni sulla sua affidabilità e riproducibilità, molti autori affermano che, eseguendo esami sullo stesso paziente e sul sangue dello stesso prelievo in centri diversi, si possono ottenere risultati nettamente differenti. La medicina scientifica, ad ogni modo, è molto critica sulla reale efficacia del test. Le nostre non numerose esperienze ci inducono a una certa prudenza circa la reale capacità del test di rilevare reazioni avverse, con risposte, molto spesso, anche da parte di operatori esperti, alquanto sovrastimate.

Le prove scientifiche più convincenti riguardano i test bioelettronici in corso di dermatite atopica. Un raffinato lavoro del '99 condotto dal Department of Dermatology and Venereology, Karolinska Institute, Huddinge University Hospital, Sweden, dimostra che non solo gli eventi fisiopatologici nei tessuti biologici sono caratterizzati da un cambiamento nello spettro di impedenza elettrica del tessuto sotto esame, ma che variazioni ripetibili e significative si hanno verso particolari alimenti, in doppio cieco contro placebo, in corso di dermatite atopica. Va tuttavia detto che i risultati di questa ricerca non sono stati confermati da altri studi successivi, che anzi negano la validità scientifica del Vega e degli altri test alternativi. Un sistema bioelettronico molto complesso, definito *Biotest*, consentirebbe, secondo alcuni autori, di esplorare la variazione delle cariche elettriche tissutali in rapporto a varie fasi di malattia allergica e renderebbe possibile seguire, in corso di atopia, la reattività intercritica e la flogosi minima latente. È ormai noto come i processi infiammatori in corso di allergopatie siano mediati da modificazioni tissutali conosciute con il termine di "immunoflogosi allergica". Il Biotest è uno strumento biomedicale con caratteristiche di non invasività che utilizza le caratteristiche bioelettriche del tessuto connettivo lasso per la diagnosi di eventuali processi patologici a carattere prevalentemente flogistico. Una nostra ricerca, non confermata, dimostra che il Biotest offre la possibilità di valutare la reattività flogistica specifica e aspecifica di individui adulti e bambini con dermatite atopica.

Tornando alle intolleranze alimentari, attualmente ha preso piede un tipo di atteggiamento a metà strada fra la medicina scientifica e quella non convenzionale. Senza perdere tempo in test dal dubbio significato scientifico, è più opportuno seguire un approccio pratico. Poiché probabilisticamente i cibi cui si può essere intolleranti sono raggruppabili in categorie, si può sperimentare direttamente, eliminando dalla dieta i cibi della categoria considerata per una settimana. Se le condizioni migliorano (magari perché sono scomparsi disturbi collaterali all'assunzione, anche un semplice mal di testa), allora si può limitare il consumo dei cibi incriminati. Ovviamente sarebbe opportuno fare anche la controprova, cioè ritornare all'inserimento dei cibi per un'altra settimana e verificare se la situazione peggiora.

30.3 Terapia non convenzionale

Numerosi rimedi vegetali (achillea, calendula ecc.) sono dotati di eccellente azione emolliente, ostacolando la perdita di acqua e riducendo secchezza, prurito e irritabilità. Nella dermatite atopica, in cui la pelle è particolarmente secca e facilmente irritabile, l'uso degli emollienti deve essere visto come parte integrante e fondamentale della cura e non come un semplice complemento di un trattamento. Studi recenti hanno infatti confermato che l'applicazione costante di emollienti porta a un significativo risparmio di cortisonici topici con tutte le ricadute positive che ciò può comportare. Interessanti sono anche i fitotopici ad attività antinfiammatoria. Non soltanto l'acido 18-betaglicirretico della liquirizia, ma anche piante ad azione antiprostaglandina e reonormalizzante (malva, hamamelide, camomilla ecc.) possono risultare ben tollerate e di grande utilità. A partire dall'inizio degli anni Novanta vari autori hanno documentato l'efficacia sull'espressione clinica e l'andamento di parametri biochimici e immunitari (CD23, livello di IgE ecc.) di formulazioni erboristiche cinesi. A parte un certo allarme sulla presenza di piante nefrotossiche, favorenti la comparsa di neoplasie, di metalli pesanti o steroidi occulti, le ricerche hanno permesso di documentare una buona efficacia e maneggevolezza delle formule impiegate. Dal canto nostro abbiamo condotto due studi, in pazienti sia adulti che adolescenti, con formule erboristiche cinesi, ravvisando un'eccellente risposta sugli *score* clinici e la totale assenza di effetti collaterali. A scopo esemplificativo riportiamo nelle Figure 30.1 e 30.2

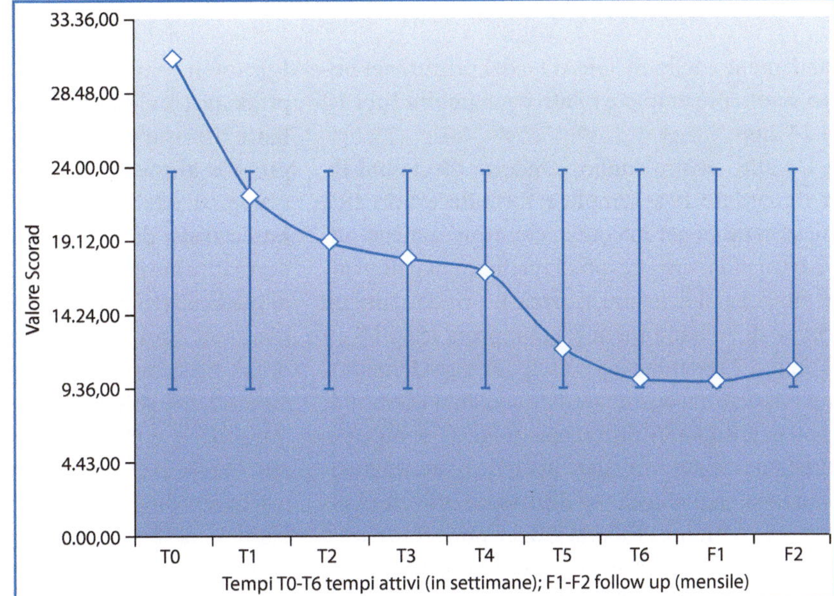

Fig. 30.1 Andamento dello SCORAD

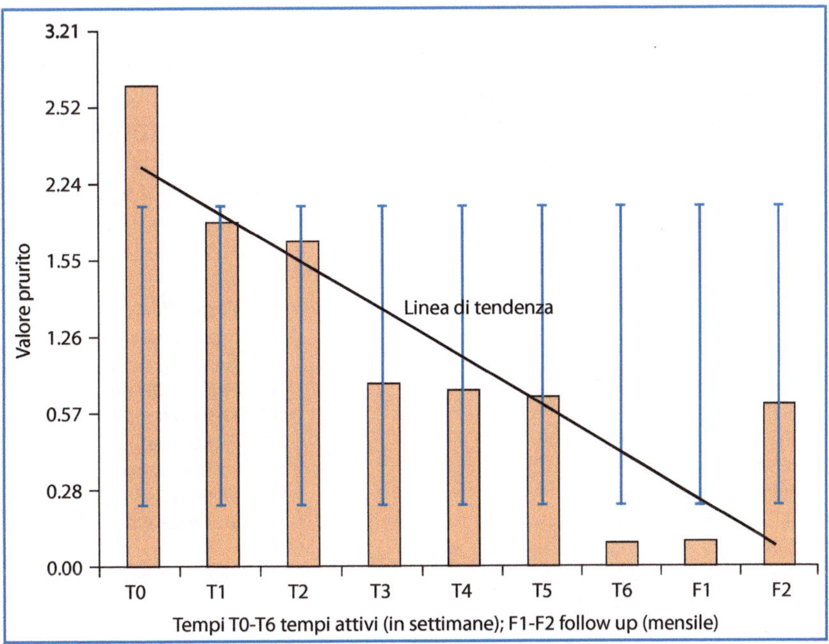

Fig. 30.2 Andamento del prurito (scala a 4 punti)

Tabella 30.1 Caratteristiche della formula impiegata

Nome cinese	Nome latino	Azione
Baihao	*Paeonia alba radix*	Antiflogistica e antipruriginosa. Riduce prostaglandine e sostanza P
Shengjiang	*Zinziber off. rhizoma*	Ricco di olii aromatici. Riduce flogosi e prurito, idrata la pelle
Fushen	*Kokia scoparia*	Combatte l'eczema (forse azione su ICAM e VCAM 1)
Guizhi	*Cinnamum ramulus*	Antiflogistico e diaforetico
Gan Cao	*Glycyrrhiza uralensis*	Incrementa il cortisolo endogeno

l'andamento dello SCORAD e del prurito nel nostro studio più ampio e relativo a bambini fra i 10 e i 14 anni.

Un altro nostro studio, condotto dieci anni fa, ha riguardato una semplice formula erboristica cinese assunta per via orale, con rimedi meno numerosi e più maneggevoli di quelli impiegati in altre ricerche. La nostra ricerca ha riguardato un gruppo di 20 bambini di età compresa fra gli 8 e i 13 anni, 12 femmine e 8 maschi, con gradi medio-gravi di eczema costituzionale secondo i criteri di Hanifin e Rajka. A differenza di altre formule erboristiche cinesi impiegate in corso di eczema costituzionale, quella da noi utilizzata (brevetto Lao Dan srl, Milano; Tabella 30.1) non conteneva piante potenzialmente tossiche, era formulata in estratto secco concentrato molto idrosolubile e risultava di discreta palatabilità e facile assunzione.

Tutti i bambini inclusi presentavano fasi floride di patologia, insorta da un minimo di 5 a un massimo di 12 giorni (media 8,5 giorni). In tutti i soggetti esaminati furono eseguiti: determinazione di IgE totali e specifiche, 15 prick test per pneumo- e trofo-allergeni e 5 patch test della serie GIRDCA[1]. Tutti mostravano livelli elevati di IgE totali (>100 mU/ml) mentre la positività per prick test evidenziava forme miste con prevalente risposta allergica immediata per acari maggiori e alimenti (soprattutto latte e uova). Il gruppo di pazienti preso in considerazione era caratterizzato da un numero medio di episodi di dermatite atopica ogni 5-6 settimane, con periodi di medicalizzazione compresi tra i 10 e i 30 giorni mediante topici steroidei e antistaminici per via orale. Nessuno, tuttavia, era stato sottoposto, da almeno due settimane, a terapie sistemiche antistaminiche, cortisoniche o antidisreattive. Nove di essi (45%) avevano applicato sulle aree di eczema topici steroidei (idrocortisone butirrato, mometasone, clobetasolo), ma, per almeno cinque giorni prima dello studio, tali topici erano stati sospesi. Lo studio ha avuto la durata di un mese con controlli settimanali (T0-T4), sia clinici che ematochimici (ECPs[2], IgE totali). Il follow-up è stato di tre mesi. Nessun paziente è uscito dallo studio e non si sono mai registrati fenomeni di intolleranza gastrica o sistemica (rallentamento, sonnolenza, cefalea ecc.). I più comuni parametri chimico-biologici (emocromo con formula, transaminasi, bilirubina, γ-GT, fosfatasi alcalina,

[1] Composta da 21 apteni e più precisamente:
1. Vaselina
2. Thiuram
3. Potassio bicromato
4. Balsamo del Perù
5. Fenilisopropil-p-felinendiamina
6. Kathon CG
7. Parafenilendiamina
8. Alcoli della lanolina
9. Colofonia
10. Neomicina solfato
11. Etilendiamina cloridrato
12. Resina epossidica
13. Formaldeide
14. Mercaptobenzotiazolo
15. Resina-p-ter-butilfenolformaldeidica
16. Nichel solfato
17. Disperso giallo tre
18. Profumi mix
19. Parabeni mix
20. Disperso blu
21. Benzocaina.

[2] Proteina cationica eosinofila solubile (cioè rilevabile nel sangue). I livelli sierici di ECP indicano, in corso di allergia, la gravità della reazione allergica.

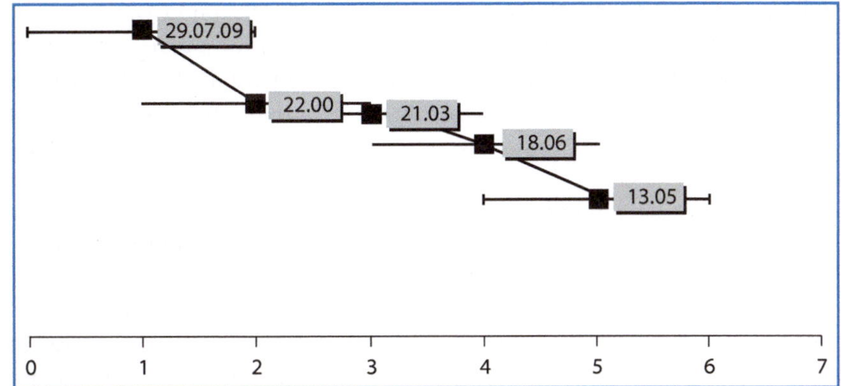

Fig. 30.3 Andamento degli score numerici secondo l'European Task Force Dermatitis

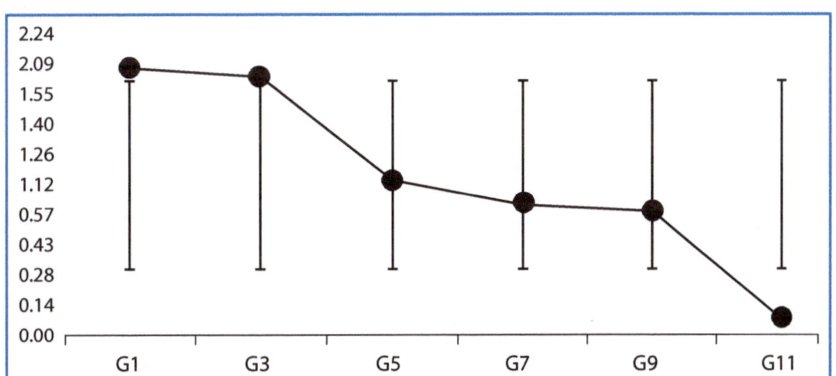

Fig. 30.4 Andamento del prurito

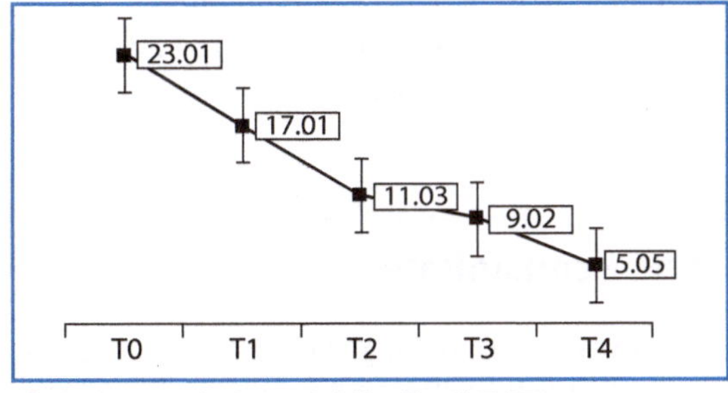

Fig. 30.5 Variazione del livello di ECP

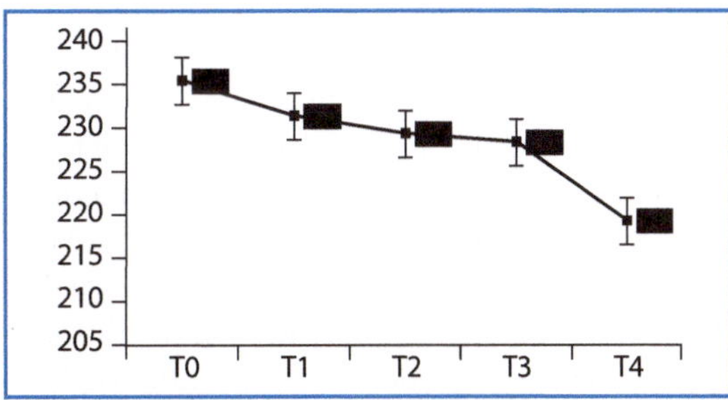

Fig. 30.6 Variazioni IgE (metodo RIA)

protidogramma, creatinina, esame urine) non hanno subito variazioni dalla norma, con due controlli, uno all'inizio e l'altro alla fine della terapia. L'andamento dei risultati clinici e di laboratorio è rappresentato nelle Figure 30.3-30.6).

Per quanto concerne l'omeopatia solo poche osservazioni aneddotiche ne hanno dimostrato l'efficacia in forme congestizie o neurodermiformi e in età pediatrica. Anche le condizioni, spesso legate ad atopia, di ipercinesia o tensione-fatica, possono rispondere al trattamento omeopatico. Un lavoro di Itamura et al. (2007) svolto presso il Dipartimento di Dermatologia dell'Obitsu Sankei Hospital, Kawagoe-city, Saitama-ken, in Giappone, ha dimostrato che l'omeopatia, con scelta individuale dei rimedi, è efficace nello score sintomatologico di bambini con DA. Più propriamente questo studio ha evidenziato un miglioramento di diversi elementi: impressione di genitori e bambini sullo stato generale di salute, condizione locale, riduzione del prurito, riduzione dei disturbi del sonno, benessere nella vita quotidiana, miglioramento della vita sociale e interpersonale.

Un discorso a parte meritano i *probiotici*, non ancora del tutto accettati dalla medicina scientifica, ma largamente impiegati da alcuni fautori di terapie alternative o complementari nella gestione dell'atopico con manifestazioni cutanee e/o mucosali. Tutto nasce dallo sviluppo, negli ultimi cinque anni, della cosiddetta *hygiene hypothesis*, un'interpretazione in chiave immunologica della variazione delle patologie pediatriche da forme infettive a patologie allergiche, il cui razionale si basa sulle modificate condizioni di tipo e intensità di stimoli dell'ambiente microbico, che associate al miglioramento delle condizioni igienico-sanitarie hanno contribuito allo sviluppo delle allergie. La fisiologica maturazione del sistema immunitario avviene gradualmente: il feto risponde immunologicamente verso antigeni, che attraverso la placenta sono presentati al suo primitivo sistema immunitario. Inoltre l'unità feto-placentare è fonte di una intensa attività immunologica, in quanto l'ambiente feto-placentare è caratterizzato da una polarizzazione Th2, cioè una sintesi aumentata di citochine (quali IL-4, IL-5, IL-9 e IL-13) rilasciate dai linfociti *helper* di tipo 2, al fine di evitare un possibile rigetto materno nei confronti del feto (evento tipicamente mediato dai linfociti Th1). La maturazione del sistema immunitario in senso Th1 è un processo dinamico, che deriva dalla complessa interazione tra la componente genetica individuale e l'insieme degli stimoli dell'ambiente esterno. Pertanto, anche per la ricircolazione linfocitaria, appare evidente che il GALT (*gut associated lymphoid tissue*, tessuto linfatico associato alle mucose) nella sua integrità (nasale, bronchiale, ma anche intestinale) ha un ruolo fondamentale nel controllo della risposta immunitaria e quindi, a seconda del tipo e del grado di stimolazione, può indurre una risposta Th1 (fisiologica e protettiva) o Th2 (atopica). In questo contesto quindi il tratto digerente potrebbe rivestire un ruolo di protagonista nel gestire le fasi di maturazione della popolazione linfocitaria.

Secondo Bjorksten et al. (1999) una "pressione" persistente sul sistema immunitario a opera dei batteri che colonizzano il canale enterico sarebbe in grado di prevenire il manifestarsi di sensibilizzazioni allergiche. Questa ipotesi è stata formulata in seguito all'osservazione della diversa preponderanza di ceppi batterici in due popolazioni di bambini: gli estoni (a bassa prevalenza di allergie) presentano una prevalenza di *Lactobacillus* ed *Eubacteria* nella loro microflora batterica, mentre i bambini svedesi (ad alto impatto di allergie) hanno una prevalenza di clostridi. Ancora, uno studio molto recente riporta che l'impiego di *Lactobacillus* in bambini frequentanti l'asilo nido riduce significativamente l'incidenza di infezioni respiratorie, la loro gravità e la prescrizione di antibiotici rispetto al gruppo di controllo. Oltre ad aprire nuove e interessanti prospettive preventive, ciò presenta ripercussioni di ordine farmacoeconomico e sociale di non poco rilievo, tanto da indurre la pubblicazione di un editoriale a sostegno di questa nuova strategia di intervento. In definitiva l'impiego per periodi di tre mesi di idonei probiotici ridurrebbe, nei bambini, il numero e la gravità delle crisi eczematose, l'incidenza di prurito persistente nell'adulto e contrasterebbe la cosiddetta "marcia atopica" che conduce verso franche forme rinobronchiali. I dati in tal senso, comunque, sono ancora da confermare.

Letture consigliate

Barth GA, Weigl L, Boeing H et al (2001) Food intake of patients with atopic dermatitis. Eur J Dermatol 11:199-202

Battistini NC, Bedogni D, Borghi A et al (2002) Impedenza bioelettrica e composizione corporea. Edra, Milano

Bianchi I, Prusseau T (2007) Grande dizionario enciclopedico di omeopatia e bioterapia. Edizioni Nuova Ipsa, Palermo

Bjorksten B, Naaber P, Sepp E, Mikelsaar M (1999) The intestinal microflora in allergic Estonian and Swedish 2-year-old children. Clin Exp Allergy 29:342-346

Di Stanislao C (2007) Clinica omeopatica in dermatologia e allergologia. CEA, Milano

Di Stanislao C (a cura di) (2000) Libro bianco sull'agopuntura e le altre metodiche terapeutiche estremo-orientali. SIA-CEA, Milano

Di Stanislao C, Giannelli L, Iommelli O, Lauro G (2001) Fitoterapia comparata. Di Massa, Napoli

Eigenmann PA (2003) Future therapeutic options in food allergy. Allergy 58:1217-1223

Frei H, Everts R, von Ammon K et al (2007) Randomised controlled trials of homeopathy in hyperactive children: treatment procedure leads to an unconventional study design. Experience with open-label homeopathic treatment preceding the Swiss ADHD placebo controlled, randomised, double-blind, cross-over trial- Homeopathy, 96:35-41

Giarelli G, Roberti di Sarsina P, Silvestrini B (a cura di) (2007) Le medicine non convenzionali. Storia, problemi e prospettive di integrazione. Franco Angeli, Milano

Isolauri E (2001) Probiotics in the prevention and treatment of allergic disease, Pediatr Allergy Immunol 12(suppl):56-59

Itamura R (2007) Effect of homeopathic treatment of 60 Japanese patients with chronic skin disease. Compl Ther Med 15:115-120

Johnston GA, Bilbao RM, Graham-Brown RA (2003) The use of complementary medicine in children with atopic dermatitis in secondary care in Leicester. Br J Dermatol 149:566-571

Kopp-Hoolikan L (2001) Prophylactic and therapeutic use of probiotics: a review. J Am Diet Assoc 101:229-238

Milgrom LR (2007) Toward a unified theory of homeopathy and conventional medicine. J Altern Complement Med 13:759-770

Nyren M, Hagstromer L, Emtestam L (1999) On assessment of skin reactivity using electrical impedance. Ann N Y Acad Sci 873:214-220

Rosenfeld I (2002) Guida alla medicina alternativa. Mondadori, Milano

Schafer T, Bohler E, Ruhdorfer S et al (2001) Epidemiology of food allergy/food intolerance in adults: associations with other manifestations of atopy. Allergy 56:1172-1179

Steeerenberg PA, Van Amsterdam JGC, Vandebriel RJ et al (1999) Environmental and lifestyle factors may act in concert to increase the prevalence of respiratory allergy including asthma. Clin Exp Allergy 29:1304-1308

Strachan DP (1999) Lifestyle and atopy. Lancet 353:1457-1458

Sudo N, Sawamura S, Tanaka K et al (1997) The requirement of intestinal bacteria flora for the development of an IgE production system fully susceptible to oral tolerance induction. J Immunol 159:1739-1745

Wuthrich B (1999) Allergology: quo vadis. Schweiz Med Wochenschr 19:905-914

Indice analitico